BIBLIOTECA DI
STORIA DELLA SCIENZA
Diretta da Paolo Rossi e Walter Bernardi
Vol. 46
Già biblioteca della «Rivista di storia delle scienze mediche e naturali»

RAFFAELLA SELIGARDI

LAVOISIER IN ITALIA

LA COMUNITÀ SCIENTIFICA ITALIANA E LA RIVOLUZIONE CHIMICA

FIRENZE
LEO S. OLSCHKI EDITORE
MMII

ISBN 88 222 5150 4

Alla mia famiglia

INTRODUZIONE

> Pure io credo che si possa asserire senza tema d'inganno, che assai maggiore difficoltà di chi tesse la Storia di un Popolo, incontri colui che si pone a scrivere la Storia di una qualche Scienza: poiché ella non ha limite alcuno di tempo [...]: non ha scelta di materia; comprendendo egualmente i fatti più memorabili e certi, che gli errori importanti, e le tesi più solide e veritiere, che le ipotesi rumorose, e brillanti: non ha finalmente confine di luogo [...]
> Or per venire a particolari, io credo che fra tutte le scienze naturali la chimica sia quella la quale offra le maggiori difficoltà a ben tesserne la Storia [...] *

I due bicentenari della pubblicazione del *Traité élémentaire de chimie* di Lavoisier (1789-1989) e della morte dello stesso Lavoisier (1794-1994) hanno fornito agli storici l'occasione per ripensare, rivalutare e comprendere meglio il significato della rivoluzione chimica e dell'opera del chimico francese.[1]

Se già alla metà degli anni '80 il dibattito verteva sul rapporto tra chimica e fisica nell'opera di Lavoisier,[2] nel 1988 il numero monografico di

---

* STEFANO GALLINI, in «Giornale per servire alla storia ragionata della medicina di questo secolo», vol. 12, parte fisica, 1799, pp. 77-78.

[1] B. BENSAUDE-VINCENT, *History confronts memory. Some reflections on Lavoisier's Centennial and Bicentennial*, in P. Amat di San Filippo (a cura di), *Atti del VI Convegno Nazionale di Storia e Fondamenti della Chimica*, Roma, Accademia Nazionale delle Scienze detta dei XL, 1995, pp. 233-244.

[2] H. GUERLAC, *Chemistry as a branch of physics: Laplace's collaboration with Lavoisier*, in «Historical studies in the physical sciences», vol. 7, 1976, pp. 193-276; E.M. MELHADO, *Chemistry, Physics, and the chemical revolution*, in «Isis», vol. 76, n° 282, 1985, pp. 195-211; A. DONOVAN, *Lavoisier and the origins of modern chemistry*, in «Osiris», vol. 4, 1988, pp. 214-231; C.E. PERRIN, *Chemistry as a peer of physics: a response to Donovan and Melhado on Lavoisier*, in «Isis», vol. 81, n° 307, 1990, pp. 259-270; A. DONOVAN, *Lavoisier as chemist and experimental physicist: a reply to Perrin*, *ibidem*, pp. 270-272; E.M. MELHADO, *On the historiography of science: a reply to Perrin*, *ibidem*, pp. 273-276. Si veda anche F.L. HOLMES, *The 'Revolution in Chemistry and Phy-*

Osiris, curato da Arthur Donovan, è stato il primo di una serie di volumi collettanei che hanno affrontato l'opera del chimico francese nel suo contesto e nei suoi vari aspetti.[3] Nel 1993/94 sono uscite ben tre biografie di Lavoisier[4] e, successivamente, sono stati organizzati numerosi convegni celebrativi, anche nel nostro paese, dei quali sono stati pubblicati gli atti.

Da questa enorme mole di lavori (basti vedere la bibliografia curata da Patrice Bret)[5] emergono alcune linee comuni. Il dibattito si è spostato sulla *natura* della cosiddetta rivoluzione chimica. Alcuni autori ne hanno sottolineato il carattere di discontinuità, facendo di Lavoisier l'iniziatore della chimica moderna;[6] altri invece hanno insistito sul contesto, mostrando come anche Lavoisier fosse frutto ed erede della tradizione chimica sviluppatasi, soprattutto in Francia, durante il corso di tutto il XVIII secolo, e sottolineando i suoi debiti nei confronti di questa tradizione, che vede la chimica affermarsi come disciplina autonoma e moderna a partire da Stahl.[7]

Un altro punto importante emerso dagli studi di questi ultimi anni è il ruolo dei collaboratori di Lavoisier: gli storici hanno definitivamente sfa-

---

sics'. Overthrow of a Reigning Paradigm or Competition between Contemporary Research Programs?, in «Isis», vol. 91, 2000, pp. 735-753.

[3] A. Donovan (a cura di), *The chemical revolution. Essays in reinterpretation*, «Osiris», vol. 4, 1988; W.B. Jensen (a cura di), *Lavoisier and the chemical revolution*, «Bulletin for the History of Chemistry», vol. 5, 1989; *The chemical revolution: context and practices*, «The Eighteenth century. Theory and interpretation», vol. 33, n ° 3, 1992; M. Goupil (a cura di), *Lavoisier et la révolution chimique. Actes du colloque tenu à l'occasion du bicentenaire de la publication du* Traité élémentaire de chimie *1789*, Paris, Sabix, 1992; *Seminario internazionale per il bicentenario della scomparsa di Antoine Laurent Lavoisier (1743-1794), Roma, 20 ottobre 1994*, «Rendiconti della Accademia Nazionale delle scienze detta dei XL, Memorie di scienze fisiche e naturali», serie V, vol. XVIII, parte II, 1994 (1995); *Débats et chantiers actuels autour de Lavoisier et de la révolution chimique*, «Revue d'histoire des sciences», vol. 48, 1995; C. Demeulenaere-Douyère (a cura di), *Il y a 200 ans Lavoisier. Actes du colloque organisé à l'occasion du bicentenaire de la mort d'Antoine Laurent Lavoisier, le 8 mai 1794. Paris et Blois, 3-6 mai 1994*, Paris-London-New York, Tec & Doc, 1995; M. Izquierdo i Aymerich et al. (a cura di), *Lavoisier i els origens de la quimica moderna, 200 anys després (1794-1994)*, Barcelona, Societat Catalana d'Història de la Ciència i de la Tècnica, 1996.

[4] A. Donovan, *Antoine Lavoisier: Science, administration and revolution*, Cambridge, University Press, 1993; J.P. Poirier, *Antoine-Laurent de Lavoisier, 1743-1794*, Paris, Pygmalion, Gérard Watelet, 1993; B. Bensaude-Vincent, *Lavoisier: Mémoire d'une révolution*, Paris, Flammarion, 1994.

[5] P. Bret, *Trois décennies d'études lavoisiennes. Supplément aux bibliographies de Duveen*, in «Revue d'histoire des sciences», vol. 48, 1995, pp. 169-205.

[6] In particolare, Abbri, Beretta, Crosland, Donovan e Melhado.

[7] In particolare, Gough, Holmes e Siegfried. Una posizione intermedia è rappresentata da Perrin.

tato il mito del genio solitario, mostrando come molte delle sue ricerche, e non solo la pubblicazione della *Méthode de nomenclature chimique*, furono frutto di una intensa collaborazione con personaggi come Adet, Berthollet, Bucquet, Fourcroy, Guyton de Morveau, Hassenfratz, Laplace, Meusnier, Monge e Seguin.[8]

Un terzo punto riguarda le biografie: esse tendono a mostrare gli aspetti meno noti della vita di Lavoisier, in particolare le sue attività in campo politico, finanziario e amministrativo, che ci restituiscono a tutto tondo il personaggio. Inoltre, è stata studiata più a fondo la figura di Madame Lavoisier, evidenziandone il ruolo di collaboratrice a pieno titolo del marito.[9]

Infine, ed è il punto che più ci interessa, negli ultimi anni si è data particolare rilevanza alla diffusione della nuova chimica al di fuori della Francia, con una serie di saggi specifici per quasi ogni paese europeo, ma anche per gli Stati Uniti e per l'America Latina.[10] Questi nuovi studi sono

---

[8] E. McDonald, *The collaboration of Bucquet and Lavoisier*, in «Ambix», vol. 13, n° 2, 1965-66, pp. 74-83; R. Hahn, *Lavoisier et ses collaborateurs: une équipe au travail*, in *Il y a 200 ans Lavoisier*, cit., pp. 55-63; M. Goupil, *Claude Louis Berthollet, collaborateur et continuateur (?) de Lavoisier*, in *Lavoisier et la révolution chimique*, cit., pp. 35-54; R. Taton, *L'oeuvre de Monge en chimie, sa collaboration et ses relations avec Lavoisier*, *ibidem*, pp. 55-90; P. Belin, *Un collaborateur d'Antoine Laurent Lavoisier à l'Hotel de l'Arsenal: Jean Baptiste Meusnier (1754-1793)*, *ibidem*, pp. 263-294; M. Crosland, *Lavoisier, lone genius or 'chef d'école'? The testimony of Fourcroy*, *ibidem*, pp. 1-12; J.P. Poirier, *La contribution d'Armand Seguin (1767-1835) aux programmes de recherche de Lavoisier*, in P. Bret (a cura di), *Oeuvres de Lavoisier. Correspondance, 6. 1789-1791*, Paris, Blanchard, 1997, Annexe VIII, pp. 427-436.

[9] C.E. Perrin, *The Lavoisier-Bucquet collaboration: a conjecture*, in «Ambix», vol. 36, part 1, 1989, pp. 5-13; W.A. Smeaton, *Monsieur et Madame Lavoisier in 1789: the chemical revolution and the French revolution*, in «Ambix», vol. 36, part 1, 1989, pp. 1-4; Id., *Madame Lavoisier, P.S. and E.I. Du Pont de Nemours and the publication of Lavoisier's* Mémoires de chimie, in «Ambix», vol. 36, part 1, 1989, pp. 22-30; M. Goupil, *Madame Lavoisier*, in M. Goupil (a cura di), *Oeuvres de Lavoisier. Correspondance, 5. 1787-1788*, Paris, Blanchard, 1993, Annexe IV, pp. 273-275; Y. Noel, *Commentaire sur les dessins de Madame Lavoisier (planches III et IV)*, in P. Bret (a cura di), *Oeuvres de Lavoisier. Correspondance, 6. 1789-1791*, cit., Annexe VIII, pp. 437-438; notizie su Madame Lavoisier si trovano anche in M. Beretta, *Lavoisier: la rivoluzione chimica*, Milano, Le Scienze (Le Scienze - I grandi della scienza, anno I, n° 3), maggio 1998, e nelle biografie di Donovan e Poirier.

[10] B. Bensaude-Vincent-F. Abbri (a cura di), *Lavoisier in european context: negotiating a new language for chemistry*, Canton (MA), Science History Publications / USA, 1995: tratta di Italia, Messico, Portogallo, Scozia, Inghilterra, Belgio, Svezia, Polonia, Spagna, Olanda; P. Aceves, *L'enseignement et l'application de la nouvelle chimie au Mexique au temps de Lavoisier*, in «Revue d'histoire des sciences», vol. 48, 1995, pp. 123-132: D.I. Duveen-H.S. Klickstein, *The introduction of Lavoisier's chemical nomenclature into America*, in «Isis», vol. 45, 1954, pp. 278-292; pp. 368-382; R. Gago-J.L. Carrillo, *A bibliographical study of the reception of Lavoisier's work in Spain. Addenda to A Bibliography by Duveen and Klickstein*, in «Ambix», vol. 27, n° 1, 1980, pp. 19-25; R. Gago, *The new chemistry in Spain*, in «Osiris», vol. 4, 1988, pp. 169-192; R. Halleux, *La révolution lavoisienne en Belgique*, in *Lavoisier et la révolution chimique*, cit., pp.

di particolare rilevanza perché mostrano come il passaggio di una teoria, nonché di pratiche di laboratorio, da un paese a un altro si intrecci con le diverse tradizioni culturali ivi presenti, e interagisca con il grado di istituzionalizzazione della disciplina, con la qualità degli strumenti di laboratorio a disposizione e, a volte, con le scelte politiche dei governanti. Grazie a questi lavori è possibile comprendere meglio quali siano le modalità di trasmissione di una disciplina da un contesto all'altro, quali aspetti ciascun contesto privilegi, quali altri invece siano considerati marginali. Recentemente, Kostas Gavroglu ha proposto il concetto di appropriazione, in alternativa a quello di trasmissione della scienza, in quanto quest'ultimo termine non tiene conto del fatto che attraverso la ricezione di nuove idee scientifiche in un paese diverso da quello di origine viene spesso prodotto un «distinctive scientific discourse», perché coloro che ricevono le nuove idee le incorporano nelle tradizioni scientifiche ivi già esistenti. Allo stesso modo, è importante studiare la resistenza alle nuove idee, perché «peoples and cultures do have answers to almost all the questions. Therefore, understanding the creation of legitimising spaces for the new ideas cannot be achieved independently from understanding the ways resistance is expressed against these new ideas.» [11]

Ferdinando Abbri da parecchi anni ormai ha intrapreso il difficile compito di fare luce sulla diffusione della chimica di Lavoisier nei diversi stati italiani, con particolare attenzione al Granducato di Toscana. [12] Abbri ha definitivamente dimostrato come gli scienziati italiani, sistematicamente ignorati per anni dagli storici della rivoluzione chimica di lingua inglese, non fossero affatto marginali nel dibattito europeo sulla chimica delle arie o sulla fisiologia della respirazione: le loro ricerche contribui-

---

295-311; K. Hufbauer, *The formation of the German chemical community (1720-1795)*, Berkeley-Los Angeles-London, University of California Press, 1982; A. Kleinert, *La diffusion des idées de Lavoisier dans le monde scientifique de langue allemande*, in *Il y a 200 ans Lavoisier*, cit, pp. 181-190; V.A. Kritsman-B. Hoppe, *The study of Lavoisier's works by Russian scientists*, in «Revue d'histoire des sciences», vol. 48, 1995, pp. 133-142; A. Lundgren, *The new chemistry in Sweden: the debate that wasn't*, in «Osiris», vol. 4, 1988, pp. 146-168; C.E. Perrin, *A reluctant catalyst. Joseph Black and the Edinburgh reception of Lavoisier's chemistry*, in «Ambix», vol. 29, 1982, pp. 141-176; R. Siegfried, *An attempt in the United States to resolve the differences between the oxygen and the phlogiston theories*, in «Isis», vol. 46, 1955, pp. 327-336; H.A.M. Snelders, *The new chemistry in the Netherlands*, in «Osiris», vol. 4, 1988, pp. 121-145; A.J.A. De Gouveia, *Vicente de Seabra and the chemical revolution in Portugal*, in «Ambix», vol. 32, part 3, 1985, pp. 97-109.

[11] K. Gavroglu, *The sciences at the European periphery during the Enlightenment: transmission versus appropriation*, in L. Guzzetti (a cura di), *Science and power: the historical foundations of research policies in Europe*, Luxembourg, Office for Official Publications of the European Communities, 2000, pp. 95-96.

[12] Si vedano i numerosi saggi di Abbri riportati in bibliografia.

rono a volte in maniera rilevante al processo che portò alla rivoluzione chimica.[13]

Lo scopo di questo libro è di continuare e completare lo studio sulla ricezione della rivoluzione chimica nelle varie realtà geopolitiche italiane, e operare, se possibile, una sintesi generale sullo stato della chimica in Italia alla fine del XVIII secolo e sulle reazioni dei chimici italiani alla nuova dottrina di Lavoisier, alla luce di quanto emerso dai recenti dibattiti sulla rivoluzione chimica e sullo *status* della disciplina. Si rendono necessarie, tuttavia, alcune precisazioni sugli assunti di base che guidano il presente lavoro, e sui termini impiegati nel testo.

Com'è noto, prima della riforma della nomenclatura chimica, gli oggetti della disciplina avevano denominazioni che oggi sono quasi completamente scomparse. Nel corso di questo lavoro utilizzerò i vecchi nomi nel loro contesto, riservandomi di «tradurli» in linguaggio moderno in fase di commento e valutazione critica degli autori presi in esame. In appendice è presente un glossario.

Una precisazione ancora più importante, dal punto di vista storiografico, riguarda invece l'utilizzo delle parole «scienziato», «chimica», e «chimico». John Heilbron suggerisce da anni l'opportunità di «ripulire» il linguaggio degli storici, sostenendo che è buona prassi storiografica non utilizzare la parola «scienziato» per denotare il filosofo naturale del XVIII secolo, in quanto questo termine venne introdotto solo nel secolo successivo con l'emergere della figura dello scienziato di professione. Il discorso di Heilbron si applica bene al mondo di lingua inglese, ma non altrettanto al caso italiano. È vero che la parola «scienziato» applicata all'amministratore ed esattore delle tasse Lavoisier o al teologo Priestley può risultare fuorviante, ma in Italia abbiamo personaggi come Volta o Spallanzani, ai quali il termine si adatta più che bene. Inoltre, ho trovato alcuni testi coevi che impiegano questa parola. Nel primo caso essa serve ad indicare una parte del pubblico a cui si rivolge un nuovo periodico:

> Quivi lo scienziato trova e risparmio alla penosa fatica di svolgere tanti libri per ricavarne bene spesso poco più di quello, che già sapea, e vi trova come un filo, ed un indirizzo nella lettura di ciò, che veramente gli interessa, e gli giova [...][14] (1773)

---

[13] F. Abbri, *Le terre, l'acqua, le arie. La rivoluzione chimica del '700*, Bologna, Il Mulino, 1984, *passim*.

[14] «Nuovo Giornale de' letterati d'Italia» (Modena: Società Tipografica), vol. I, gennaio 1773, p. XIV.

In un altro caso, viene impiegata in relazione al fatto che l'Italia necessita di una società di scienziati:

> Così è che veggiam sorte felicemente tante insigni Compagnie, che illustrano la Francia, l'Inghilterra, la Prussia, la Moscovia, la Svezia, ed altri floridi stati d'Europa. Ma in Italia, qualunque siasi l'instituzione o il sistema che voglia immaginarsi, repugna alla condizione delle cose, che possano in simil guisa avvicinarsi ed unirsi gl'Italiani in un corpo di Scienziati nazionale, animato da un solo stato vivificante.[15] (1782)

Ancora, questa parola indica un gruppo di persone che impiegano un registro linguistico diverso rispetto, per esempio, a quello dei letterati:

> Quindi suole ognuna [lingua] abbondar e lussureggiar perfino di modo e di parole in quegli argomenti ne' quali si esercitano i suoi Scrittori, appunto perché, scrivendo, furono nella necessità di riempire i vacui che si frammettevano al loro cammino, e scarseggia all'incontro di espressioni e di frasi negli argomenti che non esercitano l'opera degli Scienziati: così vediamo per esempio ricchissima pompeggiar l'italiana favella in tutto ciò che è argomento poetico, e scarseggiare oltre il dovere in soggetti scientifici, ne' quali abbonda molto più d'appropriati termini la lingua Francese.[16] (1804)

Infine, indica l'attività scientifica di qualcuno:

> [...] mi compiaccio di vedere che finalmente in Italia la farmacia sia elevata al lustro che deve avere tra le scienze sublimi ed utili, ed al quale non poteva giungere che per opera di uno scienziato vostro pari.[17] (1805)

Alla luce di queste testimonianze, ritengo che nel corso di questo lavoro l'uso della parola «scienziato» per indicare chiunque svolgesse un'attività di tipo scientifico, laddove non sarà meglio specificata (per esempio, chimica, fisica, medica, ecc.), sia pienamente giustificato.

Per quanto riguarda invece il termine «chimica», l'assunto esplicito che guida questo libro è che la chimica fosse una disciplina autonoma e

---

[15] [A.M. LORGNA], in «Memorie di matematica e fisica della Società Italiana», vol. 1, 1782, p. VI.

[16] NICCOLÒ DA RIO, *Memoria intorno la denominazione e la classificazione degli odori* [24 aprile 1804], in «Memorie di matematica e fisica della Società Italiana», vol. XI, 1804, p. 564.

[17] Lettera di C.B. Bonvicino a P. Sangiorgio [Torino, 4 maggio 1805], in P. SANGIORGIO, *La farmacia descritta secondo i moderni principi di Lavoisier*, Milano, Stamperia e fonderia del Genio, vol. 5, 1806: «Appendice», pp. 14-15.

ben strutturata anche prima di Lavoisier, almeno per ciò che riguarda lo studio dei sali e delle affinità, e le procedure di laboratorio, come ha ben dimostrato Frederic Lawrence Holmes.[18] Il discorso sulla figura del «chimico», invece, si presenta più complesso.[19] Gli scienziati italiani del Settecento, infatti, avevano un'idea ben chiara di cosa fosse chimica e di cosa no; ma pochissimi di essi si qualificavano come chimici, tanto più che la disciplina trovò un suo *status* istituzionale diffuso abbastanza tardi, soprattutto nella seconda metà del secolo.[20] Tuttavia, mi riferirò a coloro che insegnavano chimica nelle università o comunque in istituzioni affini (come l'Istituto di Bologna o la scuola privata di chimica a Napoli) come a chimici, poiché in questi casi è evidente che questa disciplina costituiva l'oggetto della ricerca e della professione di questi uomini, nonostante molti di essi fossero di formazione medica.

Infine, per quanto riguarda il concetto stesso di rivoluzione chimica, condivido l'interpretazione «gradualista» di Carl E. Perrin:

> The Stahlian remnants in the Lavoisian system [...] need not perplex us, for the system developed out of a Stahlian framework; its departures from tradition were partial and did not occur all at once. [...] Lavoisier instituted a new and powerful investigative program [...] His program established new concepts [...], new methods [...], and new epistemological assumptions [...]. The concepts and methods he introduced continued to develop with modification after his death, as they had during his lifetime.[21]

E come Perrin ritengo che il termine «rivoluzione chimica» sia

> [...] supported by a long tradition of usage among scientists and historians. It is clear enough what episode is meant; is the connotation so problematic that we

---

[18] F.L. Holmes, *Eighteenth-century chemistry as an investigative enterprise*, Berkeley, University of California Press, 1989; Id., *The boundaries of Lavoisier's chemical revolution*, in «Revue d'histoire des sciences», vol. 48, 1995, pp. 9-48; Id., *Beyond the boundaries: concluding remarks on the Workshop*, in *Lavoisier in european context*, cit., pp. 267-278.

[19] Si veda B. Bensaude Vincent, *A geographical history of Eighteenth-century chemistry*, in *Lavoisier in european context*, cit., p. 9.

[20] R. Seligardi, *Chemistry in 18th-century Italy. The institutional setting*, in «Universitas. Newsletter of the International Centre for the History of Universities and Science», n° 10, June 1997, pp. 1-9.

[21] C.E. Perrin, *Research traditions, Lavoisier, and the chemical revolution*, in «Osiris», vol. 4, 1988, pp. 80-81; di Perrin si vedano anche *Revolution or reform: The chemical revolution and 18th century concepts of scientific change*, in «History of Science», vol. 25, part 4, n° 70, 1987, pp. 394-423; *The chemical revolution: shifts in guiding assumption*, in A. Donovan-L. Laudan-R. Laudan (a cura di), *Scrutinizing science: Empirical studies of scientific change*, Dordrecht-Boston-London, Kluwer, 1988, pp. 105-124.

need expunge the expression from our language? As long as the metaphor of revolutions continues to apply at all to scientific change, I think we may continue in good conscience to speak of the revolution in chemistry as a classic instance.[22]

Lo studio della diffusione di una disciplina scientifica da un paese all'altro, o semplicemente da un contesto all'altro, come si è già accennato, solleva problemi storiografici che riguardano le modalità di trasmissione di idee o esperimenti, il livello di comprensione di chi le riceve, e le motivazioni, non necessariamente di ordine scientifico in senso stretto, per accettarle o meno.[23] La situazione italiana, com'è noto, è particolare, anche a causa della frammentazione del territorio in distinte unità politiche, nonostante il concetto di «Italia» fosse ben chiaro ai personaggi del tempo. Nel caso specifico della ricezione della chimica di Lavoisier in Italia, i contesti sono numerosi, a volte differenziati anche all'interno di una stessa realtà geopolitica. Si è reso dunque opportuno, per individuare le caratteristiche comuni ai vari contesti e operare così una sintesi generale, stabilire alcuni punti fermi dal punto di vista metodologico.

In primo luogo è stato necessario studiare qual era la situazione di partenza, in ogni singolo contesto, su cui si andava ad innestare la nuova chimica, cioè lo *status* di quel «patrimonio di conoscenze condiviso in larga misura da tutti coloro che coltivano la stessa disciplina», chiamato tradizione disciplinare.[24] Da questo studio sono emerse diverse visioni della chimica, che vanno dal concetto di chimica come disciplina prevalentemente applicativa, a quello di scienza analitica per eccellenza, a quello di disciplina al confine con la fisica (in relazione allo studio dei gas).

Per quanto riguarda invece le fonti primarie, e in particolare i canali attraverso cui veniva veicolata e trasmessa la comunicazione scientifica, accanto alle monografie relative alla chimica o alle discipline affini ho considerato la forma letteraria del periodico come fonte privilegiata per lo studio della trasmissione della scienza. Com'è noto, fu proprio la chimica ad avere i primi periodici scientifici specializzati;[25] inoltre, i giornali

---

[22] C.E. PERRIN, *Research traditions, Lavoisier, and the chemical revolution*, cit., p. 81.

[23] Per un discorso più generale, si veda R.G.A. DOLBY, *The transmission of science*, in «History of Science», vol. 15, 1977, pp. 1-43.

[24] G. PANCALDI, *Darwin in Italia. Impresa scientifica e frontiere culturali*, Bologna, Il Mulino, 1983, p. 12.

[25] C. MEINEL, *Structural changes in international scientific communication: the case of chemistry*, in G. Marino (a cura di), *Atti del V Convegno Nazionale di Storia e Fondamenti della Chimica*, Roma, Accademia Nazionale delle Scienze detta dei XL, 1993, pp. 47-61.

scientifici costituivano un mezzo sovranazionale e rapido per lo scambio di informazioni, molto più di quanto fosse possibile con la traduzione delle monografie.

Stabilita la situazione di partenza e i canali della comunicazione, si è reso necessario individuare quali personaggi furono i principali fautori o oppositori del cambiamento, e con quali modalità: se interni o esterni al mondo accademico istituzionalizzato, se attraverso pubblicazioni su periodici, o nella forma di manuali, o tramite la corrispondenza privata, o attraverso forme associative.

Una delle principali caratteristiche indicative di un cambiamento è stata individuata nell'attenzione alla nuova nomenclatura: in altri termini, ho studiato se e in quale misura i nuovi termini venivano impiegati da parte degli scienziati presi in esame. La nuova chimica infatti si diffuse attraverso due forme principali: alcuni esperimenti cruciali (ossidazione e natura composta dell'acqua) e un linguaggio completamente nuovo. Nonostante Kuhn abbia teorizzato anche nei suoi ultimi scritti sul tema dell'incommensurabilità,[26] alcuni storici hanno criticato questa tesi come troppo rigida; tuttavia il problema della traduzione della vecchia chimica nella nuova non è stato completamente esaurito. Gli studi degli ultimi anni hanno messo in luce le peculiarità dei vari contesti, e soprattutto il fatto che i contorni tra le due teorie rivali erano spesso estremamente sfumati.[27]

Il presente lavoro è strutturato in due parti. La prima è relativa ai singoli contesti dei vari stati italiani, e si mettono in luce le peculiarità delle varie comunità scientifiche ivi operanti.

Il primo capitolo prende in esame l'area veneta, in particolare attraverso le figure di Vincenzo Dandolo, il traduttore e divulgatore ufficiale di Lavoisier in Italia, e di Stefano Gallini, medico e curatore di un importante periodico, e primo seguace italiano di Lavoisier. La caratteristica peculiare della Serenissima fu quella di grande cosmopolitismo e libertà intellettuale, fattori decisivi per la rapida accettazione della nuova chimica al di fuori delle istituzioni (l'Università di Padova e la Società dei XL), che invece erano le roccaforti del flogisto.

Il secondo capitolo analizza in particolare l'opera scientifica ed editoriale di Brugnatelli, insieme ad altre figure di scienziati operanti nella stessa Università, quella di Pavia: Lazzaro Spallanzani e Alessandro Volta.

---

[26] T.S. Kuhn, *La scienza intraducibile*, in «Il Sole 24 ore», Domenica 13 giugno 1999, p. 29.

[27] C.E. Perrin, *The chemical revolution: shifts in guiding assumption*, cit.

Nonostante costoro operassero nello stesso contesto istituzionale, avevano formazioni diverse e quindi diversi approcci alla chimica, e ne studiarono aspetti differenti, maturando diverse motivazioni per il rifiuto o l'accettazione delle nuove teorie.

Il terzo capitolo tratta del contesto piemontese, in particolare dell'Accademia delle Scienze di Torino. Nonostante la vicinanza, geografica e intellettuale, alla Francia, le teorie lavoisieriane trovarono qui forti opposizioni e solo Giovanni Antonio Giobert, assieme ai suoi allievi, si distinse per la difesa della nuova chimica. La peculiarità dell'ambiente torinese infatti fu quella di essere fortemente orientato alle applicazioni pratico-industriali della chimica, a scapito di una riflessione teorica più profonda sui nuovi fondamenti della disciplina.

Il quarto capitolo getta nuova luce sugli studi chimici nel contesto dell'Accademia e dell'Istituto delle Scienze di Bologna, e rappresenta a mio avviso la parte più originale di questo lavoro. Attraverso l'analisi di numerosi documenti manoscritti, emerge la realtà di una grande tradizione sperimentale in chimica, inaugurata da Jacopo Bartolomeo Beccari. D'altra parte, sembra essere stata proprio questa tradizione disciplinare consolidata ad impedire una pronta accettazione della nuova chimica.

In questo lavoro mancano le analisi sistematiche di due grandi e importanti regioni italiane: il Granducato di Toscana e il Meridione. Il primo è stato studiato in dettaglio da Ferdinando Abbri,[28] soprattutto attraverso la figura di Felice Fontana, e da Renato Pasta, attraverso la figura di Giovanni Fabbroni.[29] Per quanto riguarda il Meridione, invece, manca ancora uno studio generale, dopo lo studio preliminare di Abbri.[30] Nel corso di questo libro verranno fatti numerosi riferimenti agli scienziati operanti in queste due regioni, ma senza trattarli in maniera sistematica, rimandando agli autori citati per un esame più approfondito.

---

[28] F. Abbri, *Il misterioso «spiritus salis». Le ricerche di elettrochimica nella Toscana napoleonica*, in «Nuncius», vol. II, fasc. 2, 1987, pp. 55-88; Id., *Rivoluzione chimica e scienza italiana: le ricerche di Felice Fontana sull'aria fissa*, in F. Calascibetta-E. Torracca (a cura di), *Atti del II Convegno Nazionale di Storia e Fondamenti della Chimica*, Roma, Accademia Nazionale delle Scienze detta dei XL, 1988, pp. 121-131; Id., *Science de l'air. Studi su Felice Fontana*, Cosenza, Brenner, 1991.

[29] R. Pasta, *La corrispondenza di Giovanni Fabbroni da Londra (1778-1779)*, in «Critica storica», vol. 2, 1980, pp. 277-299; Id., *Scienza, politica e rivoluzione. L'opera di Giovanni Fabbroni (1752-1822) intellettuale e funzionario al servizio dei Lorena*, Firenze, Olschki, 1989.

[30] F. Abbri, *Filosofia chimica e scienza naturale nel Meridione*, in P. Nastasi (a cura di), *Atti del convegno Il Meridione e le scienze (secoli XVI-XIX), Palermo, 14-16 maggio 1985*, Palermo, 1986, pp. 111-125.

La seconda parte del libro analizza alcune occasioni di dibattito generatesi grazie a due controversie scientifiche, e il luogo in cui questo dibattito avvenne: i periodici scientifici di fine Settecento.

Il primo e il secondo capitolo trattano quindi degli articoli di argomento chimico apparsi sui periodici italiani e stranieri, considerando il doppio canale di ciò che arrivava in Italia dall'estero e di ciò che dall'Italia invece usciva ed era noto fuori dai confini della penisola. In questo capitolo si pone l'accento sul significato delle scelte dei curatori dei giornali nella ricezione della nuova chimica, e soprattutto sul fatto che i periodici furono fondamentali per la creazione di una comunità chimica italiana.[31]

Il terzo e il quarto capitolo presentano due controversie alle quali presero parte scienziati di differenti stati italiani, e che andavano ad investire direttamente i fondamenti del nuovo sistema di chimica. Questi episodi testimoniano come i periodici avessero davvero contribuito a costituire una comunità scientifica italiana che superava le divisioni politiche della penisola. Inoltre, diventa evidente in una di queste controversie come fu proprio la concezione della natura dell'acqua a costituire lo spartiacque tra i lavoisieriani e gli antilavoisieriani in Italia.

Infine, l'ultimo capitolo tratta delle reazioni alle innovazioni lavoisieriane da parte di coloro che meno avevano interessi diretti nei confronti della chimica *tout court*, cioè gli scienziati di formazione mineralogica, medica, farmaceutica. Qui l'accento non è più posto sull'appartenenza geopolitica o sul luogo del dibattito, ma sul tema dell'autonomia professionale di questi scienziati. In particolare, come ha dimostrato Anne Claire Déré a proposito dei farmacisti francesi,[32] il loro rifiuto della nuova chimica fu determinato dall'intrusione delle innovazioni lavoisieriane nelle loro discipline: queste interferenze venivano percepite come una minaccia diretta alla loro professione.

Nonostante le mancanze e le omissioni sopra ricordate, il titolo *Lavoisier in Italia* mi sembra rimanere valido. I documenti raccolti e la letteratura secondaria utilizzata permettono comunque di delineare una sintesi e proporre una valutazione complessiva dell'atteggiamento degli scienziati italiani nei confronti della rivoluzione chimica, che saranno trattate a conclusione di questo lavoro.

---

[31] Questa tesi è stata sostenuta in maniera molto convincente, per quanto riguarda la realtà tedesca, da K. Hufbauer, *The formation of the German chemical community (1720-1795)*, cit.

[32] A.C. Déré, *La réception de la nomenclature reformée par le corps médical français*, in *Lavoisier in european context*, cit., pp. 207-224.

Desidero infine ringraziare Giuliano Pancaldi, che ha guidato la mia ricerca di dottorato e la stesura della tesi, da cui questo libro deriva; e Ferdinando Abbri, José Ramón Bertomeu Sánchez, Paola Bertucci, Marco Bresadola, Patrice Bret, Marta Cavazza, Lucia De Frenza, Luisa Dolza, Marco Fontani, Antonio García Belmar, Virgilio Giormani, Karl Grandin, Anna Guagnini, Frederic Lawrence Holmes, Kai Kanz, Andreas Karachalios, Andreas Kleinert, Massimo Mazzotti, Christoph Meinel, Agusti Nieto-Galán e Brigitte Van Tiggelen, che mi hanno fornito indicazioni, notizie, consigli e suggerimenti preziosi per lo svolgimento di questo lavoro.

Parte prima

LA RIVOLUZIONE CHIMICA IN ALCUNI STATI ITALIANI

CAPITOLO PRIMO

LA SERENISSIMA: UN AMBIENTE FAVOREVOLE ALLA NUOVA CHIMICA

> [...] o se non debbano piuttosto i settatori di esso [il flogisto] abbandonarlo all'obblio, rinunziarvi consegnandone agli Storici della Scienza la rimembranza, e con noi sottoscrivere alla nuova dottrina. *

La Repubblica di Venezia rappresenta il punto di partenza obbligato per lo studio della diffusione della nuova chimica in Italia, perché fu nel suo territorio che videro la luce i primi testi e le prime società dichiaratamente favorevoli alle innovazioni lavoisieriane. Nel 1790 il farmacista Pietro Calloud (1755-1809) pubblicò a Venezia la prima traduzione italiana della *Méthode de Nomenclature chimique*;[1] l'anno successivo apparve la traduzione del *Traité élémentaire de chimie* ad opera di un altro farmacista, Vincenzo Dandolo.[2] Nel decennio precedente un medico, Stefano Gallini, si era fatto promotore delle idee di Lavoisier attraverso le pagine del «Giornale» di storia della medicina da lui curato e compilato.[3] Infine, intorno alla metà degli anni '90, un gruppo di giovani patrizi vene-

---

* GIOVANNI ANTONIO GIOBERT, *Al signor cavaliere Lorgna* [Torino 19 marzo 1794], in «Annali di Chimica», vol. 5, 1794, p. 233.

[1] L.B. GUYTON DE MORVEAU-A.L. LAVOISIER-C.L. BERTHOLLET-A.F. FOURCROY, *Metodo di nomenclatura chimica, tradotto dal francese da Pietro Calloud, maestro speziale. Edizione prima veneta*, Venezia, L. Baseggio, 1790. M. BERETTA, *Italian translations of the Méthode de nomenclature chimique and the Traité élémentaire de chimie: the case of Vincenzo Dandolo*, in *Lavoisier in european context*, cit., p. 227.

[2] A.L. LAVOISIER, *Trattato elementare di chimica Presentato in un ordine nuovo dietro le scoperte moderne; con Figure. Recato dalla Francese nell'Italiana favella e corredato di annotazioni da Vincenzo Dandolo Veneto*, Venezia, Antonio Zatta, 1791. F. ABBRI, *Lavoisier e Dandolo. Le edizioni italiane del* Traité élémentaire de chimie, in «Annali dell'Istituto di filosofia dell'Università di Firenze», vol. 6, 1984, pp. 163-182.

[3] «Giornale per servire alla storia ragionata della medicina di questo secolo», Venezia, Pasquali, 1783-1800, 13 voll.

ti diede vita a Padova alla «Società dei Filochimici», favorendo la diffusione della nuova chimica di Lavoisier.[4]

Mentre da un lato il professore di chimica all'Università di Padova, Marco Carburi,[5] continuava a seguire la teoria del flogisto, al pari di Anton Maria Lorgna,[6] fondatore e presidente della Società Italiana dei XL, con sede in Verona, dall'altro esisteva dunque nella Repubblica Veneta un nucleo di giovani, esterni al mondo accademico istituzionale, che si fece promotore della nuova chimica.

In questo capitolo mi occuperò in particolare dell'opera di Vincenzo Dandolo, il traduttore ufficiale di Lavoisier in Italia, e di Stefano Gallini, ancora poco noto agli storici ma di fondamentale importanza per lo studio della diffusione delle teorie di Lavoisier nella nostra penisola.

Vincenzo Dandolo, traduttore e critico di Lavoisier

Dandolo[7] studiò all'Università di Padova, dove seguì i corsi di Marco Carburi, abile chimico sperimentale che era stato a sua volta allievo di Jacopo Bartolomeo Beccari a Bologna. Dopo essersi laureato, tornò a Venezia come farmacista. Nel 1780 acquistò una grossa partita di china («rossa, specifica, efficace, resinosa»), farmaco indispensabile per quei tempi, e attraverso una buona propaganda riuscì a venderla in tutta Italia e a guadagnare molto denaro. Negli stessi anni fece della sua farmacia un circolo culturale e scientifico, in cui si parlava di matematica, medicina, chimica e politica. Dandolo conobbe Giuseppe Compagnoni,[8] che si trovava a Venezia dal 1787; la loro lunga amicizia fu fruttuosa in questo senso: l'uno portò Dandolo ad un'attiva vita politica; l'altro offrì la propria

---

[4] V. Giormani, *'Il viaggio di Lavoisier nel Veneto': la Società dei Filochimici di Padova*, in F. Calascibetta (a cura di), *Atti del VII Convegno nazionale di Storia e Fondamenti della Chimica*, Roma, Accademia delle Scienze detta dei XL, 1998, pp. 133-145.

[5] (1731-1808). T.A. Catullo, *Marco Carburi*, in BII, vol. 8, pp. 57-63; Ugo Baldini, *Carburi, Marco*, in DBI, vol. 19, pp. 723-725.

[6] (1735-1796). L. Palcani, *Elogio d'Anton-Mario Lorgna*, in «Memorie di matematica e fisica della Società Italiana», vol. 8, parte I, 1799, pp. I-XIII; LUI, vol. 12, p. 340; *Anton Maria Lorgna*, Firenze, Olschki, 1992; C. Farinella, *L'accademia repubblicana. La Società dei Quaranta e Anton Mario Lorgna*, Milano, Angeli, 1993, prima parte.

[7] (1758-1819). P. Preto, *Un uomo nuovo dell'età napoleonica: Vincenzo Dandolo politico e imprenditore agricolo*, in «Rivista storica italiana», 1982, vol. 94, fasc. 1, pp. 44-97; Id., *Dandolo, Vincenzo*, in DBI, vol. 32, pp. 511-516; V. Giormani, *Vincenzo Dandolo, uno speziale illuminato nella Venezia dell'ultimo '700*, in «Ateneo Veneto», CLXXV (1988), pp. 59-130.

[8] (1754-1833). G. Gullino, *Compagnoni, Giuseppe*, in DBI, vol. 27, pp. 654-661; G. Rambelli, *Giuseppe Compagnoni*, in BII, vol. 2, pp. 181-189.

consulenza scientifica a Compagnoni per scrivere e pubblicare a Venezia nel 1796 *La chimica per le donne*.[9]

Durante la sua vita Dandolo si impegnò soprattutto in due attività: quella politica e quella imprenditoriale. La vita politica lo vide dapprima difensore del Veneto in opposizione alla sua cessione all'Austria da parte di Napoleone; tra i due ci fu uno storico colloquio a Milano, che non fu positivo per le speranze del Dandolo, ma che instaurò un rapporto di durevole stima tra i due. In seguito Dandolo entrò nel corpo legislativo della Repubblica Cisalpina, mentre Compagnoni dirigeva il «Monitore Cisalpino»; infine Napoleone lo nominò Provveditore della Dalmazia (1806), incarico che Dandolo mantenne per tre anni.

L'attività imprenditoriale lo vide impegnato, sia con le opere a stampa che con i fatti, a migliorare l'allevamento e l'agricoltura, dall'introduzione delle pecore *merinos* all'introduzione della patata, dall'uso della dandoliera (ampia lettiera per i bachi da seta, che da lui prese il nome) all'apertura, nella sua tenuta di Varese, di una sorta di scuola agraria di specializzazione nell'allevamento dei bachi da seta.

Le traduzioni delle opere di Lavoisier

Dandolo fu autore di varie traduzioni, sia di opere di Lavoisier che della *coterie* dello scienziato francese.[10] Ovviamente, il testo che più interessa in questa sede è la traduzione del *Traité élémentaire de chimie* di Antoine Laurent Lavoisier. La prima edizione uscì nella seconda metà del 1791 e si esaurì in soli quattro mesi,[11] per cui la seconda edizione uscì nell'aprile del 1792. Una terza edizione seguì nel 1796.[12] Questa traduzione non è solo una versione in italiano dell'opera di Lavoisier: corredata dalle copiose note di Vincenzo Dandolo, ci presenta chiaramente l'atteggiamento del farmacista veneziano nei confronti della nuova chimica.

Dandolo aveva scritto a Lavoisier il 16 gennaio 1791,[13] lamentandosi dei numerosi errori presenti nella traduzione della *Méthode* operata da

---

[9] Giuseppe Compagnoni, *La chimica per le donne*, Venezia, Pepoli, 1796. M. Beretta, *Italian translations...*, cit., pp. 232-233.

[10] Dandolo tradusse anche la *Philosophie chimique* (1792) di Fourcroy e l'*Essai de statique chimique* (1803) di Berthollet; F. Abbri, *Lavoisier e Dandolo...*, cit., p. 166, nota 11; M. Ciardi, *La chimica? Una teoria particolare. Berthollet e la rivoluzione lavoisieriana*, in *Atti del V Convegno Nazionale di Storia e Fondamenti della Chimica*, cit., pp. 95-98.

[11] La tiratura fu di oltre 1000 copie. «Giornale per servire alla storia ragionata della medicina di questo secolo», vol. 8, 1793, p. 93.

[12] F. Abbri, *Lavoisier e Dandolo...*, cit., p. 170.

[13] Antoine Laurent Lavoisier, *Oeuvres de Lavoisier. Correspondance, 6*, cit., pp. 219-222.

Pietro Calloud,[14] che non comprendeva neppure la simbologia di Hassenfratz e Adet, e comunicando al francese l'intenzione di tradurre sia la *Méthode* che il *Traité*. Chiedeva inoltre «quelque secours litteraire» per arricchire la traduzione e allegava il prospetto dell'opera, composto dallo stampatore Antonio Zatta.

Lavoisier rispose immediatamente, dichiarandosi d'accordo e manifestando l'intenzione di spedire a Dandolo una copia del *Traité*.[15] Dandolo il 16 luglio annunciò a Lavoisier che il primo volume della traduzione del *Traité* era già stato pubblicato.[16] Lavoisier rispose che sperava di inviare qualche memoria a Dandolo in tempo per il secondo volume.[17] Dopo un'ulteriore lettera di Lavoisier datata 31 luglio, oggi perduta, Dandolo scrisse a Lavoisier il 17 settembre, annunciandogli che anche il secondo volume era stato stampato, poiché la pubblicazione non poteva essere ritardata ulteriormente; in compenso, il primo volume era già esaurito, e Dandolo allegava il prospetto della seconda edizione.[18] Non avendo ottenuto risposta da Lavoisier, gli scrisse ancora il 29 ottobre 1791[19] e questa volta ottenne sia una risposta sia i due *Mémoirs* di Lavoisier sulla respirazione e sulla traspirazione.[20]

Le due memorie, inedite in Francia fino al 1793 l'una e al 1797 l'altra, erano il *Premier mémoir sur la Respiration des Animaux*, letto all'Académie des Sciences alla fine del 1790, ed il *Premier mémoir sur la Transpiration des Animaux*, letto nel giugno del 1791.[21] Dandolo le inserì nel *Supplemento alla prima edizione veneta degli Elementi di chimica del Lavoisier*, pubblicato nel 1792, e nella seconda edizione del *Traité* le inserì nel quarto tomo dell'opera. Queste due memorie furono pubblicate anche sugli «Opuscoli scelti sulle scienze e sulle arti» di Milano.[22]

La prima edizione della traduzione del *Traité* presenta l'opera di Lavoisier nei primi due tomi, mentre il terzo tomo è la traduzione dell'articolo «Affinité» scritto da Guyton de Morveau per l'*Encyclopédie Méthodique*. Lavoisier aveva deliberatamente omesso questo argomento dal

---

[14] Per un giudizio diverso, M. Beretta, *Italian translations...*, cit., p. 227.

[15] Antoine Laurent Lavoisier, *Oeuvres de Lavoisier. Correspondance, 6*, cit., pp. 222-223.

[16] *Ibidem*, pp. 304-305.

[17] *Ibidem*, p. 308.

[18] *Ibidem*, pp. 324-326.

[19] *Ibidem*, p. 342.

[20] Lettera posteriore al 13 novembre 1791. *Ibidem*, p. 345.

[21] F. Abbri, *Lavoisier e Dandolo...*, cit., p. 170.

[22] «Opuscoli scelti», vol. 15, 1792, pp. 348-360; pp. 361-371.

Traité, sia per sottolineare il carattere di semplicità di un trattato, appunto, elementare, sia perché non riteneva ancora giunta a perfezione la teoria delle affinità; infine, perché Guyton de Morveau era prossimo a pubblicare il suo articolo.[23] Dandolo, al contrario, pensava che

> [...] dovendosi esibire un corso elementare di Chimica, sarebbe impossibile, quando si voglia procedere utilmente per gli studiosi italiani, l'ommettere la necessaria conoscenza se non della causa ch'è ignota, almeno delle leggi con cui agisce appunto l'affinità. E perciò il terzo tomo di quest'Opera comprenderà l'*Articolo* o per meglio dire il *Trattato dell'affinità* del gran Morveau [...][24]

Il quarto tomo dell'opera comprende due *Dizionarj vecchio e nuovo, nuovo e vecchio, di nomenclatura chimica*; si tratta di una traduzione parziale della *Méthode*, con accrescimenti inseriti da Dandolo soprattutto per quanto riguarda la terminologia farmaceutica e mineralogica. Il *Supplemento*, contenente i *Mémoirs* di Lavoisier, fu stampato successivamente ai volumi precedenti, e quindi fu inserito come quinto tomo (cioè il *Supplemento*) nella prima edizione, per non «defraudare» chi aveva già acquistato l'opera. La seconda edizione ha la stessa struttura, tranne per il fatto che i *Dizionarj* e i due *Mémoirs* sono nello stesso quarto tomo. Nel corso di questa trattazione mi riferirò soprattutto alla seconda edizione veneziana.

È tuttavia opportuno ricordare che una traduzione del *Traité* comparve tra il 1791 e il 1792 a Napoli, per uso del Corpo Reale di Artiglieria,[25] ad opera di Luigi Parisi e Gaetano La Pira.[26] Questo testo è stato analizzato recentemente da Ferdinando Abbri:[27] a differenza della traduzione di Dandolo, quella napoletana non era annotata dai traduttori; anzi, la traduzione di Dandolo veniva duramente criticata proprio per la presenza di quelle note. Si trova un riferimento a questa traduzione negli *Ele-*

---

[23] A.L. LAVOISIER, *Trattato elementare di chimica*, cit., p. 15. Marco Ciardi ritiene invece che la vera ragione di questa omissione sia dovuta al fatto che «La ricerca delle affinità non aveva senso di esistere per Lavoisier». M. CIARDI, *La chimica?...*, cit., p. 97.

[24] A.L. LAVOISIER, *Trattato...*, cit., nota 12.

[25] A.G. DEBUS, *A forgotten chapter in the introduction of the new chemistry in Italy*, in «Ambix», vol. 11, n° 3, 1963, pp. 153-157.

[26] A.L. LAVOISIER, *Trattato elementare di chimica. Con nuovo metodo esposto dopo le scoperte moderne; e con figure. Tradotto in italiano per uso del Corpo Reale dell'Artiglieria e del Genio di Napoli*, Napoli, Donato Campo, 1791-1792.

[27] F. ABBRI, *Chimici e artiglieri: Lavoisier e la cultura scientifica napoletana*, in *Atti del VI Convegno Nazionale di Storia e Fondamenti della Chimica*, cit., pp. 245-258.

menti di Fisica Sperimentale di Giuseppe Saverio Poli, anch'esso attivo nel Regno di Napoli;[28] tuttavia, nel 1800 comparve una «edizione prima napoletana» della traduzione di Dandolo.[29] Questo è un ulteriore indicatore della fortuna dell'iniziativa editoriale di Dandolo: dapprima soppiantò la traduzione della *Méthode* di Calloud, e poi anche la traduzione napoletana del *Traité*, guadagnandosi di buon grado il titolo di traduttore ufficiale di Lavoisier in Italia.

Ovviamente, il contenuto del *Traité* è stato ampiamente descritto e studiato dagli storici;[30] pertanto in questa sede mi limiterò a confrontare il testo lavoisieriano con le note introdotte da Dandolo. L'opera si apre con una lettera *Al leggitore*, in cui Dandolo scrisse che questa traduzione era destinata in primo luogo ai «[...] giovani che vogliono iniziarsi nella nuova scienza, o [...] quelli che altro non conoscendo che la vecchia debbono prendere necessariamente un nuovo cammino». Infatti, continuava, «Spetta ai dotti bensì, il preparare all'Italia un'epoca che la distingua o che la eguagli alle colte nazioni in un ramo di cognizioni che le fu quasi sempre forastiero.»[31]

Inoltre avvertiva che le note alla prima parte del primo tomo erano critiche, per cui andavano confrontate col testo; quelle alla seconda parte invece erano puramente illustrative. Quasi tutte le note alla prima parte del *Traité* furono tradotte in francese da Madame Lavoisier.[32]

L'approccio di Dandolo alla chimica di Lavoisier si dimostra attento e scrupoloso: egli non mancò di evidenziare tutte le contraddizioni dello scienziato francese; molte note infatti sono di carattere fisico, soprattutto in merito alla teoria del calorico, che Dandolo da buon newtoniano faceva fatica ad accettare. A questo proposito, già nella lettera di apertura lamentava che «[...] la Chimica ha spesso bisogno della Fisica, ed io brame-

---

[28] Giuseppe Saverio Poli, *Elementi di fisica sperimentale*, Venezia, A. Curti, 1798, 3 ed., vol. 3, p. 115. La prima edizione di questo testo apparve a Napoli nel 1792.

[29] A.L. Lavoisier, *Trattato elementare di chimica. Presentato in un ordine nuovo dietro le scoperte moderne; con Figure* [...] *Edizione prima napoletana*, Napoli, Saverio d'Onofrio, 1800, 4 voll. La copia consultata da Abbri consta di due tomi designati come terzo e quarto, a cura di V. Dandolo. Abbri ritiene che si tratti di una ristampa del terzo e quarto tomo della seconda edizione veneziana del *Traité*; ad uso di integrazione dei primi due volumi tradotti a Napoli. F. Abbri, *Chimici e artiglieri...*, cit., p. 252, nota 23. La copia da me consultata, invece, conservata alla Biblioteca Nazionale di Bari, consta di 4 volumi, tutti «dandoliani» e, nella prefazione, Dandolo ne parla come terza edizione veneziana.

[30] F. Abbri, *Le terre...*, cit., pp. 380-392.

[31] A.L. Lavoisier, *Trattato...*, cit., p. 3.

[32] M. Beretta, *Italian translations...*, cit., p. 228.

rei ardentemente che il nostro Autore fosse sì grande in questa, come lo è in quella».[33]

Vedremo che Dandolo, nelle sue note, oltre a sottolineare le debolezze di Lavoisier in campo fisico-matematico, mosse una critica serrata alla filosofia di Condillac, base dell'epistemologia lavoisieriana; queste potrebbero essere due delle ragioni per cui Lavoisier incaricò la moglie di tradurre in francese queste note.

– Le critiche al «Discorso preliminare»

Le critiche di ordine filosofico ed epistemologico si trovano nelle note al «Discorso preliminare», nel quale Lavoisier riportava, condividendola, la filosofia del linguaggio di Etienne Bonnot de Condillac, così come aveva fatto nel 1787 nella *Méthode*.[34] Lavoisier esponeva alcuni principi del *philosophe* che Dandolo criticò punto per punto: all'affermazione secondo cui «noi non pensiamo che col soccorso delle parole», Dandolo replicò con una distinzione della nostra facoltà conoscitiva in *intuitiva*, cioè conoscenza delle idee che si presentano alla nostra mente, e in *simbolica*, consistente nelle lettere, nei numeri, nelle cifre algebriche e musicali, ecc. Ne derivava che parole erano posteriori alle cose, poiché

> Noi pensiamo, quando siamo conscj delle rappresentazioni, ossia delle immagini che in noi succedono; se dunque non pensassimo che col soccorso delle parole, converrebbe conchiudere che in noi né si sono destate, né si desteranno mai rappresentazioni che coll'ajuto delle parole; le parole allora non sarebbero più segni arbitrarj, né posteriori alle cose; e perciò le cognizioni acquistate nell'avanzamento delle Scienze, Arti, ed in tutti i rami di cognizione, alle quali *poi* si pensò di affigger le parole, non sarebbero stati effetti del pensare. Che poi l'uso delle parole sia d'una indispensabile necessità nelle cognizioni astratte per ben distinguere le differenze delle cose, per conservare l'evidenza nel paragone, e specialmente per comunicarle agli altri, questa, ch'è vera, è una proposizione diversa da quella dell'Autore.[35]

Alla proposizione che stabiliva che «le lingue sono veri metodi analitici» Dandolo oppose la sua convinzione che

---

[33] A.L. Lavoisier, *Trattato...*, cit., p. 2.

[34] Sull'influenza di Condillac (1714-1780) nell'opera di Lavoisier: M. Beretta, *The enlightenment of matter. The definition of chemistry from Agricola to Lavoisier*, Canton (MA), Watson (Science History Publications), 1993, pp. 187-206.

[35] A.L. Lavoisier, *Trattato...*, cit., nota 1, corsivo mio.

> Le lingue consistono in segni arbitrarj; dunque le parole fra loro non hanno una connessione necessaria come sono tutte le verità dimostrate; dunque la conoscenza della verità dipende dall'evidenza dei principj, *dal modo di paragonarli e concatenarli* [...] una lingua esatta e ben fatta non introduce verità nelle proposizioni, ma serve soltanto di una guida sicura nel ragionare, e nel comunicare agli altri i proprj pensamenti.[36]

Alla conclusione che «l'arte di ragionare si riduce ad una lingua ben fatta», replicò che

> [...] se la proposizione dell'Autore fosse vera, sarebbe lo stesso che dire, che una buona ed esatta Grammatica è una Scienza filosofica, e che la Scienza filosofica si riduce ad una Grammatica esatta e ben fatta.[37]

Per Dandolo, infatti, l'arte di ragionare si rivelava nella *connessione* tra le proposizioni e non nelle proposizioni in sé, anche se vere. Infine, scriveva Dandolo, non era la lingua a perfezionare la scienza, ma era la scienza a perfezionare la lingua, dove per scienza egli intendeva «[...] una cognizione certa ed evidente tanto rapporto ai principj, quanto alle conseguenze».[38] Infatti, anche a proposito dei nomenclatori scrisse che «[...] essi corressero le idee [...] applicandovi una lingua determinata, e meglio si ragionò.»[39]

Inoltre, Dandolo rifiutò ogni valore scientifico alla conoscenza attraverso i sensi, così come esposta da Lavoisier, seguendo ancora Condillac, in questi termini:

> Noi vediamo sino dalla nostra puerizia, che le nostre idee vengono dai nostri bisogni; la sensazione de' bisogni ci fa nascere l'idea degli oggetti proprj a soddisfarli; e a poco a poco per una continuazione di sensazioni, d'osservazioni, e di analisi formasi una progressiva generazione d'idee le une annesse alle altre, le quali ad un attento osservatore mostrano fino ad un certo punto la catena che le unisce, e costituiscono la totalità di quello che noi sappiamo.[40]

---

[36] *Ibidem*, nota 2, corsivo mio.

[37] *Ibidem*, nota 3.

[38] *Ibidem*, nota 6.

[39] *Ibidem*, nota 22.

[40] *Ibidem*, p. 9.

Replicò infatti Dandolo:

> Questo sarebbe vero, se le sensazioni dei nostri bisogni fossero unite le une alle altre in maniera che in quella serie progressiva ripugnasse il poter sostituire qualunque sensazione diversa da quella, che si trovava dapprima, vale a dire se tutte le sensazioni fossero connesse tra loro necessariamente, come sono tutte le verità Matematiche. [... le nostre sensazioni] non si risvegliano che secondo il modo diverso di percepire e giudicare, vale a dire, considerate in se medesime, sono contingenti.[41]

Infine, per quanto riguardava la definizione lavoisieriana di elemento, come «ultimo termine a cui perviene l'analisi»,[42] poiché secondo il francese era poco probabile arrivare a conoscere le molecole semplici e indivisibili che compongono i corpi, Dandolo si dimostrò ancora più scettico: per lui era impossibile, non improbabile, conoscere i principi elementari dei corpi, «[...] poiché ci mancano i caratteri certi onde distinguere la molecola dall'aggregato di molecole.»[43]

Nella nota 20 Dandolo espose brevemente le critiche alla nomenclatura e alla teoria dello scienziato francese da parte di de la Métherie, Marivetz, Aréjula, Sage, Opoix e de Luc, tutte apparse sul «Journal de physique» di François Rozier tra il 1788 e il 1790.[44] Ma Dandolo inserì tra questi critici anche Jean Antoine Chaptal,[45] «membro esterno» della *coterie* lavoisieriana, perché aveva criticato la denominazione azoto e aveva proposto di chiamare questo elemento nitrogeno, in quanto generatore del nitro. La speranza di Dandolo era che «[...] da questo spirito di critica e di opposti principj non s'abbia a sviluppare lo spirito di sistema che getti nel caos la Chimica [...]» e nella seconda edizione della traduzione del *Traité* aggiunse che ormai molti fisici, chimici e medici d'Europa avevano adottato i nuovi nomi, per cui se ne poteva prevedere l'universale adozione.

Già dalle primissime pagine del *Trattato* è dunque chiara la posizione di Dandolo nei confronti di tutta l'epistemologia lavoisieriana; tuttavia, questo disaccordo di fondo non impedì a Dandolo di apprezzare e divulgare l'opera del francese.

---

41 *Ibidem*, nota 8.

42 *Ibidem*, p. 17.

43 *Ibidem*, nota 13. In questo contesto la parola «molecola» richiama il significato di «atomo».

44 Vedi i capitoli sui periodici.

45 (1756-1832). M.P. CROSLAND, *Chaptal, Jean Antoine*, in DSB, vol. 3, pp. 198-203.

– Le critiche alla prima parte del *Traité*

La prima parte del *Trattato* si apre con la descrizione del ruolo del calorico e delle sue combinazioni: secondo Lavoisier le «molecole» dei corpi erano tenute insieme dalla forza attrattiva, ma il calorico aveva la proprietà di farle allontanare; egli poi esponeva i tre stati in cui si può presentare la materia, ed i processi di riscaldamento e raffreddamento per combinazione o perdita di calorico che determinavano i passaggi dall'uno all'altro stato.

> È cosa difficile il concepire tali fenomeni senza ammettere ch'essi sieno l'effetto d'una sostanza reale e materiale, d'un sottilissimo fluido che s'insinua per mezzo alle molecole di tutti i corpi, e che le allontana; e supponendosi ancora che l'esistenza di questo fluido sia una ipotesi, si vedrà di poi, ch'essa spiega con ogni facilità i fenomeni della Natura.[46]
>
> [...] noi non siamo obbligati a supporre, che il calorico sia una materia reale: basta, [...] che questo sia una causa ripulsiva qualunque, che allontana le molecole della materia, e si possano quindi ravvisarne gli effetti in una maniera astratta e matematica.[47]

Marco Beretta ha molto insistito sul valore epistemologico del fatto che, a suo avviso, Lavoisier considerasse il calorico più come un'ipotesi matematica che come un fluido realmente esistente.[48] Da qui prende spunto una delle maggiori interpretazioni critiche di Beretta: in molti casi il rifiuto della nuova teoria chimica, o l'atteggiamento di chi criticava Lavoisier per il fatto che aveva semplicemente sostituito un fluido come il flogisto con un fluido altrettanto ambiguo come il calorico, fu dovuto alla mancata comprensione di questa cruciale svolta epistemologica.

Mentre non ci sono dubbi sul fatto che Lavoisier concepisse la chimica (e la scienza in generale) *more geometrico*, credo però che l'interpretazione di Beretta conceda troppo al Lavoisier teoretico e troppo poco ai suoi avversari. Il calorico era un oggetto estremamente controverso, sia a livello fisico (quando era inteso come moto di particelle) sia a livello chimico (quando era inteso come fluido sottile). Ricordo che Lavoisier se ne era occupato a fondo, assieme a Laplace, nei primi anni '80 del XVIII secolo, e aveva poi continuato ad occuparsene negli anni successivi. Un

---

46 A.L. Lavoisier, *Trattato...*, cit., p. 41.

47 *Ibidem*, p. 43.

48 M. Beretta, *The enlightenment of matter*, cit., pp. 208-209.

trattato elementare non poteva, proprio perché elementare, rendere conto di tutto il dibattito su questo fluido (portato avanti soprattutto da Scheele, Crawford, Lavoisier, Laplace, Volta); inoltre, non credo che Lavoisier dubitasse della sua reale esistenza; piuttosto, il presentarlo nel *Traité* come ipotesi rappresenta a mio avviso un artificio strategico, per evitare di inserire in questo manuale una controversia ancora in corso e che rappresentava uno dei punti deboli del nuovo sistema di chimica.

Nel caso particolare di Dandolo, il farmacista veneziano si dimostrò ancora più «fisico» dello scienziato francese. Le sue critiche alla teoria del calorico inteso come ipotesi erano infatti di ordine fisico e realistico:[49] 'sGravesande aveva dimostrato senza ombra di dubbio l'esistenza di questo fluido, mentre nessun fisico ne aveva parlato in termini di «causa repulsiva»; in natura esistevano solo l'attrazione (newtoniana) e l'affinità chimica. Dandolo era guidato chiaramente dal «rasoio di Occam» e dalle *regulae philosophandi* di Newton per quanto riguardava le ipotesi, così come le generalizzazioni. La maggior parte delle note in questi primi capitoli del *Trattato* sono o illustrative o critiche delle concezioni lavoisieriane di forza e materia. Da quanto si evince, secondo Dandolo Lavoisier era, in materia di fisica, poco preciso, e tendeva eccessivamente a generalizzare partendo da singoli fatti. Questo per Dandolo, ma anche per Gallini, come vedremo, era inaccettabile. A proposito del calorico, nella nota 62 (nota 66 della seconda edizione) si legge:

> L'autore da principio (pag. 37) ha definito l'attrazione per l'unica forza che tenda a riunire fra loro le molecole dei corpi, le quali però non si possono giammai toccare in niun punto (pagg. 68, 69) per la forza ripulsiva ch'esercita perpetuamente il calorico disperso fra loro. Dunque la forza d'attrazione non opera che sulle molecole dei corpi e non su quelle del calorico. Ora poi egli suppone che la repulsione del calorico nasca dalla violenza con cui s'attraggono le sue molecole. Dunque per ammetter la forza repulsiva fra le molecole del calorico, egli ha bisogno di valersi della forza di attrazione precedentemente esclusa fra queste molecole... Quante ipotesi per sostenerne una sola!

Anche nelle opere di divulgazione successive, come i *Fondamenti* (vedi più avanti), Dandolo continuò a negare l'esistenza di cause repulsive, considerando esclusivamente quelle attrattive.

Un'altra delle grandi critiche mosse da Dandolo a Lavoisier è quella alla sua teoria dell'acidità, che era il secondo punto debole del nuovo si-

---

[49] Si vedano in proposito le note 27-33 al *Trattato*.

stema di chimica. Dandolo infatti accettò entusiasticamente l'esistenza dell'elemento ossigeno ed il ruolo che questo aveva nella nuova chimica: «[...] la grande rivoluzione nella chimica avvenne principalmente dalla scoperta e dagli effetti sorprendenti dell'ossigeno. Cadde il flogisto con la scoperta di quello.»[50]

In particolare, Dandolo sottolineò la proprietà dell'ossigeno di essere «aria vitale» in senso stretto, ma contestò in più punti la sua funzione di principio generatore degli acidi. Le critiche mosse dal veneziano riprendevano quelle formulate da Aréjula:[51] l'acido muriatico perdeva progressivamente la sua acidità man mano che acquistava ossigeno, mentre in base alla teoria di Lavoisier doveva accadere il contrario; l'acqua, cioè il composto che in percentuale di peso conteneva più ossigeno tra quelli conosciuti, non era affatto l'acido più potente in natura. Per cercare di spiegare il comportamento dell'acido muriatico, Dandolo ipotizzò che l'aria vitale fosse composta da ossigeno (inteso come *base* del composto), calorico e luce,[52] e propose una teoria di questo tipo: se l'ossigeno non perdesse il calorico nelle sue combinazioni, i suoi effetti in natura sarebbero minimi; l'acido muriatico addizionato di ossigeno perdeva dunque la sua acidità perché l'ossigeno non si era liberato completamente del calorico.[53]

Secondo la teoria di Lavoisier, il primo stadio di ossigenazione dei metalli dava origine agli ossidi, mentre lo stadio successivo dava origine agli acidi metallici. Lavoisier elaborò quindi con il calcolo il numero di acidi metallici possibili, ma Dandolo, dopo una punta ironica sulla dubbia applicazione, in questo caso, del principio lavoisieriano del procedere solamente «dal noto all'ignoto»,[54] scrisse che gli acidi metallici noti erano soltanto tre (arsenico, molibdico, tungstenico e *forse* stannico), e che una cosa era il calcolare, un'altra il verificare:

> Dietro a ciò non è facile il comprendere, come Lavoisier eguagli al numero dei 17 metalli quello degli acidi metallici noti.

---

[50] VINCENZO DANDOLO, *Dizionarj vecchio e nuovo, nuovo e vecchio di nomenclatura chimica*, Venezia, A. Zatta, 1792, p. 186.

[51] JUAN MANUEL DE ARÉJULA, *Réflexions sur la nouvelle nomenclature chimique pour servir d'introduction à la traduction espagnole de cette Nomenclature*, in «Observations sur la physique», vol. 33, ottobre 1788, pp. 262-286. Su Aréjula (1755-1830): R. GAGO, *The New Chemistry in Spain*, cit.

[52] In questo si discostava leggermente da Lavoisier, per il quale il gas ossigeno era composto dalla base dell'ossigeno più il calorico e *forse* dalla luce.

[53] V. DANDOLO, *Dizionarj...*, cit., p. 186.

[54] A.L. LAVOISIER, *Trattato...*, cit., p. 12.

Havvi soltanto di certo, che ogni metallo può combinarsi coll'ossigeno avvicinandosi allo stato di acido ossia costituendosi un ossido. Ma siamo assai lontani dal poterci lusingare che ciascun ossido possa convertirsi in acido mercé una nuova addizione di ossigeno, qualora si eccettuino i tre suespressi.[55]

Lo stesso discorso sulla «pericolosità» di calcolare invece che sperimentare si ritrova a proposito dei sali: Lavoisier scrisse che 24 basi salificabili (cioè le sostanze semplici) e 48 basi salificanti (cioè gli acidi noti) davano come risultato potenziale 1152 possibili sali diversi.[56] Dal canto suo, Dandolo ribadì che «[...] il numero de' sali neutri che ne potessero risultare, dovrà sempre essere attaccato alla sperienza e non al calcolo.»[57]

Tutte queste considerazioni portarono il veneziano a dubitare della correttezza dell'etimologia della parola ossigeno, cioè «generatore di acidi». D'altra parte Dandolo, per ragioni classificatorie, continuò a chiamare questa sostanza «aria vitale»: infatti egli definì «arie» i fluidi aeriformi permanenti respirabili, «gas» i fluidi aeriformi permanenti non respirabili, e «vapori» i fluidi aeriformi non permanenti.

Sempre per ragioni etimologiche, come Chaptal suggerì nelle note 98-99 che sarebbe stato meglio usare il nome «nitrogeno» al posto di azoto (sebbene egli traducesse sempre la voce *azote* con azoto), poiché, propriamente parlando, solo l'ossigeno era adatto alla vita, mentre tutti gli altri gas erano «azoti» (cioè impedivano la vita) nel vero senso del termine; inoltre era dimostrato che l'azoto era la base del nitro.

L'idea ispiratrice di queste seppur lievi riforme, basilare per Dandolo, era che «[...] la lingua esatta non serve se non per manifestare con precisione le idee, e *la perfezione della scienza deve precedere quella del linguaggio.*»[58] Idea espressa anche da Lavoisier negli stessi termini a proposito della nomenclatura degli acidi pluribasi: poiché delle basi degli acidi organici a base multipla non si conoscevano ancora le proporzioni, i nomi di questi acidi sarebbero stati troppo complicati allo stato attuale della disciplina, e «La perfezione della Scienza deve inoltre precedere quella del linguaggio [...]».[59] Dandolo, nella stessa nota, non mancò di sottolineare come qui Lavoisier gli desse ragione.

---

[55] A.L. LAVOISIER, *Trattato...*, cit., nota 185.

[56] *Ibidem*, p. 243.

[57] *Ibidem*, nota 186.

[58] *Ibidem*, nota 142, corsivo mio.

[59] *Ibidem*, p. 184.

Un'ultima differenza tra le idee del chimico francese e quelle di Dandolo riguarda il numero delle sostanze semplici:

Nell'anno 1787 l'Autore riguardava, per esempio, come 55 le sostanze semplici. Dappoi furono ridotte [...] a 33, ed i 13 acidi vegetabili, i 6 animali, ed i 3 alcali entrarono nel numero delle sostanze composte.

Queste stesse 33 sostanze semplici *andranno diminuendo sensibilmente*; e se vogliamo riflettere che Ingen-Housz ha modificato il gas ossigeno, il gas idrogeno, ed il gas azoto l'uno nell'altro col mezzo della vegetazione, dobbiamo attenderci che *le arie o gas si ridurranno ad una sola semplice o elementare*, e che tutte le altre non saranno che modificazioni. Lo zolfo, il fosforo, ed il carbone, che si ritrovano formati nei vegetabili cresciuti anche in acqua distillata, e nelle sostanze animali, non possono ragionevolmente, come ognun vede, essere corpi semplici, ma corpi modificati dalla vegetazione o dalla animalizzazione. E però se si consulteranno le analogie, i principj della ragione, i fenomeni della natura, le opinioni di alcuni dotti Fisici e Chimici, sarebbe presumibile che *queste 33 sostanze semplici si riducessero a tre o quattro e non più.*[60]

Nei *Dizionarj* Dandolo scrisse che la classe dei metalli era destinata ad ampliarsi e modificarsi;[61] ma alla voce «Sostanze semplici» ribadì:

Si chiamano sostanze semplici tutte quelle che l'arte finora non ha potuto decomporre.

In queste condizioni ognun vede che collo sviluppo delle nostre cognizioni chimiche *esse potrebbero notabilmente diminuirsi* dal numero di 33 che ora sembrano le adottate.[62]

D'altronde, anche nella *Méthode* si legge che si consideravano «[...] comme simples toutes les substances que nous ne pouvons pas décomposer; tout ce que nous obtenons en dernier résultat par l'analyse chimique [...]»[63] e che sicuramente ciò che era semplice ora sarebbe stato decomposto in futuro. Lo stesso Lavoisier nel *Traité* aveva sottolineato la provvisorietà delle sostanze semplici.[64]

---

[60] *Ibidem*, nota 194, corsivi miei.

[61] V. Dandolo, *Dizionarj...*, cit., p. 156.

[62] *Ibidem*, p. 224, corsivo mio.

[63] L.B. Guyton De Morveau-A.L. Lavoisier-C.L. Berthollet-A.F. Fourcroy, *Méthode de nomenclature chimique*, Paris, Cuchet, 1787, p. 17.

[64] A.L. Lavoisier, *Trattato...*, cit., pp. 255-256.

DELLE SOSTANZE SEMPLICI 253

QUADRO DELLE SOSTANZE SEMPLICI.

	Nomi nuovi.	*Nomi antichi corrispondenti.*
Sostanze semplici che appartengono ai tre regni e che si possono riguardare come elementi dei corpi.	Luce	Luce.
	Calorico	Calore. Principio del calore. Fluido igneo. Fuoco. Materia del fuoco e del calore.
	Ossigeno	Aria deflogisticata. Aria empireale. Aria vitale. Base dell'aria vitale.
	Azoto	Gas flogisticato. Mofeta. Base della Mofeta.
	Idrogeno	Gas infiammabile. Base del Gas infiammabile.
Sostanze semplici non metalliche ossidabili ed acidificabili.	Zolfo	Zolfo.
	Fosforo	Fosforo.
	Carbonio	Carbone puro.
	Radicale muriatico	Ignoto.
	Radicale fluorico	Ignoto.
	Radicale boracico	Ignoto.
Sostanze semplici metalliche ossidabili ed acidificabili. (191)	Antimonio	Antimonio.
	Argento	Argento.
	Arsenico	Arsenico.
	Bismuto	Bismuto.
	Cobalto	Cobalto.
	Rame	Rame.
	Stagno	Stagno.
	Ferro	Ferro.
	Manganese . . .	Manganese.
	Mercurio	Mercurio.
	Molibdeno . . .	Molibdena.
	Nickel	Nickel.
	Oro	Oro.
	Platino	Platina.
	Piombo	Piombo.
	Tungsteno	Tungstena.
	Zinco	Zinco.
Sostanze semplici salificabili terrose. (192)	Calce	Terra calcarea, calce.
	Magnesia	Magnesia, base del sal d'Epsom.
	Barite	Barota, terra pesante.
	Allumine	Argilla, terra dell'allume, base dell'allume.
	Silice	Terra selciosa, terra vetrificabile.

(191) Sopra ai metalli considerati come sostanze acidificabili vedi nota 185.
(192) La Silice non entra nelle sostanze salificabili.

A.L. LAVOISIER, *Trattato elementare di chimica*, Venezia, A. Zatta e figli, 2ª ed., 1792.

Per quanto riguarda l'elenco delle sostanze semplici di Lavoisier, condivido pienamente l'interpretazione suggerita da Guerlac e approfondita da Perrin, che Lavoisier avesse operato una implicita distinzione concettuale tra «elementi» e sostanze semplici: i primi formavano una classe a parte, costituita da luce, calorico, ossigeno, azoto e idrogeno; essi erano tutti fluidi e ciascuno era anche portatore di una ben specifica proprietà.[65] Questa interpretazione contribuisce ad inserire la figura di Lavoisier nel contesto a lui contemporaneo della chimica dei principi, che comportava una visione del mondo permeato da fluidi imponderabili, responsabili delle proprietà dei corpi a cui si univano (come lo era il flogisto stesso), e fa dello scienziato francese il frutto della tradizione chimica in cui si trovò ad operare.

D'altro canto, Ferdinando Abbri non condivide questa interpretazione:

> Nel suo manuale, Lavoisier sembra usare indifferentemente i termini *élémens*, *principes* e *substances simples*. La sua tavola è in realtà un *Tableau des substances simples* e nelle *Observations* relative ad esso si parla solo di *substances*, di *corps simples* e di *principes*.[66]

Nel caso specifico di Dandolo, Abbri ritiene che

> A Dandolo sfuggì la problematicità del concetto lavoisieriano di sostanza semplice, la rottura operata dal chimico francese nei confronti di un'immagine della materia costituita da pochi principi irriducibili [...] Egli pensava ancora la materia come un composto di pochi elementi e nella quale il mutamento avveniva sia per combinazioni e scissioni, sia per trasformazioni.[67]

---

[65] H. GUERLAC, *Lavoisier, Antoine Laurent*, in DSB, vol. 8, p. 82; C.E. PERRIN, *Lavoisier's table of the elements: a reappraisal*, in «Ambix», vol. 20, n° 2, 1973, pp. 95-105; un'interpretazione contraria alle precedenti si trova in R. SIEGFRIED, *Lavoisier's table of simple substances: its origin and interpretation*, in «Ambix», vol. 29, n° 1, 1982, pp. 29-48. Altri studi correlati, sulle tavole delle affinità e delle sostanze semplici sono: A.M. DUNCAN, *The functions of affinity tables and Lavoisier's list of elements*, in «Ambix», vol. 17, n° 1, 1970, pp. 28-42; L. ROBERTS, *Setting the table: The disciplinary development of Eighteenth-Century chemistry as read through the changing structure of its tables*, in P. Dear (a cura di), *The literary structure of scientific argument: Historical studies*, Philadelphia, University of Pennsylvania Press, 1991, pp. 99-132; U. KLEIN, *E.F. Geoffroy's table of different 'rapports' observed between different chemical substances - a reinterpretation*, in «Ambix», vol. 42, n° 2, 1995, pp. 79-100; A.M. DUNCAN, *Laws and order in Eighteenth-Century chemistry*, Oxford, Clarendon Press, 1996.

[66] F. ABBRI, *Le terre...*, cit., p. 387.

[67] F. ABBRI, *Lavoisier e Dandolo...*, cit., p. 179.

A mio avviso, Dandolo interpretava la decomposizione come una semplificazione: come ricordato sopra a proposito della teoria del calorico, egli aveva in mente il principio di economia della natura e le esperienze di Jan Ingen-Housz,[68] non certo le dottrine dei quattro elementi di derivazione empedoclea: era più economico ridurre tutte le arie ad una sola, passibile di molte modificazioni. Diverso è invece il discorso per i metalli: infatti da secoli se ne conoscevano varie specie, con proprietà specifiche diverse a seconda del tipo di metallo; inoltre proprio nel corso del XVIII secolo il loro numero stava aumentando, con le scoperte, tra l'altro, del platino (Antonio De Ulloa,[69] 1736), del nichel (Axel Fredrik Cronstedt,[70] 1751) e del tungsteno (Juan José e Fausto d'Elhuyar, 1783;[71] Carl Wilhelm Scheele,[72] 1781). Si può dunque affermare che Dandolo fosse in linea con le concezioni chimiche della sua epoca: da un lato lo scopo della chimica era quello di risolvere i corpi nei loro costituenti principali, e non necessariamente questi dovevano essere numerosi; ma dall'altro lato i metalli formavano una classe di sostanze che la chimica aveva il compito di allargare.

Le note agli Elementi di fisica sperimentale *di G.S. Poli*

Giuseppe Saverio Poli,[73] di Molfetta, studiò fisica, botanica, anatomia e medicina a Padova dal 1765 al 1770, anno in cui si trasferì a Napoli e si laureò in medicina. Venne scelto dal governo borbonico per fornire macchine e strumenti all'Accademia militare, dove divenne professore di storia e geografia militare. Viaggiò attraverso l'Italia, la Germania, l'Olanda, la Francia e la Gran Bretagna, stabilendo contatti con numerosi scienziati dell'epoca e i suoi studi spaziarono dall'elettricità e magnetismo alla meteorologia, dai molluschi e conchiglie alla numismatica. Quando morì, nell'aprile del 1825, lasciò al seminario napoletano in cui aveva studiato in gioventù un apparato per esperimenti pneumatici, un microscopio, un barometro ed un termometro. Era membro della Royal Society, dell'Isti-

---

[68] (1730-1799). P.W. van der Pas, *Ingen-Housz, Jan*, in DSB, vol. 7, pp. 11-16.

[69] (1716-1795). J. Vernet, *Ulloa, Antonio de*, in DSB, vol. 13, pp. 530-531.

[70] (1722-1765). Uno Boklund, *Cronstedt, Axel Fredrik*, in DSB, vol. 3, pp. 473-474.

[71] R. Gago, *The New Chemistry in Spain*, cit., p. 172.

[72] (1742-1786). U. Boklund, *Scheele, Carl Wilhelm*, in DSB, vol. 12, pp. 143-150.

[73] (1746-1825). D. Vaccolini, *G.S. Poli*, in BII, vol. 3, pp. 193-195.

tuto di Bologna, delle Accademie delle Scienze di Torino, Siena, e Filadelfia, nonché della Reale Società Borbonica.

La sua opera maggiore fu il testo di *Elementi di fisica sperimentale*, pubblicato a Napoli nel 1792, un manuale ad uso dei licei e delle università, che ebbe numerose edizioni fino al 1822. Il primo ed il secondo tomo trattano di fisica: materia, moto, corpi celesti, maree, gravità, meccanica, idrostatica e idraulica. Il terzo tomo tratta dei fluidi aeriformi, dell'aria, del suono e dei venti; il quarto tomo tratta dell'acqua, del fuoco, della luce e del magnetismo.

Poli fu un sostenitore della teoria del flogisto per tutta la vita, nonostante conoscesse la nuova chimica, sia attraverso i suoi viaggi, sia perché a Napoli, come ho ricordato sopra, era uscita una traduzione italiana del *Traité* proprio ad uso dell'Accademia militare.

– L'edizione veneta degli *Elementi*

Nel 1793 Dandolo, insieme all'abate Antonio Fabris che si occupò della parte fisica,[74] pubblicò a Venezia gli *Elementi* di Poli corredati da note, che ebbero poi svariate edizioni.[75]

Il terzo tomo dell'opera si apre con una prefazione di Vincenzo Dandolo, nella quale il farmacista veneziano espose le nuove scoperte (composizione dell'acqua e dell'aria, funzione organica del carbonio, ecc.). Queste nuove scoperte, a suo giudizio, rafforzavano la necessità di una nuova nomenclatura; per cui alla fine dell'opera inserì i due *Dizionarj* (notevolmente ampliati, come vedremo) come quinto tomo.

Gli *Elementi* sono interessanti perché presentano la teoria del flogisto nel testo e la nuova chimica nelle note: Dandolo riprendeva Poli punto per punto esponendo la teoria della combustione «senza alcun intervento di flogisto, o di altro ente suppostizio qualunque»[76] e la dimostrazione della decomposizione dell'acqua in idrogeno e ossigeno, nonché della sua ricomposizione a partire da questi elementi.

Negli *Elementi*, Poli citava varie opere di chimici, tra cui Lavoisier, e dimostrava di avere letto il *Traité*, a proposito del quale scrisse: «Chi poi fosse vago di nuove denominazioni, potrà rinvenirle nel *Trattato elemen-*

---

[74] F. Abbri, *Lavoisier e Dandolo...*, cit., p. 175.

[75] In questa trattazione mi riferirò alla terza edizione veneziana del 1798.

[76] Giuseppe Saverio Poli, *Elementi di fisica sperimentale*, 3a ed., Venezia, A. Curti, 1798, vol. 3, nota 54.

tare di Chimica [...]».[77] Questo scatenò lo sdegno di Dandolo, che dopo un elogio di Lavoisier (e una pubblicità indiretta alla sua traduzione), scrisse:

> È tempo veramente che si cancelli da ogni opera di Fisica e di Chimica la teoria flogistica che tanto disonora la ragione, e che tanto ritardò e ritarda in molti luoghi ancora il progresso de' veri principj fisico-chimici.[78]

Quindi Dandolo passò ad elencare le diverse teorie di Becher,[79] Macquer,[80] Bergman,[81] Sage,[82] Kirwan,[83] per dimostrare che «i fautori stessi del flogisto non sapevano definirlo», ed espose la teoria «classica» di Georg Ernst Stahl,[84] demolendola punto per punto:

1) le proprietà attribuite da Stahl a tutti i corpi contenenti flogisto non si riscontravano in tutti quei corpi;
2) alcuni corpi, anzi, acquistavano quelle proprietà *perdendo* flogisto;
3) *Stahl non aveva osservato l'importanza dell'aria per la combustione.*

Le conseguenze della nuova chimica, quindi, erano:

a) i corpi flogisticati bruciando toglievano all'atmosfera l'ossigeno;
b) non era più flogisto che usciva, ma ossigeno che entrava;
c) non era più flogisto che entrava, ma ossigeno che usciva;
d) il calore e la luce nelle combustioni derivavano dal calorico.[85]

Poli proseguiva scrivendo che l'aria flogisticata veniva chiamata da Lavoisier «gas azotico»[86] e accogliendo in un certo qual modo la teoria dell'acidità di Lavoisier: secondo Poli, infatti, l'aria deflogisticata o aria vitale era un principio acido nello stato di fluido elastico permanente, e si poteva considerare come l'acido universale, sebbene non fosse acida di per sé.[87] La nota 131 rappresenta una critica feroce a tutte queste affermazioni, che, come Dandolo giustamente sottolineava, snaturavano la

---

[77] *Ibidem*, vol. 3, p. 115.

[78] *Ibidem*, nota 23, p. 116.

[79] (1635-1682). A.G. Debus, *Becher, Johann Joachim*, in DSB, vol. 1, pp. 548-551.

[80] (1718-1784). W.A. Smeaton, *Macquer, Pierre-Joseph*, in DSB, vol. 8, pp. 618-624.

[81] (1735-1784). W.A. Smeaton, *Bergman, Tobern Olof*, in DSB, vol. 2, pp. 4-8.

[82] (1740-1824). H. Guerlac, *Sage, Balthazar-Georges*, in DSB, vol. 12, pp. 63-69.

[83] (1733-1812). E.L. Scott, *Kirwan, Richard*, in DSB, vol. 7, pp. 387-390.

[84] (1660-1734). L. King, *Stahl, Georg Ernst*, in DSB, vol. 12, pp. 599-606.

[85] G.S. Poli, *Elementi di fisica sperimentale*, cit., vol. 3, pp. 116-119, nota 83.

[86] *Ibidem*, § 770 e nota 85.

[87] *Ibidem*, § 790-795.

teoria del chimico francese. Infatti, Poli ritraduceva tutte le nuove scoperte in termini flogistici, e liquidava la nuova chimica in questi termini:

1081. Benché la riferita teoria del flogisto sodamente stabilita dal celebre Stahl, fosse stata fin oggi generalmente adottata da' Chimici, ed abbia formata la base solidissima di tutta la loro scienza; alcuni recentissimi Chimici francesi, alla cui testa è il tante volte rammentato Lavoisier, incominciano a volerci persuadere non essere punto necessario l'ammettere la teoria del flogisto; e che i fenomeni chimici spiegar si possono agevolmente senza di essa. Per la qual cosa negano essi risolutamente l'esistenza del flogisto, ed alla teoria stahliana sostituiscono la teoria pneumatica, cui più innanzi esporremo. Il fatto si è, come giustamente osserva il signor de Fourcroy, che malgrado i tanti esperimenti e le infinite specolazioni fattesi recentemente sulla natura del fuoco e della combustione, *non si è ancora potuto escludere la materia del fuoco fissata nei corpi*; e che lo stesso Lavoisier, il quale si è tanto affaticato per bandire la teoria flogistica, non ha potuto fare a meno di ammettere il principio infiammabile combinato coll'aria, come in appresso dimostreremo. L'esclude egli dunque da' corpi combustibili per rinvenirlo nell'aria.[88]

Poli seguiva la teoria di Macquer, secondo cui il flogisto non era altro che «[...] la pura luce solare fissata ne' corpi in virtù della universal legge di attrazione; ed in conseguenza, che la luce, il flogisto, e il fuoco libero, abbiano tutti e tre la medesima essenza».[89]

Finalmente Poli, con un meravigliato «Chi mai immaginerebbe?», scriveva che l'aria infiammabile era un componente dell'acqua, e per questo Lavoisier l'aveva chiamata idrogeno.[90] Riportava poi l'esperimento con cui Joseph Priestley[91] aveva sintetizzato l'acqua nel 1784 e l'esperimento di Lavoisier per decomporla. L'interpretazione di questi fatti tuttavia restava inquadrata nella vecchia teoria: poiché nell'esplosione di aria deflogisticata e aria infiammabile (per sintetizzare l'acqua) si producevano luce e calore, si deduceva che l'acqua era composta da «aria deflogisticata più flogisto privati del loro calore elementare ossia latente»;[92] ne

---

[88] *Ibidem*, vol. 4, pp. 84-85, corsivo nel testo.

[89] *Ibidem*, vol. 4, p. 75.

[90] *Ibidem*, vol. 3, p. 244, § 884.

[91] (1733-1804). R.E. Schofield, *Priestley, Joseph*, in DSB, vol. 11, pp. 139-147; Id. (a cura di), *A scientific autobiography of Joseph Priestley, 1733-1804: Selected scientific correspondence, with commentary*, Cambridge (Massachusetts), MIT Press, 1966; P. Barrotta, *Dogmatismo ed eresia nella scienza: Joseph Priestley*, Milano, Angeli, 1994.

[92] G.S. Poli, *Elementi di fisica sperimentale*, cit., vol. 3, p. 247. L'idrogeno veniva identificato col flogisto da parecchi chimici, primo fra tutti Richard Kirwan, che però abbandonò questa teoria nel 1791 per seguire la nuova chimica.

derivava quindi che l'aria vitale era acqua privata del suo flogisto, «unita al fuoco elementare e alla luce contenuti allo stato latente».[93]

Quello che stupiva di Poli, secondo Dandolo, era che nonostante conoscesse le opere di Lavoisier non ne cogliesse la portata innovativa: Poli, infatti, reinterpretava tutte le esperienze cruciali della nuova chimica alla luce del flogisto. D'altra parte gli autori più citati da Poli erano Joseph Priestley, Felice Fontana, e Carl Wilhelm Scheele, tutti flogististi irriducibili.

L'opera di Poli costituisce dunque un esempio delle difficoltà che incontrò la nuova teoria chimica a farsi strada, proprio a livello dell'interpretazione dei risultati sperimentali. Questa edizione annotata fu utilissima per i contemporanei, perché appunto presentava un confronto diretto tra le due teorie.[94] Nonostante l'ostinazione di Poli nel seguire la chimica flogistica, e la presenza delle mordaci parole di scherno da parte di Dandolo, frequentissime nelle note, il successo di quest'opera si può ricercare proprio nel fatto che conteneva due testi distinti: il lettore poteva leggere solamente le note o solamente il testo principale, a seconda del suo «schieramento intellettuale». Questa fu una delle ragioni per cui il professore di fisica sperimentale a Pavia, Alessandro Volta, adottò quest'opera come libro di testo.

I Fondamenti della scienza chimico-fisica

L'edizione del 1798 degli *Elementi* di Poli è seguita dai *Fondamenti della scienza chimico-fisica applicati alla formazione de' corpi ed ai fenomeni della natura*, opera che Dandolo scrisse nel 1794 e pubblicò nel 1795 a Venezia.[95] I *Fondamenti* sono scritti sotto forma di dizionario, e portano la dedica «Al chimico dell'Italia», cioè Giovanni Antonio Giobert. Presentano inoltre alcune tavole che indicano l'ordine di lettura di alcuni articoli in particolare, «onde formarsi un'idea filosofico-chimica dell'universo».[96]

---

93 *Ibidem*.

94 Lo stesso aveva fatto Lavoisier pubblicando, assieme ai suoi collaboratori, la traduzione annotata dell'*Essay on Phlogiston* di Richard Kirwan, nel 1788.

95 V. Dandolo, *Fondamenti della scienza chimico-fisica applicati alla formazione de' corpi ed ai fenomeni della natura*, Venezia, Antonio Curti, 1795.

96 V. Dandolo, *Fondamenti della scienza chimico-fisica applicati alla formazione de' corpi ed ai fenomeni della natura*, Venezia, Pasquali, 3. ed., 1798, p. XX.

TAVOLA PRIMA.

Articoli che debbono esser letti coll'ordine che sono posti, onde formarsi qualche idea della scienza chimica. Tutte le voci in carattere corsivo, che sono in ventre di un articolo, indicano ch'esistono gli articoli corrispondenti a queste voci, onde il lettore possa andarli a consultare. I pochi però, che qui sotto io pongo, esibir potranno un'idea bastante per una prima lettura.

I.	Chimica.
II.	Luce.
III.	Calorico.
IV.	Fuoco.
V.	Fluidi aeriformi.
VI.	Aria vitale.
VII.	Gas azoto.
VIII.	Aria.
IX.	Idrogeneo.
X.	Ossigeno.
XI.	Acqua.
XII.	Ghiaccio.
XIII.	Gelo artifiziale.
XIV.	Combustibili.
XV.	Combustione.
XVI.	Ossidazione.
XVII.	Ossidi.
XVIII.	Principj salificanti.
XIX.	Acidi.
XX.	Corpo bruciato.
XXI.	Radicali salificabili.
XXII.	Terra.
XXIII.	Terre semplici.
XXIV.	Alcali.
XXV.	Metalli.
XXVI.	Sale.
XXVII.	Sali metallici.
XXVIII.	Sali a base terrosa, ed alcalina; modo di esaminarli.
XXIX.	Sali a base metallica; modo di esaminarli.
XXX.	Chimica antica.
XXXI.	Nomenclatura chimica (principj fondamentali).

V. Dandolo, *Fondamenti della scienza chimico-fisica*, Venezia, Pasquali (tip. A. Curti), 3ª ed., 1798.

XX

TAVOLA SECONDA.

Articoli che debbono esser letti coll'ordine stesso che sono posti, onde formarsi un'idea filosofico-chimica dell'universo. Tutte le voci corsive, che sono in ventre d'un articolo, indicano che vi esistono gli articoli corrispondenti a queste voci, onde il lettore possa andarli a consultare. I pochi però, che qui sotto io pongo, esibir potranno un'idea bastante per una prima lettura.

I. Chimica della natura.
II. Sostanze semplici.
III. Globo.
IV. Regno.
V. Animali.
VI. Animalizzazione.
VII. Materiali immediati degli animali.
VIII. Respirazione.
IX. Digestione.
X. Traspirazione.
XI. Fermentazione.
XII. Fermentazione putrida.
XIII. Vegetabili.
XIV. Vegetazione.
XV. Materiali immediati de' vegetabili.
XVI. Fermentazione vinosa.
XVII. Fermentazione acetosa.
XVIII. Fermentazione putrida vegetabile.
XIX. Minerali.
XX. Materiali immediati de' minerali.
XXI. Mare.
XXII. Atmosfera.
XXIII. Corpo aeriforme.
XXIV. Corpo liquido.
XXV. Corpo solido.
XXVI. Ghiaccio.
XXVII. Gelo.

XXI

TAVOLA TERZA.

METEOROLOGIA.

Gli articoli debbono esser letti coll'ordine che qui sono disposti.

I. Meteorologia.
II. Meteore.
III. Fluido elettrico.
IV. Scintilla elettrica.
V. Vapori.
VI. Esalazioni.
VII. Nuvole.
VIII. Nebbia.
IX. Rugiada.
X. Brina.
XI. Pioggia.
XII. Arco baleno.
XIII. Neve.
XIV. Fulmine.
XV. Tempesta.
XVI. Tuono.
XVII. Lampo.
XVIII. Oragano.
XIX. Trombe.
XX. Vento.
XXI. Aurore boreali.
XXII. Eruzioni vulcaniche.
XXIII. Tremuoto.

V. Dandolo, *Fondamenti della scienza chimico-fisica*, Venezia, Pasquali (tip. A. Curti), 3ª ed., 1798.

Rispetto ai dizionari del 1792 è presente qui in aggiunta la definizione di acido come combustibile + ossigeno,[97] mentre viene ribadita la proposta teorica per cui l'ossigeno non imprime carattere di acidità se non perdendo calorico. A proposito del calorico, Dandolo che fin dalla prefazione aveva escluso ogni tipo di forza repulsiva, scrisse che questo fluido allontanava le molecole per equilibrio o per affinità.[98] Alla voce «Ripulsione» scrisse che questa «[...] è una di quelle idee vaghe e indeterminate che l'immaginazione, sempre premurosa di conseguenze sopra cose ad essa impossibili, pose in luogo di verità».[99]

Secondo Dandolo, al pari di Lavoisier, gli stati fisici della materia dipendevano dalla quantità di calorico che si combinava con le molecole di un corpo; ma il calorico non era una forza repulsiva: piuttosto, agiva come un dissolvente.[100]

La voce «Chimica antica» si presenta come una dichiarazione antiflogistica. Qui Dandolo scrisse che «Compassione quindi, o disprezzo meritano coloro che ancora di flogisto ragionano»;[101] e riportò tutta la nota 83 agli *Elementi* di Poli, citata sopra.

A proposito della luce, Dandolo scrisse che essa entrava nella composizione di qualche gas, ma non di tutti (in particolare, solo nell'ossigeno e nell'idrogeno); inoltre ribadì il ruolo dell'ossigeno come responsabile del crollo della chimica antica:

> L'edifizio della Chimica antica cominciò a crollare colla scoperta dell'ossigeno e colla conoscenza delle sue proprietà; ed oggidì la chimica antica non presenta che una luminosa testimonianza di quanto l'immaginazione sia efficace onde affascinar la ragione e tenerla anche per secoli interi deviata dal sentiero delle verità.[102]

C'è una differenza importante rispetto al *Trattato*: Dandolo definiva sempre le sostanze semplici come non decomponibili dall'arte o dalla na-

---

[97] *Ibidem*, p. 7.

[98] «Calorico», *ibidem*, pp. 70-72.

[99] «Ripulsione», *ibidem*, p. 282.

[100] Per chiarire la sua posizione, Dandolo porta l'esempio dello zucchero disciolto nell'acqua: l'acqua ne allontana le molecole, ma non per questo si può dire che essa sia un «principio di repulsione» dello zucchero.

[101] «Chimica antica», *ibidem*, p. 87.

[102] «Ossigeno», *ibidem*, p. 251.

tura, e impiegava i termini «elementi» e «sostanze semplici» come sinonimi; tuttavia ora scrisse che

> Il numero di queste sostanze semplici *varierà* a misura che ci riesca di risolverne alcune in sostanze più semplici, ed *accrescerà* a misura che se ne scorgeranno alcune altre che abbiano queste proprietà, come sarebbe di qualche altro metallo. [103]

Degna di nota è la tavola delle sostanze semplici, che, pur essendo 33 come nel *Trattato*, subirono qualche variazione: Dandolo introdusse la soda e la potassa perché non erano ancora state decomposte,[104] ed il fluido elettrico, eliminando i radicali muriatico, fluorico e boracico. Come ha giustamente puntualizzato Ferdinando Abbri,

> L'inclusione del fluido elettrico vale a mostrare che molti naturalisti non rimproverarono a Lavoisier la presenza della luce e del calorico tra gli elementi chimici, ma la mancanza dell'elettricità. [105]

Ma la cosa più importante è che questa opera ci permette di approfondire la figura di Vincenzo Dandolo, e di conoscere, tra l'altro, le sue teorie (erronee) sulla vegetazione,[106] e sull'elettricità atmosferica, che vedeva la Terra come una grande bottiglia di Leyda.[107]

I *Fondamenti* erano concepiti soprattutto come un'opera di divulgazione, e la forma di dizionario ne facilitò l'utilizzo. Questa opera rappresentava un prontuario della nuova teoria chimica ad uso dei principianti, un manuale da tenere sempre a portata di mano. Tuttavia, Giobert «rite-

---

[103] «Sostanze semplici», *ibidem*, p. 323, corsivi miei.

[104] Vedere alla voce «Alcali», in V. Dandolo, *Fondamenti*..., cit., p. 40.

[105] F. Abbri, *Lavoisier e Dandolo*..., cit., p. 179. Sulla concezione dell'elettricità come elemento chimico, mi permetto di rimandare al mio saggio R. Seligardi, *What is electricity? Some chemical answers, 1770-1815*, in Bertucci, Paola-Pancaldi, Giuliano (a cura di), *Electric bodies. Episodes in the history of medical electricity*, Bologna, Università di Bologna, Dipartimento di Filosofia, Centro Internazionale per la Storia delle Università e della Scienza, 2001, pp. 181-208.

[106] Dandolo riteneva che nel processo di vegetazione le foglie decomponessero l'acqua, fissando l'idrogeno e liberando l'ossigeno. Il carbonio presente nella «materia delle piante» era fornito dal concime. Cfr. «Materiali immediati dei vegetabili», in V. Dandolo, *Fondamenti*..., cit., pp. 192-195. Stranamente, non si ritrova nessun cenno relativo allo scambio gassoso tra ossigeno e biossido di carbonio in presenza di luce solare, appurato dalle ricerche di Ingen-Housz e di Senebier, che pure Dandolo conosceva.

[107] Cfr. «Fluido elettrico», in V. Dandolo, *Fondamenti*..., cit., pp. 130-134. Dandolo riteneva che il fluido elettrico fosse contenuto all'interno della Terra, che fungeva da serbatoio, in quanto «luogo perfettamente chiuso»; nello sforzo di uscire, cioè di passare da un conduttore (la Terra) ad un altro (le nuvole) attraverso un non conduttore (l'aria atmosferica), provocava i terremoti. Cfr. «Tremuoto», *ibidem*, pp. 342-346.

neva che la codificazione della chimica nella forma di Dizionario fosse ormai da abbandonare»[108] e criticò questo aspetto dei *Fondamenti*, pur apprezzandone i contenuti.

Nelle intenzioni di Dandolo, in questa opera non si trattava più di tradurre o di annotare, bensì di dare coerenza a tutta una serie di risultati e di nozioni, sia di fisica che di chimica; la presenza delle tavole di lettura ragionata confermava questo intento. Dalla lettura dei *Fondamenti* emerge la visione filosofico-chimica del mondo che aveva Dandolo: la chimica filosofica era quella rigorosa di Lavoisier; il globo era visto come un grande laboratorio e tutti i corpi della natura come «una catena necessaria e continua di composizioni e decomposizioni»[109]. I *Fondamenti* trattano di meteorologia, mineralogia, farmacia, fisiologia, e di ciò che oggi potremmo definire «igiene»; ma alla base di tutte queste discipline sta prepotentemente la chimica, scienza fondamentale per tutte le altre.

Conclusione

Vincenzo Dandolo non fu solo un semplice traduttore; al contrario, la sua adesione alla nuova chimica fu una scelta ragionata, che una volta presa lo vide anche farsi divulgatore delle nuove idee.

Di Lavoisier, Dandolo accettò di buon grado la chimica e i principi della nomenclatura perché razionali e comprovati da fatti; ma ne rifiutò la filosofia, mutuata dal pensiero di Condillac. Questo, a mio avviso, perché Dandolo fu prima di tutto un farmacista e poi un imprenditore,[110] un uomo pratico, interessato soprattutto agli aspetti di utilità che la nuova chimica avrebbe potuto portare:

> Il fine della pratica delle scienze è la coerenza della preposizione col fatto. [...] Lo sviluppare da una preposizione un fatto qualunque, interessa ogni essere razionale, giacché solo i fatti sono quelli che servono di uso alla nostra esistenza.[111]

Una caratteristica peculiare di Dandolo fu il suo entusiasmo per la scoperta, l'esistenza e la funzione dell'ossigeno. La maggior parte degli

---

[108] F. Abbri, *Lavoisier e Dandolo...*, cit., p. 174.

[109] V. Dandolo, *Fondamenti...*, cit., p. IX; ripreso anche a p. XVI.

[110] Nelle sue opere è costante l'appello ai medici, con i quali, da buon farmacista, se la prende continuamente, perché diano cibi nutrienti agli ammalati, o perché aprano le finestre negli ospedali in quanto un malato ha bisogno di più ossigeno, ecc.

[111] A.L. Lavoisier, *Trattato...*, cit., nota 10.

scienziati europei, nonché italiani, si fece convincere della correttezza della nuova teoria chimica dagli esperimenti di composizione e decomposizione dell'acqua. Per Dandolo questi furono un'ulteriore conferma dell'importanza dell'elemento ossigeno, poiché esso, oltre ad essere necessario alla vita in quanto aria respirabile, lo era anche in quanto componente dell'acqua. Questo forniva un'ulteriore prova della «grande catena degli esseri»[112] nella sua visione filosofico-chimica del mondo.

Il contributo di Vincenzo Dandolo alla diffusione della nuova chimica di Lavoisier in Italia dunque fu molto importante: con la sua attività egli rese disponibili le maggiori opere al riguardo, e attraverso la sua corrispondenza[113] ed i suoi testi di divulgazione ne favorì la penetrazione anche a livello dei non specialisti. Le numerose aggiunte relative alla farmacia, inoltre, resero queste opere utili anche agli speziali, che potevano così adeguare la loro disciplina alle nuove scoperte e alla nuova nomenclatura.

Stefano Gallini: un interprete «anomalo» della rivoluzione chimica

Una figura estremamente importante ma ancora poco nota agli storici della chimica è quella del medico e fisiologo veneziano Stefano Gallini.[114] Allo stato attuale della ricerca, si può affermare che fu uno dei primissimi seguaci della nuova chimica di Lavoisier in Italia, fin dal 1783-84. Gallini si era formato scientificamente studiando medicina a Padova e, dal 1774, «fisica del corpo umano» sotto la guida di Leopoldo Marc'Antonio Caldani. Dopo la laurea, conseguita nel 1776, si era recato nel 1777 a Montpellier e quindi a Parigi (nel 1778-1779) a studiare chimica con P.J. Macquer, H.M. Rouelle[115] e J.B.M. Bucquet,[116] nonché anatomia con A. Por-

---

[112] Su questo tema si veda il classico A.O. Lovejoy, *La grande catena dell'essere*, Milano, Feltrinelli, 1981.

[113] Dandolo corrispondeva, fra l'altro, con A. Volta, G.A. Giobert, L.V. Brugnatelli. Cfr. F. Abbri, *Lavoisier e Dandolo...*, cit.

[114] (1756-1836). A. Porro, *Gallini, Stefano*, in DBI, vol. 51, pp. 680-681; F. Ghiretti, *Stefano Gallini*, in S. Casellato; L. Pigatto (a cura di), *Professori di materie scientifiche all'Università di Padova nell'Ottocento*, Padova, Lint, 1996, pp. 3-6; L. Carrer, *Stefano Gallini*, in BII, vol. 3, pp. 183-187.

[115] (1718-1779). R. Rappaport, *Rouelle, Hilaire Marin*, in DSB, vol. 11, p. 564.

[116] (1746-1780). E. McDonald, *Bucquet, Jean Baptiste Michel*, in DSB, vol. 2, pp. 572-573. Bucquet dal 1777 collaborava assiduamente con Lavoisier allo studio della natura e della funzione dell'ossigeno.

tal[117] e F. Vicq d'Azyr;[118] infine si era trasferito a Londra nel 1780, dove aveva studiato anatomia con W. Hunter[119] e con il suo assistente W.C. Cruikshank,[120] ed era venuto a conoscenza delle nuove scoperte sui gas compiute da Priestley.[121]

Tornato in patria dopo un viaggio attraverso tutta l'Italia, per guadagnarsi da vivere esercitò la medicina in un paese dell'Istria veneta, esperienza che gli fu molto penosa,[122] fino a quando fu chiamato a insegnare medicina teorica a Padova nel 1786. Dal 1783 iniziò a pubblicare il «Giornale per servire alla storia ragionata della medicina di questo secolo», curato assieme al medico Francesco Aglietti[123] e ad Angelo Gualandris, che gli consentì di instaurare una rete di corrispondenza con vari scienziati d'Europa, tra cui Casimiro Gomez Ortega[124] e Christoph Girtanner.[125]

L'opera di Gallini più nota agli storici della fisiologia è rappresentata ovviamente dalle varie edizioni del suo *Saggio d'osservazioni concernenti li nuovi progressi della fisica del corpo umano*, del 1792, poi del 1808, 1820 e 1825. Lo stesso Gallini ci parla del successo del suo libro:

> Il Fabbroni, fu direttore ed amministratore della I.R. Zecca di Firenze, ed il Girtanner, fu professore a Gottinga, mi scrissero subito: l'uno di avere comunicato un estratto di quel mio Saggio di osservazioni a' suoi amici di Germania; l'altro di aver indotto il suo collega professore Althorf [*sic*] a tradurre quell'opera in tedesco, per far conoscere, se non le nuove dottrine, il nuovo metodo almeno di considerare queste, e di applicarle. Quel mio lavoro fu pure conosciuto favorevolmente in Francia sino dal 1796, mentre alla pagina undecima della quarta parte del Magazzino enciclopedico di quell'anno, pubblicato in Parigi, è dato un estratto degli argomenti di tutti i capitoli di quel Saggio [...][126]

---

[117] (1742-1832). P. Chabbert, *Portal, Antoine*, in DSB, vol. 11, pp. 99-100.

[118] (1748-1794). P. Huard; M.J. Imbault-Huard, *Vicq d'Azyr, Félix*, in DSB, vol. 14, pp. 14-17.

[119] (1718-1783). J. Dobson, *Hunter, William*, in DSB, vol. 6, pp. 568-570.

[120] (1745-1800). J. Dobson, *Cruickshank, William C.*, in DSB, vol. 3, pp. 486-488.

[121] S. Gallini, *Nuovi elementi della fisica del corpo umano*, Padova, Minerva, 1825 (3a ed.), pp. 3-4.

[122] «Giornale per servire alla storia ragionata della medicina di questo secolo», vol. 6, p. 169.

[123] (1757-1836). *Aglietti, Francesco*, in DBI, vol. 1, pp. 410-411.

[124] (1741-1818). F.J. Puerto Sarmiento, *La ilusión quebrada. Botánica, sanidad y política científica en la España Ilustrada*, Barcelona, El Serbal; Madrid, CSIC, 1988; Id., *Ciencia de cámara: Casimiro Gómez Ortega (1741-1818) el científico cortesano*, Madrid, CSIC, 1992.

[125] (1760-1800). David M. Knight, *Girtanner, Christoph*, in DSB, vol. 5, pag. 411.

[126] S. Gallini, *Nuovi elementi*...., cit., pp. 8-9. La traduzione tedesca è: Stephan Gallini, *Betrachtungen über die neuern Fortschritte in der Kenntniss des menschlichen Körpers*. Aus dem Italienischen übersetzt von G.H.F. [i.e. Ludwig Christoph Althof], Berlin, Voss, 1794.

Sia questi volumi, sia i tomi del «Giornale» contengono numerosi riferimenti e commenti nei confronti della nuova chimica, e inoltre forniscono un primo tentativo di traduzione italiana della nuova nomenclatura, che tratterò nelle pagine seguenti.

Oltre ad essere il primo seguace di Lavoisier in Italia, Gallini offre allo storico un'ulteriore conferma di quanto ha stabilito Virgilio Giormani, cioè che nella Repubblica Veneta esisteva una sorta di *enclave* Lavoisieriana esterna al mondo accademico, composta da giovani di varia estrazione e formazione,[127] mentre all'Università il flogistista Marco Carburi dominava la chimica a Padova, e il flogistista veronese Anton Maria Lorgna dominava la Società Italiana dei XL.

Cosa ancora più importante, la figura di Gallini conferma la tesi secondo cui è più facile cambiare teoria e modo di ragionare se non si è direttamente implicati a livello professionale nella disciplina in corso di ridefinizione/rivoluzione. In altri termini, in alcuni casi fu più difficile accettare la rivoluzione chimica da parte dei «chimici puri» che da parte dei medici o dei farmacisti, perché per questi ultimi la chimica aveva un ruolo solamente ausiliario nei confronti della loro professione.[128]

Il «Giornale»

L'interesse di Gallini nei confronti della chimica derivava dal suo interesse per la fisiologia, e dallo studio dei processi chimici che accompagnano le funzioni vitali, come la respirazione, la digestione, e ciò che veniva detta «animalizzazione», in analogia con la vegetazione. Il «Giornale» di Gallini non presentava articoli originali, ma si proponeva di dare conto di tutte le nuove scoperte e di tutte le nuove pubblicazioni che concernessero in qualche modo la medicina. Troviamo così riassunti e recensioni di libri pubblicati ovunque in Europa, e di memorie apparse su altri periodici o atti accademici italiani e stranieri, come le «Observations sur la physique», le «Philosophical Transactions» della Royal Society, gli «Annali di chimica», i «Nouveaux mémoires de l'Academie royale des sciences et belles lettres, avec l'histoire», dell'Accademia di Berlino, le

---

[127] V. GIORMANI, *«Il viaggio di Lavoisier nel Veneto»*, cit. Si vedano anche gli altri studi di Virgilio Giormani riportati in bibliografia.

[128] La tesi vale anche per il contrario: quando infatti l'autonomia professionale non ammetteva che una scienza ausiliaria intaccasse la disciplina principale, la nuova chimica veniva rifiutata. Cfr. A.C. DÉRÉ, *La réception de la nomenclature reformée par le corps médical français*, cit.

«Annales de chimie», i «Commentarii» dell'Istituto e Accademia delle Scienze di Bologna, i «Mémoirs» dell'Accademia delle Scienze di Torino, gli «Anales del Real Laboratorio de quimica», editi da Joseph Louis Proust[129] a Segovia, ecc. Nel «Giornale», oltre ad articoli di argomento strettamente clinico o anatomico, si trovano dunque molti «transunti» che riguardano la chimica pneumatica o gli studi sul calore in rapporto alla fisiologia della respirazione. A partire dal nono volume, del 1794, il «Giornale» si presenta diviso in tre tomi, uno relativo alla «parte fisica», uno alla «parte medica», e infine uno alla «parte chirurgica e anatomica». Ovviamente, quello che ci interessa in questa trattazione attiene alla parte fisica.

Il primo volume, del 1783, dava ampio spazio agli studi sul calore animale, inaugurati da Adair Crawford nel 1779, proseguiti da Peter Dugud Leslie e portati avanti in Italia da Pietro Moscati,[130] Bassiano Carminati[131] e soprattutto dal medico riminese Michele Rosa.[132] In particolare, a Rosa venivano dedicate molte pagine perché Gallini inizialmente sembrava propendere per la sua teoria del vapore espansile animale,[133] proponendo anche che questo vapore espansile fosse l'aria infiammabile «oleosa», che attraverso la respirazione si univa all'aria deflogisticata per dare aria fissa.[134]

---

[129] (1754-1826). S. Mauskopf, *Proust, Joseph Louis*, in DSB, vol. 11, pp. 166-172.

[130] (1739-1824). P. Sangiorgio, *Cenni storici sulle due università di Pavia e Milano* [...], Milano, Visaj, 1831, pp. 416-424; G. Chiappa, *P. Moscati*, in BII, vol. 2, pp. 468-470; G.A. Ferrari, *Moscati e i potenti*, in A. De Maddalena; E. Rotelli; G. Barbarisi (a cura di), *Economia, istituzioni, cultura in Lombardia nell'età di Maria Teresa: 2. Cultura e società*, Bologna, Il Mulino, 1982, pp. 925-955.

[131] (1750-1830). P. Sangiorgio, *Cenni storici sulle due università di Pavia e Milano* [...], cit., pp. 431-434; G. Chiappa, *Bassiano Carminati*, in BII, vol. 9, pp. 250-252.

[132] (1731-1812). M. Bufalini, *Rosa, Michele*, in BII, vol. VI, 1838, pp. 471-487; G. Bilancioni, *Michele Rosa*, in A. Mieli (a cura di), *Gli scienziati italiani dall'inizio del Medio Evo ai nostri giorni. Repertorio biobibliografico* [...], Roma, A. Nardecchia, vol. 1, parte I, 1923, pp. 344-365.

[133] Ho già trattato questi argomenti in R. Seligardi, *Luigi Galvani e la chimica del Settecento*, in *Atti del VII Convegno Nazionale di storia e fondamenti della chimica*, a cura di F. Calascibetta, Roma, Accademia delle Scienze detta dei XL, 1998, pp. 147-162; Id., *Le ricerche chimiche di Luigi Galvani: le arie, le macchine, i testi*, in *Discorsi e scritti in onore di Luigi Galvani nel bicentenario della morte 1798-1998*, a cura dell'Accademia delle Scienze dell'Istituto di Bologna, Bologna, Forni, 1999, pp. 99-109; Id., *Luigi Galvani between chemistry and physiology*, in *Luigi Galvani international workshop. Proceedings*, a cura di M. Bresadola e G. Pancaldi, Bologna, CIS, Dipartimento di Filosofia, Università di Bologna, 1999, pp. 83-98.

[134] *Dell'influenza delle diverse spezie d'aria nel corpo umano*, in «Giornale...», vol. 1, 1783, p. 427.

Basandosi sul trattato di Scheele,[135] e sulla scia delle ricerche di Adair Crawford sul calore animale,[136] Rosa asseriva appunto che

Non è più dubbio per le nobili scoperte e teorie del sig. Crawford che la parte elastica spiritosa dell'aria che entra nel polmone, e quindi nel sangue, sia la causa del calor vitale che si sviluppa nel Cuore e nel sangue dell'animali. All'azione di questo calore l'aria sbattuta nel cuore assieme col sangue, si combina, e si amalgama con la sua parte sottile e volatile; e perdendo in quella combinazione l'azione della sua elasticità attuale, non ritiene altro che la facoltà di poter essere espansa dall'azione graduata del calore medesimo, onde potersi manifestare sotto la forma di un vapore espansibile, che io chiamo *Vapore espansile animale.*

Questo vapore non è altro dunque che la parte dell'aria vitale o spirabile ricevuta per il polmone, e combinata con la parte più perfezionata e sottile della sostanza animale, che io chiamo *materia* vera *animalizzata.*[137]

[...] la causa che lo espande [il sangue] è un principio ch'io chiamo vapore espansile, che nasce, e vive col sangue, ed entra nella sua composizione come un principio necessario del misto [...][138]

[...] il principio del vapore essendo l'istesso che l'aria fuoco o l'aria spirabile o l'aria principio, che attraversando i polmoni passa nel sangue e quindi al cuore e alle arterie, dev'essere considerato come un principio di una mirabile sottilità [...][139]

Ma già nel volume successivo del suo «Giornale», Gallini criticava Rosa sia indirettamente, discutendo le teorie di Crawford e di Scheele, sia direttamente, accusandolo di essere troppo vago:

Ora sta a vedere se il Rosa abbia mai avuta un'idea chiara, e precisa di questo principio, quando, dopo avere francamente enunciato che l'aria deflogisticata en-

---

[135] Carl Wilhelm Scheele, *Traité chimique de l'air et du feu*, Paris, Cuchet, 1781; l'originale in tedesco è *Chemische Abhandlung von der Luft und dem Feuer*, Uppsala-Leipzig, Swederus, 1777. Per una trattazione della teoria di Scheele in relazione a Galvani, F.L. Holmes, *Galvani on respiration and inflammation*, in Bresadola, Marco-Pancaldi, Giuliano (a cura di), *Luigi Galvani international workshop. Proceedings*, Bologna, CIS (Dipartimento di Filosofia, Università di Bologna), 1999, pp. 99-113.

[136] Adair Crawford, *Experiments and observations on animal heat, and the inflammation of combustible bodies*, London, Murray, 1779; un estratto in italiano apparve sugli «Opuscoli scelti sulle scienze e sulle arti», vol. 3, 1780, pp. 39-98.

[137] Michele Rosa, *Lettera estemporanea sopra alcune curiosità fisiologiche* [...], 8 dicembre 1782, pp. 8-9, in *Lettere fisiologiche*, cit.

[138] Michele Rosa, *Lettera terza sopra alcune curiosità fisiologiche [...]. Esperimenti*, 12 marzo 1783, p. 5, in *Lettere fisiologiche*, cit.

[139] Michele Rosa, *Lettera quarta sopra alcune curiosità fisiologiche [...]. Risultati*, 5 luglio 1783, p. 28, in *Lettere fisiologiche*, cit.

trando per il polmone nel sangue passava a costituire il vero motore della macchina animale, ha poi modificate le sue espressioni chiamando quel principio che entrava nel sangue la porzione spirabile dell'aria per denominarlo in seguito vapor-etere, gas elettrico, o semplicemente foco o materia del calore.[140]

Altro tema degno di nota e più vicino alla chimica era quello dell'influenza delle diverse arie sul corpo umano. Gallini ripercorreva la storia delle diverse scoperte, da Van Helmont a Black, Priestley e Lavoisier,[141] esponendo le proprietà e i vari nomi ricevuti via via dalle arie fissa, infiammabile (metallica e oleosa), flogisticata, deflogisticata. Qui Gallini presentava anche la teoria di Lavoisier sulla calcinazione, combustione e respirazione basata sull'ossigeno, il che implicava l'inutilità del flogisto. Gallini non era convinto della validità dell'esperimento di Priestley volto a dimostrare l'identità di flogisto e aria infiammabile e insisteva sulle concordanze di peso tra reagenti e prodotti ottenute da Lavoisier. Precedentemente[142] aveva esposto anche la spiegazione lavoisieriana dell'aumento di peso delle calci basata sull'assorbimento di ossigeno. Infine presentava gli esperimenti lavoisieriani di analisi e sintesi dell'acqua. Quindi descriveva i principi dell'eudiometria, le teorie sulla vegetazione e sulla respirazione (di Felice Fontana e Priestley), e riportava le conseguenze della respirazione delle varie arie, descritte da Dobson, Priestley, Rosa e Fontana.

In questo primo volume Gallini dimostra di amare la chiarezza e i risultati sperimentali attendibili, e si rivela molto ricettivo nei confronti delle nuove spiegazioni lavoisieriane dei fenomeni pneumatici, accettando anche la natura composta dell'acqua.

L'argomento dell'influenza dell'aria (atmosferica o deflogisticata) sul corpo animale o umano veniva ripreso anche nel secondo volume del «Giornale», dove Gallini si dimostrò ancora più esplicitamente lavoisieriano, dichiarando che:[143]

1) l'aria flogisticata è aria di per sé, non prodotta dal flogisto;
2) dunque è inutile l'esistenza del flogisto;
3) dunque nei processi flogistici si ha invece assorbimento di aria deflogisticata.

---

140 «Giornale...», vol. 2, 1784, p. 208, nota.

141 *Dell'influenza delle diverse spezie d'aria...*, cit., pp. 344-352; 387-396; 420-430; 461-469.

142 «Giornale...», vol. 1, 1783, p. 93.

143 *Dell'influenza dell'aria deflogisticata nei fenomeni della natura*, in «Giornale...», vol. 2, 1784, pp. 361-369.

Gallini dimostrò inoltre di conoscere la teoria del «principio sorbile», elaborata da Richard Lubbock[144] nel 1784, ma sostenne che anche «sorbile» era un nuovo nome inutile. Rifiutò inoltre l'identità tra idrogeno e flogisto e ribadì che l'aria fissa derivava dall'unione tra aria deflogisticata e aria infiammabile delle sostanze organiche (oggi, $CH_4 + 2O_2 \rightarrow CO_2 + 2H_2O$).

Dopo questi lunghi discorsi sulle arie e sul loro rapporto con la fisiologia, Gallini azzardò egli stesso un'ipotesi: la base dell'aria infiammabile viene portata allo stato aeriforme per mezzo del fluido elettrico.[145] Si spinse ancora più oltre estendendo questa ipotesi a tutte le arie.[146] Sempre in rapporto alle teorie di Rosa, sostenne infine che la base dell'aria infiammabile era il vero principio costituente del sangue[147] ed elaborò una teoria basata sul ruolo del fluido elettrico nella respirazione:

> Questa parte linfatica [del sangue] la più spoglia degli altri principj, o questa base dell'aria infiammabile oleosa che sembra essere appunto la infiammabile semplice carica ancora di qualche porzione di terra o d'acqua che la rende in istato quasi oleoso, tende dunque per sua natura alla coesione, ma agitata dai solidi, e riscaldata si cambia in vapore o prende l'abito aereo. Ora avendo detto altrove, che l'abito vaporoso od aeriforme dipende certo dal fluido elettrico che si combina intimamente con gli elementi terrestri i quali isolati tenderebbero per loro natura alla coesione, resta da sapersi d'onde questa parte linfatica lo ritragga finché scorre o circola dentro il nostro corpo.[148]

Secondo i «moderni fisiologi» l'aria deponeva nel polmone la materia del calore e ne estraeva il flogisto, che la rendeva così fissa o flogisticata; Rosa chiamava il sangue impregnato di calore, e portato dunque in stato di vapore, «vapore espansile animale». Ma poiché Gallini aveva dimostrato che l'aria non depositava calore, e che estraeva dai polmoni non il flogisto, ma

> [...] soltanto un principio ch'era simile alla base dell'aria infiammabile oleosa, se non era essa base medesima, pure essendo certo d'altrove, che nella respirazione

---

144 (1759-1808). E.L. Scott, *Lubbock, Richard*, in DSB, vol. 8, pp. 530-531; C.E. Perrin, *A reluctant catalyst: Joseph Black and the Edinburgh reception of Lavoisier's chemistry*, cit.

145 «Giornale...», vol. 2, 1784, p. 302, nota. Per un approccio diverso alla fisiologia di Gallini, sempre in relazione all'elettricità, si veda W. Bernardi, *I fluidi della vita. Alle origini della controversia sull'elettricità animale*, Firenze, Olschki, 1992, pp. 189-206.

146 «Giornale...», vol. 2, 1784, p. 303.

147 *Ibidem*, p. 305.

148 *Dei progressi della sanguificazione, dell'influenza dell'elettricità nei solidi e nei fluidi del corpo umano*, in «Giornale...», vol. 2, 1784, p. 445.

nasce la combinazione di questa aria infiammabile con l'aria deflogisticata dell'atmosfera, e che in queste combinazioni l'arie abbandonano parte del loro principio elettrico, che le costituiva elastiche permanenti, si poteva ragionevolmente giudicare, che questo fluido penetrasse nel sangue, e producesse i fenomeni attribuiti alla materia del calore, tanto più, che l'abito aeriforme, che acquistano le particole del sangue indica la presenza appunto del fluido elettrico.[149]

Secondo Gallini questo fluido elettrico, presente comunque nell'organismo in piccole quantità, derivava dalle parti animali solide. I fluidi animali scambiavano il fluido elettrico con i solidi animali: acquistandolo si espandevano, provocando la contrazione dei solidi, e viceversa.[150] Quindi, proseguiva Gallini, era più probabile che

[...] l'elettricità attirata, e communicata per le forze proprie dei solidi stessi influisca nel rendere espansili, ed animalizzate le particole del sangue piuttosto che il vapore etere influente per il polmone [...][151]

Infine, rielaborava la sua teoria della respirazione (e della causa delle patologie legate ad essa) nel seguente modo:

Che se la parte più animalizzata del sangue incontrando alla superfizie, o de' polmoni, o della cute l'aria atmosferica si unisce alla porzione deflogisticata di questa e produce l'aria fissa, non sarà difficile il concepire, che se questa parte animalizzata avrà forza bastante di uscire dal corpo e verrà trasportata dall'atmosfera, l'aria fissa si produrrà nell'atmosfera stessa, e l'aria deflogisticata si potrà considerare come il pabulum vitæ, mentre estrae e porta seco un principio che divenendo troppo espanso sarebbe nocivo all'animale economia. Ma se questa materia animalizzata non sarà cacciata fuori dal corpo con tanta forza, l'aria deflogisticata, che pur vi si unisce, entrerà dentro il corpo e combinata con quella formerà l'acido animale accoppiandosi particolarmente agli altri principi animali, e perdendo in tutto od in parte la sua capacità, o l'espansibilità che poteva prendere, e resterà imprigionata nella cellulosa, o circolerà nei vasi producendo così l'acrimonia. L'aria deflogisticata dunque la quale nel primo caso era utile all'economia animale si rende nociva in quest'ultimo, e da questo principio sembra dipendere la ragione per la quale nei paesi paludosi od altrimenti infetti la pessima influenza dell'aria non è proporzionata, ma supera la mancanza della porzione

---

[149] *Ibidem*, p. 446.
[150] *Ibidem*, p. 447.
[151] *Ibidem*, p. 448.

deflogisticata, e l'eudiometro che misura la quantità di quella porzione non ci indica con sicurezza il grado di salubrità dell'atmosfera.[152]

Come si nota dal brano precedente, Gallini seguiva la teoria lavoisieriana dell'acidità basata sull'ossigeno, ma nel terzo volume del «Giornale» aggiunse per contro che la base dell'aria infiammabile era responsabile della formazione degli alcali.[153]

Nel volume 4, degno di nota è un appello alla precisione nel linguaggio scientifico (il contesto era sempre Rosa, troppo vago nel definire il suo vapore espansile). A questo proposito, Gallini esponeva la proposta di Macquer di chiamare «gas» le arie e di lasciare il termine «aria» a denominare solo quella atmosferica.[154]

Nel 1787, *annus crucis* della rivoluzione chimica, il «Giornale» non uscì, ma comparve nel 1788 con una recensione/riassunto della *Méthode de nomenclature chimique.*[155] La motivazione addotta da Gallini sull'opportunità di questa recensione fu che nei volumi precedenti aveva abbondantemente mostrato «la necessità» della chimica per la medicina. Inoltre egli era convinto che la nuova nomenclatura fosse da adottare, qualunque teoria si seguisse. Per esempio, nel caso dell'idrogeno, la sua argomentazione era la seguente: sia che esso produca acqua in quanto suo componente, sia che la depositi come umidità, esso è sempre produttore di acqua, cioè idro-geno.

Quindi è che questi due termini *oxigeno* ed idrogeno non possono essere giudicati improprj qualunque partito si prenda, poiché quelle sostanze che dinotano esistono realmente, e producono certamente quello che i termini esprimono. Quello dunque che troveranno improprio quei chimici che non abbracciano le teorie tutte dei nomenclatori sarà la classificazione dell'acqua e degli acidi tra le sostanze composte da una sostanza semplice o indecomponibile unita all'*oxigeno* [...] In poche parole i nomenclatori nell'atto di darci una nuova nomenclatura capace di facilitarci la comunicazione dell'idee, ci diedero anco un quadro delle teorie che abbracciano oggigiorno, le quali non sono ammesse generalmente riguardo ad alcune sostanze le meno composte, appunto perché a misura che le sostanze delle quali si tratta si accostano alla loro semplicità l'esperienze divengono più delicate e difficili da ripetersi, da variarsi, e da modificarsi in modo che tutti

---

[152] *Ibidem*, p. 448-449.

[153] «Giornale...», vol. 3, 1785, pp. 324, nota; pp. 366-367.

[154] «Giornale...», vol. 4, 1786, pp. 425-427, nota.

[155] «Giornale...», vol. 5, 1788, pp. 121-140.

non si possono convincere, che la cosa sia altrimenti di quello che comparve al primo sguardo. Separiamo la nomenclatura delle sostanze dalla loro classificazione, e vedremo la prima meritare l'approvazione di tutti i chimici in tutta la sua estensione, mentre la seconda potrassi adattare facilmente al modo di pensare di ciascuno mediante alcune piccole mutazioni.[156]

La traduzione italiana delle desinenze dei nuovi termini è la stessa che poi adotteranno anche Vincenzo Dandolo e Pietro Calloud, tuttavia ci sono alcune lievi differenze:

- *oxigène* è tradotto come «oxigeno», quindi i suoi derivati diventano oxido, oxigenato, oxalato, ecc.;
- *carbone* è tradotto come «carbone», successivamente modificato in «carbonico»;[157]
- un'altra piccola anomalia è «acido zolforico», che però quando salifica diventa «sulfato di...»

Inoltre troviamo una incongruenza: Gallini scrisse che nella lista delle 55 sostanze semplici, i chimici francesi «[...] hanno trascurato il *gas carbone* o sia l'*aria infiammabile oleosa*; che forse non meritava d'essere esclusa dal numero dei gas».[158] Ma questo gas non figurava nelle sostanze semplici perché di fatto è composto; tuttavia Gallini lo avrebbe voluto incluso nella categoria dei gas (semplici), per evidenti ragioni classificatorie. La sua tesi della separazione tra nomi e classificazione sostanze è quindi da intendersi rivolta a chi aveva difficoltà nell'accettare la nuova nomenclatura; ma non valeva nel caso di Gallini stesso, che era fermamente convinto della utilità del nuovo linguaggio.

Nel prosieguo del quinto volume Gallini espose alcune riflessioni e critiche di altri scienziati alla nuova nomenclatura. Si mostrava stupito dal fatto che Baumé, Cadet, d'Arcet e Sage considerassero così strettamente unite nomenclatura e teorie «in modo che sembrasse non potersi adottare questa senza abbracciare anco quelle»;[159] quindi ribadiva l'inutilità delle polemiche e l'opportunità di distinguere tra i nomi delle sostanze e la loro classificazione. Per esempio, il termine «ossigeno» era migliore di «base dell'aria deflogisticata», per ragioni di brevità.

---

[156] *Ibidem*, pp. 127-128.

[157] «Giornale...», vol. 6, 1789, p. 507.

[158] «Giornale...», vol. 5, 1788, p. 136.

[159] *Riflessioni sopra la nuova nomenclatura chimica, e particolarmente sopra il termine calorico*, in «Giornale...», vol. 5, 1788, p. 269.

Adottando però la nuova nomenclatura s'intenderà sempre per *oxigeno* quell'elemento che posto in istato aeriforme costituisce il gas vitale, e sarà poi libero a chiunque l'aggiungere, che lo stato aeriforme dipenda dall'essere semplicemente libero dai contatti, ovvero dall'unione con il *calorico*, o con qualunque altro principio, che si voglia immaginare.[160]

Per lo stesso motivo Gallini scrisse che era meglio abbandonare termini come «fuoco libero o fisso», «calore latente o sensibile», «materia del calore», ecc. e mantenere solo la denominazione «calorico», che esprimeva la natura di questo fluido, le cui proprietà poco note avevano portato a crederlo passibile di varie modificazioni e quindi di diversa natura.

Gallini si rendeva conto di quanto fosse difficile accettare questa riforma, soprattutto perché i francesi avevano abbandonato (e Gallini era d'accordo) il flogisto. «Ma – continuava – io vorrei che quelli i quali addottano l'esistenza di questo flogisto definissero chiaramente cosa essi intendono per esso [...]»[161]

Importante, qui non si trova più nessun accenno al fluido elettrico come responsabile dello stato aeriforme, segno che Gallini aveva accettato il calorico come responsabile di questo stato della materia.

Dopo aver esposto e confutato le critiche di de la Métherie e Mongez apparse sul «Journal» di Rozier,[162] Gallini dichiarò che «Un linguaggio capace di composizione e decomposizione è particolarmente necessario in chimica»,[163] e per dimostrare che i «suoni duri e barbari sono la maggioranza nelle scienze» espose il sistema del professore di Edimburgo Charles Webster,[164] secondo cui i sali neutri venivano chiamati «acidati alcali», mentre se era presente il flogisto erano detti «flogisto-acidati»; un etere (acido + alcool) veniva chiamato «acidocol», l'affinità «unescenza», ecc.

A questo punto, tutte le teorie sul calore animale e sull'influenza dei gas negli organismi richiedevano una reinterpretazione, e Gallini puntualmente se ne incaricò, alla luce della nuova nomenclatura:

Io mi servo in questo articolo della nuova nomenclatura sempre persuaso della sua utilità quando si prenda sotto il punto di vista accennato allorché ne die-

---

160 *Ibidem*, pp. 271-272.

161 *Ibidem*, p. 273.

162 «Observations sur la physique», vol. 31, 1787 e vol. 32, 1788.

163 «Giornale...», vol. 5, 1788, p. 341.

164 CHARLES WEBSTER, *Account of the general cause of heat*, in «Medical Commentaries for the year 1787 exhibiting a concise view of the latest and most important discoveries in medicine and medical philosophy, collected and published by Andrew Duncan», vol. 12, 1788, pp. 462-473.

di ragguaglio ai lettori. So che nel giornale di Rozier furono inserite varie lettere tendenti a dimostrare l'improprietà di alcuni termini ma le obbiezioni, a dire il vero, non mi sembrano assai valide, le riforme non sono certo migliori, e li riformatori mostrano di perder di vista le verità e li progressi per questionare sopra 4., o 5. Denominazioni.[165]

Ripercorrendo le sue posizioni nei confronti delle teorie sul calore animale, Gallini avanzò qualche dubbio sul fatto che l'ossigeno fosse il massimo ricettore del calorico, adducendo come prova i recenti risultati di Crawford,[166] il quale aveva stabilito che calorico dell'idrogeno: calorico dell'ossigeno = 21: 4. Tuttavia dichiarò la sua intenzione di continuare a seguire Lavoisier, in attesa di nuove scoperte.

Per equità espose anche la teoria del calore animale di Webster, secondo cui la causa del calore animale era la condensazione delle particelle del calore stesso; durante la combustione avvenivano due unioni di sostanze: flogisto + gas ossigeno e gas ossigeno + sostanza combustibile. Solo il flogisto era sorgente di infiammabilità ed era analogo o identico all'idrogeno. Inoltre, poiché idrogeno e ossigeno formano l'acqua, si potevano considerare queste due sostanze come i primi elementi della natura.[167]

Nello stesso volume compaiono i riassunti del *Saggio sul flogisto* di Kirwan e delle note appostevi dai parigini;[168] nonché la recensione del *Traité élémentaire de chimie*,[169] descritto esaurientemente per quanto riguardava la sua struttura, ma del quale le ultime due parti venivano solamente accennate. Gallini sottolineò l'importanza del fatto che questo testo era sistematico, e costruito *more geometrico*.

Ancora per quanto riguarda la nomenclatura, Gallini aggiunse che, per qualsiasi autore,

[...] se le novità introdotte nella sua nomenclatura esprimeranno le novità da esso riconosciute, esso non accrescerà di molto la fatica che deve fare il lettore per intenderlo, o per ricordarsi delle diverse opinioni.[170]

---

[165] *Osservazioni sopra il calore, il flogisto, e li gas estratte dalle recenti opere dei fisici, e relative alle mutazioni alle quali soggiacciono li corpi animali*, in «Giornale...», vol. 6, 1789, p. 360, nota.

[166] Gallini cita espressamente il «Discorso preliminare» di De La Métherie al vol. 34, 1789, delle «Observations sur la physique», in cui si parla della seconda edizione dell'opera di Crawford sul calore animale.

[167] «Giornale...», vol. 6, 1789, pp. 368-369.

[168] *Ibidem*, pp. 394-400.

[169] *Ibidem*, pp. 433-449.

[170] *Ibidem*, p. 434, nota.

Se tutti concordassero sui fatti, continuava Gallini, la nomenclatura sarebbe esente da sistemi, ma l'imperfezione dei nostri sensi ci porta a dei ritardi nel progresso scientifico. A proposito delle desinenze barbare citava l'«arkecajo» (i. e. «arxicayo») di Aréjula,[171] che forse era più barbaro del termine «ossigeno» che avrebbe voluto sostituire.

Finché adunque non si può sostituire un nome esente da qualunque improprietà, o decisamente meno improprio, io giudicarei più opportuno di usare un nome adottato nella nuova nomenclatura, che metterne in campo un altro egualmente improprio d'onde risulta che si perde l'avvantaggio d'una lingua commune. Che se finalmente i termini delle scienze furono sempre strani al linguaggio usato dai classici scrittori che si applicarono a tutt'altro fuorché alli oggetti di quelle, io confesso di non intendere la ragione per la quale li vorrebbe adesso avere tanto ribrezzo nel dare ai termini usati dai francesi una desinenza italiana, latina, ec.[172]

Più sotto, recensendo l'*Analyse chimique de l'eau sulfureuse d'Enghien*, di Fourcroy, Gallini ribadì la sua convinzione della necessità di una lingua scientifica comune:

Mi spiacque d'osservare che il Fourcroy per risparmiarsi la pena di ritoccare il manoscritto abbia usati tutti i termini che solevansi adoperare prima dello stabilimento della nuova nomenclatura. È vero che premise alla sua opera un breve dizionario nel quale i termini vecchi sono messi col loro termine nuovo corrispondente: ma per facilitare, e promovere l'uso d'un nuovo e commune linguaggio conviene mettere i lettori nella necessità d'adoperarlo. Persuaso perciò dell'utilità di questo progetto, ed avendo in questo giornale dato dei lumi bastanti per intendere i termini nuovi, mi farò una legge di parlare sempre con la medesima nuova nomenclatura.[173]

In realtà Gallini a volte mantenne la nomenclatura usata dagli autori dell'opera che riassumeva, altre volte impiegò la sinonimia. Una costante del suo atteggiamento fu comunque quella di cercare i punti di contatto, piuttosto che fomentare polemiche. Un esempio eclatante ci è dato dalla recensione alle *Ricerche sopra le cause de' principali fatti fisici*, di Jean Baptiste Lamarck: quella al primo volume, scritta dal suo collaboratore Bon-

---

171 Su Aréjula si veda R. GAGO, *The new chemistry in Spain*, cit.

172 «Giornale...», vol. 6, 1789, p. 434, nota.

173 *Ibidem*, p. 504.

dioli, è fortemente sarcastica;[174] quella al secondo volume è dello stesso Gallini,[175] che invece sembra prendere sul serio Lamarck e cerca di conciliarlo con la nuova chimica interpretando il fuoco come calorico.[176]

Per quanto riguarda la nuova chimica, in generale Gallini esponeva sia opere dei francesi sia degli autori che cercavano di confutarli, o anche esperimenti anomali come quelli dei chimici olandesi, teoricamente favorevoli a Lavoisier ma che sembravano contraddirlo a livello sperimentale.[177] Raramente prendeva posizione, e quando lo faceva non si dilungava affatto, poiché detestava entrare in polemica. Tuttavia dimostrò di essere aperto ai cambiamenti e non rigido sulle sue posizioni.

Gallini pubblicò nel suo «Giornale» anche un «transunto» del dibattito sulla natura dell'acqua e sulla polemica che si era accesa in seguito agli esperimenti di Lorgna e Carburi sulla scintillazione dell'acciarino nel vuoto.[178] Tale transunto venne ripreso e pubblicato da Brugnatelli sugli «Annali di Chimica»,[179] nonché da Amoretti e Soave negli «Opuscoli scelti».[180] In esso Gallini riportava le tesi e i risultati sperimentali di Wiegleb, Pini, Lorgna, Giobert e Carburi, schierandosi apertamente dalla parte di Giobert.

Gallini era dunque un lavoisieriano convinto ormai da molti anni, anche se non era molto critico e svolgeva un ruolo preminentemente di os-

---

[174] «Giornale...», vol. 10, parte fisica, 1795, pp. 121-126.

[175] *Ibidem*, pp. 201-207.

[176] Su Jean Baptiste Lamarck (1744-1829): K.E. BULLEN, *Lamarck, Jean Baptiste*, in DSB, vol. 7, pp. 584-595. Su Lamarck e la nuova chimica si vedano: L.J. BURLINGAME, *Lamarck's chemistry: the chemical revolution rejected*, in H. Woolf (a cura di), *The analytic spirit. Essays in the history of science in honor of Henry Guerlac*, Ithaca-London, Cornell University Press, 1981, pp. 64-81; F. ABBRI, *Tradizioni di ricerca e forme di sapere: Lamarck e la chimica*, in «Rivista di storia della scienza», serie II, vol. 1, n° 2, 1993, pp. 1-25.

[177] J.B. DUBOIS, *Précis des expériences faites par l'Association des Chimistes d'Amsterdam, sur l'inflammation des sulfures métalliques sans air, telles qu'elles ont été répétées dans le laboratoire du citoyen Van Mons*, in «Journal de Physique», vol. 1, an 2 (1794), pp. 393-396; J.B. TROMSDORFF, *Extrait du Journal de Pharmacie, vol. 2, n° 99, 1796*, *ibidem*, vol. 2, an 2 (1794), pp. 273-280. H.A.M. SNELDERS, *The Amsterdam experiment on the analysis and synthesis of water (1789)*, in «Ambix», vol. 26, n° 2, 1979, pp. 116-133; ID., *The new chemistry in the Netherlands*, cit.

[178] *Osservazioni intorno alcune memorie contrarie, e favorevoli alla nuova teoria antiflogistica pubblicate negli anni 1792-1793*, in «Giornale...», vol. 9, parte fisica, 1794, pp. 58-64; 73-78; 97-105; 158-162.

[179] S. GALLINO [*sic*], *Osservazioni intorno alcune Memorie contrarie, e favorevoli alla nuova teoria antiflogistica pubblicate negli anni 1792-93*, in «Annali di chimica», vol. 5, 1794, pp. 145-157; ID., *Seguito delle osservazioni intorno alcune memorie contrarie, e favorevoli alla nuova teoria antiflogistica, pubblicate negli anni 1792-93*, in «Annali di chimica», vol. 8, 1795, pp. 174-209.

[180] *Transunto di varie dissertazioni sulla natura dell'acqua*, in «Opuscoli scelti sulle scienze e sulle arti», vol. 17, parte III, 1794, pp. 329-355; *Transunto della dissertazione del P.D. Ermenegildo Pini sulla natura dell'acqua*, in «Opuscoli scelti sulle scienze e sulle arti», vol. 17, parte IV, 1794, pp. 374-401.

servatore/cronista dei dibattiti che infuriavano in Italia; tuttavia, in materia di fisiologia o di medicina, il suo vero terreno, non aveva esitazioni ad esporre le sue idee, anche quando erano apertamente in contrasto con Lavoisier. Un esempio è dato da una memoria letta all'Accademia di Scienze, Lettere e Arti Padova nel 1796, pubblicata sul «Giornale» e ristampata nel 1802 in appendice ad un'altra opera di Gallini:[181] *Dell'abuso di alcune proposizioni per piantare nuovi sistemi di medicina pratica.*[182]

In questa memoria, Gallini denunciava appunto l'abuso di alcuni «dotti» che prendevano a prestito concetti e leggi dalla fisica, dalla fisiologia, e dalla chimica per «erigere sistemi di economia animale» e quindi di medicina, senza avere un'adeguata preparazione medica e soprattutto senza avere un riscontro nei fatti. In particolare, i neochimici, «Scortati da una serie pressoché immensa di sperienze che dimostrano l'influenza generale delle leggi di affinità nei fenomeni della natura [...]»,[183] avevano stabilito che un diverso grado di affinità tra diverse molecole era causa delle mutazioni dei fluidi animali nei loro diversi stadi di assimilazione. Quindi per i neochimici stessi la medicina si riduceva semplicemente «[...] nel portare le molecole al numero e qualità loro per così dire, determinata [...]», introducendone o sottraendone a seconda dei casi.

Lavoisier aveva individuato tre regolatori della fisiologia animale: la respirazione, la traspirazione e la digestione. Quest'ultima serviva a rimpiazzare le perdite di carbonio e acqua causate dalle prime due funzioni, per cui secondo Lavoisier uno stato patologico occorreva laddove vi era squilibrio tra questi tre regolatori.[184] Gallini considerava «precipitate» queste conclusioni, poiché Lavoisier aveva dimenticato che la digestione serviva anche

> [...] a somministrare materiali assimilatissimi ad alcuni organi secretorj, tra i quali ci sono quelli della generazione, e deve spesso scaricarsi per altri organi, come sono i reni e il fegato, di tutto ciò che ha passato il dovuto grado di assimilazione. L'oggetto dunque della digestione non è quello di equilibrare le perdite che si

[181] S. GALLINI, *Introduzione alla fisica del corpo umano sano ed ammalato ossia fisiologia e patologia generale*, Padova, Pietro Brandolese, 1802.

[182] *Dell'abuso di alcune proposizioni per piantare nuovi sistemi di medicina pratica*, in «Giornale...», vol. 11, parte fisica, 1796, pp. 112-120; 121-144.

[183] *Ibidem*, p. 114.

[184] Per un chimico come Lavoisier il principio di conservazione della materia, cioè l'equivalenza tra reagenti e prodotti, valeva per tutte le discipline scientifiche. In particolare, sulla fisiologia di Lavoisier si veda F.L. HOLMES, *Lavoisier and the chemistry of life. An exploration of scientific creativity*, Madison, University of Wisconsin Press, 1985.

fanno con la traspirazione, e con la respirazione; ma di somministrare i materiali che dalle forze organiche sono decomposti e di nuovo combinati in modo da produrre i principi immediati de' solidi e fluidi animali [...] [185]

Le tre funzioni vitali erano dunque regolatrici,

[...] ma la digestione deve bilanciare tutte le perdite che si fanno, e quei tre regolatori, in luogo di operare l'uno contro l'altro e di cercare di mantenersi in equilibrio, cospirano insieme al medesimo oggetto, ch'è l'assimilazione ed animalizzazione de' fluidi animali [...] [186]

In conclusione, l'equilibrio tra perdite e rimpiazzi non era la vera causa dello stato di salute, come sosteneva Lavoisier; secondo Gallini la vera causa era invece il corretto funzionamento delle forze organiche.

La critica di Gallini faceva riferimento ai due *Mémoirs* di Lavoisier sulla respirazione e sulla traspirazione degli animali, apparsi per la prima volta a stampa in traduzione italiana nella seconda edizione del *Traité* ad opera di Dandolo (1792). Gallini aveva sentito parlare di questi due *Mémoirs* da Giuseppe Olivi,[187] naturalista chioggiotto con interessi chimici. Oltre a fare da «ponte epistolare» tra Gallini e Giobert,[188] Olivi aveva anche pubblicato nel settembre 1791 una recensione alla traduzione di Dandolo estremamente critica:[189]

1) Dandolo aveva inserito nelle note argomenti che Lavoisier aveva volutamente omesso per non appesantire il testo, quindi aveva vanificato l'intento dell'autore;
2) Dandolo aveva inserito anche le opinioni contrarie a Lavoisier, minando in un certo senso la ricezione favorevole di un'opera così diversa rispetto alla chimica comunemente accettata;
3) Dandolo aveva infine inserito le sue proprie obiezioni;
4) La critica di Dandolo alla teoria dell'acidità era, secondo Olivi, dovuta a una cattiva comprensione della teoria stessa.

---

185 *Dell'abuso...*, cit., pp. 119-120.

186 *Ibidem*, p. 120.

187 Lettera del 29 febbraio 1792, in C. Gibin, *Lettere di Stefano Gallini a Giuseppe Olivi (1791-1795)*, in «Quaderni per la storia dell'Università di Padova», vol. 21, 1988, p. 120.

188 C. Gibin, *Lettere di Stefano Gallini a Giuseppe Olivi...*, cit., p. 110.

189 «Nuovo Giornale Enciclopedico d'Italia», a. IV, settembre 1791, pp. 69-79; riprodotta in C. Gibin, *La geometria della natura. Chioggia e l'Europa nella vicenda intellettuale di Giuseppe Olivi naturalista del Settecento*, Padova, Il Poligrafo, 1994, pp. 157-160.

Tuttavia queste critiche non sembrano avere influenzato molto Gallini, il quale recensì due anni più tardi la traduzione di Dandolo, scrivendo che il testo, pubblicato in agosto con una tiratura oltre 1000 copie, «fu in men di un mese interamente esitato». Definiva il primo volume «egregiamente tradotto in lingua italiana» e sottolineava il «preggio delle fisico-chimiche annotazioni», che erano di «utilissima erudizione».[190]

Il Saggio

Le conoscenze acquisite da Gallini nell'attività di compilatore del «Giornale» e nella sua professione di medico e fisiologo si concretizzarono nell'estate del 1792, quando uscì la sua opera principale: il *Saggio d'osservazioni concernenti li nuovi progressi della fisica del corpo umano*. In questo testo Gallini riprendeva anche alcuni brani già apparsi sul «Giornale», preoccupandosi di cambiare la vecchia nomenclatura chimica in quella nuova.

L'opera infatti è divisa in tre sezioni, la prima della quali tratta proprio *Delle Dottrine Chimiche necessarie all'intelligenza delle mutazioni, alle quali soggiacciono le sostanze, che ci servono di alimento, o gli stessi fluidi animali.*

Questa sezione è di fatto un riassunto del *Traité*. Gallini scriveva che i meriti della nuova chimica erano quelli di avere fornito una nomenclatura basata sulle proprietà delle sostanze semplici, quindi di essere una combinatoria di nomi per le sostanze composte; di avere fornito le leggi di composizione e decomposizione delle sostanze; di avere definito le proprietà dei gas, la teoria dei tre stati della materia e le leggi delle affinità. Gallini faceva chiaramente riferimento alla traduzione dandoliana del *Traité*, più che alla sua versione originale.

Gallini prendeva apertamente posizione a favore della nuova chimica a proposito della polemica sulla combustione: l'ossigeno ha molta affinità coi corpi detti combustibili, ma

> Questo nome [combustibili] è improprio, come ben si vede, se la combustibilità si vuol far consistere nel possedere quell'elemento, che si sviluppa in quell'atto, e che forma la fiamma, mentre in questo caso il gas oxigeno è il corpo veramente combustibile; e se mai si crede, che dovesse convenire il nome di flogisto all'elemento, che si svolge per formare la fiamma, questo si deve dire proprio del gas oxigeno, e non dei corpi detti combustibili. Ma li Chimici recenti abbando-

---

190 «Giornale...», vol. 8, 1793, p. 93.

narono questo nome di flogisto, perché era combinato con tante idee così diverse, che sembrava impossibile il segregarle, e abbandonarle conservando il nome di flogisto; ed essi aggiunsero che la combustibilità dei corpi consiste nell'affinità, ch'essi corpi hanno col principio gravitante dell'oxigeno, come la combustione è l'atto, per cui unendosi quei corpi all'oxigeno questo abbandona, e diffonde una gran quantità di calorico.[191]

Si noti che qui Gallini distingue nelle forze della materia il principio *gravitante*, responsabile dell'affinità chimica, e il principio *espandente*, che si estrinseca sotto forma di calorico.

Anche per quanto riguarda i dubbi sulla teoria dell'acidità e quindi sulla denominazione «ossigeno», Gallini spiegava che «[...] i Chimici lo nominaron oxigeno, non perché dia sempre l'acidità ai corpi, ma perché questa è una delle sue più eminenti qualità».[192] Tuttavia, espose[193] anche la teoria Girtanner, contrastata dai francesi, secondo la quale l'idrogeno, unito a una maggior quantità di ossigeno di quella che gli occorre per formare l'acqua, dava acido muriatico.[194]

La seconda sezione del *Saggio* tratta *Delle osservazioni fatte sulle mutazioni, alle quali soggiacciono le sostanze animali esposte all'aria, ed a varj gradi di temperatura.*

Poiché lo scopo di Gallini non era quello di dare un trattato di chimica, rimandava i lettori direttamente «[...] ai recenti trattati del Lavoisier, del Fourcroy, del Chaptal, se desiderano sapere con quali esperienze si possa essere certi di tutto ciò, che avanzai».[195]

In questa sezione Gallini riprendeva le congetture fatte a proposito dei risultati sperimentali del medico toscano Ferdinando Giorgi, già riassunti sul «Giornale».[196] Giorgi, dichiarandosi il primo in Europa ad avere ripetuto (nel novembre 1784 e nel gennaio 1785) gli esperimenti sulla natura composta dell'acqua,[197] aveva fatto passare goccia a goccia questa

---

[191] S. GALLINI, *Saggio d'osservazioni...*, cit., pp. CXXXII-CXXXIII.

[192] *Ibidem*, p. CXXXIV.

[193] *Ibidem*, p. CXXXV.

[194] CHRISTOPH GIRTANNER, *Sur l'acide marin* [estratto di lettera a De la Métherie, Göttingen, 16 ottobre 1791], in «Observations sur la physique», vol. 39, 1791, p. 364.

[195] S. GALLINI, *Saggio d'osservazioni...*, cit., p. CXXXIX.

[196] «Giornale...», vol. 3, 1785, pp. 195-198. Per una discussione degli esperimenti di Giorgi e degli sviluppi polemici che ne seguirono: F. ABBRI, *Science de l'air*, cit., pp. 65-77.

[197] F. GIORGI, *Saggio di naturali esperienze sopra la decomposizione dell'acqua in aria*, Firenze, Giuseppe Tofani, 1785, pp. 1-2. Giorgi aveva già pubblicato una dissertazione latina sull'argomento, insieme a Gaetano Cioni (1 marzo 1785), e riprese questi esperimenti l'anno successivo: F.

sostanza in tubi di porcellana, ferro, rame e vetro, a una temperatura di un grado superiore a quello dell'acqua bollente: dunque a una temperatura molto inferiore a quella impiegata dai francesi. In base a numerosi esperimenti aveva ottenuto sempre lo stesso risultato, cioè un'aria permanentemente elastica leggermente più pura dell'atmosferica, contrariamente ai francesi che avevano ottenuto aria infiammabile. Notando la concordanza di peso tra acqua di partenza e aria prodotta, aveva concluso che l'acqua era composta di aria deflogisticata più un'altra aria ignota (probabilmente la flogisticata). Aveva quindi categoricamente rifiutato l'aria infiammabile come componente dell'acqua, ritenendola invece parte costituente del metallo di cui erano fatti i tubi dell'apparato sperimentale impiegato dai francesi.

Agli esperimenti di Giorgi parteciparono 22 testimoni, che scrissero in appendice al suo saggio:

> Noi infrascritti attestiamo per la pura verità d'essere stati testimoni Oculari nell'Elaboratorio Chimico posto nella Farmacia dirimpetto al Cignale di Mercato nuovo, quando l'Eccellentissimo Sig. Dottor Giorgi rese pubbliche le sue Esperienze nel mese di Gennajo 1785. relativamente alla decomposizione dell'Acqua in Aria infiammabile, e deflogisticata; ove ci fece vedere, che detta Acqua non era un composto di queste due Arie, ma bensì si convertiva tutta in Aria un poco più perfetta dell'Atmosferica. Prova di ciò ne fu il Lume, che osservammo ardere in essa con maggior chiarezza, e per più lungo tempo, che nell'Aria comune Atmosferica; e che non aveva essa alcun carattere d'acidità, perché non tingeva in rosso le tinture acquose di Viole Mammole, e di Turnasole, né precipitava l'Acqua di Calce, ec.[198] [seguono 22 nomi]

Probabilmente influenzato da Girtanner, secondo cui: idrogeno + ossigeno = acqua; idrogeno + ossigeno + ossigeno = acido muriatico; azoto + ossigeno = aria atmosferica; azoto + ossigeno + ossigeno = acido nitrico,[199] e fedele al suo desiderio di conciliare gli opposti, Gallini riportava anche un risultato di Priestley del 1781, secondo il quale l'aria flogisticata era composta di aria deflogisticata e aria infiammabile (cioè flogisto). Dunque,

> In una parola la diversa proporzione o il diverso grado di coesione delle due arie primitive deflogisticata, ed infiammabile pura detta metallica produce l'ac-

GIORGI, *Estratto dei risultati di alcune altre esperienze sopra la decomposizione dell'acqua in aria respirabile rese pubbliche nelle mattine dei dì 5. 6. 7. Aprile 1786*, Firenze, Lorenzo Vanni, 1786.

[198] F. GIORGI, *Saggio di naturali esperienze...*, cit., p. 149.

[199] «Observations sur la physique», Discorso preliminare al vol. 40, 1792, pp. 20-25.

qua, l'aria flogisticata, l'aria nitrosa, l'aria fissa, le diverse arie infiammabili, le acide, le alcaline, ec. ma nella decomposizione come anche nella composizione i principj prossimi non sono l'aria deflogisticata, e la infiammabile, ma i composti di queste uniti ad un'altra porzione d'aria deflogisticata [...] Quindi non vedo difficile d'ammettere come veri i risultati degli Accademici parigini senza negare la verità dei risultati dell'Autore del presente Saggio [...][200]

Nel *Saggio* di Gallini questi argomenti venivano ripresi, e Gallini scriveva:

[...] io congetturai, che forse con quest'ultima esperienza [di Lavoisier, che impiegava una temperatura più alta di quella impiegata da Giorgi] non solo si risolvesse l'acqua ne' suoi principj più prossimi gas oxigeno, e gas azoto, come si fa nell'esperienze del Giorgi; ma che si risolvesse lo stesso gas azoto ne' suoi principj, che potrebbero essere il gas idrogeno, ed una piccola porzione d'oxigeno.[201]

Gallini confermava infine questa congettura riportando un esperimento di Priestley, per cui lasciando zolfo e ferro per lungo tempo in aria atmosferica l'ossigeno scompariva, poi scompariva l'azoto e si otteneva l'idrogeno come solo residuo gassoso.

L'ultima sezione del *Saggio* tratta *Delle cause, che concorrono all'assimilazione degli alimenti in fluidi animali.*

Per quanto riguarda la respirazione, Gallini riportava la teoria di Lavoisier: l'ossigeno mancante nell'aria espirata si era combinato con il carbonio e l'idrogeno presenti nel sangue per formare acido carbonico e acqua, che poi per mezzo del calore del sangue prendevano lo stato gassoso. Ma altri, come Girtanner, pensavano che o l'ossigeno si sostituisse all'acido carbonico e all'acqua nel sangue, oppure, «[...] che oltre quella porzione di gas oxigeno, che forma quel gas acido carbonico, e quel vapore acqueo, che escono nell'espirazione, un'altra porzione di gas oxigeno si combini col sangue [...]».[202] Gallini, fedele al suo stile, riportava quindi prove sperimentali a favore dell'una o dell'altra tesi.

Conclusione

Stefano Gallini si rivela una figura di prima grandezza nel panorama scientifico italiano di fine Settecento, e il suo «Giornale» sta alla pari con

---

[200] «Giornale...», vol. 3, 1785, pp. 197-198.

[201] S. GALLINI, *Saggio d'osservazioni...*, cit., p. CXLIII.

[202] *Ibidem*, pp. CLXV.

i massimi periodici europei, per la quantità di informazioni che esso forniva ai lettori e per lo spazio che dedicava alle discipline correlate alla medicina, come la fisiologia, gli studi sul calore e sulle arie, la chimica. Casimiro Gomez Ortega, direttore dell'Orto Botanico di Madrid, ci ha lasciato questa testimonianza:

> Ripeto a V.S. che solo per la lettura del giornal medico ho conosciuto pienamente quanto ci ingannavamo qui, giudicando trovarsi la chimica in Italia molto indietro, o quasi allo stesso stato nel quale era in Ispagna prima che si ottenesse d'erigere a spese regie dei laboratorj di chimica uno a Madrid, l'altro a Segovia.[203]

Ma l'importanza e l'originalità di Gallini stanno nel suo approccio alla nuova nomenclatura. La distinzione tra nomi e classificazione delle sostanze è cruciale per capire l'atteggiamento di questo medico nei confronti della chimica. Gallini si rendeva ben conto che la nuova nomenclatura era una «combinatoria di nomi», così come considerava urgente e necessaria l'istituzione di una lingua comune per gli scienziati; tuttavia, pur comprendendo che attraverso la nomenclatura veniva veicolata tutta una nuova teoria, non riteneva questo un problema. Era capace di separare teoria e nomenclatura, cosa che pochissimi riuscivano a concepire, e che stravolgeva comunque gli intenti dei Nomenclatori francesi.

Il problema è quindi di capire se Gallini non avesse per niente afferrato lo scopo del nuovo linguaggio chimico oppure se le motivazioni di questa separazione tra nomenclatura e teoria erano altre.

Dai testi riportati è evidente quanta importanza Gallini attribuisse alla chimica come scienza *necessaria* alla medicina, dunque non solamente ausiliaria o a margine, ed è parimenti evidente quanto rilievo egli desse alla necessità di un linguaggio scientifico comune. La sua propensione a favore delle teorie di Lavoisier è chiara fin dai primi anni '80, e possiamo dire che la sua permanenza a Parigi e l'insegnamento di Bucquet furono fondamentali in questo senso. Anche la sua amicizia con Girtanner (che tra l'altro scrisse una versione in tedesco dei principi della *Méthode*)[204] e con Olivi contribuì a mantenere vivo in Gallini l'interesse per la chimica.

---

[203] *Articolo di lettera* scritta il 10 febbraio 1791 da Casimiro Gomez Ortega a Gallini, in «Giornale...», vol. 8, 1793, p. 14.

[204] CHRISTOPH GIRTANNER, *Neue Chemische Nomenklatur für die Deutsche Sprache*, Berlino, 1791.

Egli si interrogò in prima persona sulla ricezione della rivoluzione chimica, formulando questa condivisibile spiegazione:

La ripugnanza, che trattiene ancora alcuni dotti dall'abbracciare le nuove dottrine chimiche, e soprattutto quella della composizione e decomposizione dell'acqua, dipende a mio credere più da una prevenzione contro la possibilità d'un rovesciamento totale delle più favorite ipotesi, di quello che da un'intima persuasione, che le dottrine vecchie sieno preferibili alle nuove.[205]

Questo perché le nuove teorie

[...] ci sembrarono sempre risultare dall'analisi dei fatti, e non furono mai contraddette dai fatti osservati in seguito, mentre le antiche opinioni hanno avuto, ed hanno bisogno ad ogni fatto nuovo d'essere diversamente modificate.[206]

Gallini si riferiva sempre alla nuova chimica in termini di «teoria», e alla chimica flogistica in termini di «opinione», in base alla seguente considerazione epistemologica:

[...] le teorie non possono, né devono essere valutate, quando non risultano dalla più semplice analisi dei fatti. Le teorie (conviene spesso rammemorarlo) non sono, né possono essere che proposizioni generali, le quali esprimono in breve le cognizioni, che i diversi fatti ci suggeriscono; e le opinioni che per uno sforzo d'ingegno possono rendere ragione dei fatti, allorché l'analisi non ce ne lascia formare una teoria, ch'è a dire una proposizione generale, le opinioni, diceva, sono pure ipotesi utili spesso a suggerirci nuove esperienze che possono condurre alla vera teoria, ma non mai paragonabili alle teorie medesime.[207]

Le motivazioni per questo suo atteggiamento «anomalo», dunque vanno ricercate altrove. Ovviamente, ci sono componenti di ordine psicologico, come il non amare le polemiche e il desiderio di trovare soluzioni che accontentino tutte le parti; ma esiste un motivo a mio avviso più importante.

---

205 S. GALLINI, *Seguito delle osservazioni intorno alcune Memorie contrarie, e favorevoli alla nuova Teoria antiflogistica pubblicate negli anni 1792-93*, in «Annali di chimica», vol. 8, 1795, p. 201.

206 S. GALLINI, *Osservazioni intorno alcune Memorie contrarie, e favorevoli alla nuova Teoria antiflogistica pubblicate negli anni 1792-93*, in «Annali di chimica», vol. 5, 1794, p. 146.

207 *Ibidem*, pp. 146-147.

Gallini, in quanto compilatore di un periodico come il «Giornale», era ovviamente aggiornato sul dibattito che ferveva ovunque in Europa. La sua scelta di non intervenire deriva dal fatto che in quanto medico e fisiologo non si sentiva competente in materia (non fece mai esperimenti chimici sulle nuove scoperte), e quindi attendeva una risposta definitiva da chi coltivava direttamente la chimica. Proprio la sua «neutralità» e la sua grande capacità di sintesi gli permisero di isolare le parti più plausibili, logiche, o sperimentalmente meglio fondate di ogni nuova proposta di riforma, e di cercare di sistemarle in modo organico.

> Io non pretendo d'esser chimico paragonabile ai celebri uomini, ch'estesero i limiti di questa scienza co' loro esperimenti, ma credo avere un egual diritto che qualunque altro fisico o naturalista di ponderare le conclusioni o le analisi, che fanno quei dotti chimici delle loro esperienze le più incontrastate; e se l'analisi loro o le loro proposizioni generali o le loro teorie mi servono mirabilmente ad intendere altri fatti, e soprattutto quelli dell'economia animale che sono i più complicati ed i più difficili da analizzare, io credo aver ragioni bastanti per abbracciare quelle teorie, e per sostenerle.[208]

La nuova nomenclatura veniva salutata dunque come una riforma che si attendeva da tempo; i contenuti veicolati da essa invece erano e restavano per molti oggetto di dibattito. Era necessario separare forma da contenuto, nomi da teoria, in modo da avere il vantaggio di un linguaggio comune per poter scambiare nuovi risultati che confermassero o meno i fondamenti teorici. La polemica sui nomi e sulla loro adeguatezza quindi si rivelava vuota di senso.

Conclusione

In questo capitolo ho analizzato in dettaglio l'opera di Dandolo e Gallini, ma è opportuno ricordare il già citato Giuseppe Olivi, che apparteneva a quel gruppo di giovani patrizi che diede vita alla Società patavina dei Filochimici.

Tra i membri di questa società è importante ricordare ancora Nicola da Rio (1765-1845). Da Rio, che aveva impiantato un laboratorio privato a proprie spese, dove impartiva anche lezioni di chimica,[209] fu il fondatore della Società dei Filochimici assieme al conte Giambattista Polcastro

---

[208] *Ibidem*, p. 147.

[209] V. Giormani, «*Il viaggio di Lavoisier nel Veneto*»..., cit., p. 136.

(1767-1813). Era legato da rapporti di amicizia, tra l'altro, con Dandolo, Gallini e Olivi. In particolare, Giuseppe Olivi compì i suoi importanti esperimenti sulla colorazione dei crostacei[210] e sulla respirazione delle piante[211] proprio nel laboratorio di Da Rio, e qui analizzò anche la corteccia di salice.[212] Le lezioni di Da Rio si concretizzarono in una *Introduzione alla chimica*, pubblicata anonima nel 1798.[213] A proposito delle sue lezioni, ancora alla fine del 1805 Da Rio scriveva al farmacista milanese Paolo Sangiorgio:

> Mancando in questa Università il Professor di Chimica [Marco Carburi, che morirà nel 1808] che solamente ne' scorsi giorni fu rimesso dal nostro provvisorio Governo, ma ch'è vecchio ed ammalato, non so se potrà ripigliare il corso delle sue *Stahliane* lezioni. Io sono solito ad insegnare gli elementi di Chimica privatamente ad alcuni scolari che vengono al mio laboratorio. Destinati questi per l'esercizio della Farmacia e della Medicina amano conoscere particolarmente le preparazioni farmaceutiche; quindi avevo pensato d'incominciare a servirmi al nuovo anno del suo bel libro per testo [...][214]

Il caso veneziano è emblematico del fatto che di solito sono i giovani a convertirsi per primi alle novità.[215] Di questo dato, codificato da Kuhn nel suo testo classico,[216] erano ben consci anche gli scienziati alla fine del Settecento, e la Società dei Filochimici rappresenta una sorta di istituzionalizzazione di questo fenomeno.

---

210 Giuseppe Olivi, *Ricerche chimiche intorno alla cagione della colorazione in rosso delle croste de' Granchj e Gamberi*, in «Annali di chimica», vol. 4, 1793, pp. 100-106; questo articolo era estratto dalla grande opera di Olivi, la *Zoologia adriatica ossia Catalogo ragionato degli Animali del Golfo e delle Lagune di Venezia; preceduto da una Dissertazione sulla Storia fisica e naturale del Golfo; e accompagnato da Memorie, ed Osservazioni di Fisica Storia naturale ed Economia*, Bassano, Remondini, 1792.

211 Giuseppe Olivi, *Delle conferve irritabili [tremelle], e del loro movimento di progressione verso la luce. Esame fisico-chimico specialmente diretto a stabilire la vegetabilità della loro natura*, in «Memorie di matematica e fisica della Società Italiana», vol. 6, 1792, pp. 161-204.

212 V. Giormani, *«Il viaggio di Lavoisier nel Veneto»*..., cit., pp. 136-138.

213 [Nicola da Rio], *Introduzione alla chimica*, Padova, [Stamperia del Seminario], 1798. Recensito in «Opuscoli scelti», vol. 20, 1798, p. 20 a fine volume.

214 Lettera di Nicola Da Rio a Paolo Sangiorgio, Padova, dicembre 1805, in Paolo Sangiorgio, *La farmacia descritta secondo i moderni principi del Lavoisier*, Milano, Stamperia e fonderia del Genio, vol. 5, 1806, p. 103.

215 Virgilio Giormani ha dato una tabella dell'età che avevano i Filochimici e altri personaggi dell'ambiente veneto nel 1789, anno di pubblicazione del *Traité*. V. Giormani, *«Il viaggio di Lavoisier nel Veneto»*..., cit., pp. 144-145.

216 T.S. Kuhn, *La struttura delle rivoluzioni scientifiche. Come mutano le idee della scienza*, Torino, Einaudi, 1978, p. 117.

A parte la giovane età, Dandolo, Gallini, Olivi, e i Filochimici all'epoca della loro «conversione» erano tutti esterni al mondo accademico, nonostante ci fosse chi, come Olivi o Gallini, cercasse con insistenza di entrarvi. Questo è un altro fattore «classico»: spesso le istituzioni non favoriscono i portatori di nuove idee.

Un altro fattore importante è il contesto veneziano: storicamente, la Serenissima fu una repubblica cosmopolita e aperta, sia punto di convergenza degli intellettuali che punto di partenza per la diffusione delle idee, testimoniato anche da una storica tradizione di editori e stampatori.

Infine, un ultimo fattore determinante per la ricezione immediata della nuova chimica, che avvenne in questo contesto, è il fatto che nessuno degli scienziati qui ricordati fosse chimico *tout court*, come era invece Marco Carburi. Dandolo, Olivi e Gallini concepivano la chimica come scienza basilare per tutte le altre discipline, in particolare di quelle in cui erano più direttamente coinvolti: la farmacia, la storia naturale, la fisiologia. La nuova chimica veniva vista come capace di fornire una base teorica solida per queste branche della scienza, contribuendo ad elevarne lo *status* da discipline emergenti (la biologia e la fisiologia erano agli albori, e la farmacia era considerata più come un'arte che come una scienza) a discipline scientifiche rigorosamente fondate.

Capitolo secondo

LA RICEZIONE DI LAVOISIER NEL CONTESTO DELL'UNIVERSITÀ DI PAVIA

> Noi viviamo in un tempo in cui le chimiche ipotesi sono ben accolte, perciò si può avanzarne senza pericolo [...] *

Com'è noto, nell'ultimo quarto del Settecento l'Università di Pavia fu soggetta ad un'ampia riforma da parte delle autorità asburgiche, che miravano a farne il centro intellettuale del versante italiano dell'Impero. Furono fondate nuove cattedre, furono riformati gli ordinamenti delle facoltà, e fu istituito il Museo di Storia Naturale. Ad accrescere il prestigio istituzionale di questa Università, furono chiamati i migliori cervelli dell'epoca.[1]

In questo capitolo mi occuperò in particolare di Luigi V. Brugnatelli. Attraverso l'esame delle sue reazioni alla nuova chimica, confrontate con quelle dei suoi illustri colleghi Spallanzani e Volta, è infatti possibile verificare l'efficacia delle riforme asburgiche, che portarono nuovi stimoli alla vita scientifica e intellettuale dell'Università pavese; inoltre, questo studio dimostra come diversi tipi di formazione scientifica possano generare diverse reazioni, anche all'interno dello stesso contesto.

---

* Paolo Sangiorgio, *Memorie di chimica*, Milano, Galeazzi, vol. 1, 1795, p. 164.

[1] Per la storia istituzionale dell'Università di Pavia, e in particolare delle facoltà scientifiche: M. T. Monti, *Promozione del sapere e riforma delle istituzioni scientifiche nella Lombardia austriaca*, in G. Barsanti-V. Becagli-R. Pasta (a cura di), *La politica della scienza: Toscana e Stati italiani nel tardo Settecento. Atti del Convegno di Firenze, 27-29 gennaio 1994*, Firenze, Olschki, 1996, pp. 367-392; E. Brambilla, *Libertà filosofica e giuseppinismo. Il tramonto delle corporazioni e l'ascesa degli studi scientifici in Lombardia, 1780-1796*, *ibidem*, pp. 393-433; Id., *Tra teoria e pratica: studi scientifici e professioni mediche nella Lombardia settecentesca*, in G. Montalenti-P. Rossi (a cura di), *Lazzaro Spallanzani e la biologia del '700*, Firenze, Olschki, 1983, pp. 553-567; G. Guderzo, *La riforma dell'Università di Pavia*, in A. De Maddalena-E. Rotelli-G. Barbarisi (a cura di), *Economia, istituzioni, cultura in Lombardia nell'età di Maria Teresa*, vol. 3: *Istituzioni e società*, Bologna, Il Mulino, 1982, pp. 845-861.

Luigi Valentino Brugnatelli tra editoria e chimica

La figura di Luigi Valentino Brugnatelli[2] è di fondamentale importanza per lo studio della storia della chimica italiana tra XVIII e XIX secolo. Laureatosi in medicina a Pavia nel 1784, scoprì nel 1786 l'acido del sughero (acido suverico) e nel 1796 divenne professore di chimica generale e direttore del laboratorio presso l'Università di Pavia, dopo essere stato per molti anni assistente di Giovanni Antonio Scopoli,[3] che era professore di chimica e botanica dal 1776. Si occupò di elettrochimica a partire dalla scoperta della pila. Nel 1813 divenne rettore dell'Università di Pavia, incarico che tenne fino alla morte.

Oltre ad elaborare teorie chimiche originali, che esaminerò nel corso di questa trattazione, Brugnatelli si fece anche promotore di una massiccia iniziativa editoriale che lo vide fondatore e direttore di alcuni periodici scientifici di grande importanza. Per una discussione del contenuto dei periodici, rimando al capitolo relativo.

Per quanto riguarda le monografie di Brugnatelli, ricordo la sua importante *Farmacopea ad uso degli speziali, e medici moderni della Repubblica italiana* [...], pubblicata a Pavia nel 1802. Questa opera fu tradotta in francese nel 1811, con annotazioni, da Louis Antoine Planche;[4] quindi nella seconda edizione italiana del 1814 vennero aggiunti in traduzione alcuni articoli inseriti dal francese. Gli studi chimico-medici di Brugnatelli sui calcoli della vescica furono pubblicati postumi, nel 1819, in un trattato dal titolo *Litologia umana, ossia ricerche chimiche e mediche sulle sostanze petrose che si formano in diverse parti del corpo umano e soprattutto nella vescica urinaria.* Assieme a Pietro Configliachi,[5] inoltre, Brugnatelli tradusse e pubblicò nel 1814 gli *Elements of chemical philosophy* di Humphry Davy. Ma l'opera che più interessa per gli scopi di questo lavoro è rappresentata dagli *Elementi di chimica appoggiati alle più recenti scoperte chimiche e farmaceutiche*, pubblicati a Pavia in tre volumi, tra il 1795 e il 1798.

---

[2] (1761-1818). U. Baldini, *Brugnatelli, Luigi Valentino*, in DBI, vol. 14, pp. 494-497; G. Chiappa, *Brugnatelli*, in BII, vol. 2, pp. 437-439; M. Beretta, *La ricezione di Lavoisier da parte dei Chimici Lombardi*, in *Atti del II Convegno Nazionale di Storia e Fondamenti della Chimica*, cit., pp. 149-157; Id., *Luigi Valentino Brugnatelli e la chimica in Italia alla fine del Settecento*, in «Storia in Lombardia», vol. 2, 1988, pp. 3-31.

[3] (1723-1788). G. Chiappa, *G.A. Scopoli*, in BII, vol. 9, pp. 252-256; F. Abbri, *Tradizioni chimiche e meccanismi di difesa: G.A. Scopoli e la 'Chimie nouvelle'*, in «Archivio di storia della cultura», anno IV, 1991, pp. 75-92.

[4] L.V. Brugnatelli, *Pharmacopée générale à l'usage des pharmaciens et des médecins modernes* [...] *Ouvrage traduit de l'italien avec des notes par L.A. Planche* [...], Paris, D. Colas, 1811.

[5] (1777-1844). S. Ramazzotti, *Configliachi, Pietro*, in DBI, vol. 27, pp. 787-792.

La riforma alla nomenclatura chimica

Brugnatelli non fu un lavoisieriano della prima ora: nei suoi articoli pubblicati nel corso degli anni '80 sui succhi gastrici e sul sughero egli impiegò la nomenclatura e i concetti della teoria del flogisto; inoltre, nelle traduzioni di articoli stranieri apparse sulla «Biblioteca fisica d'Europa» ricorse spesso alla sinonimia (nomi vecchi nel testo e nomi nuovi tra parentesi); nella sezione di questo periodico dedicata alle «Novelle letterarie», curata dagli editori, la nomenclatura rimase sempre quella vecchia.

Tra le righe di una nota nella parte di traduzione del *Saggio sul flogisto* di Kirwan pubblicata nel 1790, si evince che Brugnatelli al momento accettava la combinatoria dell'ossigeno, ma non la nuova nomenclatura.[6] Nello stesso anno, tuttavia, nella prefazione al primo volume degli «Annali di chimica» (1790), Brugnatelli dichiarò di seguire la dottrina lavoisieriana da lungo tempo, anche se a suo avviso alcuni aspetti della teoria erano ancora controversi; per questo motivo criticava la proposta di riforma della nomenclatura operata dai francesi, in quanto le voci avrebbero dovuto:

1) rappresentare le idee proposte e non suscitarne di false;
2) essere «lungi dall'avere la minima relazione a qualsiasi teoria», poiché se fosse caduta la teoria sarebbero caduti anche i nomi, e si sarebbe dovuta rielaborare da capo tutta la nomenclatura.[7]

Brugnatelli scese apertamente in campo nel 1795, con il *Prospetto di riforma della nuova nomenclatura chimica*,[8] che analizzerò in dettaglio. È importante ricordare che Brugnatelli non fu solo in questo tipo di proposta. I vari tentativi, europei e non, di costruire o riformare il linguaggio chimico sono stati ampiamente studiati da Marco Beretta e da Maurice Crosland.[9] La necessità di riformare la nomenclatura chimica era infatti un'esigenza che già dai primissimi anni '80 si era fatta impellente. Guyton de Morveau e Tobern Bergman avevano proposto alcune riforme, così

---

[6] *Risposte fatte al Saggio sopra il flogisto e le parti costitutive degli acidi del Sig. Kirwan [...] dei signori De Morveau, Lavoisier, De La Place, Monge, Berthollet, e De Fourcroy*, in «Biblioteca fisica d'Europa», vol. 14, 1790, nota alle pp. 34-35.

[7] *Prefazione* di L. Brugnatelli, in «Annali di chimica», vol. 1, 1790, pp. V-XV.

[8] L.V. Brugnatelli, *Prospetto di riforma della nuova nomenclatura chimica proposta dai sigg. Morveau, Lavoisier, Berthollet, e Fourcroy*, in «Annali di chimica», vol. 8, 1795, pp. 149-173; e in «Opuscoli scelti sulle scienze e sulle arti», vol. 18, 1795, parte IV, pp. 217-231.

[9] M. Beretta, *The enlightenment of matter*, cit.; M. P. Crosland, *Historical studies in the language of chemistry*, London-Melbourne-Toronto, Heinemann, 1962.

come il belga Karel Van Bochaute[10] e l'inglese Charles R. Hopson, noto in Italia grazie alla recensione della sua traduzione inglese del sistema generale di chimica di Westrumb, pubblicata nel «Journal» di Rozier.[11]

Anche Brugnatelli conosceva la riforma di Hopson, ma la considerava oscura e appoggiata alle vecchie teorie;[12] pertanto elaborò un suo *Prospetto di riforma*, basato sulle nuove scoperte e sulla metodologia dei nomenclatori francesi. Il *Prospetto* era diviso in 6 articoli monografici, dei quali riassumo qui di seguito i concetti principali:

1) Per quanto riguardava gli acidi, Brugnatelli si chiese come mai, se il greco *oxys* significa acido, si impiegasse il derivato dal latino *acidum* per denominare questi composti. Quindi, poiché non aveva senso che una stessa cosa avesse due nomi, propose di mantenere solo il prefisso «ossi-». Acido in generale si sarebbe detto «ossico»; acido solforico «ossisolforico»; ecc. Le desinenze («-oso» e «-ico») invece restavano quelle introdotte da Lavoisier e dai suoi collaboratori, in quanto «opportunissime». Inoltre, poiché «I nomi degli acidi non debbono dinotare i mezzi che s'impiegano per ottenerli»,[13] tutti gli acidi a prefisso «piro-» avevano una denominazione scorretta. Brugnatelli propose di sostituire quel prefisso con «ossileo-», in base al fatto che questi acidi erano generalmente acidi organici vegetali a base oleosa.

2) Brugnatelli propose di aggiungere il prefisso «ossi-» anche ai nomi dei sali, per indicare che la loro formazione era il risultato di una combinazione di una base con un acido, e non di una base con la sola base dell'acido: infatti, per esempio, secondo la nomenclatura francese, «solfato di...» sembrava indicare un derivato dello zolfo, e non dell'acido solforico. Nella nomenclatura di Brugnatelli, quindi, si sarebbe detto «ossisolfato di...», per indicare il sali derivati dall'ossisolforico (acido solforico).

3) Per quanto riguarda la denominazione dell'azoto, Brugnatelli elaborò diverse proposte di riforma, da «fotogeno» a «septone», basandosi via via su successivi risultati sperimentali che ne avallavano o confutavano la correttezza d'impiego. Per una trattazione dettagliata di questa vicenda rimando al capitolo sulla questione del fosforo.

---

[10] B. Van Tiggelen, *La* Méthode *et 'Les Belgiques'. L'exemple de la nomenclature originale de Karel van Bochaute*, in *Lavoisier in european context*, cit., pp. 43-77.

[11] «Observations sur la physique», vol. 36, marzo 1790, p. 233.

[12] L.V. Brugnatelli, *Prospetto di riforma*..., cit., in «Annali di chimica», vol. 8, 1795, nota a p. 153.

[13] *Ibidem*, p. 156.

4) Brugnatelli propose di chiamare l'ossigeno «termogeno», perché era l'unico gas che serviva alla combustione ed era il più ricco di calorico. Per quanto riguardava la controversa teoria dell'acidità basata su questo elemento, da cui il nome di «generatore di acidi», Brugnatelli invece sospese il giudizio, perché a suo avviso non era ancora chiaro se fosse l'ossigeno ad acidificare le basi o se fossero le basi ad acidificare l'ossigeno. Comunque, la denominazione «termogeno» si sarebbe trasformata quasi immediatamente in «termossigeno», come vedremo.

5) Poiché per sintetizzare l'acqua occorrevano 3 parti in peso di idrogeno e 17 di ossigeno, a rigor di termini l'ossigeno era molto più «idrogeno» (cioè generatore di acqua) dell'idrogeno stesso; quindi Brugnatelli propose di chiamare quest'ultimo gas con il suo nome antico, cioè «gas infiammabile puro». Esistevano anche altri gas che si infiammavano, ma sempre in combinazione con altre sostanze, quindi i nomi di queste altre sostanze avrebbero evitato la confusione.

6) Poiché i metalli acidificabili erano pochissimi, il nome «ossido metallico» (*oxys* significa acido) era fuorviante. Brugnatelli quindi propose il nome di «encausto» al posto di ossido, che in greco significa «cosa bruciata»: i metalli infatti erano i corpi combustibili per eccellenza. Nel 1798, su suggerimento di Alessandro Volta, Brugnatelli cambiò il nome di «encausto» in «termossido».[14]

Brugnatelli concluse la sua proposta di riforma alla nomenclatura lasciando il discorso aperto:

> A misura che si faranno scoperte; a misura che si estenderà la scienza, e si rettificheranno le idee, il linguaggio chimico, non dubito, verrà accresciuto e vieppiù migliorato: e allorquando la chimica nomenclatura sarà rettificata in ogni sua parte, si potrà con franchezza asserire che anche la *Scienza Chimica* è portata al maggior grado di perfezione possibile.[15]

Questa riforma ottenne alcune critiche ma anche numerosi consensi,[16] da parte di Lorenzo Mascheroni, Alessandro Volta, Pietro Moscati, Carlo Amoretti, Eusebio Valli, Francesco Antonio Notarianni e più tardi, come vedremo, anche dal naturalista ginevrino Jean Senebier.[17] Pertanto,

---

[14] L.V. Brugnatelli, *Riflessioni intorno alle differenze, che passano fra l'ossigeno, e il termossigeno*, in «Annali di chimica», vol. 15, 1798, pp. 168-170.

[15] L.V. Brugnatelli, *Prospetto di riforma...*, cit., p. 173.

[16] *Avvertimento* [Pavia, 19 agosto 1795], in «Annali di chimica», vol. 9, 1795, n.n.

[17] (1742-1809). P.E. Pilet, *Senebier, Jean*, in DSB, vol. 12, pp. 308-309.

nel 1795 Brugnatelli annunciò ai suoi lettori che le memorie di chimica sugli «Annali» da quel momento in poi sarebbero state pubblicate con i nomi riformati.[18]

Nel tomo 10 degli «Annali» venne pubblicato il *Vocabolario della nuova Nomenclatura Chimica riformata e accresciuta da Luigi Brugnatelli*, dove per ogni nuovo termine compariva anche il corrispondente vocabolo latino, o greco latinizzato, con l'etimologia della parola; il *Vocabolario* era seguito da una *Sinonimia*, nella quale Brugnatelli classificò i termini di Lavoisier tra le voci antiche.[19] Il *Vocabolario* venne inserito anche alla fine del primo tomo degli *Elementi di chimica*.

Infine, nel 1800, Brugnatelli pubblicò una tavola di nomenclatura[20] in cui il gas infiammabile era ora chiamato *flogogeno*, cioè «generatore di fiamma», e il calorico veniva detto «termico», al fine di uniformare tutte le voci derivandole esclusivamente dal greco. Inoltre, qui Brugnatelli rifiutava l'esistenza dei nitriti, perché l'evidenza sperimentale non rilevava la formazione di sali a partire dall'acido nitroso. Questa tavola venne tradotta in francese dal farmacista belga Jan Baptiste Van Mons[21] l'anno successivo. Le ragioni del chimico pavese per giustificare tutte queste modifiche erano le seguenti:

> I Chimici non debbonsi sgomentare dello stato di mobilità, in cui si trova ancora la nomenclatura chimica: ciò dipende dallo stato di mobilità della scienza medesima. Quando la scienza sarà perfetta, il di lei linguaggio non avrà bisogno di innovazioni o di riforme. Possano i chimici di tutte le Nazioni convenire una volta di parlare un solo linguaggio, ritenendo però di addattarsi a quegli utili cambiamenti, che gli si volessero introdurre, affinché gli avanzamenti della lingua vadino del pari cogli avanzamenti della scienza.[22]

La teoria del calore e il termossigeno

Brugnatelli non si limitò a riformare la nomenclatura: elaborò anche una teoria chimica basata su quella di Lavoisier, ma che se ne discostava

---

[18] *Avvertimento*, cit.

[19] *Sinonimia antica e nuova riformata disposta per ordine alfabetico proposta da Luigi Brugnatelli*, in «Annali di chimica», vol. 10, 1795, pp. 1-30; *Vocabolario della nuova nomenclatura chimica riformata e accresciuta da Luigi Brugnatelli, ibidem*, pp. 31-118.

[20] L.V. BRUGNATELLI, *Sinonimia delle nomenclature chimiche moderne*, in «Annali di chimica», vol. 18, 1800, tav. f. t.

[21] (1765-1842).

[22] L.V. BRUGNATELLI, *Riflessioni intorno alle differenze, che passano fra l'ossigeno, e il termossigeno*, cit., nota a p. 170.

in alcuni punti fondamentali, concernenti la combustione e le diverse modificazioni dell'ossigeno. Per meglio comprendere questa teoria, è bene ricordare che Lavoisier intendeva i gas come composti:

1) da una base, da cui prendevano il nome – cioè, quello che per noi oggi è un elemento chimico (per esempio ossigeno, idrogeno, ecc.)

2) dal calorico, che veniva inteso anch'esso come elemento, e in quanto tale era in grado di unirsi chimicamente ai corpi.

In altri termini: una adeguata quantità di calorico, unendosi ad un elemento, lo portava allo stato gassoso; quindi i gas risultavano essere sostanze composte.

Nei suoi *Elementi di chimica*, Brugnatelli definì il calorico come

> [...] un fluido sottilissimo invisibile d'una elasticità estrema, sparso per tutto l'Universo, che penetra tutti i corpi con più o meno facilità, e tende continuamente a mettersi in equilibrio. I Fisici riguardano il calorico come un fluido senza peso; perché niuno stromento finora lo ha indicato.[23]

Il calorico poteva ritrovarsi in quattro distinti stati fisico-chimici:

- calorico *combinato chimicamente* ai corpi, cioè l'elemento calorico; questo era responsabile della formazione dei gas;
- calorico *latente*, responsabile della dilatazione dei corpi e della formazione dei fluidi non permanentemente elastici;
- calorico *specifico*, cioè quello che un dato corpo può contenere;
- calorico *libero*, quello che produce in noi la sensazione di calore.

In base a questa nuova teoria del calorico, l'ossigeno veniva chiamato «termossigeno», e non più «termogeno» come nel *Prospetto di riforma*, perché nella sua decomposizione si formavano calorico e ossigeno. La base dunque del gas termossigeno era composta da ossigeno + calorico concreto (base del calorico), e *forse* dalla base della luce.

Nel 1798 Brugnatelli pubblicò sugli «Annali» delle *Riflessioni intorno alle differenze che passano tra l'ossigeno, e il termossigeno*,[24] in cui cercò di chiarire meglio i presupposti che lo avevano portato a scegliere questo nuovo nome: «[...] per *termossigeno* intendo la base dell'aria pura dell'at-

---

[23] L.V. BRUGNATELLI, *Elementi di chimica appoggiati alle più recenti scoperte chimiche e farmaceutiche*, Pavia, Baldassarre Comino, vol. 1, 1795, p. 47. La sezione di questa opera dedicata al calorico fu pubblicata anche come memoria singola sugli «Annali di chimica», vol. 9, 1795, pp. 238-270.

[24] L.V. BRUGNATELLI, *Riflessioni intorno alle differenze*..., cit., pp. 165-189.

mosfera o *deflogisticata* degli antichi in stato concreto».[25] Questa base era composta a sua volta di ossigeno e di calorico in stato concreto.

Il calorico in stato concreto andava distinto dal calorico che si impiega per portare la stessa base allo stato di gas: in questo caso si chiamava

> [...] *calorico irradiante* o fondente, mentre il calorico combinato all'ossigeno è calorico *concreto componente* la base dell'aria pura dell'atmosfera. Quando questa base è convertita in gas, lo chiamiamo *gas termossigeno* a motivo che nelle sue combinazioni può generare calorico e ossigeno astrazion fatta dal calorico fondente. Il calorico è pertanto rispetto al gas termossigeno ciò che l'acqua è relativamente ai sali cristallizzabili.[26]

Invece «l'ossigeno è un principio componente la base dell'aria pura dell'atmosfera priva affatto di calorico.» Unito alle basi acidificabili formava gli ossici (acidi), mentre il termossigeno poteva formarli solo perdendo calorico concreto; solo in questo caso faceva le funzioni dell'ossigeno. Da qui è evidente che ossigeno e termossigeno erano due cose distinte. Il termossigeno era di nuova formazione quando nella calcinazione (ossidazione dei metalli) l'ossigeno si univa al calorico per formare il termossigeno necessario alla combustione dei metalli; il termossigeno «bell'e formato», invece, poteva essere in due stati: gassoso e concreto.

Schematizzando:
ossigeno = elemento chimico (completamente privo di qualsiasi tipo di calorico)
ossigeno + calorico concreto = termossigeno
termossigeno + calorico fondente = gas termossigeno

Poiché il sistema di Lavoisier era basato sull'ossigeno, quello di Brugnatelli, riformandolo, andava di conseguenza a incidere sulla nomenclatura di tutte le combinazioni di questo elemento: i composti ossigenati acidi venivano denominati «ossici», e nella loro formazione si liberavano sia il calorico fondente sia quello concreto; i composti ossigenati ossidi erano detti «termossidi», e nella loro formazione si liberava il solo calorico fondente.

---

[25] *Ibidem*, p. 166.
[26] *Ibidem*, pp. 166-167.

Su queste basi, Brugnatelli elaborò, nel 1796, anche una complessa teoria della combustione,[27] in base alla quale se ne distinguevano 6 modalità:

1. *Fiammeggiante o idrogena*: era accompagnata da vera fiamma e durante il suo svolgimento si formava acqua. Infatti, avveniva solo in presenza di termossigeno, provocando la liberazione di gas infiammabile dalla sostanza in combustione, che si accendeva e faceva fiamma, quindi generava acqua unendosi al termossigeno;
2. *Piro-vampeggiante*: i corpi davano vampa ma non perdevano nulla della loro sostanza, cioè raggiungevano l'incandescenza senza bruciare. Questa combustione non necessitava di aria pura (cioè di gas termossigeno);
3. *Termossigena*: richiedeva l'aria pura o gas termossigeno: la sua base (il termossigeno) si fissava al corpo combustibile; era quella che nel «vecchio» sistema di Lavoisier veniva detta ossidazione;
4. *Ossigena*: al corpo combustibile si fissava il solo ossigeno (componente del termossigeno), e il risultato era una calce metallica convertibile poi in acido metallico;
5. *Vampeggiante ossigena*: quella che subivano il fosforo, lo zolfo, il carbonio; come risultati si ottenevano una vampa decisa, la fissazione dell'ossigeno alla sostanza in combustione e la conversione in ossico (acido) del composto;
6. *Muta*: senza liberazione di luce o di calorico, come poteva essere per esempio l'ossidazione spontanea.

Nel 1800 Brugnatelli estese le sue considerazioni sul calorico e sull'ossigeno anche alla fisiologia della respirazione, con alcune differenze rispetto a Lavoisier:[28]

> Se il solo ossigeno fosse messo in giuoco nel processo della respirazione animale, la base dell'aria pura, cioè il termossigeno verrebbe decomposto e non solo il calorico fondente, ma ben anco il calorico componente il termossigeno verrebbero contemporaneamente sprigionati.[29]

---

[27] L.V. Brugnatelli, *Intorno alle diverse specie di combustioni*, in «Annali di chimica», vol. 11, 1796, pp. 41-47.

[28] Sulle ricerche chimico-fisiologiche di Lavoisier si veda F.L. Holmes, *Lavoisier and the chemistry of life*, cit.

[29] L.V. Brugnatelli, *Continuazione delle riflessioni intorno alle differenze che passano fra l'ossigeno e il termossigeno*, in «Annali di chimica», vol. 18, 1800, p. 121.

In questo caso la respirazione non sarebbe più stata una combustione lenta, ma rapida e intensa; ma questo di fatto non avveniva.

Secondo Lavoisier, durante la respirazione il carbonio si ossigenava nei polmoni; tuttavia Brugnatelli rilevò nel sangue la presenza di altre basi ossigenabili (radicali dell'ossiurico, dell'ossiprussico, e soprattutto dell'ossifosforico, cioè il fosforo). E poiché questi «ossici liberi» si trovano non solo nel sangue ma in tutto l'organismo, egli concluse che l'ossigenazione avveniva in tutto il sistema e non solo nel sangue polmonare.[30]

L'altro prodotto della respirazione, cioè l'acqua, veniva chiamata ora da Brugnatelli «termossido di flogogeno»[31] e non più «ossido di flogogeno» (dove flogogeno era appunto il nuovo nome dell'idrogeno), per rendere conto del piccolo aumento della temperatura corporea dovuto a questo tipo di combustione lenta. Lavoisier pensava che l'acqua che si formava nella respirazione derivasse dalla combinazione dell'ossigeno con l'idrogeno presente nel sangue, ma Brugnatelli, non essendo riuscito a rilevarlo sperimentalmente, asserì che non si formava acqua nei polmoni, proponendo questa alternativa: visto che esiste la traspirazione umorale, perché supporre che l'acqua espirata sia di nuova formazione? Potrebbe essere già presente nell'organismo.

Sempre in questo anno 1800 Brugnatelli iniziò ad occuparsi attivamente di elettricità, sulla scia della scoperta della pila da parte di Volta. Volta aveva ripetuto gli esperimenti di Nicholson e Carlisle, ossidando anche metalli nobili come oro, argento e platino, il che lo aveva portato ad asserire che il fluido elettrico «è dunque per se stesso un vero agente chimico de' più efficaci»,[32] migliore anche del fuoco. Brugnatelli si spinse ancora più oltre:

> Le nuove nostre sperienze ci hanno provato che l'*elettrico* è un ossico attivissimo distinto da ogni altro ossico, e dal calorico: che l'*ossielettrico* decompone l'acqua per la di lui combinazione a uno de' principj che la compongano, lo che non si può ottenere dal calorico il quale non fa che allontanare senza decomposizione le parti integrali di questo fluido senza alcuna loro decomposizione.[33]

---

[30] *Ibidem*, p. 123.

[31] *Ibidem*.

[32] A. Volta, *Sopra alcuni fenomeni chimici ottenuti col nuovo apparecchio elettrico*, in «Annali di chimica», vol. 18, 1800, p. 19.

[33] «Annali di chimica», vol. 18, 1800, nota di Brugnatelli a p. 39.

Poiché tutte le proprietà del fluido elettrico erano analoghe a quelle degli acidi, Brugnatelli lo chiamò «ossielettrico»; inoltre, «[...] i termossidi, come io ho poi trovato si salificano con l'ossielettrico medesimo e formano degli *ossielettrati*»[34]. Usando l'apparato di Volta a corona di tazze egli ottenne degli ossielettrati di argento, stagno e ferro, tutti cristallizzati.

Critiche e consensi

Come ho ricordato sopra, alla fine del volume del 1800 Brugnatelli pubblicò sugli «Annali» la tavola della *Sinonimia delle nomenclature chimiche moderne*, in cui accanto a quelli francesi comparivano i nomi riformati, ed erano presenti note esplicative delle maggiori differenze tra le due nomenclature. La tavola era preceduta da un *Avvertimento*,[35] nel quale Brugnatelli stesso ripercorse la storia della sua riforma e scrisse che il suo *Prospetto di riforma* del 1795 era stato approvato dall'Accademia delle Scienze di Gottinga.[36]

Nel 1798 Guyton de Morveau aveva invece criticato fortemente la distinzione tra ossigeno e termossigeno, perché si allungava inutilmente il nome dell'ossigeno, e si operavano distinzioni qualitative nel calorico. Brugnatelli aveva risposto a queste critiche ribadendo la sua posizione, giustificandola in base al risultato sperimentale che, a seconda del tipo di combustione, si aveva un minore o maggiore rilascio di calorico.[37]

Una critica feroce venne anche dal collega di Brugnatelli, Lazzaro Spallanzani. Nel 1798 van Mons tradusse per le «Annales de chimie» una lettera di Brugnatelli sulla riforma della nomenclatura, ma, come autore, invece del nome di Brugnatelli vi compariva quello di Spallanzani.[38] Ciò fece esplodere lo sdegno del naturalista reggiano, che scrisse a van Mons:

---

[34] L.V. BRUGNATELLI, *Osservazioni chimiche sopra l'ossielettrico*, in «Annali di chimica», vol. 18, 1800, p. 138.

[35] L.V. BRUGNATELLI, *Avvertimento Sopra la Nomenclatura Chimica moderna con una Tavola*, in «Annali di chimica», vol. 18, 1800, pp. 192ss.

[36] *Ibidem*, p. 194.

[37] L.V. BRUGNATELLI, *Riflessioni intorno alle differenze...*, cit., § 7: «Errori della dottrina Chimica provenienti dal non aver distinto il termossigeno dall'ossigeno».

[38] LAZZARO SPALLANZANI [in realtà Luigi Valentino Brugnatelli], *Extrait d'une Lettre du cit. Spallanzani, au cit. Van Mons, sur la Nomenclature Chimique, etc.*, in «Annales de Chimie», vol. 26, an 6, 1798, pp. 216-218.

[...] *ossigeno e gaz ossigeno*, di cui tante volte fo menzione, sono voci per me sacre, senza mai profanarle col *termossigeno*. [...] i vocaboli essendo simboli delle cose, se conservata l'identità di queste, si faranno cangiamenti in quelli, non potrà non nascere della oscurità, e della confusione nelle dottrine, e quindi il ritardo nell'apprenderle. [...] Dimostrato abbastanza che quella lettera non può esser mia, perché interamente contraria ai miei sentimenti, è ovvio il far vedere che il cittadino Brugnatelli ne è l'Autore. [...] So al certo che in leggendoli [i nuovi termini introdotti] allegano i denti, e che taluno scherzosamente chiamar le potrebbe:

Voci ben atte a spiritar i cani.

[...] Brugnatelli li ha peggiorati nella guisa che usar sogliono gli inesperti *Medicanti*, i quali invece di togliere i mali, bene spesso li accrescono con le perversità dei rimedj. [...] A certi che davvicino conoscono questo voluminoso copiatore è anche paruto, che assaissime Memorie fisiche saputo abbia meglio trascrivere che intendere [...][39]

Questa invettiva colse di sorpresa Brugnatelli, il quale replicò a van Mons[40] che Spallanzani, oltre ad aver scritto una lettera infamatoria, se la prendeva con la sua riforma della nomenclatura senza addurre fatti in contrario. Spallanzani aveva anche minacciato di censurare Brugnatelli: Brugnatelli replicò che gli era già accaduto di venir censurato o criticato; comunque, se Spallanzani avesse portato dei fatti contro la sua teoria, li avrebbe accettati. Non avrebbe usato le «satire» di Spallanzani, ma avrebbe lasciato il giudizio al pubblico imparziale. E aggiunse:

[...] Nel seguito del libello [cioè la lettera di Spallanzani a van Mons] non vedrete in Spallanzani se non un cane arrabbiato, il quale latra e morde senza che nulla gli resti in bocca.[41]

Altre forti critiche vennero dai chimici francesi e da Napoleone stesso durante il viaggio di Brugnatelli e Volta a Parigi nel 1801;[42] tuttavia, dopo questo smacco, Brugnatelli ebbe ancora qualche soddisfazione: il suo

---

[39] Lettera di Spallanzani a van Mons, Pavia, 7 Fiorile an VI [26 aprile 1798], in *Edizione Nazionale delle opere di Lazzaro Spallanzani. Parte prima: Carteggi*, a cura di Pericle di Pietro, vol. 6: *Carteggi con Lucchesini... Quirini*, Modena, Mucchi, 1986, pp. 165-166.

[40] «Lettera del Cit. Brugnatelli al Cit. van Mons di Brusselles», in «Annali di Chimica», vol. 15, 1798, pp. 202-208.

[41] *Ibidem*, p. 204.

[42] M. BERETTA, *Luigi Valentino Brugnatelli...*, cit., pp. 18-20; L.V. BRUGNATELLI, *Diario del viaggio in Svizzera e in Francia con Alessandro Volta nel 1801*, a cura di A. Gigli Berzolari, Milano, Cisalpino, 1997.

allievo[43] Pellegrino Salvigni, che teneva una scuola di chimica a Pavia, utilizzava nelle lezioni la sua nomenclatura riformata. Quando, nel 1802, Salvigni divenne professore di chimica a Bologna, adottò come libro di testo gli *Elementi di chimica* di Brugnatelli. Nello stesso anno Salvigni pubblicò a Bologna le *Lezioni di chimica elementare*, nelle quali l'impostazione ricevuta dal maestro era inequivocabile. La nomenclatura era quella francese; tuttavia Salvigni adottò senza riserve il termine «septone» al posto di azoto, ed espose nelle note le teorie di Brugnatelli in merito al calorico e all'ossigeno.

Anche il naturalista ginevrino Jean Senebier comunicò a Brugnatelli il suo parere favorevole in una lettera:

> Sono persuaso che il sentimento che si conserva delle noje che accompagnano i cangiamenti nelle nomenclature sia la cagione unica dell'ostacolo che si fa ad ammettere la vostra, la quale per molti titoli sembrami più esatta di quella che si usa, imperocché egli è impossibile di non ammettere collo spirito le distinzioni specificate nella vostra Nomenclatura.[44]

L'amicizia di Brugnatelli con il belga Jan Baptiste Van Mons risaliva alla metà degli anni '90. Van Mons tentennò per alcuni anni, mostrandosi tuttavia abbastanza favorevole alla riforma di Brugnatelli. Nel 1800 egli si distaccò dall'ortodossia francese, iniziando a pubblicare a Bruxelles un suo periodico, il «Journal de Chimie et de Physique», che ebbe vita breve (1801-1802) e intensificando i rapporti con Brugnatelli. La teoria chimica della combustione di Van Mons era abbastanza simile a quella di Brugnatelli, e l'elettricità giocava un ruolo molto importante anche nel suo sistema. Nel 1802 un allievo di Van Mons, F. Gérard, pubblicò a Bruxelles la *Théorie de la combustion, ou essai sur les combinaisons thermoxigènes et oxigènes, leurs caractères, leur classification et leur nomenclature, redigés d'après les leçons du cit. Van Mons sur cette matière*. Già dal titolo è chiaro che la base di questo libro era la teoria di Brugnatelli.

---

[43] Un recente studio esamina la figura di un altro allievo di Brugnatelli e della fortuna della sua teoria in Grecia, anche se con presupposti interpretativi differenti dai miei: G.N. VLAHAKIS, *Against French science: Alessandro Volta and Luigi Brugnatelli in early Nineteenth-Century Greece*, in «Nuncius», anno XVI, fasc. 1, 2001, pp. 191-210.

[44] J. SENEBIER, «Lettera a Brugnatelli», in «Annali di chimica», vol. 21, 1802, p. 99.

Brugnatelli annunciò questa opera sugli «Annali di chimica» dapprima in una nota:

Gérard ha fatto un lavoro esteso ed importante sopra le combinazioni termossigene ed ossigene, indicando i loro caratteri, la loro classificazione e la loro nomenclatura ove sviluppa la teoria della combustione. La mia teoria termossigena, e la mia nomenclatura riformata servono di base a quest'opera la quale verrà tradotta in italiano.[45]

e poi alla fine del volume con una breve recensione:

In quest'operetta Gerard dà un quadro della teoria termossigena sviluppata dell'ingegnoso e indefesso chimico Van Mons nelle sue lezioni. Il dotto Professore mostra anche in questo scritto il suo genio penetrante nella spiegazione di diversi fenomeni, e una filosofica imparzialità nell'addottare una teoria colla sua corrispondente nomenclatura, la quale porta un'altra volta un sensibilissimo rovescio alla teoria Lavoisiana universalmente abbracciata. La qual cosa non è però indifferente pei chimici provetti e sopratutto per i difensori della medesima. Una delle più sicure prove sono le lodi degli uni, e le amare critiche degli altri. E questa è la sorte, osiam dirlo, delle grandi novità scientifiche, né ce ne facciam meraviglia. Il tempo assegnerà d'ogni cosa il suo vero posto.[46]

La traduzione italiana fu recensita l'anno seguente sull'altro grande periodico scientifico lombardo del tempo, gli «Opuscoli Scelti»:

Il sig. Viesti giovane Pugliese studente all'Università di Pavia ha tradotta quest'operetta per dare un'idea dello stato attuale della Chimica, dopo i cangiamenti che ha creduto necessario d'apportare alla chimica di Lavoisier il suo ch. maestro prof. Brugnatelli, su i cui principi il cel. Van Mons ha scritta questa teoria della combustione. Il valente Traduttore l'ha anche arricchita di note, onde renderla più chiara, e giustificare ove abbisognava il suo Maestro, con cui il ch. Van Mons non va sempre d'accordo per la nomenclatura.[47]

L'ultimo atto di questa vicenda italo-belga è rappresentato dalla traduzione in italiano, da parte di Brugnatelli (e di Pietro Configliachi per ciò che riguarda gli argomenti di fisica), della traduzione francese operata

---

[45] «Annali di chimica», vol. 21, 1802, nota di Brugnatelli alle pp. 28-29.

[46] *Ibidem*, p. 290.

[47] «Novelle letterarie», in «Opuscoli scelti sulle scienze e sulle arti», vol. 22, 1803, pp. 18-19.

da Van Mons degli *Elementi di filosofia chimica* di Humphry Davy, nel 1814.[48] Per inciso, Davy non era per nulla soddisfatto della traduzione francese. Nel testo italiano si mantenne la nomenclatura francese, con quella di Brugnatelli nelle note.

Dopo il 1802 la teoria termossigena cominciò a declinare. Già in quell'anno Van Mons scrisse amareggiato a Brugnatelli:

> A proposito il termossigene, la dottrina della combustione non sembra dover essere generalmente ricevuta favorevolmente. So anche che si deve trattare d'immaginaria la combinazione non gazosa dell'ossigene con il termico; e questa è la sorte delle nuove concezioni, ed avremo tosto di lagnarci, quando si sa che la teoria di Lavoisier passò per lungo tempo per una ridicola innovazione.[49]

Brugnatelli tuttavia continuò a propugnare il suo sistema e la sua nomenclatura, scontrandosi anche con i suoi superiori.[50] Ancora nel 1816 scriveva:

> I nuovi nomi introdotti dai Chimici sono di un grande imbarazzo massime perché la maggior parte sono inesattissimi. Nel Giornale nostro si lascia che ognuno scriva come vuole, ma ben presto gli uni non intenderanno gli altri. Gay Lussac chiama cianogene la base dell'ossiprussico che non genera mai colore [... illeggibili] nissuna sua combinazione: se la denominaz.e fosse stata conveniente si doveva dare all'ossiprussico e non alla sua base. Ma il nuovo nome è stato introdotto [1814] col consenso dei più esperti chimici Parigini!! e quindi si deve adottare senza riserva insieme a tutti gli altri che da essi derivano.[51]

Conclusione

La teoria di Brugnatelli, che a noi oggi può apparire strana e complicata, era perfettamente legittima ai suoi tempi. La *contagion* nomenclativa aveva colpito buona parte degli scienziati che si occupavano di chimica

---

48 La traduzione di Van Mons è H. DAVY, *Elémens de philosophie chimique. Traduit de l'anglais par J.B. Van Mons. Avec des Additions intercallées au texte*, Paris-Amsterdam, J.E.G. Du Four, 1813; la versione in italiano è H. DAVY, *Elementi di filosofia chimica. Tradotti dall'inglese in francese dal Sig. G.B. Van Mons e in italiano dal Sig. Dott. G. con note de' sigg. prof. L.V. Brugnatelli e P. Configliachi*, Milano, Maspero & Buocher, 1814; una nuova edizione uscì a Napoli nel 1816.

49 J.B. VAN MONS, «Estratto di lettera a Brugnatelli», in «Annali di chimica», vol. 21, 1802, pp. 241-242.

50 M. BERETTA, *Luigi Valentino Brugnatelli...*, cit., pp. 24-25.

51 Lettera di Brugnatelli a Gaspare Cerioli del 15 marzo 1816, in *Memorie e documenti inediti per la storia dell'Università di Pavia*, cit., p. 72.

alla fine del XVIII secolo, e questo è indice dell'enorme impatto che la riforma francese ebbe sui fondamenti stessi della disciplina. I nomi dovevano rispecchiare le proprietà della sostanza indicata, quindi privilegiando o meno una proprietà si potevano ritenere validi nomi diversi da quelli proposti dai francesi; inoltre, se una proprietà ritenuta fondamentale si dimostrava non essere tale, c'erano buone ragioni per rigettare il nome proposto. Un esempio lampante di questo ultimo caso è rappresentato dall'ossigeno (= generatore degli acidi): nel 1787 Claude Louis Berthollet dimostrò che nell'acido prussico non si ritrovava ossigeno. Berthollet mantenne la nomenclatura «ortodossa», ma gli oppositori del nuovo sistema usarono questo risultato sperimentale, per giunta ottenuto da uno dei principali artefici della nuova dottrina, come loro cavallo di battaglia contro di essa.

Brugnatelli aveva preso alla lettera i principi nomenclativi della *Méthode*, e aveva evidenziato i punti incoerenti o contraddittori nelle applicazioni degli stessi. Questo lo aveva portato all'elaborazione di una nomenclatura riformata a suo avviso molto più coerente e omogenea. Quello che si può rimproverare a Brugnatelli è che il suo argomento per giustificare la «mobilità» dei nomi in base alla «mobilità» della scienza lo costringeva a continue revisioni della nomenclatura. Basandola sui risultati sperimentali egli poteva sempre giustificare le novità introdotte, ma se questi risultati si rivelavano errati si doveva rifare da capo tutta la nomenclatura, come nel caso del fosforo. Brugnatelli aveva accusato i francesi di legare in maniera eccessiva nomi e teoria, ma aveva agito in tal modo egli stesso.

Tuttavia, dall'esame di queste vicende, emerge una figura di scienziato attivamente inserito in un dibattito a livello nazionale e internazionale, certamente favorito anche dalla sua attività di curatore di periodici scientifici. Il secondo aspetto della carriera scientifica di Brugnatelli, quello editoriale, appunto, è altrettanto importante del primo. Gli «Annali di chimica» furono, è vero, uno strumento potente nelle mani del loro editore, che se ne serviva per propagandare le sue idee (anche scorrettamente, in quanto traduceva in italiano nella sua nomenclatura riformata tutti gli articoli in lingua straniera da pubblicarsi), ma furono anche un «territorio di lotta» dei vari chimici italiani pro e contro la nuova chimica, e, come solo pochissimi altri periodici del tempo seppero fare, contribuirono ad unificare la nazione italiana dal punto di vista della creazione di una comunità scientifica.

Le molte facce di una disciplina: Alessandro Volta[52]

Il 1° gennaio 1791 Lavoisier scrisse, oltre che a Lorgna, anche a Spallanzani e a Volta, donando loro una copia del *Traité*:[53] Nessuno di loro aveva la formazione di un chimico, ma Lavoisier sapeva che essi godevano di molto prestigio in Italia in quanto scienziati. Il solo chimico, tra i professori pavesi, era Brugnatelli, che però non ricevette nulla da Lavoisier; Spallanzani era un naturalista e Volta aveva una formazione di tipo fisico.[54] Eppure, tutti e tre i professori pavesi si interessarono alle novità sconvolgenti che stavano avvenendo nella chimica.

In particolare, Spallanzani pubblicò nel 1796 un *Chimico esame* degli esperimenti di Göttling, che analizzerò nel capitolo sulla questione del fosforo; ma si era occupato anche di eudiometria, e già nei suoi *Viaggi alle due Sicilie*, usciti tra il 1792 e il 1797, aveva impiegato la nuova nomenclatura, non facendo mai mistero del suo apprezzamento per la «sensatezza» del nuovo sistema di chimica.[55]

---

[52] Ho analizzato dettagliatamente la chimica di Volta in R. Seligardi, *Volta and the synthesis of water: some reasons for a missed discovery*, in F. Bevilacqua-L. Fregonese (a cura di), *Nuova Voltiana. Studies on Volta and his Times*, Milano, Hoepli, vol. 2, 2000, pp. 33-48; Id., *Alessandro Volta e la nuova chimica (1783-1800)*, in F. Abbri-M. Ciardi (a cura di), *Atti dell'VIII Convegno Nazionale di Storia e Fondamenti della Chimica*, Roma, Accademia Nazionale delle Scienze detta dei XL, 2000, pp. 87-98. Si vedano inoltre gli articoli di F. Abbri, B. Bensaude-Vincent, M. Beretta, F.L. Holmes contenuti nel volume di *Nuova Voltiana* citato.

[53] Lettere di Lavoisier a Lorgna, Volta, Spallanzani, 1 gennaio 1791, in A.L. Lavoisier, *Correspondance, 6. 1789-1791*, cit., pp. 217-219. La lettera per Spallanzani porta un'intestazione cancellata che indica Marsilio Landriani, e Spallanzani il 1 settembre 1791 scrisse a Lavoisier che due mesi prima Landriani gli aveva dato una copia del *Traité*. Quindi, forse, anche Landriani ne ricevette una copia, ma non esistono finora testimonianze dirette. Cfr. A.L. Lavoisier, *Correspondance, 6.*, cit., p. 218; nota 3 a p. 219; p. 318. La lettera di Spallanzani è pubblicata anche nella *Edizione nazionale delle opere di Lazzaro Spallanzani*, vol. 5, 1985, cit., p. 291.

[54] Sull'impropietà di attribuire distinzioni disciplinari agli scienziati settecenteschi si veda J. Heilbron, *Galvani, Volta, and the uses of centennials*, in *Luigi Galvani international workshop. Proceedings*, cit., pp. 29-30.

[55] F. Abbri, *Spallanzani e la diffusione delle teorie chimiche di Lavoisier in Italia*, in *Lazzaro Spallanzani e la biologia del '700*, cit., pp. 121-135; F. Capuano-P. Manzini (a cura di), *La «malaria» di Lazzaro. Spallanzani e la respirabilità dell'aria nel Settecento*, Firenze, Olschki, 1996; F. Capuano-B. Cavalchi-V. Davoli, *La misura della respirabilità dell'aria alla fine del '700: le esperienze di Lazzaro Spallanzani e dei contemporanei*, in *Atti del V Convegno Nazionale di Storia e Fondamenti della Chimica*, cit., pp. 175-188; M. Ciardi, *Chimica e mineralogia in Lazzaro Spallanzani. Considerazioni preliminari*, in *Atti del VI Convegno Nazionale di Storia e Fondamenti della Chimica*, cit., pp. 315-326; E. Vaccari, *Lazzaro Spallanzani (1729-1799): un naturaliste italien du dix-huitième siècle et sa contribution aux sciences de la terre*, in *Travaux du Comité Français d'histoire de la Géologie, 3e série*, vol. X, 1996, pp. 77-95; Id., *Lazzaro Spallanzani and his geological travels to the «Due Sicilie»: the volcanology of the Aeolian Islands*, in N. Morello (a cura di), *Volcanoes and history*, Genova, Brigati, 1998, pp. 621-651.

Volta, da parte sua, si occupò intensamente di chimica tra il 1777 e il 1783, cioè nel periodo compreso tra la sua scoperta dell'aria infiammabile delle paludi e la sintesi dell'acqua a partire da idrogeno e ossigeno. Volta elaborò una sua teoria per spiegare il comportamento dei gas e la natura dell'acqua, che si trova nelle note scritte da Volta stesso ad alcune voci del *Dizionario di Chimica* di Pierre Joseph Macquer, tradotto in italiano dalla seconda edizione francese del 1778 (la prima era del 1766) e pubblicato da Giovanni Antonio Scopoli tra il 1783 e il 1784.[56] Essendo il dizionario in ordine alfabetico, il primo volume del 1783 contiene le note relative agli articoli sulle arie e sull'acqua. La scoperta della sintesi dell'acqua, avvenuta nello stesso anno, fu dunque inserita nel secondo volume, nella nota all'articolo *Volatilità*, che si conclude con queste parole:

Tali sono le idee, che si è compiaciuto il Sig. Cav. Volta di comunicarci, le quali si vede quanto diverse sieno dalle conclusioni del Sig. Lavoisier. Senza pretendere di decidere sul merito di queste o di quelle, ci faremo lecito solamente di osservare: 1) che la composizione, e decomposizione dell'acqua che pretende il Sig. Lavoisier, non essendo dimostrativamente provata, mentre le sperienze si spiegano benissimo anche sostenendo che l'acqua sia un elemento o corpo indecomponibile, non vi è ragione che ci obblighi ad abbandonare codesta opinione tanto fondata, ed universale; 2) che all'incontro le arie, che il medesimo autore riguarda come principj semplici, cioè l'infiammabile metallica e la deflogisticata, è più credibile, che siano corpi composti, a ciò conducendoci l'analogia di altre arie, che lo sono certamente, come l'aria fissa, l'aria nitrosa, l'aria epatica, le altre arie infiammabili ec.; 3) che la teoria del Sig. Lavoisier non porta a meno che ad escludere e sbandire da tutta la Chimica il flogisto, l'esistenza e le funzioni del quale sono da tanti altri fenomeni stabilite. Nella spiegazione invece del Sig. Cav. Volta non troviamo nulla, che urti né la teoria chimica, né le opinioni ricevute (annoverando noi tra queste la sostanziale differenza tra il flogisto e il principio calorifico o fluido igneo, che sembra oramai dimostrata); essa consente nella più bella maniera colle nuove applaudite teorie delle arie e del calore, e rischiara ed estende mirabilmente le idee intorno all'elasticità de' vapori e delle arie, labile e precaria in quelli, ferma e permanente in queste, e al passaggio dall'una all'altra indole non molto in fondo diversa. Qual idea infatti più semplice di questa, che stabilisce l'acqua per base delle arie; e che dallo stato di vapore elastico, che può

---

[56] P.J. Macquer, *Dizionario di chimica* [...] *tradotto dal francese e corredato di note, e di nuovi articoli da Giovanni Antonio Scopoli*, Pavia, Stamperia del R.I. Monastero di S. Salvatore per Giuseppe Bianchi, 1783-1784. R.G. Neville-W.A. Smeaton, *Macquer's Dictionnaire de chymie: a bibliographical study*, in «Annals of Science», vol. 38, n° 6, 1981, pp. 613-662; per la descrizione bibliografica: pp. 658-659.

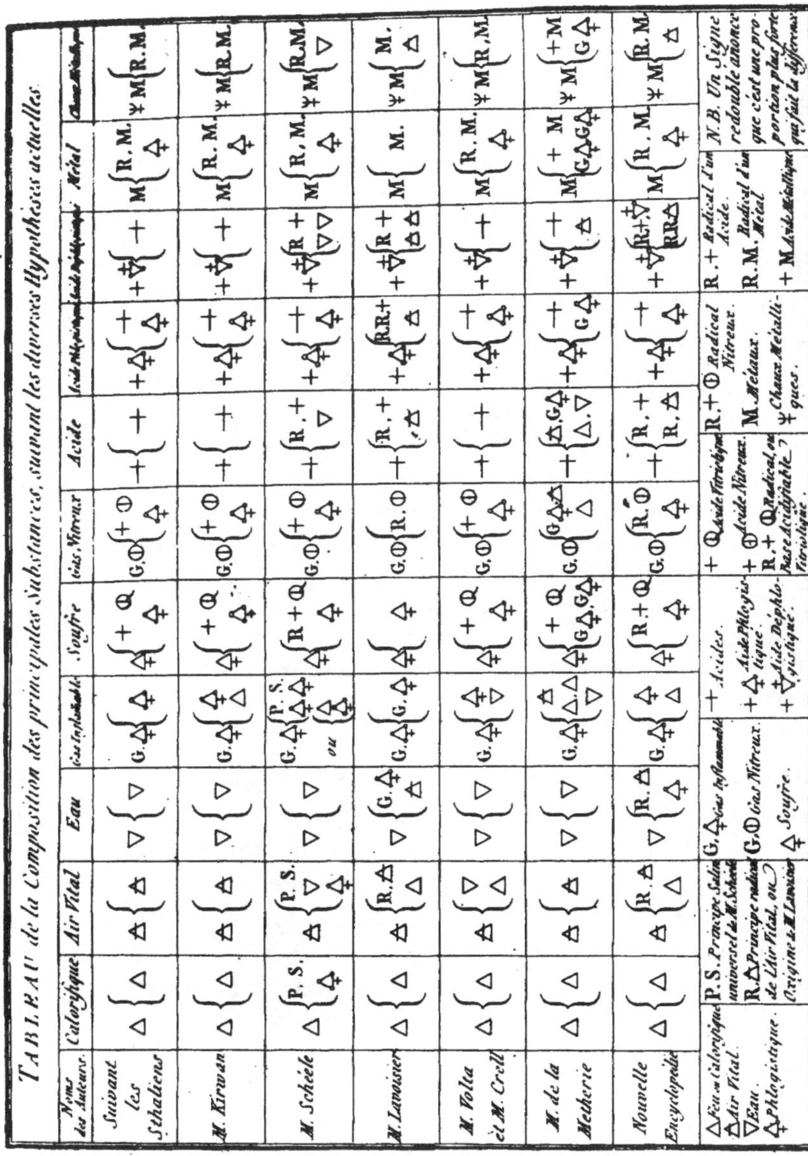

L.B. GUYTON DE MORVEAU, *Lettre de M. de Morveau à M. de La Métherie sur une Table synoptique des parties constituantes de quelques substances principales, suivant toutes les hypotheses*, in «Observations sur la physique», vol. 30, gennaio 1787, pp. 45-46.

dirsi in certo modo essere già un abito aeriforme, la fa passare alla natura di vera aria, mediante un'intima, ma semplice combinazione o col flogisto o coll'elemento del calore? Di aria cioè respirabile purissima con questo, e di schietta aria infiammabile con quello.[57]

Il primo impatto di Volta con la nuova chimica fu quindi di netto rifiuto. Nel 1779 Adair Crawford aveva pubblicato una teoria del calore e della respirazione animale che aveva suscitato molti dibattiti nel mondo scientifico, ma che fu anche largamente accolta.[58] Crawford, tra l'altro, considerava il calore e il flogisto due fluidi imponderabili di natura diversa e mutuamente esclusivi.

Tra coloro che accettarono questa teoria troviamo anche Alessandro Volta.

J'ai adopté la theorie de Mr. Crawford sur la chaleur pour ce qui regarde le feu elementaire contenu abondamment dans l'air dephlogistiqué, qui s'en échappe et se manifeste en qualité de chaleur sensible à mesure que cet air se charge de phlogistique, qui est son précipitant (précipitant, dis-je, par cela même qu'il est de nature analogue, de la maniere qu'un acide précipite un autre acide, une terre une autre terre ec.). Cela posé lorsqu'il s'agit de reduire l'air fixe en air dephlogistiqué, il faut un qui lui arrache le phlogistique, et un autre qui lui fournisse le feu elementaire, la fluide ignée: or ce feu sera fourni par les rayons du Soleil dans les plantes, comme il est fourni par la chaleur appliquée des charbons, ou des rayons solairs même rassemblés par un verre ardent, dans la reduction des métaux parfaits.[59]

Egli espose inoltre la teoria di Crawford in dettaglio nell'articolo *Calore* del *Dizionario* di Macquer.[60] Gli studi sul calore interessavano molto Volta sia per la sua formazione di fisico, sia per il fatto che questo fluido era strettamente implicato negli studi sulle arie infiammabili; infine, perché Volta era molto interessato allo studio dei vapori, particolarmente del vapore acqueo. Volta infatti si era interessato allo studio del vapore già nei primi anni '80: nel suo viaggio a Parigi del 1781/1782, durante il quale seguì il corso di chimica dell'irriducibile flogistista Bal-

---

[57] *Volatilità*, in OV, vol. 7, p. 105.

[58] Adair Crawford, *Experiments and observations on animal heat, and the inflammation of combustible bodies*, London, Murray, 1779; un estratto in italiano apparve sugli «Opuscoli scelti», vol. 3, 1780, pp. 39-98.

[59] Lettera a Senebier, Pavia, 21 Aprile 1783; in OV, vol. 6, p. 315.

[60] *Calore*, in OV, vol. 7, pp. 9-47.

thazar Georges Sage,[61] Volta compì anche alcune esperienze con Lavoisier e Laplace, che in quegli anni si occupavano dello studio del calore, per determinare lo sviluppo di elettricità per mezzo della semplice evaporazione dei corpi.[62] I suoi studi successivi sui vapori portarono Volta all'elaborazione della legge «della uniforme dilatazione dell'aria» nel 1793.[63]

Una delle idee guida di Volta era quella della gradualità nel passaggio tra i vari stati fisici o tra le varie sostanze: la prima applicazione di questo concetto riguardava l'aria fissa come media tra la deflogisticata e la flogisticata, in base alla quantità di flogisto contenuto in queste arie; la seconda applicazione riguardava lo stato di vapore come medio tra lo stato liquido (acqua) e quello di fluido permanentemente elastico, in base alla quantità di calore contenuto.

Alla luce dei nuovi fatti, per non rinunciare a considerare l'acqua come un elemento semplice, Volta dovette abbandonare in parte la teoria di Crawford, e «inventarsi» un nuovo ruolo per il flogisto, che divenne ora responsabile dello stato di fluido permanentemente elastico dell'acqua quasi tanto quanto il calore. In base a questa concezione, l'acqua si presentava come un elemento semplice che poteva presentarsi sotto diversi stati fisici. In sintesi, la teoria di Volta si può così schematizzare:

acqua = elemento semplice
acqua :: calore = vapore (fluido non permanentemente elastico)
(acqua :: calore) + calore = aria deflogisticata (fluido aeriforme permanente)
(acqua :: calore) + flogisto = aria infiammabile (fluido aeriforme permanente)
(:: = fisicamente combinato; + = chimicamente combinato)

A questo punto le differenze tra il flogisto e il calore diventavano estremamente sfumate e prevalevano invece le analogie, tanto che oggi sembrano l'uno il doppione dell'altro. Volta invece continuò a conside-

---

[61] Lettera al fratello Arcidiacono Luigi, Parigi, 15 gennaio 1782, in EV, vol. 2, p. 79.

[62] Lettera a Carlo Firmian, 7 maggio 1782; Lettera a Van Marum, Pavia, 28 novembre 1782; Lettera a Lorgna, Pavia, 15 marzo 1783; in OV, vol. 3, pp. 303-306. M. Beretta, *From Nollet to Volta: Lavoisier and electricity*, in «Revue d'histoire des sciences», vol. 54, fasc. 1, 2001, pp. 29-52.

[63] I. Guareschi, *Notizie storiche sulla legge della dilatazione dei gas di Volta*, in *Supplemento annuale alla Enciclopedia di Chimica*, Torino, UTET, vol. XXX, 1914, pp. 353-394.

rarli due fluidi diversi seppure analoghi,[64] cercando di mantenersi in linea con la teoria di Crawford:

> Ma perché siavi contrarietà, e mutua opposizione tra questi due principj, in quanto che si escludono vicendevolmente, non ne viene che in fondo non vi abbia dell'analogia tra essi: anzi come un acido ne scaccia un altro di specie diversa, sostituendosi a suo luogo, l'alcali fisso svolge l'alcali volatile da una base, cui egli s'attacca, una terra precipita un'altra terra, un metallo un altro metallo; così può intendersi, che il flogisto non differisca dal fuoco, che scaccia, e che rimpiazza, più di quello differisce e. g. l'acido vitriolico dall'aria fissa, l'alcali fisso dall'alcali volatile; che ne differisce soltanto per una modificazione o composizione particolare, tale però, che basta, perché si debbano avere il flogisto, e il fuoco per due sostanze assolutamente distinte.[65]

Anche negli anni successivi Volta non aderì mai completamente alla nuova chimica. La scelta del libro di testo per le sue lezioni universitarie è rappresentata dagli *Elementi di Fisica Sperimentale* di Giuseppe Saverio Poli,[66] che avevano come supplemento i *Fondamenti della Scienza fisico-chimica* di Vincenzo Dandolo.[67] Le motivazioni di questa scelta ci sono fornite da Volta stesso:

> Quest'Opera peccando un poco nel diffuso, per quel che dovrebbe essere un libro di Elementi, con che però si guadagna dalla parte della chiarezza, è assolutamente buona, e comprende tutte, o quasi tutte le moderne scoperte. Trovansi esposte nel testo con sufficiente chiarezza sì le nuove teorie degli *Antiflogistici* o *Pneumatici*, che le antiche de' *Stahliani*, con tutte le modificazioni che hanno ricevuto; intorno alle quali teorie se resta in sospeso il Poli nulla dicendo, e propendendo piuttosto verso la *Dottrina del Flogisto*, alla quale conforma in maggior parte le sue spiegazioni, il Dandolo all'incontro nelle sue lunghe note sta per la *teoria antiflogistica* di Lavoisier, e per la *nuova Nomenclatura*, saldo e forte nel combattere ad ogni occasione la Dottrina del Flogisto. In tal modo verranno ad avere gli Scolari i fondamenti e le ragioni delle diverse teorie, che hanno eccitate in questi ultimi anni tante dispute calorose; e si porranno in istato d'intendere a

---

[64] *Flogisto*, in OV, vol. 7, pp. 49-59.

[65] *Calore*, in OV, vol. 7, pp. 40-41.

[66] G.S. Poli, *Elementi di fisica sperimentale*, Venezia, A. Curti, 1795.

[67] V. Dandolo, *Fondamenti della scienza chimico-fisica applicati alla formazione de' corpi ed ai fenomeni della natura. Esposti in due dizionarj che comprendono il linguaggio nuovo e vecchio, vecchio e nuovo de' fisico-chimici*, Venezia, A. Curti, 1795.

dovere tutte le *Opere Fisico-chimiche*. Non tralascia poi il Poli in questi suoi Elementi di esporre anche le altre idee sul fuoco di Scheele, di de Luc, e di altri.[68]

Dunque Volta considerava importante fornire agli allievi il confronto tra le due teorie, implicitamente perché non era del tutto convinto della nuova. Una ragione non secondaria per la scelta di questo testo era inoltre il fatto che esso conteneva un'ampia trattazione dell'elettricità atmosferica, inserita dai curatori come integrazione alle scarne indicazioni fornite da Poli.[69]

Conclusione

Si può affermare senza ombra di dubbio che l'ambiente pavese (e la Lombardia in generale, se consideriamo anche l'opera e la fama europea di Marsilio Landriani,[70] e le critiche alla nuova chimica mosse da Pini e da Sangiorgio)[71] era estremamente ricettivo e intellettualmente vivace.[72]

All'interno dell'Università di Pavia, inoltre, era plausibile che Volta, Spallanzani e Brugnatelli avessero scambi e contatti. Volta era in una posizione intermedia perché era amico di Brugnatelli ma anche di Spallanzani, mentre Brugnatelli e Spallanzani erano in cattivi rapporti. Ma frequentare lo stesso ambiente fornisce solo una cornice di riferimento; se si entra nello specifico del lavoro di questi scienziati pavesi, emerge che le peculiarità individuali erano molto maggiori rispetto ai fattori unificanti. Questo, a mio parere, è dovuto interamente alla diversa formazione scientifica dei tre: un naturalista, un fisico sperimentale, un chimico-medico.

---

[68] A. Volta, *Prospetto delle lezioni, che tiene nel suo annuo corso il professore di fisica particolare*, Lettera al Magistrato Politico Camerale ed alla Giunta degli Studi, Luglio 1794 [1795], in EV, vol. 3, p. 517.

[69] *Riflessioni sull'elettricità*, in G.S. Poli, *Elementi di fisica sperimentale*, Venezia, A. Curti, 3. ed., 1798, vol. 4, pp. 355-394, tra le lezioni 26 e 27.

[70] (1751-1816). LUI, vol. 11, p. 490. S. Escobar, *I viaggi di informazione tecnico-scientifica di Marsilio Landriani. Un caso di spionaggio industriale*, in *Economia, istituzioni, cultura in Lombardia nell'età di Maria Teresa*, cit., vol. 2: *Cultura e società*, pp. 533-542; si vedano anche i saggi introduttivi a M. Landriani, *Relazioni di Marsilio Landriani sui progressi delle manifatture in Europa alla fine del Settecento*, introduzione e cura di M. Pessina, Milano, Il Polifilo, 1981; M. Landriani, *Ricerche fisiche intorno alla salubrità dell'aria. Con un articolo di Alessandro Volta sull'eudiometria*, introduzione e cura di M. Beretta, Firenze, Giunti, 1995.

[71] Vedi ultimo capitolo.

[72] A. De Maddalena-E. Rotelli-G. Barbarisi (a cura di), *Economia, istituzioni, cultura in Lombardia nell'età di Maria Teresa*, cit.; in particolare si vedano i voll. 2 e 3.

Ognuno di essi cercava risposte diverse a diversi problemi, seppure all'interno della stessa disciplina. Spallanzani, il più estraneo alla chimica in senso stretto, doveva soddisfare la sua sete di esperimenti. Era infatti tipico di questo naturalista verificare sperimentalmente ogni fatto nuovo in modo quasi ossessivo. I suoi diari di laboratorio sono pieni di innumerevoli variazioni dello stesso esperimento, e questo in tutti i campi da lui affrontati: dalla fisiologia, alla mineralogia, agli studi sulla generazione.[73] La maggior parte delle competenze chimiche di Spallanzani veniva dalle sue conoscenze mineralogiche, e in particolare dalle opere di Tobern Bergman;[74] cominciò ad interessarsi alla chimica pneumatica solo quando cominciò a studiare da un lato la fisiologia della respirazione e, dall'altro, grazie alle scoperte di Volta sull'aria infiammabile delle paludi,[75] i «fuochi naturali». Inoltre, il *Chimico esame* (vedi capitolo sul fosforo) si inseriva nella conclusione di una disputa verbale molto pesante con Brugnatelli per il refuso che attribuiva a Spallanzani la teoria termossigena. Era sul terreno degli esperimenti e non su quello teorico che il naturalista emiliano non aveva rivali, e l'esame degli esperimenti di Göttling serviva anche a dimostrare l'alto livello scientifico dell'intervento di Spallanzani a scapito delle dubbie teorie di Brugnatelli.

Volta invece cercava risposte agli studi sul calore e sull'evaporazione. La sua originalità sta nel fatto che, a differenza di altri fisici «matematici», cioè non «sperimentali», il suo approccio a questo tipo di fenomeni lasciava spazio alla dimensione chimica. È interessante notare come Volta, quando ragionava in termini fisici, usasse il termine «principio calorifico», per indicare il calore o fuoco, mentre quando ragionava da chimico impiegasse il termine «fluido igneo». Era dunque capace di tenere presente entrambi gli aspetti, chimico e fisico, dei fenomeni del calore; questo dimostra che il problema della distinzione di questi due aspetti, e della conseguente divisione disciplinare tra chimica e fisica, appartiene forse più agli storici della scienza che ad uno scienziato del Settecento. A que-

---

[73] Numerosi giornali di laboratorio sono conservati presso la Biblioteca Municipale «A. Panizzi» di Reggio Emilia: P. Manzini (a cura di), *Catalogo dei manoscritti di Lazzaro Spallanzani*, Reggio Emilia, Tecnostampa, 1981. Si veda anche P. Di Pietro, *Lazzaro Spallanzani sperimentatore*, in *Economia, istituzioni, cultura in Lombardia nell'età di Maria Teresa*, vol. 2: *Cultura e società*, cit., pp. 461-475.

[74] (1735-1784). W.A. Smeaton, *Bergman, Tobern Olof*, in DSB, vol. 2, pp. 4-8.

[75] A. Volta, *Lettere sull'aria infiammabile nativa delle paludi*, Milano, G. Marelli, 1777; quest'opera ebbe quattro traduzioni in tedesco tra il 1777 e il 1778 e una traduzione in francese nel 1778. OV, vol. 6.

sto proposito, si noti che anche a Bologna la chimica pneumatica era parte dell'insegnamento di fisica sperimentale.

L'unico vero chimico tra questi personaggi fu Brugnatelli, e, paradossalmente, fu l'unico a fare «brutta figura». Proprio la sua formazione lo portò a considerare nel profondo le riforme e le innovazioni teoriche lavoisieriane, che forse i suoi colleghi coglievano solo a un livello più superficiale. Brugnatelli teneva molto alla perfezione della sua disciplina, intesa a tutto tondo, sia a livello di campo di indagine, sia a livello applicativo; Volta e Spallanzani invece si interessarono solo agli aspetti più direttamente legati ai loro programmi di ricerca. Ecco perché Brugnatelli spese così tante energie attraverso l'impegno ostinato nel promuovere il suo sistema e le sue riforme, nonostante le critiche.

Questi tre diversi approcci nello stesso contesto istituzionale ci dimostrano come la chimica fosse tentacolare nelle sue manifestazioni. Come giustamente ha sottolineato David Knight, nel secolo successivo la chimica divenne la scienza di base per tutte le altre;[76] il caso pavese dimostra che la costruzione di questa base era cominciata già nel Settecento: nell'Ottocento si ebbe piena la consapevolezza del valore e dell'estensione degli ambiti di ricerca della chimica, ma di fatto già nel secolo precedente chiunque intraprendesse uno studio di tipo sperimentale prima o poi incappava in qualcosa di appartenente al suo dominio.

A mio avviso, la difficoltà storiografica che si incontra nel definire il dominio della chimica relativamente al XVIII secolo deriva dalle molteplici applicazioni pratiche di questa disciplina, applicazioni che esistevano da molto prima di Lavoisier, sia a livello di tecniche che a livello scientifico (dall'arte tintoria all'arte vetraria, dalla manifattura della polvere da sparo alla farmacia). Credo si possa dire che anche con la rivoluzione lavoisieriana il «territorio» della chimica non fu meglio delimitato. Lavoisier stesso era circondato da chimici con interessi diversi: Berthollet nei confronti della chimica fisica e Fourcroy della chimica farmaceutica, per fare solo due esempi.

Le ragioni del successo ottocentesco di questa disciplina vanno comunque cercate nel secolo precedente, e attraverso lo studio del caso pavese è possibile vedere come già nel corso del Settecento la chimica si fosse avviata a grandi passi a diventare la scienza fondamentale, rendendosi

---

[76] D. Knight, *Ideas in chemistry: A history of the science*, London, Athlone Press, 1992, pp. 54-67.

indipendente dalla fisica.[77] Credo che questo tipo di approccio sia utile per risolvere molti problemi storiografici, e per rispondere alla domanda sul perché, appunto, molti medici e fisiologi, e quasi tutti i fisici sperimentali e gli «elettricisti» settecenteschi si occupassero anche di chimica.

[77] *Ibidem*, pp. 41-53.

Capitolo terzo

LA CHIMICA UTILE: L'AMBIENTE PIEMONTESE

> [...] un chimico di sola teoria qualunque, e formato con sole letture ed anco meditazioni, non è nel fatto né più giudice nella scienza, né più utile alle tante arti che ne dipendono, di quello possa esserlo un metafisico nell'orologeria. *

Il contesto dell'Accademia delle Scienze di Torino

Le origini dell'Accademia delle Scienze di Torino si ritrovano (anche) in una disputa tra Giambattista Beccaria,[1] professore di fisica sperimentale dal 1748 all'Università di Torino, ed i suoi allievi Giovanni Francesco Cigna[2], Giuseppe Luigi Lagrange[3] e Giuseppe Angelo Saluzzo di Monesiglio.[4] Brevemente, la disputa riguardava la possibilità o meno di mantenere a lungo la vita di un organismo animale in un ambiente chiuso: per Beccaria non era possibile; per i suoi allievi sì. La disputa portò Cigna, Lagrange e Saluzzo a continuare gli esperimenti e così nel 1757 nacque la Società Privata Torinese, che dal 1760 ottenne la dignità di fregiarsi del titolo di Società Reale. I risultati delle ricerche e gli atti venivano pubblicati nelle «Miscellanea Philosophico-Mathematica», in latino, a partire del 1759.[5]

---

* Marco Carburi ai Riformatori, Padova, 8 novembre 1797; citato in V. Giormani, *L'insegnamento della chimica all'università di Padova dal 1749 al 1808*, in «Quaderni per la storia dell'Università di Padova», vol. 17, 1984, p. 126.

[1] (1716-1781). A. Pace, *Beccaria, Giambattista*, in DBI, vol. 9, pp. 469-471.

[2] (1734-1790). U. Baldini, *Cigna, Giovanni Francesco*, in DBI, vol. 25, pp. 479-482.

[3] (1736-1813). J. Itard, *Lagrange, Louis*, in DSB, vol. 7, pp. 559-573.

[4] (1734-1810). F. Sclopis, *Giuseppe Angelo Saluzzo*, in BII, vol. 1, pp. 102-105; LUI, vol. 19, p. 653.

[5] Sull'Accademia delle Scienze di Torino: V. Ferrone, *La nuova Atlantide e i lumi. Scienza e politica nel Piemonte di Vittorio Amedeo III*, Torino, Albert Meynier, 1988; *Tra Società e Scien-*

Lo *status* di Accademia Reale delle Scienze di Torino arrivò nel 1783. Essa comprendeva 20 membri nazionali e 20 stranieri. Già prima del 1785 tra i membri stranieri figuravano Macquer (alla morte del quale venne eletto Scheele), Laplace, Monge, Lorgna, Bergman, Spallanzani, Priestley, Landriani, Morveau, Achard. Poi si aggiunsero Scopoli e Berthollet nel 1787; e quindi Antoine Monnet.[6]

Saluzzo fu il primo presidente, fino al 1788, quando fu sostituito da Morozzo; Cigna fu il primo segretario. Quest'ultimo in seguito scrisse una memoria in cui ritrattava le precedenti conclusioni in merito alla disputa sulla respirazione animale in luogo chiuso, dando ragione a Beccaria,[7] che però si mantenne sempre esterno all'Accademia.

Già nel motto *Veritas et Utilitas* era presente l'intento di questa istituzione: curare e coltivare le scienze per ricavarne utili vantaggi pratici; infatti lo scopo era quello di creare un ceto privilegiato di tecnocrati al servizio della monarchia sabauda e gli argomenti più ampiamente trattati, per quanto riguarda la chimica, furono la produzione del salnitro, la metallurgia e le ricerche di chimica tintoria, ai quali va aggiunto l'importante studio di Saluzzo sul fluido elastico che si sviluppa nella combustione della polvere da sparo.[8]

L'Accademia cercò, e con successo, di trovare un proprio spazio in Europa, nell'Europa delle prestigiose Accademie di Parigi e Berlino. Adottando il francese come lingua ufficiale, al posto del latino dei tempi della Società Privata, si confermava questo intento. L'Accademia riceveva articoli di scienziati francesi e tedeschi, ed i suoi membri pubblicavano all'estero, soprattutto sul «Journal de Physique» e sulle «Annales de Chi-

---

za. 200 anni di storia dell'Accademia delle Scienze di Torino. Saggi Documenti Immagini, Torino, Allemandi, 1988; per un discorso più generale, si veda G. Ricuperati, *Intellettuali e istituzioni culturali nel '700 italiano*, in *Lazzaro Spallanzani e la biologia del '700*, cit., pp. 517-551. Per quanto riguarda la nuova chimica a Torino si vedano F. Abbri, *De utilitate chemiae in oeconomia reipublicae. La rivoluzione chimica nel Piemonte dell'Antico Regime*, in «Studi storici», vol. 30, n° 2, 1989, pp. 401-433; G. Pedrocco, *Scienziati piemontesi nell'evoluzione chimica settecentesca*, in G.C. Calcagno-V. Pallotti-G. Pedrocco (a cura di), *Scienze e tecnologie in Europa nell'età moderna*, Bologna, CLUEB, 1979, pp. 15-83.

[6] (1734-1817). R. Rappaport, *Monnet, Antoine*, in DSB, vol. 9, pp. 478-479.

[7] G.F. Cigna, *De caussa extinctionis flammae, & animalium in aëre interclusorum*, in «Mélanges de Philosophie et de Mathématique de la Société Royale de Turin pour les Années 1760-1761», pp. 168-203.

[8] G.A. Saluzzo, *Mémoire sur la nature du fluide élastique qui se dévelope de la poudre à canon*, in «Miscellanea Philosophico Mathematica Societatis privatae Taurinensis», vol. 1, 1759, pp. 3-17; pp. 115-146. Cfr. F. Abbri, *Le terre, l'acqua, le arie*, cit., pp. 142-143; Id., *La chimica italiana dalle origini ad Avogadro*, in C. Maccagni-P. Freguglia (a cura di), *La storia delle scienze*, Torino, UTET, vol. 5, tomo 2, 1989, pp. 398-399.

mie». L'orientamento politico filofrancese sia da parte dello Stato che dei membri dell'Accademia contribuì a rendere possibile la rapida conoscenza dei fatti nuovi che avvenivano a Parigi nel campo della chimica. Lavoisier stesso inviò i suoi *Opuscules* all'Accademia, nel 1774,[9] e il 30 novembre 1787 gli autori (Lavoisier, Morveau, Berthollet e Fourcroy) donarono all'Accademia una copia della *Méthode.* Il 31 agosto 1788 Lavoisier fece dono dell'*Essay on phlogiston* di Kirwan, annotato e tradotto dalla *coterie* antiflogistica.[10] Allo stesso modo, Francesco Aglietti donò all'Accademia i primi tre volumi del «Giornale per servire alla storia ragionata della medicina di questo secolo».[11] Tra il 1790 e il 1791 arrivarono all'Accademia i primi 10 volumi degli «Opuscoli scelti», la collezione completa della «Biblioteca fisica d'Europa», gli *Elements de l'art de la teinture* di Berthollet[12] e alcuni *Mémoirs* a stampa di Seguin.[13]

La possibilità di essere così aggiornati derivava dal fatto che gli accademici stessi si premuravano di arricchire la biblioteca dell'Accademia; inoltre il sistema della corrispondenza costituiva un'ulteriore fonte di informazione. Dal 20 novembre 1783, Senebier divenne corrispondente di Saluzzo, Magellan di Cigna, Chaptal di Giuseppe Maria Urbano Fontana.[14] Tra gli italiani, Marco Carburi dal 26 giugno 1785 divenne corrispondente di Morozzo[15] e Brugnatelli dal 28 novembre 1790 divenne corrispondente di Fontana.[16] Dall'11 dicembre 1791 Giobert divenne corrispondente di Seguin. Alla morte di Fontana, Chaptal iniziò a corrispondere con Costanzo Benedetto Bonvicino,[17] e Brugnatelli con Prospero Balbo.[18]

---

[9] Lettera del 19 gennaio 1774, in A.L. Lavoisier, *Oeuvres de Lavoisier. Correspondance, 2. 1770-1775*, a cura di R. Fric, Paris, Albin Michel, 1957, p. 409.

[10] «Mémoires de l'Académie des Sciences de Turin» [MARST], Années 1788-1789, vol. 4, 1790, p. CVII.

[11] *Ibidem.*

[12] C.L. Berthollet, *Éléments de l'art de la teinture*, Paris, Didot, 1791.

[13] A.F. Fourcroy-N. Vauquelin-A. Seguin, *Mémoire sur la combustion du gaz hydrogène dans des vaisseaux clos*, letto all'Accademia delle Scienze di Parigi il 21 maggio 1790; le altre memorie riguardavano le sensazioni di caldo e di freddo, letta alla Società Reale di medicina il 24 dicembre 1790, l'eudiometria, letta all'Accademia delle Scienze di Parigi il 28 marzo 1791, i fenomeni che dipendono dal calore. Cfr. MARST, Années 1790-1791, vol. 5, 1793.

[14] (1753-1791). Farmacista torinese, segretario perpetuo della Società Reale di Agricoltura di Torino.

[15] MARST, Années 1788-1789, vol. 4, 1790, p. CLX.

[16] MARST, Années 1790-1791, vol. 5, 1793, p. VI.

[17] (1739-1812). A. Gaudiano, *Bonvicino, Costanzo Benedetto*, in DBI, vol. 12, pp. 476-477.

[18] (1762-1837). F. Sirugo, *Balbo, Prospero*, in DBI, vol. 5, pp. 416-431.

Nonostante il cospicuo apporto dei chimici francesi, la voce antiflogistica di Giobert a Torino rimase isolata, poiché Saluzzo, Morozzo, Cigna e Bonvicino (che dava corsi privati di chimica e aveva un laboratorio con notevoli collezioni didattiche)[19] rimasero saldamente ancorati alla vecchia dottrina.[20] Probabilmente anche per questo si nota negli scritti di Giobert una considerevole prudenza nel prendere posizione a favore di Lavoisier, ed una continua giustificazione del perché egli adotti la nuova chimica e la nuova nomenclatura.

Oltre a Giobert, Saluzzo e Bonvicino, ricordo Carlo Lodovico Morozzo di Bianzé,[21] autore di lavori sulla respirazione, sui gas, sulle piante e sul fosforo di Bologna,[22] Vittorio Amedeo Gioannetti,[23] maestro di Bonvicino e chimico analitico e industriale (si occupò del gres e delle porcellane), e i mineralogisti Benedetto Spirito Nicolis di Robilant[24] e Carlo Antonio Napione.[25] Studi rilevanti dal punto di vista chimico furono compiuti anche da Gioacchino Bonaventura Argentero, Marchese di Brézé[26] e da Felice di San Martino della Motta.[27]

Un grande progetto di ricerca svolto dagli accademici torinesi fu quello dell'analisi delle acque minerali.[28] Gioannetti, Bonvicino, Brézé, San Martino, Fontana e Giobert pubblicarono numerose e dettagliate analisi delle acque minerali, riportando sempre i risultati ponderali dei componenti rinvenuti in esse, e prestando un'attenzione particolare al loro uso

---

19 MARST, Années 1788-1789, vol. 4, 1790, p. CXXII.

20 Bonvicino abbandonò la teoria del flogisto solo nel 1800, quando fu nominato professore di chimica farmaceutica e storia naturale dei medicamenti all'Università di Torino; cfr. DBI, *sub voce*, cit. Egli fu autore degli *Elementi di chimica farmaceutica e di istoria naturale, e preparazione dei rimedj* [...], Torino, Stamperia nazionale, 1803-1810. Il primo volume fu recensito sugli «Opuscoli scelti», vol. 22, 1803, p. 43.

21 (1744-1804). P. Balbo, *Vita del Signor Carlo Ludovico Morozzo*, in «Memorie di matematica e fisica della Società Italiana», vol. 15, 1811, pp. LXV-LXXVII; LUI, vol. 14, p. 266.

22 F. Abbri, *La chimica italiana...*, cit., p. 401.

23 (1729-1815). LUI, vol. 9, p. 62; G. Pedrocco, *Scienziati piemontesi...*, cit., p. 27 e p. 36, nota 34.

24 (1724-1801). G. Pedrocco, *Scienziati piemontesi...*, cit., p. 36, nota 33.

25 (m. 1814). *Ibidem*, p. 63, nota 43. Napione fu autore degli *Elementi di mineralogia* [...], Torino, Stamperia Reale, 1797, che furono ampiamente recensiti sulle «Annales de chimie», vol. 24, an 6, 1797, pp. 190-196.

26 (1727-1796). G. Pedrocco, *Scienziati piemontesi...*, cit., p. 64, nota 63.

27 (1762-1818). *Ibidem*, pp. 64-65, nota 65.

28 B. Maffiodo, *I borghesi taumaturghi. Medici, cultura scientifica e società in Piemonte fra crisi dell'Antico Regime ed età napoleonica*, Firenze, Olschki, 1996, pp. 83-86.

medico.[29] L'attenzione alla salute pubblica dal punto di vista chimico emerge anche dalla memoria di Bonvicino sull'analisi di sette diversi tipi di sale comune da cucina,[30] e da quella di San Martino sulla necessità di depurare l'aria degli ospedali.[31] Inoltre, l'Accademia incaricò il naturalista G.P.M. Dana,[32] Bonvicino, Fontana e Giobert di stilare un rapporto sulla salubrità di Biella, analizzando le esalazioni putride, la loro formazione, la loro influenza sull'economia animale e sull'insorgere di malattie.[33]

Un altro tema importante fu quello dei coloranti. Oltre al già ricordato studio di Morozzo, anche Bonvicino se ne occupò, dapprima studiando il blu di Prussia[34] e poi le tinture vegetali.[35] Fu il Re Vittorio Amedeo

---

[29] V.A. Gioannetti, *Analyse des Eaux minerales de Saint Vincent & de Courmayeur*, Torino, Briolo; Paris, Didot, 1779. Il volume ebbe molto successo, e venne recensito nelle «Observations sur la physique», vol. 18, settembre 1781, p. 240; nel «Giornale de' letterati» (Modena), vol. 22, 1780, pp. 247-280; nel «Giornale per servire alla storia ragionata della medicina di questo secolo», vol. 1, 1783, pp. 358-361; C.B. Bonvicino, *Analyse des principales eaux minerales de la Savoie*, in MARST, Années 1784-1785, 2e partie, 1786, pp. 419-454; Marchese di Brézé, *Analyse des eaux médicinales de Casteletto Adorno et de S. Genis, ainsi que de quelques autres fontaines et puits du Piémont*, in MARST, Années 1784-1785, 2e partie, 1786, pp. 7-91 [4 dissertazioni]; Id., *Analyse de l'eau sulfureuse de Lu en Montferrat* [25 giugno 1789], in MARST, Années 1788-1789, vol. 4, 1790, pp. 234-240. L'analisi dell'acqua di S. Genis fu pubblicata anche in italiano come *Analisi dell'acqua di S. Genis*, in «Opuscoli scelti», vol. 10, 1787, pp. 387-417, mentre l'analisi dell'acqua del Monferrato fu recensita in «Observations sur la physique», vol. 43, 1793, p. 463; Felice di San Martino della Motta, *Sur la fontaine verte de St. Marcel*, in MARST, Années 1784-1785, 2e partie, 1786, pp. 1-12; G.M.U. Fontana, *Analyse des eaux thermales de Vinay avec des observations sur les insectes microscopiques qui y sont contenus ainsi que dans leurs mousses*, in MARST, Années 1784-1785, 2e partie, 1786, pp. 92-122; G.A. Giobert, *Des eaux sulphureuses et thermales de Vaudier, avec des observations physiques, économiques et chimiques sur la Vallée de Gesse et des remarques sur l'analyse des eaux sulphureuses en générale*, Torino, Jacopo Fea, 1793. Quest'opera riscosse un grande successo e venne recensita nel «Giornale de' letterati» (Pisa), vol. 99, 1795, pp. 257-283; nel «Giornale per servire alla storia ragionata della medicina di questo secolo», vol. 9, 1794, pp. 193-206; 241-254; 265-281; nel «Journal de physique», vol. 4 [47], an 6 [1798], pp. 197-201.

[30] C.B. Bonvicino, *Analyse chimique et comparée de la plupart des sels marins qu'on distribue au public dans les États de S. M.* [21 dicembre 1787], in MARST, Années 1786-1787, 1788, pp. 645-657.

[31] F. di San Martino della Motta, *Lettera in cui si propone un metodo per migliorare l'aria negli Ospedali, ed in altri luoghi in cui abbonda l'aria mefitica* [Torino, 20 giugno 1784], in «Opuscoli scelti», vol. 7, 1784, pp. 221-225.

[32] (1736-1801). D. Silvestri, *Dana, Giovanni Pietro Maria*, in DBI, vol. 32, pp. 387-388.

[33] Rapporto del 23 gennaio 1791. Cfr. MARST, Années 1790-1791, vol. 5, 1793, pp. XXXII-XXXIX. Sull'intreccio tra la medicina e la scienza a Torino si veda B. Maffiodo, *Medicina, scienza e cultura delle riforme in Piemonte tra la fine dell'antico regime e l'età napoleonica*, in M.L. Betri-A. Pastore (a cura di), *L'arte di guarire. Aspetti della professione medica tra Medioevo ed età contemporanea*, Bologna, CLUEB, 1993, pp. 119-134.

[34] C.B. Bonvicino, *Dissertation sur l'alcali phlogistiqué* [22 novembre 1789], in MARST, Années 1788-1789, vol. 4, 1790, pp. 382-392.

[35] C.B. Bonvicino, *Sur quelques propriétés irrégulières de la teinture violette des fleurs de mauve, et de la lessive de prusse considérées comme réagens chimiques* [31 maggio 1792], in

III a volere che l'Accademia si occupasse di trovare un metodo economico per produrre il blu, che doveva servire anche per tingere le divise dell'esercito.[36] A tale scopo venne istituita una commissione di nove membri, denominata Deputazione per le tinture, e fu impiantato un laboratorio.

[...] elle [l'Accademia] a assigné des fonds considérables, qui ont été employés en grande partie à garnir d'utensiles & de réagens un laboratoire chimique, qui avoit été construit par les soins de Messieurs le Comte Saluces, & le Chevalier Napion, & qui depuis a été transporté dans une autre pièce pour faire place à la bibliothèque, l'Académie ayant loué un appartement attenant à ses salles.[37]

In particolare, Fontana, Giobert e Bonvicino ebbero il compito di redigere un indice dei reagenti e degli strumenti necessari per approntare il laboratorio.[38] Giobert nutriva un forte interesse per l'arte tintoria: nel 1790 installò vicino a Torino un impianto per la sbianca delle tele. Il suo lavoro privato si riflette anche nei rapporti che presentò all'Accademia:

M. Gioberti fit à peu près la même chose [tintura] à l'égard des fils, des cotons & des toiles. Il pouvoit le faire mieux que personne, puisqu'il s'en étoit occupé depuis long-tems: il avoit même établi une fabrique pour le blanchiment des fils & des toiles par l'acide marin oxigéné, d'après la découverte lumineuse de M. Berthollet notre confrère; & si cette fabrique étoit tombée dès son commencement, ce n'étoit pas surement la faute de la théorie.

Le même Gioberti annonça à l'Académie par une lettre du 23 novembre 1790 la découverte d'une nouvelle liqueur, propre à détruire toutes les couleurs végétables. Le 6 février de l'année suivante il communiqua de nouveaux détails sur les proprietés de cette liqueur, dont il s'est proposé de donner connoissance, ayant souhaité en attendant de prendre date de sa découverte.[39]

Nonostante gli sforzi di Giobert, il lavoro della Deputazione per le tinture non ebbe buon esito, principalmente perché mancò il coordina-

---

MARST, Années 1795-1796, vol. 5, 1793, pp. 391-394; Id., *Essai d'expériences propres à découvrir dans les végétaux la nature de quelques substances qui ne sont pas encore assez connues* [20 marzo 1791], *ibidem*, pp. 395-400.

[36] L. Dolza, *Dyeing in Piedmont in the late eighteenth century*, in «Archives internationales d'histoire des sciences», vol. 46, n° 136, 1996, pp. 75-83.

[37] MARST, Années 1790-1791, vol. 5, 1793, pp. XXX-XXXI.

[38] F. Abbri, *De utilitate chemiae...*, cit., p. 427.

[39] MARST, Années 1790-1791, vol. 5, 1793, p. XVIII.

mento tra i suoi membri, e Luisa Dolza afferma che il laboratorio istituito appositamente non venne mai usato.[40]

La nuova chimica

Come già ricordato, sia Berthollet come socio nazionale (era nato in Savoia), che Guyton de Morveau come socio straniero, erano membri dell'Accademia delle Scienze. Nei «Mémoirs» ciascuno dei due vide pubblicata una propria memoria. Quella di Berthollet, letta il 5 luglio 1787,[41] era scritta impiegando la nuova nomenclatura, con i vecchi nomi messi tra parentesi. Essa riguardava l'acido muriatico ossigenato, e poneva la questione estremamente importante del ruolo dell'ossigeno in questo acido. Il problema era: l'acido muriatico ossigenato non fa effervescenza (segno di emissione di gas, che secondo Lavoisier era ossigeno) con i carbonati alcalini; dunque l'ossigeno fa eccezione per questo acido? Berthollet unì il gas acido muriatico ossigenato (ottenuto versando acido muriatico sulla manganese) alla potassa caustica; da ciò ottenne del muriato di potassa (sal febrifugo di Sylvius) e una piccola quantità di un nuovo sale che Berthollet, in base ai principi della nuova nomenclatura, chiamò «muriato ossigenato di potassa». Questo nuovo sale detonava con il carbone, e dopo la detonazione diventava muriato di potassa ordinario. Però non decomponeva l'ammoniaca, il che dimostrava che l'ossigeno vi era unito intimamente.

La memoria di Guyton[42] trattava invece della saturazione dei sali, ed era basata sullo studio delle affinità. Nonostante questa memoria fosse del 1788, la nomenclatura impiegata era prevalentemente quella proposta da Guyton stesso nel 1782, con alcuni termini della nuova; tuttavia, Guyton scrisse anche:

> Je suis fort éloigné de vouloir réduire ce problème important à une pure question de mots; mais il me semble que la première chose est de convenir de la valeur des termes qu'on emploie, si l'on ne veut s'exposer à tout confondre.[43]

---

[40] L. Dolza, *Dyeing in Piedmont...*, cit., p. 80.

[41] C.L. Berthollet, *Observations sur quelques combinaisons de l'acide muriatique oxigené* [5 luglio 1787], in MARST, Années 1786-1787, 1788, pp. 385-396.

[42] L.B. Guyton de Morveau, *Mémoire sur la saturation des sels, et sur l'affinité d'un composé avec un de ses principes par excès*, in MARST, Années 1788-1789, vol. 4, 1790, pp. 18-37.

[43] *Ibidem*, p. 20.

Un altro socio straniero era Monnet, il quale si schierò apertamente contro la nuova chimica. Monnet citava espressamente Saluzzo e prendeva spunto dalla sua teoria (vedi più avanti), chiamando l'aria vitale «aria principio», come Saluzzo, «ou avec M. Lavoisier air acidifiant».[44] Ma in una nota ipotizzava l'identità dell'aria acidificante con la materia sottile, elettrica, che combinata con l'acqua produceva tutti gli effetti attribuibili all'elettricità.[45] In una *Dissertazione* scritta appositamente, Monnet criticò duramente la nuova chimica,[46] accusando i «nuovi Chimici» di aver fondato la loro teoria solo su pochi fatti isolati. Faceva di Scheele il precursore dei neochimici, e chiamava sprezzantemente l'ossigeno «ce principe de M. Lavoisier».[47]

Il problema trattato in questa memoria riguardava l'acido dello zucchero, ricavato versando acido nitroso appunto sullo zucchero. Dopo aver esposto la teoria stahliana e quella pneumatica relativa all'azione degli acidi (in base alla prima gli acidi tolgono flogisto alla sostanza cui si uniscono; in base alla seconda invece vi aggiungono ossigeno), Monnet propose la sua interpretazione: l'acido nitroso, distruggendo l'organizzazione dei corpi, ne distruggeva anche il flogisto. Monnet criticava i neochimici in base al dato sperimentale che di fatto esistevano solamente due sostanze capaci di diventare acide versando su di esse l'acido nitroso: lo zucchero e l'arsenico; i neochimici su questi soli fatti avevano fondato tutta la loro teoria.[48]

Dopo aver ripetuto l'esperimento con l'acido nitroso, Monnet rifece l'esperimento impiegando gli altri due acidi forti utilizzati nell'analisi classica delle sostanze. Versò acido marino sullo zucchero e ottenne un sale completamente diverso: ciò a suo avviso dimostrava l'erroneità della teoria dei *pneumatistes*, perché si sarebbe dovuto ottenere lo stesso sale ottenuto in precedenza con l'acido nitroso, in base teoria della fissazione dell'ossigeno; inoltre Monnet ribadiva il fatto che era dubbio se l'aci-

---

[44] A. MONNET, *Mémoire sur la formation des minéraux*, in MARST, Années 1786-1787, 1788, p. 342.

[45] *Ibidem*, p. 343 nota.

[46] A. MONNET, *Dissertation et expériences relatives au principes de la chimie pneumatique, ou à la théorie des chimistes pneumatistes, pour servir de supplément au traité de la dissolution des Métaux* [10 maggio 1789], in MARST, Années 1788-1789, vol. 4, 1790, pp. 123-205; una parte fu pubblicata come *Memoria sull'acido zuccherino. Estratta da una Dissertazione relativa alla teoria dei Chimici Pneumatici* [...], in «Opuscoli scelti», vol. 14, 1791, pp. 47-56.

[47] A. MONNET, *Dissertation et expériences relatives au principes de la chimie pneumatique*, cit., p. 124.

[48] *Ibidem*, nota a p. 130.

do marino contenesse ossigeno.[49] Versando infine sullo zucchero acido vitriolico ottenne selenite, il che a suo avviso dimostrava che lo zucchero conteneva calce, e un vero acido dello zucchero. Unendo questo acido ai tre alcali (fisso, volatile e minerale), notò che il sale ottenuto assomigliava molto a quello dell'acido acetico radicale («acide du vinaigre radical»), quindi concluse che l'acido zuccherino era lo stesso che l'acido dell'aceto.

Un'altra critica accademica contro la nuova chimica provenne dal fisico Anton Maria Vassalli Eandi.[50] Nella seduta del 20 marzo 1791, egli lesse all'Accademia una dissertazione nella quale espose le scoperte di Beccaria, Saluzzo, Cigna e Morozzo sulla calcinazione, la combustione, la respirazione e la vegetazione.[51] Faceva notare che Jean Rey già nel 1630 aveva capito che le calci aumentavano di peso se il metallo veniva bruciato in presenza d'aria, e presentava agli accademici il libro di Rey, recentemente ristampato.[52] Sottolineava poi che fu Beccaria a dimostrare completamente questa verità, con un esperimento che aveva comunicato a Lavoisier e che il francese aveva omesso di citare.[53] La memoria di Eandi fu pubblicata nel 1801 con alcune modifiche: i tempi erano cambiati, e ora era più improntata a celebrare le glorie piemontesi che a prendere posizione contro la nuova chimica; implicitamente, seguiva la nuova teoria e vi comparivano anche alcuni termini della nuova nomenclatura.[54]

Oltre al contesto dell'Accademia, è opportuno ricordare anche quello universitario.[55] L'Università di Torino era un'istituzione arretrata, il cui

---

[49] *Ibidem*, p. 143.

[50] (1761-1825). G. PEDROCCO, *Scienziati piemontesi...*, cit., p. 60, nota 11.

[51] MARST, Années 1790-1791, vol. 5, 1793, pp. LXXII-LXXIII.

[52] J. REY, *Essays [...] sur la recherche de la cause pour laquelle l'estain et le plomb augmentent de poids quand on les calcine [...]*, Bazas, G. Millanges, 1630. Questo testo fu ripubblicato a Parigi nel 1777.

[53] Beccaria aveva dimostrato che i metalli si calcinavano solo in presenza di aria. Non trovando nessun riferimento a questa sua esperienza negli *Opuscules* di Lavoisier, nonostante essa fosse stata ripresa da Cigna, citato invece dal francese, Beccaria ebbe uno scambio epistolare con Lavoisier, che riconobbe immediatamente la sua «omissione» e il merito del fisico piemontese. Cfr. Lettera di G.B. Beccaria a Lavoisier, 12 novembre 1774, in A.L. LAVOISIER, *Oeuvres de Lavoisier. Correspondance, 2. 1770-1775*, cit., vol. 2, pp. 461-462; nota 3, p. 462. V. FERRONE, *La nuova Atlantide...*, cit., pp. 92-93.

[54] A.M. VASSALLI EANDI, *Essai sur l'histoire des théories de la respiration, de la combustion etc. au Piémont*, in MARST, Années 1792-1800, vol. 6, 1801, pp. 8-17.

[55] M. CIARDI, *Medicina, tecnologia civile e militare, filosofia naturale. L'insegnamento della fisica nel Regno di Sardegna*, in «Studi settecenteschi», vol. 18, 1998, pp. 217-247.

prestigio era stato ulteriormente sminuito dalla creazione dapprima delle Reali Scuole di Artiglieria (1739), e poi dall'Accademia stessa.[56] Tuttavia, una voce proveniente dall'Università ebbe risonanza anche all'estero: quella dell'abate Gian Francesco Zavatteri, membro del Collegio filosofico dell'Università. Nel 1789 egli sostenne una *exercitatio* pubblica nel Collegio delle Province, che trattava della combustione ed era basata sulla teoria del flogisto.[57] Questa pubblicazione fu recensita sul «Journal de Physique»,[58] dove fu pubblicata anche una memoria di Zavatteri sull'aria epatica, che per lui era composta da zolfo con un eccesso di acido vitriolico.[59] La presenza di Zavatteri sulle pagine del «Journal» proprio nell'anno 1789 si spiega con il fatto che il suo curatore, de la Métherie, aveva bisogno di sostenitori del flogisto o comunque di oppositori alla nuova dottrina (vedi capitolo sui periodici).

La prima cattedra universitaria di chimica (applicata alle arti) fu istituita solo nel 1800, e fu affidata a Giobert, mentre Bonvicino resse quella di chimica farmaceutica e storia naturale dei medicamenti, istituita contemporaneamente. Com'è noto, il Piemonte negli ultimi anni del XVIII secolo subì le conseguenze della guerra e dell'occupazione straniera, prima francese, poi austriaca, e infine di nuovo francese. In particolare, con la dominazione napoleonica, i francesi imposero pesantemente il loro apparato amministrativo. Assieme ad esso, come accadde a Bologna, imposero anche la loro scienza. Come già detto, Bonvicino non era favorevole alla nuova chimica; al pari di molti altri farmacisti, lo divenne «suo malgrado» quando gli fu affidata la cattedra all'università.

Giuseppe Angelo Saluzzo

L'opera più famosa di Saluzzo resta il suo studio sulla polvere da sparo, assieme a quello sul salnitro. Saluzzo non fece in tempo a partecipare al concorso indetto tra il 1776 e il 1782 dall'Accademia delle Scienze di Parigi sul metodo migliore per produrre artificialmente il sal-

---

[56] V. Ferrone, *La nuova Atlantide*..., cit., pp. 37-43.

[57] G.F. Zavatteri, *De phlogisto et combustionis theoria exercitatio habita a Physicae studiosis in Provinciarum Collegio anno 1789*, Monreale, G.A. Derubus, 1789.

[58] «Observations sur la physique», vol. 35, agosto 1789, p. 159.

[59] G.F. Zavatteri, *Observations et conjectures sur la nature et la composition de l'air hépatique*, in «Observations sur la physique», vol. 34, giugno 1789, pp. 421-430.

nitro (dove Lorgna ottenne il secondo posto),[60] ma pubblicò ugualmente il suo studio, sia negli «Opuscoli scelti»[61] che nel «Journal de Physique».[62]

Saluzzo rappresenta la massima voce flogistica dell'Accademia. Egli elaborò una sua teoria personale a partire dal 1780, prendendo spunto dall'esame del gas deflogisticato, dopo la lettura degli *Opuscules* di Lavoisier. Questa teoria investiva principalmente le cause della causticità.

Già nelle «Memorie della Società Italiana» Saluzzo aveva discusso la teoria della causticità di Black e di Meyer.[63] Inizialmente, Saluzzo negava che la causa della causticità fosse un gas, ritenendo invece la

> [...] proprietà della causticità come un attributo generale della materia disseminato con diversa relazione tra le sostanze, ed esprimente una massima forza d'affinità per la tendenza invariabile d'una distribuzione equilibrata fra le parti componenti le sostanze combinate.[64]

Ripetendo l'esperimento di riduzione per cui si otteneva ossigeno dal precipitato rosso, ne dedusse che il precipitato rosso era formato da mercurio più aria elementare (elementare perché tutte si riducevano a questa, cioè all'ossigeno, che Saluzzo chiamava indifferentemente aria vitale, aria elementare, aria pura, aria deflogisticata), e che l'aria eminentemente pura era principio di acidità, se non addirittura l'acido universale. Ma si spinse ancora più oltre: quest'aria forse era anche principio di causticità e di coesione; produceva la luce, il calore, il fuoco e forse l'elettricità; era un

---

[60] F. Abbri, *De utilitate...*, cit., pp. 422-423. Sul salnitro in relazione alla rivoluzione chimica: P. Bret, *Lavoisier, la recherche appliquée et l'enseignement de la chimie à la Régie des Poudres*, in *Seminario internazionale per il bicentenario della scomparsa di Antoine Laurent Lavoisier (1743-1794)*, cit., pp. 231-250; Id., *Lavoisier et l'Encyclopédie méthodique: le manuscrit des régisseurs de Poudres et salpêtres pour le Dictionnaire de l'artillerie, 1787*, Firenze, Olschki, 1997; S.H. Mauskopf, *Gunpowder and the chemical revolution*, in «Osiris», vol. 4, 1988, pp. 93-118; Id., *Lavoisier and the improvement of gunpowder production*, in «Revue d'histoire des sciences», vol. 48, 1995, pp. 95-121; K. Mengel, *Lavoisier, le salpetre et l'azote*, in *Il y a 200 ans Lavoisier*, cit., pp. 79-85.

[61] G.A. Saluzzo, *Lettera a Macquer e Cigna sul salnitro artificiale* [15 maggio 1782], in «Opuscoli scelti», vol. 5, 1782, pp. 255-259.

[62] G.A. Saluzzo, *Lettre à Macquer & Cigna sur le Salpetre Artificiel*, in «Observations sur la physique», vol. 20, nov. 1782, pp. 381-384.

[63] G.A. Saluzzo, *Osservazioni ed esperimenti sopra la scomposizione del sale ammoniaco per mezzo della Calce terrea*, in «Memorie di matematica e fisica della Società Italiana», vol. 1, 1782, pp. 526-580.

[64] *Ibidem*, p. 557.

principio fosforico, quindi, forse, accumulando aria vitale si poteva ottenere il fosforo.[65]

Versando, mediante la tecnica della coobazione, acido nitroso sul mercurio, si ottenevano aria deflogisticata, aria nitrosa e precipitato rosso; unendo quest'aria deflogisticata a quella nitrosa si ottenevano i vapori rossi.[66] Quindi, secondo Saluzzo, l'acido nitroso diminuiva di peso proporzionalmente all'aumento di peso del mercurio che passava allo stato di precipitato rosso; reiterando le coobazioni l'acidità nitrosa diminuiva fino a distruggersi, mentre il metallo si saturava di principio caustico (per Saluzzo tutte le calci metalliche erano caustiche); ciò significava che «[...] le principe qui constituoit l'acidité dans la combinaison caustique liquide, s'est transporté dans le nouveau composé concret, en n'y retenant que la proprieté caustique».[67] Poiché in questo processo entrava l'aria pura o elementare, Saluzzo stabilì che proprio essa era principio sia di acidità che di causticità.

Di fronte alle due teorie della composizione del gas acido nitroso, cioè se fosse composto di aria deflogisticata e aria flogisticata (Lavoisier), o se fosse composto da acido nitroso più flogisto, concluse che il gas nitroso era una parte di acido volatilizzato dal flogisto; l'aria non era la causa dei vapori rossi; essa agiva invece in ragione di quanta acqua aveva in dissoluzione.[68] In base a un altro esperimento con la calce viva, Saluzzo constatò che quando essa era secca non attaccava il sale ammoniaco e le materie animali, mentre reagiva quando era bagnata; quindi il principio acquoso doveva essere «regardé comme le mobile de la causticité de la chaux».[69]

In una nota[70] Saluzzo chiarì meglio tutto questo, fornendo alcune definizioni: il principio infiammabile era aria elementare assolutamente pu-

---

[65] G.A. SALUZZO, *Expériences et observations sur le gas déphlogistiqué. 1e partie: Examen de l'inefferverscibilité de la chaux vive avec les acides, et de la pretendue action qui résulte de l'absence et de la transposition de l'air fixe* [1780], in MARST, Années 1784-1785, 1786, 1e partie, pp. 51-94.

[66] G.A. SALUZZO, *Continuation des expériences et observations sur le gas déphlogistiqué. 2e partie: Examen de altération de l'acide nitreux cohobé plusieurs fois sur du nouveau mercure, & de la nature du gas nitreux*, in MARST, Années 1784-1785, 1786, 2e partie, pp. 148-179.

[67] *Ibidem*, p. 170.

[68] *Ibidem*, pp. 176-177.

[69] G.A. SALUZZO, *Suite des expériences et observations sur le gas déphlogistiqué. 3e partie: Parallèle des différentes opinions sur la nature du principe caustique*, in MARST, Années 1784-1785, 1786, 2e partie, pp. 180-217, p. 181.

[70] *Ibidem*, p. 194 nota.

ra; la materia infiammabile era composta da questo principio unito ad altri più o meno volatili e avidi di umidità; il flogisto era o un «principe ignifère ou *oxygine*» (Lavoisier), o il principio del fuoco (Scheele) unito a parti fisse deprivate del principio acquoso. Saluzzo citava poi una memoria di Berthollet del 1780, pubblicata nel 1784, secondo cui la causticità derivava dalla totale privazione del flogisto.

In conclusione,[71] Saluzzo stabiliva che, al contrario di quanto affermato dalla teoria di Black:

1) la causticità non derivava dalla perdita di aria fissa. Questa privazione era l'effetto dell'azione del fuoco, che toglieva le sostanze mefitiche all'aria fissa e la rendeva al suo stato naturale d'aria eminentemente pura;
2) la causticità non derivava dall'omogeneità della materia;
3) la causticità non derivava da un residuo di acidità.

L'aria elementare risultava alla fine essere principio di acidità, alcalinità, causticità; produceva i fenomeni del fuoco (dilatabilità, luce, calore, infiammabilità) e forse quelli dell'elettricità.

Successivamente Saluzzo cercò di chiarire meglio la sua intricata teoria. Il nome di aria deflogisticata attribuito all'aria elementare era improprio, perché l'aria pura associata a un qualche principio estraneo assumeva le proprietà acida, caustica, alcalina, fosforica, ignifera; quindi non era più aria elementare. Il principio estraneo a cui Saluzzo si riferiva era il flogisto, «esaltato e denaturato». Negava inoltre che l'aria deflogisticata si fissasse nelle calci perché con nuove e ripetute esperienze non aveva mai ottenuto quest'aria nelle riduzioni.[72]

In occasione della vista di Landriani a Torino presso Cigna, Morozzo, Bonvicino e Brézé, il milanese mostrò un esperimento, compiuto in origine da Felice Fontana, di assorbimento dell'aria atmosferica da parte del carbone spento contenuto in vasi chiusi isolati per mezzo del mercurio.[73] Con i risultati sperimentali fornitigli da Morozzo,[74] Saluzzo ne approfittò

---

[71] *Ibidem*, pp. 214-216.

[72] G.A. Saluzzo, *Examen des phénomènes que présente la réduction de quelques chaux métalliques*, in MARST, Années 1786-1787, 1788, pp. 149-179.

[73] P.K. Knoefel, *The discovery of the adsorbent property of activated carbon*, in «Archives internationales d'histoire des sciences», vol. 29, n° 104, 1979, pp. 28-34.

[74] C.L. Morozzo, *Expériences et observations sur l'absorption operée par le Charbon ardent dans l'Air atmosphérique & dans les différents Gaz*, in «Observations sur la physique», vol. 22, aprile 1783, pp. 294-300; Id., *2eme memoir sur l'absorption du Charbon dans les différents Gaz & fluides aeriformes*, *ibidem*, vol. 23, novembre 1783, pp. 362-378.

per ribadire le sue convinzioni:[75] l'aria elementare entrava in tutte le combinazioni alle quali si dava il nome di aria o gas, e i fluidi aeriformi si potevano distribuire in tre classi:

1) le «véritables airs», esclusivamente atte alla respirazione e alla fiamma (aria atmosferica e aria deflogisticata);
2) «les résultats de l'air gâtés par l'association des émanations étrangères», inadatti alla respirazione, formavano aggregati più o meno deboli. Questa classe si divideva in due ordini:
a) «airs simplement infectés par des émanations subtiles concrètes, différemment distribuées & soutenues dans le fluide atmospherique»;
b) «airs surchargés d'exhalaisons formées par des vapeurs humides aériformes, tenant en dissolution des paritcules solides & plus ou moins délétaires».
A questa classe appartenevano le emanazioni del cinabro, l'aria viziata dalla respirazione, dai vapori umidi dello zolfo e del ferro, dallo zolfo solo, dalle candele, ecc.[76]
3) «où l'air se trouve en très-petite quantité & dissous avec les débris volatils des substances dans les vapeurs qui s'élèvent des fluides employés». Le arie viziate dai vapori infiammabili delle acque putrescenti, epatiche e alcaline appartenevano alla terza classe, che comprendeva anche tutti i fluidi volatili prodotti dagli acidi, ai quali si poteva dare il nome di gas «pour plus de clarté».

Nelle diverse arie erano presenti tre componenti costanti: aria, acqua e flogisto. L'aria era il *milieu* destinato a ricevere i nuovi prodotti provenienti dalle varie combinazioni chimiche, mentre l'acqua era il *milieu* che favoriva le combinazioni saline fisse; quindi chi produceva i diversi effetti delle varie arie, come il mefitismo, ecc., era il flogisto.[77] Era alla sua associazione con i principi pneumatici, acquosi o terrosi, che si dovevano attribuire le proprietà caustiche, acide, alcaline, come pure «le modificazioni ignifere che acquistavano questi stessi corpi in ragione della diversa grande quantità e dell'intensità dei *rudimens* del flogisto divenuti liberi per una decomposizione più o meno completa, e associati a questi stessi principi».[78]

---

[75] G.A. Saluzzo, *Examen de la prétendue absorption du charbon dans les vases clos*, in MARST, Année 1786-1787, 1788, pp. 180-214; pubblicata anche in «Observations sur la physique», vol. 33, ottobre 1788, pp. 253-262; novembre 1788, pp. 354-367.

[76] G.A. Saluzzo, *Examen de la prétendue absorption du charbon*, cit., p. 200.

[77] *Ibidem*, p. 212.

[78] *Ibidem*, p. 213, traduzione mia.

Il 22 novembre 1789 Saluzzo presentò una memoria basata su esperimenti risalenti al 1776.[79] Versando sul marmo dell'acido vitriolico diluito ottenne un'«acqua gassosa» vitriolica calcarea e si propose di identificare il gas disciolto in essa. Dissolvendo del nitro mercuriale in quest'acqua ottenne del turbith minerale, prova che l'acido gassoso nell'acqua era di natura vitriolica. Rifacendo l'esperimento dall'inizio con acido nitroso invece che vitriolico, il precipitato finale risultò avere carattere nitroso. Rifece di nuovo l'esperimento con l'acido marino, ottenendo un precipitato bianco (senza specificare meglio la sua natura); con lo spirito d'aceto ottenne risultati misti. Da tutto ciò dedusse che gli acidi che concorrevano alla formazione dei gas non si decomponevano; che era sufficiente un cambiamento di stato per alterare gli acidi; che i fluidi aeriformi erano il risultato di modificazioni reciproche tra le sostanze, e quindi non erano esseri semplici pneumatici preesistenti.[80]

Saluzzo si interrogò anche sulla validità dei dati sperimentali, in un'ottica volta a screditare implicitamente il valore dei risultati di Lavoisier: analizzò i possibili difetti dei due mezzi «coercitivi», cioè isolanti, più comuni: l'acqua e il mercurio.[81] Nelle memorie di Saluzzo e di Morozzo sono spesso presenti splendide tavole di strumenti, a volte molto complessi. Saluzzo istituì un interessante parallelismo tra la figura degli strumenti e il loro assemblaggio, e il metodo espositivo dei geometri nelle equazioni: una corretta successione di strumenti doveva corrispondere ad una corretta sequenza logico-geometrica. Riguardo ai mezzi coercitivi, però, Saluzzo concluse che l'acqua era inaffidabile perché contiene aria, perché cede le parti acquose ai gas che si formano, e infine perché è sensibile alle condizioni ambientali, quindi altera la natura dei gas che si formano o che si conservano in essa. A proposito del mercurio riportò 28 esperimenti con diversi gas prodotti in diversi modi, conservati sul mercurio: osservò sempre diminuzioni di volume o corrosione del mercurio; quindi concluse che il mercurio non trattiene bene i gas. Da tutto questo si deduceva che molti risultati sperimentali (e dunque anche quelli della nuova chimica) erano inaffidabili.

---

[79] G.A. Saluzzo, *Expériences sur des liqueurs gaseuses artificielles* [22 novembre 1789], in MARST, Années 1788-1789, vol. 4, 1790, pp. 241-254.

[80] *Ibidem*, p. 250.

[81] G.A. Saluzzo, *Observations préliminaires sur les imperfections des milieux coercitifs et des instrumens dont on fait usage dans les expériences pneumato-chimiques*, in MARST, Années 1788-1789, vol. 4, 1790, pp. 83-98.

Saluzzo non fu il solo a prestare una particolare attenzione agli strumenti. Anche il marchese di Brézé presentò all'Accademia un eudiometro ad aria nitrosa e un gasometro,[82] e Felice di San Martino presentò un nuovo apparato pneumato-chimico.[83]

Da quanto riportato è chiaro che tutta l'opera di Saluzzo fu volta a confutare la chimica francese, anche al costo di screditare i propri risultati sperimentali, negando il valore dei mezzi isolanti allora in uso (acqua e mercurio). Un altro fattore importante è che Saluzzo cercò di essere in un certo qual modo originale, sia rispetto a Lavoisier che rispetto a Scheele o ai chimici pneumatici inglesi, con la sua teoria dell'aria elementare; questo, a mio avviso, perché in quanto personalità di spicco dell'Accademia delle Scienze doveva dimostrare al mondo scientifico europeo che anche a Torino si faceva ricerca non solo di tipo applicativo, che si era aggiornati sulle tematiche più in voga, come la teoria della causticità o il ruolo dell'ossigeno nella teoria dell'acidità, e che si era capaci di elaborare interpretazioni originali.

Il grande difetto delle considerazioni sull'aria deflogisticata di Saluzzo fu, come si è potuto notare, la grande confusione, e il volere attribuire troppe proprietà ad uno stesso elemento, rendendolo in questo modo estremamente proteiforme e quindi scientificamente inutile. Tuttavia, le ricerche di Saluzzo trovarono risonanza all'estero, soprattutto sul «Journal de physique», per le ragioni esposte nel capitolo relativo ai periodici: la politica editoriale di de la Métherie e la lingua comune facevano sì che i chimici antilavoisieriani trovassero ampio spazio sul periodico francese.

Carlo Lodovico Morozzo

Le ricerche di Morozzo furono esclusivamente a carattere sperimentale, e riguardarono principalmente due grandi ambiti: quello della respirazione e delle arie viziate, e quello, con evidenti intenti applicativi, relativo a individuare il principio colorante in varie sostanze. Nonostante fosse anch'egli un fedele seguace della teoria del flogisto, non ebbe esitazioni a negare che questo fosse il principio portatore del colore, come affermava invece la teoria «classica».

---

[82] MARCHESE DI BRÉZÉ, *Descrizione di due macchine fisico-chimiche presentate all'Accademia Reale delle Scienze di Torino*, in «Opuscoli scelti», vol. 2, 1779, pp. 230-237; ripubblicato in vol. 7, 1784, pp. 230-237; 2 tavv.

[83] F. DI SAN MARTINO DELLA MOTTA, Lettera a Bonvicino [Torino, 20 agosto 1783], in «Opuscoli scelti», vol. 6, 1783, pp. 280-281, tav. VII.

In uno studio pubblicato nel 1782,[84] volto a determinare la causa del colore rosso del precipitato d'oro, compì esperimenti per via secca e umida, giungendo alla conclusione che il responsabile del colore rosso era lo stagno (Morozzo aveva dissolto lo stagno in acido marino, aveva unito l'oro, e poi aveva unito alla soluzione dell'acido nitroso). Secondo Morozzo, inoltre, nei processi di ossido-riduzione c'era sempre perdita di peso, quindi reiterando questi processi la sostanza sarebbe arrivata a svanire completamente. In questo modo, non si ritrovava d'accordo con i «moderni», i quali spiegavano le variazioni di peso di una sostanza in base all'aria che si fissava o che si liberava: a suo avviso bisognava considerare anche la sostanza stessa che si volatilizzava.

Morozzo si occupò anche del colore nero delle foglie esposte all'aria infiammabile delle paludi.[85] Dalle foglie ottenne aria fissa, aria infiammabile, e aria deflogisticata. L'aria infiammabile veniva dalla parte nera, mentre dalla parte verde si otteneva la deflogisticata. Quindi Morozzo concluse che la polvere nera depositata sulle foglie dalle emanazioni delle paludi agiva su di esse allo stesso modo del flogisto.[86]

Dopo i minerali e i vegetali, Morozzo passò all'esame della causa dei colori degli animali.[87] Dopo un'introduzione sul colore in rapporto alla storia naturale, esaminò varie sostanze, come lana, crine, piume, conchiglie, sangue, latte, bile, inchiostro di seppia. Dapprima incenerì queste sostanze, poi fece la prova della calamita per rilevare la presenza di ferro nelle ceneri; quindi dissolse le sostanze animali nello spirito di sale e unì alle soluzioni dell'alcali flogisticato per osservare il tipo di precipitato; infine associò le sostanze animali calcinate a sostanze vetrificabili unite a sale di tartaro, per vedere i diversi colori delle vetrificazioni.[88] Non analizzò

---

84 C.L. Morozzo, *Sperienze sopra il precipitato porpora ottenuto dal Gaz ricavato dallo Stagno, e dalla sua calce*, in «Memorie di matematica e fisica della Società Italiana», vol. 1, 1782, pp. 431-443; tradotto in francese come *Expériences sur le Pourpre minéral obtenu par le moyen du gaz tiré de l'Etain & de sa chaux*, in «Observations sur la physique», vol. 27, ottobre 1785, pp. 241-249.

85 C.L. Morozzo, *Sur la couleur noire des feuilles exposées à l'air inflammable des marais* [8 gennaio 1786], in MARST, Années 1786-1787, 1788, pp. 1-6; pubblicata in italiano come *Sul color nero delle foglie esposte all'aria infiammabile delle paludi*, in «Opuscoli scelti», vol. 11, 1788, pp. 141-144.

86 *Ibidem*, p. 5.

87 C.L. Morozzo, *Examen physico-chimique des couleurs animals*, in MARST, Années 1786-1787, 1788, pp. 275-302; pubblicata in italiano come *Esame fisico-chimico de' colori animali*, in «Biblioteca fisica d'Europa», vol. 3, 1788, pp. 1-14; vol. 4, 1788, pp. 16-39.

88 *Ibidem*, pp. 294-296.

le arie sprigionate a causa del grande fetore che emanavano.[89] I precipitati che ottenne furono tutti più o meno di colore blu, indizio della presenza di ferro.[90]

Le conclusioni di Morozzo furono le seguenti:

> Je pense d'après ces expériences 1. Que les physiciens cesseront d'envisager le principe colorant du règne animal comme uniquement dû à ce qu'on appelle phlogistique, ou à l'air inflammable ou a la matière de la chaleur, mais que l'on tombera d'accord que ses couleurs sont dues au fer & que ce metal a autant d'aptitude à teindre la verre qu'il est plus dépouillé de phlogistique, ainsi que le célèbre Bergman nous l'a fait remarquer sur les chaux métalliques.[91]

2. La varietà dei colori dipendeva dalle diverse modificazioni del ferro operate dai dissolventi;
3. Il ferro si trovava in tutte le parti animali;
4. Questi risultati contribuivano a perfezionare l'analisi delle sostanze animali.

L'altro grande tema studiato da Morozzo fu quello della morte degli animali in ambiente chiuso. Nel 1784 pubblicò uno studio volto a dimostrare che l'ossigeno conteneva molto flogisto e che era il principio di tutti gli acidi.[92] Fece morire alcuni animali in aria deflogisticata o in aria viziata da altri animali. Sezionando gli animali morti, trovò che il loro cuore aveva conservato la sua irritabilità e che il sangue era tutto affluito ai polmoni: questo contraddiceva la tesi di Felice Fontana secondo cui il flogisto diminuiva l'irritabilità muscolare.[93]

Alla prova eudiometrica,[94] Morozzo constatò che un animale viveva più tempo in aria pura viziata da altri animali che vi erano morti dentro, mentre viveva meno tempo in aria comune non viziata. Quindi concluse che non si riusciva a viziare l'aria deflogisticata così tanto da far morire un animale all'istante, come avveniva viziando l'aria comune. L'aria deflogi-

---

[89] *Ibidem*, nota a p. 289.

[90] *Ibidem*, tavola a p. 291.

[91] *Ibidem*, p. 302.

[92] C.L. MOROZZO, *Expériences sur la respiration animale dans le gaz déphlogistiqué*, in «Observations sur la physique», vol. 25, agosto 1784, pp. 102-130.

[93] F. FONTANA, *Lettre au Duc de Chaulnes*, cit. F. ABBRI, *Science de l'air*, cit., p. 47.

[94] C.L. MOROZZO, *Expériences eudiométriques sur l'air pur vicié par la respiration animale*, in MARST, Années 1784-1785, 1786, pp. 313-320; pubblicata anche in italiano come *Sperienze eudiometriche sull'aria pura viziata dalla respirazione animale*, in «Opuscoli scelti», vol. 10, 1787, pp. 142-147.

sticata viziata dall'animale, posta nell'eudiometro ad aria nitrosa, risultò perfino migliore della deflogisticata pura.[95]

Evidentemente gli strumenti a disposizione di Morozzo non erano molto affidabili, e anche le sue competenze in materia di arie si rivelano ambigue, come emerge da un'altra memoria di Morozzo sulla composizione dell'aria atmosferica.[96] Poiché Lavoisier nel *Traité* aveva stabilito che l'aria atmosferica era composta da 73 parti di azoto e 27 di ossigeno, Morozzo si propose di verificare se rifacendo artificialmente il miscuglio nelle stesse proporzioni il risultato sarebbe stato uguale all'aria atmosferica «naturale». Curiosamente, impiegò sia aria fissa al posto dell'aria flogisticata, segno evidente della confusione tra le varie arie mefitiche di allora, sia un «gas ricavato da materie animali collo spirito di nitro» (questa volta si tratta di azoto). Ovviamente, ottenne risultati diversi da Lavoisier: la miscela perdeva le proprietà essenziali dell'aria atmosferica, perché manteneva la fiamma e la respirazione anche se un animale vi era già morto precedentemente; ma questa, secondo Morozzo, era una prerogativa dell'aria deflogisticata, e non dell'aria comune, come abbiamo visto più sopra. Questa memoria fu pubblicata anche sul «Journal de Physique» nel 1798, seguita da una nota di F. von Humboldt.[97] Il tedesco si dichiarava d'accordo con Morozzo sul fatto che l'aria atmosferica naturale fosse diversa da quella artificiale, ma non sul fatto che l'ossigeno atmosferico non fosse un gas vitale. Inoltre, von Humboldt sottolineava come Morozzo avesse confuso azoto e acido carbonico, «micidiali entrambi».

La figura di Morozzo si inserisce perfettamente nel contesto e nelle esigenze di tipo applicativo dell'Accademia. Quello che stupisce è il rigore con cui sono strutturate le sue memorie, secondo uno schema sia procedurale che di esposizione dei risultati che al lettore pare estremamente moderno, ma che a livello di contenuti contrasta in modo stridente con la incapacità di interpretare i dati sperimentali o perfino le sostanze di partenza. Morozzo sperimentava in grande, nel senso che compiva numerose esperienze, ma sperimentava male, avendo a disposizione strumenti poco affidabili.

---

[95] *Ibidem*, p. 316.

[96] C.L. MOROZZO, *Osservazioni sulla costituzione dell'aria atmosferica*, in «Memorie di matematica e fisica della Società Italiana», vol. 6, 1792, pp. 221-226; pubblicata in francese come *Observations sur la consitution de l'air atmosphérique*, in «Journal de Physique», vol. 4 [47], an 6 [1798], pp. 203-205.

[97] (1769-1859). FRÉDÉRIC VON HUMBOLDT, *Note sur les Observations précédentes*, in «Journal de Physique», vol. 4 [47], an 6 [1798], pp. 205-206. K.R. BIERMANN, *Humboldt, Friedrich von*, in DSB, vol. 6, pp. 549-555.

Tuttavia, un punto importante riguarda la sua critica alla concordanza di peso nelle reazioni di ossido-riduzione. La concordanza di peso tra reagenti e prodotti era considerata dai seguaci della nuova chimica una prova inoppugnabile della sua validità teorico-sperimentale; ma, come ci dimostra Morozzo e come vedremo anche più avanti, a livello sperimentale questa concordanza non sempre si otteneva. In assenza di una teoria degli errori e di una standardizzazione degli apparati sperimentali, infatti, la concordanza di peso era una realtà di ordine *concettuale*, che permetteva a Lavoisier di trattare le reazioni chimiche in maniera algebrica, sotto forma di equazioni;[98] da questa forma si svilupperà poi la stechiometria. Ma le reazioni chimiche concettuali, per Morozzo, non coincidevano con la realtà concreta delle reazioni chimiche ottenute in laboratorio, che per lui, come per i suoi colleghi, erano di gran lunga più importanti.

Giovanni Antonio Giobert

Giovanni Antonio Giobert[99] compì i suoi studi privatamente, con un precettore esperto in fisica, G.B. Lovizolo, poi fece apprendistato come farmacista fino al 1786. Il 4 gennaio 1789 divenne membro dell'Accademia delle Scienze di Torino, e nel 1800 ebbe la cattedra di Chimica applicata alle Arti all'Università di quella città. Fu politicamente attivo come segretario della Municipalità di Torino, e per questo fu imprigionato dagli Austriaci fino al 1800, quando venne liberato dai Francesi. Al ritorno dei Francesi, divenne direttore della scuola per la produzione dell'indaco di Chieri, e successivamente della «Indigoterie» Nazionale. Assieme a Carlo Stefano Giulio diresse il «Giornale scientifico, letterario e delle arti» (1789-1790), e dal 1791 iniziò a pubblicare a Torino gli «Annali di economia rurale, civile e domestica» (1791-1792), sui quali stampava soprattutto memorie di chimica agraria.[100]

L'importanza di Giobert non sta tanto nel campo della chimica teorica, alla quale egli, al pari dei suoi colleghi piemontesi, non diede contri-

---

[98] A. LUNDGREN, *The changing role of numbers in 18th-century chemistry*, in T. Frangsmyr-J.L. Heilbron-R.E. Rider (a cura di), *The quantifying spirit in the 18th century*, Berkeley-Los Angeles-Oxford, University of California Press, 1990, pp. 245-266.

[99] G. PEDROCCO, *Scienziati piemontesi...*, cit., p. 61, nota 13.

[100] P. DELPIANO, *La divulgazione tecnico-scientifica nei periodici piemontesi del Settecento*, in *La politica della scienza*, cit., pp. 345-365; B. MAFFIODO, *I borghesi taumaturghi*, cit., cap. 5.

buti sostanziali, ma nella sua abilità di sperimentatore e nel suo atteggiamento: in una lettera a Brugnatelli del 5 agosto 1790 scrisse:

Non istupite, mio caro, s'io comincio a servirmi della nuova nomenclatura, e se vi parlo di *ossigene*, e d'*ossigenato*. Nelle scienze di fatto io non posso vivere schiavo delle opinioni altrui, e una sola sperienza mi vale per mille asserzioni e mille autorità. La sperienza mi fa veder ogni giorno, che i Settatori del flogisto hanno gran torto a riconoscere nel *gas* muriatico ossigenato un acido marino privo del loro proteiforme principio.[101]

Infatti, nelle precedenti lettere inviate a Brugnatelli, Giobert aveva utilizzato la vecchia nomenclatura.[102] L'inizio dell'adozione della nuova nomenclatura da parte di Giobert risaliva a circa due anni prima, mentre era ancora reticente per quanto riguardava la teoria. Infatti, in una memoria del 1788,[103] in cui analizzava alcuni fossili marini e la possibilità di convertire l'acido prussico in acido fosforico, Giobert spiegava le varie reazioni chimiche in termini di teoria del flogisto, che per lui si identificava col carbonio; tuttavia usava alcuni termini conformi alla nuova nomenclatura. Per esempio, scrisse che l'aria fissa che si sviluppava dai vari *prussiati* metallici era probabilmente dovuta al *flogisto* contenuto nell'acido prussico.[104]

Questo dovette causargli qualche rimprovero dai membri anziani dell'Accademia, perché nella memoria seguente,[105] letta il 4 gennaio 1789, scrisse, in una nota:

D'après le Mémoir précédent on m'a reproché d'avoir adopté la nouvelle nomenclature. Celle dont je me sers ici, est, je crois, une preuve du peu de fondament de ce reproche. Il y a long-tems que je pense qu'il faudroit réformer une as-

---

[101] G.A. GIOBERT, *Lettera [...] al sig. L. Brugnatelli sopra la produzione di un olio nella distillazione del gas muriatico ossigenato, ed altri argomenti chimici*, in «Annali di chimica», vol. 1, 1790, pp. 21-22.

[102] G.A. GIOBERT, *Estratto lettera a Brugnatelli sopra la platina, l'aceto e la magnesia bianca*, in «Biblioteca fisica d'Europa», vol. 8, 1789, pp. 15-16; ID., *Lettera a Brugnatelli sopra diversi argomenti* [Torino, 6 aprile 1789], *ibidem*, pp. 108-110.

[103] G.A. GIOBERT, *Expériences chimiques sur différens corps marins fossiles, avec des recherches sur les acides phosphorique et prussique, et l'alcali phlogistiqué* [6 luglio 1788], in MARST, Années 1788-1789, vol. 4, 1790, pp. 38-72.

[104] *Ibidem*, p. 71.

[105] G.A. GIOBERT, *Observations physiques sur le phosphorisme du tartre vitriolé* [4 gennaio 1789], *ibidem*, pp. 73-82. Questa memoria fu ripubblicata nelle «Observations sur la physique», vol. 36, aprile 1790, pp. 256-262, e tradotta in italiano come *Osservazioni fisiche sopra il fosforismo del tartaro vetriuolato*, in «Biblioteca fisica d'Europa», vol. 11, 1789, pp. 90-101.

sez grande quantité de noms durs, barbares, & n'expliquant rien, introduits en Chimie au tems de Lulles & de Borrichius; mais j'ai toujours pensé aussi qu'une pareille réforme doit être faite d'une manière indépendante de toute hypothèse; ce que n'ont pas fait les Chimistes neologues. Leur nomenclature ne peut donc être la mienne. Je me sers quelque fois de noms de mon invention; mais ce sont des mots qui expriment la chose; & ce sont sans doute ceux dont on doit faire usage pour faciliter l'étude de la Chimie. Sur cela, je puis prononcer autant qu'un autre, car puisque des Savants m'accordent que j'ai fait quelques progrès dans cette Science, que j'ai étudiée sans maître, & d'après la lecture & l'expérience, je dois savoir plus qu'un autre ce qui m'a le plus arrêté, & ce qui m'en a rendu l'étude plus facile; sur cela je ne saurois dissimuler que la nouvelle nomenclature, telle que notre célèbre Confrère M. de Morveau la proposa en 1781 [*sic*], ne m'a pas peu aidé dans mes études. [106]

In questa memoria Giobert studiava il fosforismo del tartaro vetriolato, chiamato anche «vetriolo alcalino vegetale». Questi esperimenti furono compiuti assieme a Carlo Stefano Giulio e a Anton Maria Vassalli Eandi. I risultati sperimentali evidenziarono che la luce emessa dal tartaro vetriolato non dipendeva dal recipiente, non era spenta dall'acqua, non era di natura elettrica, ma dipendeva dal contatto con l'aria: la proprietà fosforica di questo sale era infatti tanto più marcata quanto più la superficie della soluzione in cui si formava era esposta all'azione della luce solare; senza luce non avveniva fosforismo. Secondo Giobert la causa di questo fenomeno era che la luce si fissava tra le molecole saline all'atto della cristallizzazione. [107] Da ciò è evidente che per anche Giobert la luce era un vero elemento chimico.

Nel 1791 Giobert abbandonò ogni dubbio relativo alla nuova chimica: in uno studio sull'acido solforico ossigenato mostrò di seguire la teoria dell'acidità di Lavoisier e fece uso della nuova nomenclatura. [108] In questa memoria Giobert esplorava la possibilità dell'esistenza dell'acido solforico ossigenato («scoperto» da Crell ma confutato da Vauquelin e Bouvier), in analogia con l'acido muriatico ossigenato. Giobert lo ottenne facendo reagire 3 once di acido solforico con 2 once di ossido di manganese e 12 once di acqua distillata; mise tutto in digestione per 6 ore a 60-70 °R,

---

[106] G.A. Giobert, *Observations physiques...*, cit., pp. 74-75.

[107] *Ibidem*, pp. 80-81.

[108] G.A. Giobert, *Essai sur la combinaison de l'oxigène avec l'acide sulphurique, et sur quelques proprietés économiques de l'acide sulphurique oxigéné* [3 aprile 1791], in MARST, Années 1790-1791, vol. 5, 1793, pp. 23-35. Questa memoria fu pubblicata anche nelle «Annales de chimie», vol. 11, 1791, pp. 178-195.

poi fece bollire per 10 minuti; aggiunse altre 12 once d'acqua, fece raffreddare e dopo la filtrazione ottenne del solfato di manganese più «une grande partie d'acide par excès»,[109] cioè acido solforico ossigenato. Confrontando questo con il muriatico ossigenato, ne evidenziò l'utilità come mordente per l'indaco. Era questo acido solforico ossigenato, infatti, la *nouvelle liqueur* la cui scoperta Giobert aveva comunicato all'Accademia il 23 novembre 1790.

In una nota della stessa memoria colse l'occasione per parlare della natura composta dell'acqua. Immergendo la manganese nell'acqua, essa diventava nera e si ossidava:

> Ce fait que je viens de constater tout récemment par des expériences réitérées prouve de la manière la plus complète la décomposition de l'eau; car il n'y a que ce fluide avec lequel on le met en contact qui puisse lui fournir la quantité prodigeuse d'oxigène qu'il a perdu. Il ne s'agit que de voir s'il se dégage dans cette expérience l'hydrogène, qui fait partie de l'eau qui se décompose pour fournir l'oxigène à l'oxide de manganèse. C'est ce dont je suis persuadé, mais que je n'ai pu vérifier par l'expérience, connoissant assez bien l'insuffisance de mes appareils pour une expérience si delicate.[110]

Anche da questo brano è manifesta la differenza di atteggiamento nei confronti del dato sperimentale di Giobert rispetto, per esempio, a Morozzo. Il primo si rendeva ben conto di non avere la strumentaria adeguata per compiere esperimenti complessi e delicati come quelli pneumatici, mentre Morozzo non si preoccupava di basarsi su dati sperimentali spesso erronei per confutare risultati altrui.

– L'*Examen Chimique*

La Reale Accademia di Scienze e belle lettere di Mantova pel concorso del 1791 propose di *verificare con più accertati mezzi, se l'acqua sia un corpo composto di diverse arie, come in oggi pensano alcuni moderni Fisico chimici, oppure sia un vero elemento semplice, come si è universalmente creduto per lo passato.*[111]

---

[109] *Ibidem*, p. 25.

[110] *Ibidem*, nota a p. 28.

[111] *Transunto di varie dissertazioni sulla natura dell'acqua*, in «Opuscoli scelti sulle scienze e sulle arti», vol. 17, 1794, p. 330.

Il concorso fu bandito nel 1789, ed il premio fu vinto da Giobert nel 1792,[112] con la memoria *Examen chimique de la doctrine du phlogistique, et de la doctrine des pneumatistes par rapport à la nature de l'eau*,[113] letta all'Accademia delle Scienze di Torino il 18 marzo 1792.

Un altro piemontese, il medico Francesco Giuseppe Gardini,[114] che si interessava di eletticità animale e corrispondeva con Galvani, ottenne l'*accessit* della sua memoria, che identificava in qualche modo il ruolo del fuoco o flogisto con quello del calorico, ma usava anche la nuova nomenclatura. La memoria di Gardini fu pubblicata in forma di «transunto» sugli «Opuscoli scelti»,[115] assieme a quella di Giobert.[116]

La memoria di Giobert iniziava con la constatazione che la nuova chimica era una «[...] doctrine toute nouvelle, qui ne tend rien moin qu'a [*sic*] renverser de fond en comble toute connoissance acquise en physique & en chimie».[117] Rendendosi conto della sua portata rivoluzionaria, egli si chiese: «Quel parti prendrai-je? Je consulterai l'expérience, l'observation & la logique, & j'oserai prononcer».[118]

In nota avvertiva che nelle pagine in cui avrebbe trattato della decomposizione e composizione dell'acqua avrebbe impiegato la nuova nomenclatura, mentre nell'esame della dottrina del flogisto avrebbe usato i termini antichi, poiché non voleva adottare nessuna ipotesi fino a quando tutto il problema fosse stato «éclairé par l'expérience».

Quindi espose la teoria dell'ossidazione dei metalli, per cui l'aumento di peso delle calci metalliche era dovuto all'ossigeno che con essi si combinava durante la combustione. Giobert era a conoscenza del fatto che Morozzo era riuscito a calcinare i metalli per mezzo dell'aria fissa, ma riteneva che queste fossero calci apparenti, sali medi, cioè carbonati metallici.[119] Sul problema dell'identificazione del carbonio con il flogisto, Giobert si

---

[112] F. Abbri, *Spallanzani e la diffusione delle teorie chimiche di Lavoisier in Italia*, in *Lazzaro Spallanzani e la biologia del '700*, cit., pp. 122-123.

[113] In MARST, Années 1790-1791, vol. 5, 1793, pp. 299-342.

[114] (1740-1816). G. Pedrocco, *Scienziati piemontesi...*, cit., pp. 46-48; nota 27, p. 63.

[115] *Transunto di varie dissertazioni sulla natura dell'acqua*, in «Opuscoli scelti sulle scienze e sulle arti», vol. 17, 1794, pp. 336-355.

[116] Vedi capitolo sulla scintillazione.

[117] In MARST, Années 1790-1791, vol. 5, 1793, p. 299.

[118] *Ibidem*.

[119] *Ibidem*, nota a p. 305.

era già espresso contro Priestley,[120] il quale, avendo ottenuto aria fissa dall'unione di ferro e aria deflogisticata, ne aveva dedotto che i metalli contenevano flogisto. Secondo Giobert, Priestley doveva dimostrare innanzi tutto che l'aria fissa era formata da flogisto e ossigeno, e poi che il carbone non fosse già contenuto nel ferro.

Nel seguito dell'*Examen chimique*, Giobert passò a trattare il problema dell'analisi e sintesi dell'acqua per mezzo degli esperimenti «classici», cioè sintesi per detonazione di ossigeno e idrogeno tramite la scintilla elettrica, e analisi per mezzo del passaggio del vapore acqueo in un tubo di ferro arroventato. Le conseguenze di questi esperimenti erano che ciò che prima si attribuiva al flogisto non era che l'effetto della tendenza dei corpi ad impadronirsi dell'ossigeno dei corpi circostanti; quindi, «[...] le phlogistique est un être de raison, c'est-à-dire qu'il n'existe pas».[121]

A proposito di questo, in una nota Giobert scrisse che nemmeno i sostenitori del flogisto (Sage, Stahl e Bergman) erano d'accordo tra loro: «[...] on n'a jamais bien défini cet être, & [...] ceux mêmes qui en soutiennent l'existence, ne savent pas ce que c'est que leur phlogistique».[122]

Quindi, Giobert passò a descrivere la teoria di Kirwan e di de La Métherie, per i quali il flogisto si identificava con l'idrogeno; ma precisò in nota[123] che Kirwan aveva abbandonato il flogisto per seguire la teoria di Lavoisier. In base alla teoria di Kirwan e di de la Métherie, se flogisto e idrogeno erano lo stesso elemento, allora nella decomposizione dell'acqua per mezzo del passaggio attraverso un tubo di ferro arroventato l'idrogeno proveniva da questo metallo, e non dall'acqua.[124] Questa teoria alternativa tuttavia non creava alcun problema a Giobert, perché i flogististi non riuscivano a rendere conto dell'aumento di peso del ferro, e non sapevano da dove venisse l'ossigeno che faceva passare il ferro allo stato di calce. Alcuni però sostenevano che l'aria vitale stava disciolta nell'acqua che passava nel tubo: allora, se il gas infiammabile era fornito dal flogisto del ferro e l'aria vitale era fornita dall'acqua in cui si trovava disciolta, se ne deduceva che l'acqua era un corpo semplice.

---

[120] G.A. Giobert, *Esame di alcuni sperimenti del D. Priestley, dai quali la fallacia ne deduce della Teoria del Sig. Lavoisier, e la verità della dottrina di Sthal [sic] intorno al flogisto*, in «Biblioteca fisica d'Europa», vol. 18, 1790, pp. 130-136.

[121] In MARST, Années 1790-1791, vol. 5, 1793, p. 303.

[122] *Ibidem*, in nota.

[123] *Ibidem*, nota a p. 304.

[124] Ricordo che secondo la teoria del flogisto un metallo allo stato metallico è composto da metallo + flogisto, e passa allo stato di calce (ossido) perdendo questo flogisto.

Per quanto riguarda invece la sintesi dell'acqua per detonazione di ossigeno e idrogeno, i sostenitori del flogisto ritenevano che questa sostanza non si producesse, ma fosse già presente nei reagenti, in dissoluzione come qualsiasi altro gas, e si manifestasse all'atto della detonazione (edotto). Tuttavia non rendevano conto della concordanza di peso sia prima che dopo l'esperimento. Tutto l'argomento di Giobert era infatti basato sulla concordanza di peso e sull'illogicità del fatto che aggiungendo materia il peso diminuisse.

Il commento di Giobert al confronto tra le due teorie fu il seguente:

> [...] les faits sur lesquels est appuyée la doctrine pneumatique ne sont contestés de personne [...] La question ne roule que sur les conséquences que l'on deduit des faits [...] en général toute difficulté du Stahlien n'est que défensive, car je ne connois en effet aucune objection qui porte droitement à renverser les conséquences du pneumatiste.[125]

Il vero problema era che tutte le esperienze dei *pneumatistes* venivano eseguite con corpi che contenevano flogisto, per cui si poteva sempre asserire che i risultati erano conseguenze della presenza di flogisto. Allora i casi erano due: o si trovavano esperienze che non necessitavano di sostanze flogisticate e flogisticabili, o si dimostrava per altra via la non esistenza del flogisto. Giobert si propose dunque di verificare che il flogisto non era affatto presente nei metalli: a questo scopo espose alcune esperienze riguardanti l'azione degli acidi sulla limatura di ferro posta in un recipiente isolato.

In generale, per esempio usando l'acido solforico, per i flogististi si aveva che:

ferro	+	acido vitriolico	↔	calce di ferro	+	acido vitriolico flogisticato
(metallo + flogisto)		(semplice)		(semplice)		(acido vitriolico + flogisto)

Mentre per i *pneumatistes* si aveva che:

ferro metallico + acido solforico ↔ ossido di ferro + acido solforoso

Il problema era che la riduzione, cioè l'esperimento inverso al precedente, si operava per mezzo del fuoco, materia flogistica per eccellenza;

---

[125] In MARST, Années 1790-1791, vol. 5, 1793, p. 304; p. 310.

ma era contraddittorio, secondo Giobert, che aggiungendo materia (il flogisto) il ferro, riducendosi, diminuisse di peso.

Riportando un'altra esperienza, Giobert scrisse che versando acido muriatico sulla limatura di ferro si sviluppava immediatamente idrogeno. I flogististi sostenevano che l'idrogeno derivasse dal ferro, ma, ribatteva Giobert, poiché il flogisto era anche principio delle proprietà metalliche, e il ferro era ancora lucente, ciò significava che il flogisto era ancora nel ferro. Per Giobert l'idrogeno derivava invece dall'acqua disciolta nell'acido muriatico.

> Je conclus donc que l'eau ne doit etre rangée parmi les substances élémentaires, & j'ose prononcer qu'il faut admettre les opinions nouvelles sur la composition de l'eau. On m'avouera du moins que la doctrine pneumatique l'emporte à plusieurs égards sur la doctrine du phlogistique, & cela suffit pour que l'on doive lui donner la préférence.[126]

Alla fine di questo esame chimico dell'effetto degli acidi sulla limatura di ferro Giobert concluse che «[...] le pretendu phlogistique ne se montre nulle part; un être que je ne sais trouver aucune part, je conclus qu'il n'existe pas».[127]

In nota[128] espose la critica «classica» alla teoria dell'acidità, cioè che l'acido muriatico ossigenato era meno acido dell'acido muriatico; ma poiché l'ossigeno era principio di acidità sarebbe dovuto avvenire il contrario. A questa anomalia Giobert cercò di ovviare rispondendo che l'ossigeno acidificava quando si univa a una base; ma poiché l'acido muriatico era già saturo, cioè già acido, non poteva essere acidificato ulteriormente.

In chiusura del suo articolo Giobert riportò l'esperimento di decomposizione dell'acqua per mezzo del fluido elettrico compiuto dagli olandesi Paets van Troostwjik e Deiman, e rispose alle obiezioni sollevate contro di esso dal medico pratese Giovacchino Carradori.[129]

Infine trasse le conclusioni di questo esame chimico:
1) il flogisto non esisteva nelle sostanze metalliche;
2) i fenomeni attribuiti al flogisto dipendevano dall'assorbimento di aria;

---

[126] *Ibidem*, p. 332.

[127] *Ibidem*, p. 328.

[128] *Ibidem*, p. 327, nota 2.

[129] G. CARRADORI, *Riflessioni sull'esperienze dei signori Paets van Troostwyk [sic], e Deiman Sulla decomposizione dell'acqua in aria infiammabile e deflogisticata, comunicate per lettera ad un suo amico* [Giovanni Fabbroni], in «Annali di chimica», vol. 1, 1790, pp. 1-18.

3) l'aria assorbita era fornita dall'acqua;
4) l'acqua si decomponeva: a) si risolveva in due diversi gas, cioè aria pura e gas infiammabile; b) la combustione di questi due gas formava l'acqua;
5) quindi l'acqua non era una sostanza semplice.

Qualche anno dopo, Giobert si discostò lievemente dalla teoria dei *pneumatistes* per quanto riguardava l'acqua: i neochimici infatti sostenevano che l'acqua era composta dalla *base* del gas ossigeno + la *base* del gas idrogeno, mentre Giobert sosteneva che essa era composta dal gas idrogeno + gas ossigeno:

> Io mi sono scostato [...] dalla maniera con cui sogliono i Pneumatici esprimersi, non per altro, se non perché non posso persuadermi, che nella combustione dell'aria vitale e del gas idrogeno, per cui ne risulta dell'acqua, il calorico assoluto di queste arie venga dalla loro base ad essere separato completamente. E diffatti se ciò addivenisse, oltreché prendendo la somma del calorico assoluto dei due gas, ne dovrebbe risultare nella loro infiammazione un calor sensibile più considerevole assai di quello, che si osserva, ne verrebbe ancora per necessaria conseguenza, che l'acqua che si produce dovrebbe essere affatto priva di calorico assoluto: e noi sappiamo al contrario, che anche in istato di ghiaccio l'acqua contiene una quantità di calorico assoluto molto considerevole. Dalle quali circostanze mi è sembrato essere forza di ammettere, che sebbene la capacità dell'acqua non sia tale da assorbire tutto il calorico dell'aria vitale, e del gas idrogeno, da cui risulta, tuttavia non è altrimenti esatto dire che l'acqua sia un composto di ossigene, e di idrogene spogliati affatto del loro calorico.[130]

– L'analisi delle acque minerali e l'eudiometria

Poiché, come ricordato sopra, il Re Vittorio Amedeo III nel 1779 aveva incaricato Gioannetti di analizzare le acque di Courmayeur, Bonvicino quelle della Savoia e poi dei Bagni di Acqui, Fontana le acque di Vinadio, il Conte di San Martino quelle della Valle d'Aosta, il Marchese di Brézé quelle di Torino e della Provincia, restavano solo quelle di Valdieri. Da qui la scelta di Giobert di analizzare questa fonte di acqua solforosa.[131] Il saggio con i risultati delle analisi uscì a Torino nel 1793.

---

[130] «Appendice» al *Transunto di varie dissertazioni sulla natura dell'acqua*, in «Opuscoli scelti sulle scienze e sulle arti», vol. 17, 1794, pp. 400-401. Questa «Appendice» deriva dalla *Lettera del sig. Giobert al sig. Cavaliere Lorgna*, Torino, Giacomo Fea, 1794; pubblicata anche in «Annali di chimica», vol. 5, 1794, pp. 224-227.

[131] G.A. Giobert, *Des eaux sulphureuses*..., cit., p. 7.

Già in apertura Giobert avvertiva il lettore della sua posizione:

> Dans la rédaction de cet ouvrage je me sers de la nouvelle nomenclature. C'est qu'elle est maintenant adoptée par presque tous les Chimistes, et parceque je suis intimement persuadé que les noms barbares de la langue insignifiante des Chimistes anterieurs seront dans peu bannis même de la medicine, et que nos neveux ne liront ce jargon, plus que nous ne lisons les hierogliphiques de nos ancêtres.[132]

Tuttavia, poiché non tutti ancora parlavano il nuovo linguaggio, inserì in appendice[133] un breve glossario di nomenclatura.

La prima sezione del saggio inizia con la descrizione fisica della valle del Gesso e dei monti circostanti, con misure dell'umidità, della temperatura, e della pressione; ma vengono descritte anche le attività che vi si svolgevano, come quella agricola e mineraria, e la storia naturale (flora e fauna) del luogo.

Il terzo capitolo tratta dell'elettricità atmosferica dei Bagni di Valdieri. Giobert non rilevò traccia di elettricità nelle fonti, mentre la trovò nell'atmosfera. Rilevò sempre elettricità negativa nelle cascate, contrariamente a quanto affermato da Volta. La spiegazione di questo fenomeno, secondo Giobert, era che le acque erano sovraccariche di ossigeno, così come l'aria alla superficie del fiume Gesso.

> Sans doute que la lumiere en dégage de ces eaux, comme on le verra ci-après, et peut-être se produit-il de l'electricité positive lors de la combinaison du calorique avec l'oxigene et le developpement de l'air vital, et peut-être encore l'oxigene et la lumiere produisent-ils le fluide électrique.[134]

Il quarto capitolo è quello più noto agli storici, perché fu ripubblicato nella versione di Spallanzani per quanto concerne la descrizione dell'eudiometro a fosforo. Giobert criticò l'utilizzo degli animali per misure eudiometriche (cioè misurando quanto tempo un animale viveva quando veniva chiuso in un recipiente assieme all'aria campione) perché non erano molto affidabili, così come riteneva inaffidabili gli eudiometri ad aria nitrosa; ma criticò anche l'eudiometro ad aria infiammabile di Volta, perché secondo Giobert l'idrogeno conteneva sempre impurità di carbonio,

---

132 *Ibidem*, p. 7.

133 *Ibidem*, pp. 265-268.

134 *Ibidem*, p. 55.

quindi con la scintilla si formava anche acido carbonico che falsava i risultati. Già dal 1785 Giobert aveva presentato una memoria all'Accademia in cui suggeriva l'uso del fosforo in questo strumento. Giobert utilizzava questa sostanza già dall'anno precedente, e scrisse che anche Achard, Reboul[135] e Seguin avevano proposto eudiometri a fosforo. L'eudiometro di Giobert fu particolarmente apprezzato da Spallanzani, anche per il fatto che la scala graduata era centesimale.[136]

La seconda sezione del saggio è tutta dedicata all'analisi delle acque dei Bagni di Valdieri. Dopo un'introduzione storica, Giobert passò a descrivere le caratteristiche fisiche esteriori dell'acqua (temperatura e densità, ma anche colore e sapore); poi passò all'esame chimico delle acque, impiegando come reattivi le tinture vegetali, gli ossidi metallici (di arsenico, manganese, antimonio, bismuto, zinco, piombo), vari acidi, vari sali medi, gli alcali e i carbonati alcalini, i saponi.

I risultati sono esposti sia in modo discorsivo che in tavole riassuntive:[137] Giobert fornì le quantità delle sostanze trovate sia in peso che in volume, sempre relativamente a 100 libbre di acqua di partenza, arrivando fino alla quarta cifra decimale. Anche questi dati confermano la sua piena adesione al metodo di indagine lavoisieriano.

Infine, dopo l'analisi, Giobert fornì il metodo per imitare artificialmente l'acqua di Valdieri, cioè per operare la sintesi partendo dai prodotti trovati; e analizzò le reazioni di quest'acqua con sostanze medicinali e alimentari, al fine di stabilirne l'influenza sull'economia animale. A questo proposito, l'ultima sezione dell'opera si chiude in modo classico, cioè con il possibile uso medico di quest'acqua: Giobert, dichiarando espressamente la sua incompetenza in materia, riportò ricerche fatte da una quantità di medici *éclairés*.

Giovanni Antonio Giobert incarna il modo di porsi rispetto alla nuova chimica più comune tra i chimici italiani:

Tutto da me riguardasi come ipotetico nelle Scienze Fisiche, e Naturali, e quella teoria sembrami da preferirsi ad un'altra, quando riposando sopra di un

---

[135] Henri Paul Irénée Reboul, 1763-1839.

[136] La copia del testo di Giobert che ho utilizzato, conservata presso la Biblioteca Municipale «A. Panizzi» di Reggio Emilia, apparteneva a Spallanzani, e presenta numerosi segni a margine della descrizione dell'eudiometro di Giobert, segno evidente dell'interesse che questo strumento aveva suscitato nel naturalista di Scandiano. G.A. GIOBERT, *Des eaux sulphureuses...*, cit., pp. 64-68.

[137] *Ibidem*, pp. 195-196.

numero maggiore di fatti si adatta alla spiegazione di un maggiore numero di fenomeni [...] [138]

I fatti e i fenomeni, il tribunale dell'esperienza, erano dunque la guida principale dello scienziato piemontese. D'altronde anche la sua carriera di chimico fu in linea con questo atteggiamento: egli non diede nessun contributo di ordine teorico alla teoria dei *pneumatistes*, come egli li chiamava, ma mise a disposizione della nuova chimica la sua abilità di sperimentatore, e fu per questo che si guadagnò il titolo di «chimico dell'Italia» da parte di Dandolo.

Egli vide nella nuova teoria un mezzo di spiegazione più semplice e più economico, un buon insieme di principi guida a livello metodologico nelle sue ricerche pratiche in campo tintorio. Il lavoro di Giobert nell'ambito dell'Accademia non poteva essere diverso, poiché, come già detto, lo scopo era quello di trovare soluzioni pratiche ed economicamente vantaggiose alle varie esigenze dello stato piemontese. [139]

CONCLUSIONE

Il riferimento metodologico privilegiato dai filosofi naturali sabaudi fin dalla fondazione della Società era sempre stato quello relativo all'importanza dell'esperimento e della verifica fattuale [...] Tuttavia questo atteggiamento divenne sempre più intransigente a partire dall'ultimo decennio del Settecento [...] quando le redini dell'Accademia vennero prese in mano dai fisici dell'Università [...] Ciò sarebbe costato in seguito assai caro a un personaggio come Amedeo Avogadro, che vide sistematicamente rifiutate tutte le memorie sottoposte all'esame dell'istituzione sabauda. [140]

---

[138] «Annali di Chimica», vol. 5, 1794, p. 246.

[139] Tra le memorie di tipo applicativo, ricordo: G.A. GIOBERT, *Saggio intorno la scomposizione del solfato, e muriato di soda, e la maniera di separarne con vantaggio la base ad uso delle fabbriche di sapone e di vetro*, in «Opuscoli scelti», vol. 18, 1795, pp. 307-316; pubblicato e «tradotto» come *Saggio intorno alla scomposizione dell'ossisolfato e ossimuriato di soda, e alla maniera di separarne con vantaggio la base ad uso delle fabbriche di sapone e di vetro*, in «Annali di chimica», vol. 11, 1796, pp. 238-255; ID., *Ricerche chimico-economiche intorno alla seta* [ricevuta il 20 dicembre 1802], in «Memorie di matematica e fisica della Società Italiana», vol. 10, parte 2, 1803, pp. 471-480.

[140] M. CIARDI, *Dialoghi tra filosofi naturali. Spallanzani, l'Accademia delle Scienze di Torino e la scienza sabauda*, in W. Bernardi-P. Manzini (a cura di), *Il cerchio della vita. Materiali di ricerca del Centro Studi Lazzaro Spallanzani di Scandiano sulla storia della scienza nel Settecento*, Firenze, Olschki, 1999, p. 220.

Dall'esame dell'opera di alcuni chimici piemontesi emergono tutte le peculiarità di questo ambiente. Innanzi tutto, l'importanza, giustamente sottolineata da Abbri, delle ricerche svolte nell'ambito dell'Accademia, sia sul salnitro (Saluzzo) che sulla chimica pneumatica (Cigna, Beccaria), che contribuirono allo sviluppo della chimica pre-lavoisieriana a livello europeo.[141]

Poi, come più volte ribadito, l'attenzione particolare alle applicazioni della chimica. L'Accademia era un organo al servizio dello stato e la chimica, fin dai tempi di Stahl, era considerata la scienza utile per eccellenza.[142]

Quali furono dunque le ragioni per l'ostilità alla nuova chimica, nonostante la vicinanza alla Francia, la comunanza della lingua, la presenza tra i soci dell'Accademia di vari membri della *coterie* lavoisieriana?

Per esempio, anche in Svezia, come a Torino, non si mostrava molto interesse per le questioni teoriche, e in entrambi i paesi era presente una grande tradizione mineralogica:[143] eppure, in Svezia l'accettazione della nuova chimica fu pressoché indolore,[144] mentre in Piemonte essa fu aspramente osteggiata.

Questo parallelismo tra il regno Sabaudo e quello Svedese risulta sicuramente azzardato, ma serve a dimostrare l'importanza dello studio di come una nuova teoria, o idea, o scienza si diffonde in differenti contesti: infatti, non sempre è lecito individuare caratteristiche comuni che portino a generalizzare; bisogna tenere conto in modo rilevante delle peculiarità specifiche dei singoli contesti.[145] Perché, se ciò che più interessava era l'applicazione, in Piemonte si fece così tanto caso alla teoria (e questo è precisamente l'opposto della Svezia)?

Una ragione minore, ma sicuramente presente, è il campanilismo. L'inizio dei rapporti con Lavoisier si aprì con una «grave mancanza» da parte del francese, che dimenticò di citare Beccaria, il grande Beccaria,

---

141 F. Abbri, *Le terre...*, cit., pp.142-143.

142 F. Abbri, *De utilitate...*, cit., p. 406; Id., *Georg Ernst Stahl e la diffusione di una nuova idea di chimica*, in *Atti del VII Convegno Nazionale di Storia e Fondamenti della Chimica*, cit., pp. 125-132.

143 F. Abbri, *De utilitate...*, cit., pp. 415-416.

144 A. Lundgren, *The new chemistry in Sweden: the debate that wasn't*, cit.; Id., *The changing role of numbers in 18th-century chemistry*, in *The quantifying spirit in the 18th century*, cit., pp. 245-266; Id., *The chemical revolution from a distance: Anders Gustaf Ekeberg, the antiphlogistic chemistry, and the Swedish scene*, in *Lavoisier in european context*, cit., pp. 19-42.

145 K. Gavroglu, *The sciences at the European periphery during the Enlightenment: transmission versus appropriation*, cit., pp. 93-107.

quello famoso in tutta Europa per le sue ricerche sull'elettricità; nonostante Lavoisier avesse in seguito fatto pubblica ammenda, anche Ferrone scrive che i rapporti tra Lavoisier e Saluzzo, mente e anima dell'Accademia, rimasero sempre freddi;[146] al contrario, i rapporti con Macquer e Monnet erano ottimi. Tuttavia, ciò non basta a spiegare l'atteggiamento di rifiuto e opposizione da parte dei chimici piemontesi.

Una ragione più sottile, legata ancora alla mineralogia o comunque alle applicazioni della chimica può essere il fatto che, come vedremo meglio per i farmacisti, la nuova chimica andava ad innestarsi in un campo in cui era considerata ausiliaria, ma assolutamente non dominante. I mineralogisti usavano solo alcuni caratteri chimici, relativi alla composizione interna dei minerali, per classificare i campioni, ma usavano parallelamente e prevalentemente caratteri qualitativi esterni, basati sui sensi (colore, odore, consistenza al tatto, ecc.). La nuova chimica avanzava pretese di scienza fondamentale, e questo veniva vissuto come un'ingerenza indebita. Allo stresso modo, l'arte tintoria era appunto un'arte, basata su tradizioni antiche e su segreti di lavorazione. Solo Giobert intuì che una scienza chimica razionale e sistematica poteva aprire a nuovi ritrovati in campo tintorio (come l'acido solforico ossigenato, usato inizialmente per la sbianca, in analogia con l'acido muriatico ossigenato).

Un altro possibile fattore è quello dell'uso del dato sperimentale. I torinesi accumulavano fatti, non sempre interpretandoli, e comunque limitandosi a un'interpretazione contingente, relativa a *quel* dato particolare. I *pneumatistes* francesi invece pubblicavano pochi esperimenti (nonostante ne compissero parecchi),[147] ma cruciali. Questo era visto come una grande scorrettezza da parte di molti che erano contrari a Lavoisier, proprio perché il francese sembrava basare il suo sistema solo su pochi fatti, contro una tradizione secolare di esperienze accumulatesi nel corso di tutta la storia della chimica.

L'attenzione al fatto, al dato sperimentale era dunque una caratteristica molto marcata nell'ambiente torinese, e anche Giobert era figlio di questa tradizione: per esempio, si possono ritrovare analogie con le teorie di Saluzzo quando Giobert parla del ruolo dell'ossigeno nella formazione del fluido elettrico. Giobert si fece convincere dagli esperimenti dei *pneumatistes* e dal loro concatenamento, non tanto dalla teoria che sottende-

---

[146] V. FERRONE, *La nuova Atlantide e i lumi*, cit., p. 93.

[147] Per esempio, si veda F.L. HOLMES, *Lavoisier and the chemistry of life*, cit.

vano. Egli vedeva nella nuova chimica una scienza che gli avrebbe permesso di migliorare le applicazioni cui era interessato, in particolare nella chimica tintoria; e il lavoisieriano Berthollet era il grande maestro in questo campo.

Capitolo quarto

IL PESO DELLA TRADIZIONE: LA CHIMICA A BOLOGNA ALLA FINE DEL XVIII SECOLO

> Quanto allo stato attuale della chimica in Italia, essa deve ancora esserci diffusa da Oltramonte, come dallo scorso secolo ci fu successivamente tradotta tutta la fisica e la matematica, e niuna verità è più certa, quanto alla chimica, ch'essa si ritrova ancora ai primi elementi in Italia, poiché gli atti dell'Istituto di Bologna, citati generalmente presso di noi fino poco fa, come un esemplare che onori la chimica italiana, non sono più stimati da' chimici, di quello sia noto il loro laboratorio. *

Il contesto accademico bolognese, per quanto riguarda la storia della chimica e in particolare le reazioni alla rivoluzione lavoisieriana, è stato studiato fino ad ora solo genericamente[1] o marginalmente.[2] Una delle possibili ragioni sta nel fatto che le fonti sono in larga misura manoscritte, in quanto la principale fonte a stampa, i «De Bononiensi Scientiarum et Artium Instituto atque Academia Commentarii», usciva a intervalli irregolari, anche di molti anni. Inoltre, i «Commentarii» non rendevano conto del lavoro globale degli accademici bolognesi, poiché riportavano solo le memorie (o i loro riassunti) considerate meritevoli di pubblicazione.

---

* Marco Carburi ai Riformatori, Venezia, ottobre 1771; riportato in V. Giormani, *L'insegnamento della chimica...*, cit., pp. 132-133.

[1] A. Breccia Fratadocchi-A. Pasquinelli (a cura di), *1737-1987. Dalla cattedra di J.B. Beccari ai dipartimenti. 250 anni di chimica*, pubblicazione dell'Accademia delle Scienze dell'Istituto di Bologna, Classe di Scienze Fisiche, 1987.

[2] F. Abbri, *'Chemistry turned upside down', aspects of the Italian debate on Lavoisier's theory*, in F. Abbri-F. Crispini, (a cura di), *Atti del III Convegno Nazionale di Storia e Fondamenti della Chimica*, Cosenza, Brenner, 1991, pp. 101-111.

Lo studio delle reazioni bolognesi alla rivoluzione chimica, pertanto, ha richiesto un'analisi sistematica delle fonti manoscritte, che hanno rivelato come questo contesto fosse vario, aggiornato, e inserito a pieno titolo in quello più ampio del mondo scientifico italiano. Per meglio comprendere questa affermazione, si rende necessario riportare la ricostruzione di questo contesto, attraverso lo studio dell'evoluzione dei laboratori, dei libri posseduti dalla biblioteca dell'Istituto delle Scienze, della didattica che vi si svolgeva e dell'attività scientifica degli Accademici.

In questo modo, emerge la figura di Galvani chimico,[3] pressoché ignota agli storici della scienza fino a poco tempo fa, così come emerge una fortissima tradizione di chimica analitica, soprattutto in ambito organico, che fu la principale causa della reticenza dei bolognesi nell'accettare le nuove teorie chimiche. Accanto a questa grande tradizione sperimentale, però, vedremo come a livello teorico la situazione fosse, all'opposto, povera di stimoli.

Il contesto istituzionale

L'Istituto delle Scienze e l'Accademia

Per iniziativa di Luigi Ferdinando Marsili (1658-1730) nacque nel 1711 a Bologna l'Istituto delle Scienze, inaugurato ufficialmente nel 1714.[4] La sua funzione era quella di integrare dal punto di vista della pratica sperimentale le lezioni teoriche che si tenevano all'Università ed aveva in origine cinque cattedre: storia naturale, fisica, architettura militare, astronomia e chimica. In seguito si aggiunsero le cattedre di anatomia, chirurgia pratica, geografia e nautica, ostetricia, antichità.[5] All'Istituto fu annessa la preesistente Accademia degli Inquieti, che prese il nome di Accademia delle Scienze dell'Istituto di Bologna. L'Accademia era il luogo dove venivano discussi i risultati della ricerca scientifica

---

[3] R. Seligardi, *Luigi Galvani e la chimica del Settecento*, cit.; Id., *Le ricerche chimiche di Luigi Galvani: le arie, le macchine, i testi*, cit.; Id., *Luigi Galvani between chemistry and physiology*, cit.

[4] M. Cavazza, *Settecento inquieto. Alle origini dell'Istituto delle Scienze di Bologna*, Bologna, Il Mulino, 1990.

[5] Sull'evoluzione degli insegnamenti all'Istituto delle Scienze, si veda M. Cavazza, *Le Camere dell'Istituto delle Scienze*, in *I luoghi del conoscere. I laboratori storici e i musei dell'università di Bologna*, Bologna, Banca del Monte di Bologna e Ravenna, 1988, pp. 40-43.

che i suoi membri svolgevano nei laboratori dell'Istituto o nei loro laboratori privati. Con la riforma operata nel 1745 da Prospero Lambertini (1675-1758), Papa Benedetto XIV, vennero istituiti 24 posti da accademico «benedettino» pensionario, con una pensione di 100 lire bolognesi annue. Gli accademici pensionari avevano l'obbligo di presentare almeno una memoria originale all'anno.[6] Alcune di queste memorie vennero pubblicate sui «Commentarii», che uscirono con grande discontinuità dal 1731 al 1791 sotto la direzione del segretario dell'Accademia.[7]

A Bologna troviamo l'insegnamento di chimica all'Istituto fin dalla sua fondazione, perché questa disciplina era ritenuta basilare per la medicina. Nel 1709 così scriveva agli Assunti dello Studio il fondatore dell'Istituto, Luigi Ferdinando Marsili:

> La cognizione della natura de' fluidi, non mai i medici di Bologna, la potranno conoscere, niente di più di quello, che lor viene insegnato da' libri oltramontani, giaché la scienza della Chimica non è né praticata, né conosciuta. Questa mancanza rende la medicina in Bologna d'un debolissimo frutto, non potendosi correggere le parti peccanti de' fluidi se prima la perfetta natura di quelli non si conosce, mediante li tanti esperimenti chimici, che la possono insegnare. Dalla notizia degli stati perfetti, e peccaminosi di questa, ne viene l'invento de' nuovi medicamenti, o di sapere applicare gl'inventati per sanare le parti difettose. Questa necessità si è conosciuta nelle più grandi Accademie del Mondo, e per questo, si sono instituite Cattedre che insegnano metodicamente la Chimica, e laboratorj pubblici, che apprendono a tutte le manipolazioni, tanto sopra de' vegetabili, che fossili, ed animali. Supplico le SS.VV. Ill.me a non perdere tempo ad instituire questa nuova cattedra [...][8]

Il primo professore fu Marco Antonio Laurenti,[9] che deteneva la cattedra di chimica dal 1713,[10] ma che di fatto non aveva mai svolto attività

[6] M. Cavazza, *L'Istituto delle Scienze di Bologna negli ultimi decenni del Settecento*, in *La politica della scienza*, cit., p. 435.

[7] Francesco Maria Zanotti (1692-1777) e, dal 1766, Sebastiano Canterzani.

[8] BUB, MSS 630, Luigi Ferdinando Marsili, *Parallelo dello Stato Moderno della Università di Bologna con l'altre di là de' Monti*, cc. 47-48.

[9] (1678-1772). Serafino Mazzetti, *Repertorio di tutti i professori antichi, e moderni della famosa Università, e del celebre Istituto delle Scienze di Bologna con in fine alcune aggiunte e correzioni alle opere dell'Alidosi, del Cavazza, del Sarti, del Fantuzzi, e del Tiraboschi* [...], Bologna, Tipografia S. Tommaso D'Aquino, 1848, n° 1806.

[10] V. Giormani, *L'insegnamento della chimica all'Università di Padova dal 1749 al 1808*, in «Quaderni per la storia dell'Università di Padova», vol. 17, 1984, p. 105, nota 32.

didattica, anche perché il laboratorio chimico non era ancora pronto, e alla fine si dimise. Jacopo Bartolomeo Beccari[11] fu incaricato di coprire la cattedra di fisica nel 1714, poi, nel 1734, successe a Laurenti. Nel 1737 fu affidata a Beccari anche la cattedra di chimica presso la Facoltà di Medicina, la prima cattedra universitaria in Italia di questa disciplina. Beccari fu un abile chimico sperimentale che oggi definiremmo organico (scoprì il glutine e la caseina; inoltre studiò le acque minerali e il «fosforo» di Bologna), e le sue ricerche gli valsero l'elezione a membro della Royal Society nel 1728. Il quadro teorico entro il quale si muoveva era quello stahliano; la sua opera era descrittiva e di osservazione, piuttosto che di interpretazione teorica dei risultati.[12]

Tra i suoi allievi furono Giambattista Borsieri,[13] che si trasferì a Pavia dove insegnò ed esercitò la professione medica, Luigi Galvani[14] e Marco Carburi,[15] che divenne assistente di Beccari e in seguito passò all'Università di Padova, dove divenne professore di chimica ed impiantò il più moderno e attrezzato laboratorio chimico in Italia.[16]

Nel suo studio sull'area bolognese,[17] Ferdinando Abbri ha rilevato che, all'interno dell'Accademia delle Scienze, la nuova chimica delle arie, nata dalle recenti scoperte di Stephen Hales,[18] di Joseph Priestley e di Joseph Black, era poco coltivata, perché la chimica era ancora vista in funzione della medicina. Nella sezione chimica dei «Commentarii» del 1783 si trovano solo pochi articoli sulle acque minerali, e nel volume del 1791

---

[11] (1682-1766). M. Crespi-A. Gaudiano, *Beccari, Iacopo Bartolomeo*, in DBI, vol. 9, pp. 432-435.

[12] *1737-1987. Dalla cattedra di J.B. Beccari ai dipartimenti*, cit., p. 11.

[13] (1725-1785). F. Abbri, *La chimica italiana dalle origini ad Avogadro*, cit., p. 397.

[14] (1737-1798). C. Farinella, *Galvani, Luigi*, in DBI, vol. 51, pp. 786-790; studi recenti su Galvani sono, M. Bresadola, *Medicina e filosofia naturale in Luigi Galvani*, Tesi di Dottorato in Storia della Scienza, X ciclo, Università di Firenze, a.a. 1998/1999; *Luigi Galvani international workshop. Proceedings*, cit.

[15] (1731-1808). T.A. Catullo, *Marco Carburi*, in BII, vol. 8, pp. 57-63; U. Baldini, *Carburi, Marco*, in DBI, vol. 19, pp. 723-725.

[16] V. Giormani, *Il laboratorio di chimica all'Università di Padova nel '700, un modello per Parma, Firenze e Torino*, in *Atti del III Convegno nazionale di Storia e Fondamenti della Chimica*, cit., pp. 83-92.

[17] F. Abbri, *Chemistry turned upside down*, cit.

[18] (1677-1761). H. Guerlac, *Hales, Stephen*, in DSB, vol. 6, pp. 35-48.

l'unico articolo sulla chimica pneumatica è firmato dal piemontese Carlo Lodovico Morozzo.[19] Secondo Abbri,

During the eighteenth-century, scientific activity in Bologna reached very high levels, but the idea of chemistry as a discipline supporting medicine did not excite scientific curiosity and interest in the most revolutionary problems of the new chemistry.[20]

In realtà, la situazione era differente. Nel corso di questo capitolo, vedremo che anche i bolognesi affrontarono la questione della nuova chimica e si inserirono nel dibattito italiano, anche se sul fronte avverso a Lavoisier; quindi non si può parlare di mancanza di curiosità scientifica. Seppure lentamente, infatti, le nuove scoperte sui gas, sulla combustione e sull'acqua, e le conseguenze teoriche elaborate da Lavoisier arrivarono anche a Bologna, a partire dal 1774, quando Lavoisier stesso inviò i suoi *Opuscules* all'Accademia.[21]

Come già detto, purtroppo le fonti a stampa sono scarse, anche perché i bolognesi erano restii a pubblicare. A questo proposito, il 12 febbraio 1784 fu letto all'Accademia delle Scienze un biglietto dell'Assunteria d'Istituto, scritto il giorno precedente e firmato da Cesare Camillo Zanetti, segretario dell'Assunteria:

[...] non pubblicandosi, che ne' soli commentarj di codesta Accademia delle Scienze quelle dissertazioni degli Accademici benedettini che meritano d'essere date in luce, pochissimo o niun'utile viene apportato alle scienze, ed alla letteratura, e vengono gli stessi autori defraudati di quella forma, ed onore, che forse meritano le loro scoperte, perché si manifestano al mondo Letterario, quando hanno già perduto il primo pregio di novità.[22]

Zanetti suggeriva quindi di pubblicare le memorie anche individualmente, e gli accademici si dichiararono d'accordo. Ciononostante, le pubblicazioni degli scienziati bolognesi restarono scarse, e uno studio ap-

---

19 Carlo Lodovico Morozzo, *Vegetabilia ad aerem vitiatum repurgandum quid, et quomodo valeant*, in «De Bononiensi Scientiarum et Artium Instituto atque Academia Commentarii», vol. 7, 1791, pp. 215-222.

20 F. Abbri, *Chemistry turned upside down*, cit., p. 104.

21 Lettera del 19 gennaio 1774, in A.L. Lavoisier, *Oeuvres de Lavoisier. Correspondance, 2. 1770-1775*, cit., p. 410.

22 AAS, Antica Accademia, Titolo I, *Registro degli Atti dal 1723 al 1804.*

profondito della chimica settecentesca a Bologna richiede appunto una lettura estensiva delle fonti manoscritte.

I professori

– I professori dell'Istituto

Dal 1776 esistevano due cattedre di fisica all'Istituto: in quella di fisica generale si studiava la fisica «classica» (statica, idrostatica, meccanica celeste e terrestre, idraulica, ottica); nell'insegnamento di fisica sperimentale si studiavano invece il calore, il magnetismo, le «arie fattizie» e l'elettricità. Nel 1788 le due cattedre furono unificate[23] e l'insegnamento fu affidato a Sebastiano Canterzani,[24] già Segretario dell'Accademia, coadiuvato da Giovanni Aldini,[25] nipote di Luigi Galvani, e da Paolo Veratti,[26] figlio di Giuseppe,[27] del quale parlerò più avanti.

Anche per la chimica un corso regolare e strutturato su due anni venne istituito solo a partire dal 1776,[28] ma di fatto iniziò alla fine del febbraio 1777,[29] con Vincenzo Pozzi.[30]

Com'è noto, le lezioni all'Università erano deputate alla teoria mentre quelle tenute all'Istituto provvedevano alla pratica sperimentale; quindi, poiché i professori dell'Istituto erano anche quelli dell'Università, le esercitazioni si svolgevano quando all'Ateneo era vacanza. Ma in questo modo

> Questi esercizi [...] vengono a farsi interrottamente, e non di seguito. Ciò era scomodo in molti casi per l'uso dell'elaboratorio Chimico. Perciò, essendo il Chimico dell'Instituto insieme Lettor di Chimica nell'Università ha egli ottenuto di poter distribuire il corso speculativo, che dee servire per l'Università, in modo che restandogli libera da questo la primavera può in due anni dare il corso prati-

---

[23] M. Cavazza, *L'insegnamento delle scienze sperimentali nell'Istituto delle Scienze di Bologna*, in G. Pancaldi (a cura di), *Le Università e le scienze, prospettive storiche e attuali. Relazioni presentate al Convegno Internazionale, Bologna, 18 settembre 1991*, Bologna, Università di Bologna, 1993, p. 161.

[24] (1734-1819). M. Gliozzi, *Canterzani, Sebastiano*, in DBI, vol. 18, pp. 280-281.

[25] (1762-1834). Serafino Mazzetti, *Repertorio*..., cit., n° 69; A. Campana, *Aldini, Giovanni*, in DBI, vol. 2, pp. 90-93.

[26] (1753-1831). S. Mazzetti, *Repertorio*..., cit., n° 3099.

[27] (1707-1793). *Ibidem*, n° 3098.

[28] ASB, Assunteria d'Istituto, *Diversorum*, busta 15, n° 44.

[29] Cioè, il lunedì compreso tra il 25 febbraio e il 3 marzo 1777. ASB, Assunteria d'Istituto, *Atti*, Busta 7, p. 56 e p. 59.

[30] M. Cavazza, *L'insegnamento delle scienze sperimentali*, cit., pp. 158 e nota 22, p. 166.

co nell'Instituto tutto seguitamente, parte nella primavera di un anno, parte nella primavera dell'altro.[31]

Il professore di chimica all'Istituto, dopo Beccari, fu Vincenzo Pozzi,[32] che resse la cattedra dal 1766 al 1790, essendo già professore sostituto dal 1760. Per quanto riguarda invece la ricerca, si occupò dell'analisi del caffè, del tè e del legno, dei fuochi di Pietramala, della possibile relazione e poteva intercorrere tra l'acido cattolico (universale) presente nel sottosuolo e il terremoto di Bologna del 1779, di alcuni minerali, del fosforo contenuto nelle cantarelle, e dell'acqua minerale di Vado.[33]

Dal 1790 al 1804, a Pozzi successe Luigi Laghi,[34] già aiutante di chimica all'Istituto dal 1769. Le sue ricerche vertevano soprattutto sui sali e sull'analisi di sostanze organiche, in relazione al loro uso medico.

A proposito degli argomenti svolti nel corso di chimica, Luigi Laghi scrisse:

> Nel primo anno si prendono ad esaminare chimicamente tanto le sostanze del Regno Vegetabile quanto quelle del Regno animale, e si terminano le lezioni con analizzare le acque minerali; nel secondo anno poi col dovuto ordine si analizzano tutti i fossili.[35]

E ancora:

> Laghi adunque, che fù dopo la perdita del dotto Sig. dottore Vincenzo Pozzi, eletto Professore di Chimica dall'Illmo ed Eccelso Reggimento, ogni anno sul principio della Quaresima intraprende il corso chimico, esaminando ed analizzando il primo anno tanto il Regno vegetabile, quanto il Regno animale, e compisce le sue lezioni con l'analisi delle acque, e con un breve trattato di materia medica. Nel secondo anno sottomette al chimico esame tutto il regno fossile, onde nel corso di due anni la studiosa Gioventù può pienamente impossessarsi della

---

[31] AAS, *Antico Istituto, Alcune carte originali e varie copie*, fasc. XIII, Sebastiano Canterzani, *Descrizione succinta di ciò, che si contiene nell'Instituto di Bologna e del modo, in cui vi si coltivano le scienze*, minuta scritta tra il 7 e l'8 novembre 1779.

[32] (1727-1790). S. Mazzetti, *Repertorio*..., cit., n° 2537.

[33] Per gli ambiti di ricerca di ciascun accademico, si veda l'elenco delle memorie presentate all'Accademia delle Scienze, in A. Angelini (a cura di), *Anatomie accademiche*, Bologna, Il Mulino, vol. 3: *L'Istituto delle Scienze e l'Accademia*, 1993, pp. 313-409.

[34] (1738-1816). Serafino Mazzetti, *Repertorio*..., cit., n° 1761.

[35] AAS, Antico Istituto, *Alcune carte originali e varie copie*, fasc. IX, *Relazione intorno all'Istituto (2 settembre 1797) da spedirsi al Direttorio di Milano, con informazioni originali dei professori*, Relazione di Luigi Laghi.

chimica tanto teorica, che pratica, e di quella principalmente, che ha per scopo la pubblica utilità.[36]

Altrove,[37] Laghi assicurò di non aver mai «ommesso di erudire la scolaresca con le recenti scoperte, e dottrine».

– I professori dell'Università

I professori di chimica all'Istituto erano gli stessi che insegnavano all'Università: dal 1755 al 1790 infatti il titolare della cattedra di chimica fu Vincenzo Pozzi, al quale successe Laghi fino al 1800. Con il nuovo secolo il professore divenne Giovanni Marchetti (?-1817), che si occupò soprattutto dello studio della fosforescenza, dell'analisi delle acque minerali, e di nuovi farmaci a base di mercurio.

Il suo successore alla Facoltà di Medicina dal 1802 al 1817 fu Pellegrino Salvigni (?- 1841), di Imola; inizialmente, il libro di testo adottato nel suo corso fu *Elementi di chimica* di Luigi Valentino Brugnatelli. Salvigni utilizzò anche le proprie *Lezioni di chimica elementare applicata alla medicina e alle arti*, pubblicate a Bologna nel 1802, e fu a favore della nuova chimica di Lavoisier. Nel 1818 pubblicò, sempre a Bologna, *Due ragionamenti sulle teorie chimiche di Lavoisier, di Gio. Majow e di Lod. Barbieri.*

Il 4 settembre 1802 fu istituita la cattedra di Chimica farmaceutica, sempre nell'ambito della Facoltà di Medicina; il professore dal 1803 al 1816 fu Francesco Maria Coli, autore di varie opere tra cui le monumentali *Notizie elementari di Farmacia, di Chimica, di Storia naturale e di Botanica*, in 5 volumi, adottate per qualche tempo come libro di testo per il suo corso.[38]

Tra gli altri chimici bolognesi ricordo Giuseppe Colizzi (1763-1846), autore dell'opera *Alli Studiosi della Filosofia Chimica Ragionamenti Due* (Bologna, 1796), in cui difese la chimica di Lavoisier.[39]

---

36 ASB, Assunteria d'Istituto, *Diversorum*, busta 11, lettera di Luigi Laghi, 29 [manca il mese] 1793.

37 AAS, Antico Istituto, *Alcune carte originali e varie copie*, fasc. X, *Copia di relazione, presentata nel 1801 all'Ispettore degli Studi della Deputazione Amministrativa dell'Istituto, Sull'Origine e progressi, fondi e rendite, stato attuale ed occorrenze dell'Istituto*, redatta da Angelo Bacialli, f. 8.

38 L. Simeoni, *Storia della Università di Bologna*, vol. 2, *L'età moderna (1500-1888)*, Bologna, Forni, 1987 (ristampa anastatica), p. 161.

39 F. Abbri, *Chemistry turned upside down*, cit., pp. 106-107.

Un personaggio marginale, ma degno di menzione fu infine Antonio Bucci,[40] di Faenza, amico di Borsieri. Bucci pubblicò le *Osservazioni circa il flogisto e le differenti specie d'Aria secondo le moderne scoperte*, (Pavia, 1783), in cui cercò di inquadrare i nuovi fatti emersi in chimica entro la cornice di riferimento del flogisto,[41] facendo riferimento a Bergman, Volta e Priestley. Bucci inviò questo testo allo stesso Volta, per avere un giudizio in merito.[42] Volta lo citò ampiamente nell'articolo «Calore» del *Dizionario di Chimica*, soprattutto a proposito della «forza ignifera», come Bucci chiamava la capacità per il calore.[43] Nel 1790 Bucci pubblicò a Faenza un altro trattato fisico-chimico, lo *Specimen physicae generalis sive de concretione corporum et dissolutione.*

La biblioteca

Come già detto, Lavoisier spedì all'Accademia i suoi *Opuscules physiques et chimiques* nel 1774. Quest'opera tratta dell'aria contenuta nei corpi, sia dal punto di vista storico che sperimentale; essa non fu recensita ufficialmente in una seduta accademica, ma forse stimolò il grande interesse per le arie che si sviluppò in ambito bolognese a partire dalla fine degli anni '70.

Tra le recensioni pubbliche di opere attinenti alle nuove scoperte e alla nuova chimica, svoltesi all'Accademia, troviamo invece, in particolare, l'*Istoria dei tentativi fatti finora per decidere se l'acqua sia convertibile in terra* di Girolamo Barbarigo;[44] le prime opere di Paolo Sangiorgio,[45] e i *Fondamenti della scienza chimico-fisica*, di Vincenzo Dandolo.[46]

Le discussioni su questi argomenti si concentrarono nella prima metà degli anni '90: questo da un lato conferma che quegli anni furono i più «caldi» per quanto riguarda il dibattito sulla nuova chimica in Italia; e

---

[40] (1727-1793). U. BALDINI, *Bucci, Antonio*, in DBI, vol. 14, pp. 763-764; D.A. FARINI, *Antonio Bucci*, in BII, vol. 3, pp. 207-208.

[41] F. ABBRI, *Chemistry turned upside down*, cit., pp. 104-105.

[42] Lettera di Bucci a Volta, Faenza, 26 febbraio 1783, in EV, vol. 2, p. 151.

[43] «Calore», in OV, vol. 7, p. 17; p. 19; p. 25.

[44] Pubblicata in «Opuscoli scelti sulle scienze e sulle arti», vol. 4, 1781, pp. 270-278; recensita pubblicamente il 5 aprile 1781.

[45] Recensite pubblicamente il 18 luglio e il 26 novembre 1794.

[46] Recensiti il 30 aprile 1795. Per un elenco di tutte le opere recensite pubblicamente, *Anatomie accademiche*, vol. 3, cit., pp. 411-438.

d'altra parte ci testimonia che l'ambiente scientifico bolognese non fu isolato da questo dibattito.

Nel 1796 l'armata napoleonica arrivò a Bologna. In conseguenza delle riforme istituzionali promulgate dal nuovo regime, nel 1802 l'Istituto delle Scienze fu trasformato nel ramo bolognese dell'Istituto Nazionale delle Scienze con sede in Milano.[47] Sempre nel 1802 l'Accademia fu abolita per legge, ma i suoi membri continuarono a riunirsi fino al 1804.[48] Quanto agli strumenti di laboratorio e ai libri della biblioteca, essi vennero accorpati all'Università, che fu trasferita dalla sede storica del Palazzo dell'Archiginnasio alla sede dell'Istituto delle Scienze, in Palazzo Poggi. Alla fine del 1805 vennero comandati gli inventari dei libri della biblioteca divisi per materie, redatti di fatto tra il 1806 e il 1809.[49]

Da questi cataloghi sappiamo che erano presenti molte opere sulle arie e sulle acque minerali; i trattati di Scheele, di Bergman, di Stahl, di Priestley, di Macquer e di Baumé per quanto riguarda la chimica del flogisto, ma anche molte opere relative alla nuova chimica: tutte le opere di Lavoisier, molte di Fourcroy, di Berthollet e di Chaptal, nonché gli scritti di Landriani, Dandolo, Sangiorgio, e Fabbroni. I cataloghi sono corredati di note da parte dei compilatori: essi non mancano mai di sottolineare come l'opera di Lavoisier abbia avuto carattere rivoluzionario in ambito chimico, e avvertono il lettore quando un autore segue le vecchie teorie o la vecchia nomenclatura.

Non conosciamo la data di acquisto dei libri presenti negli inventari, ma facendo un confronto incrociato con il «diario scientifico» dell'Accademia e con le recensioni pubbliche che in essa si tenevano, si può dire che i bolognesi fossero estremamente aggiornati. Questo anche alla luce del fatto che tra i periodici troviamo le «Annales de Chimie» di Lavoisier e compagni, il «Journal de Chimie» di J.B. Van Mons e gli «Annali di Chimica» di Brugnatelli. Inoltre, già dal 1779 nel corso delle sedute dell'Accade-

---

[47] *Legge per l'attivazione dell'Istituto Nazionale* (17 agosto 1802), in «Bollettino delle leggi della Repubblica Italiana. Dalla Costituzione proclamata nei Comizj in Lione al 31 Dicembre 1802», Milano, Veladini, anno I, pp. 253-256; *Legge relativa alla Pubblica Istruzione* (4 settembre 1802), *ibidem*, pp. 295-308.

[48] *Anatomie accademiche*, vol. 3, cit., pp. 274-286.

[49] L. Simeoni, *Storia della Università di Bologna*, cit., p. 168. BUB, MSS 2161, Giovanni Aldini, *Catalogo ragionato dei libri di Fisica Sperimentale della Regia Università di Bologna*; MSS 2164, Pietro Bondioli, *Catalogo dei libri di Materia Medica esistenti nella Regia Biblioteca di Bologna*; MSS 2168, Francesco Maria Coli, *Catalogo de libri contenuti nella regia Università di Bologna appartenenti alla Farmacia*; MSS 2180, Camillo Ranzani, *Catalogo dei libri di Storia Naturale*; MSS 2182, Pellegrino Salvigni, *Catalogo de' libri chimici della Biblioteca della R. Università di Bologna diviso in otto classi con appendice di manoscritti.*

mia, in attesa che tutti i membri si radunassero, se non c'erano recensioni o notizie da comunicare, il segretario dava lettura «di qualche libro, come sarebbe il tomo più recente delle Memorie dell'Accademia di Parigi».[50]

I LABORATORI DI CHIMICA E DI FISICA

Fino al 1776, anno della sua morte, l'«amanuense» di chimica, cioè il tecnico di laboratorio dell'Istituto delle Scienze, fu Jacopo o Giacomo Zannoni, il quale fu poi sostituito da Salvatore Dotti, già suo collaboratore.[51] La dotazione del laboratorio era di 200 Lire annue, successivamente aumentate a 300.[52]

Si sono conservati alcuni inventari che ci raccontano l'evoluzione del laboratorio chimico per quanto attiene al periodo che ci interessa.[53]

Il primo, redatto da Salvatore Dotti, risale al 1777.[54] Alla chimica spettavano 4 camere più una piccola. Oltre alla vetreria e alle varie storte, alambicchi, matracci, ecc., presenti in tutte le camere, la prima conteneva due fornelli (uno per la fusione e uno per la coppellazione); la seconda conteneva una caldaia per bagnomaria, due tamburlani,[55] quattro tamisi e due fornelli (uno in rame e uno in pietra); la terza conteneva la campana per la produzione dell'acido solforico e molta vetreria; la quarta solo vetreria; infine, l'ultima camera, più piccola, conteneva gli strumenti del professore Vincenzo Pozzi, nonché un mantice, un fornello di ferro, due fornelli di terracotta, e un bilancino.

A questo elenco si deve aggiungere una nota di Pozzi delle cose che mancavano: una fucina, un bilancino con pesi, un mortaio in metallo con pestello; un altro di vetro; quattro tamisi di varia dimensione, terraglie, mescola, 6 spatole, 2 mescole di rame, 8 fornelli, 12 crogioli, 6 scodellini e oltre 250 pezzi di vetreria.[56]

---

[50] AAS, Antico Istituto, *Alcune carte originali e varie copie*, fasc. XIII, cit., f. 2r.

[51] ASB, Assunteria d'Istituto, *Diversorum*, busta 15, n° 41; *Atti*, Busta 7, f. 24. L'amanuense di chimica percepiva un salario molto basso rispetto a quello del professore (circa un quinto), ma poteva vendere, fuori dall'Istituto, i prodotti chimici risultanti dalle operazioni di laboratorio. ASB, Assunteria d'istituto, *Atti*, busta 8, p. 94, 11 marzo 1784. M. CAVAZZA, *L'insegnamento delle scienze sperimentali*, cit., nota 35, p. 167.

[52] ASB, Assunteria d'Istituto, *Diversorum*, busta 15, n° 42.

[53] Le notizie relative alle camere della chimica riportate nei «Commentarii» sono scarse, pertanto non li considero come fonte utile in questo specifico studio sui laboratori.

[54] ASB, Assunteria d'Istituto, *Diversorum*, busta 11, n° 8, SALVATORE DOTTI, *Inventario dei capitali delle camere della chimica* (2 settembre 1777).

[55] Cilindri di rame quasi tanto alti quanto larghi.

[56] ASB, Assunteria d'Istituto, *Diversorum*, busta 15, n° 44.

È quindi chiaro che ancora nel 1777 le operazioni chimiche erano quelle classiche di analisi e sintesi per via secca e per via umida di sostanze liquide o solide. Gli studi sulle arie non erano ancora coltivati a Bologna, come ci testimonia anche il segretario dell'Accademia, Sebastiano Canterzani:

> Qui all'aria fissa niuno pensa fuori del Sig. Veratti, e della Sig.ra Laura Bassi, che hanno fatte varie sperienze intorno ad essa; ma essi stessi confessano che fin'ora la teoria è ancor coperta di molto bujo.[57]

Tuttavia, l'interesse per questo ambito di ricerca crebbe progressivamente nel decennio successivo. A partire dai primi anni '80, infatti, gli amministratori dell'Istituto cominciarono ad interessarsi all'acquisto di nuovi strumenti per modernizzare la dotazione strumentale. I modelli prescelti furono inizialmente il gabinetto del Granduca di Toscana e quello privato di Lord Cowper;[58] tuttavia, non ricevendo adeguate notizie dalla Toscana, gli Assunti si rivolsero anche alle Accademie delle Scienze di Parigi e di Torino.[59] Non riuscendo a concludere l'acquisto di macchine con Parigi, si rivolsero anche a Londra.[60] Tuttavia, gli Assunti riprovarono a contattare Parigi e Padova[61] circa un anno dopo; e l'affare fu finalmente concluso. Nell'aprile 1785 da Parigi arrivarono le macchine descritte nei testi di Joseph Aignan Sigaud de la Fond;[62] da Londra arrivò una macchina di Smeaton perfezionata da Nairne; ad agosto le macchine ancora mancanti erano solo tre.[63] Per l'acquisto di questi nuovi apparati furono stanziati 700 zecchini.[64]

Queste macchine furono assegnate all'insegnamento di fisica sperimentale; il laboratorio chimico invece continuò ad avere una dotazione di tipo tradizionale.

---

[57] BUB, MSS 2096, *Lettere a Sebastiano Canterzani*, Busta 6, Minuta di lettera di Canterzani a Bartolomeo Mozzi, 7 dicembre 1776.

[58] ASB, Assunteria d'Istituto, *Atti*, Busta 7, 24 gennaio 1783, p. 66.

[59] *Ibidem*, 21 marzo 1783, p. 71.

[60] *Ibidem*, 15 dicembre 1783, p. 89.

[61] *Ibidem*, 24 febbraio 1785, p. 114.

[62] *Ibidem*, 14 aprile 1785, p. 122. JOSEPH AIGNAN SIGAUD DE LA FOND, *Description et usage d'un cabinet de physique experimentale*, Paris, Gueffier, 1775; ID., *Élémens de Physique théorique et éxperimentale, pour servir de suite à la Description et usage d'un Cabinet de physique expérimentale*, Paris, Gueffier, 1777. Su Sigaud de la Fond (1730-1810), J.B. GOUGH, *Sigaud de la Fond, Joseph Aignan*, in DSB, vol. 12, pp. 427-428.

[63] ASB, Assunteria d'Istituto, *Atti*, Busta 7, 9 agosto 1785, p. 135.

[64] *Ibidem*, 16 novembre 1784, p. 107.

Le macchine di Francesco Viero

Uno degli apparati più importanti per estrarre e manipolare le arie fu ideato da uno speziale originario di Bassano del Grappa (morto circa nel 1790) e trapiantato a Bologna, ma che non era né accademico né professore: Francesco Viero, maestro speziale a Bologna dal 22 giugno 1771.[65] La figura di Viero fu di grande importanza nell'ambiente scientifico bolognese e ritengo che sia utile approfondire brevemente la sua attività scientifica.

Viero nel 1778 aveva già collaborato con il professore di chimica all'Istituto, Luigi Laghi, all'analisi delle acque minerali,[66] indagine che in seguito aveva proseguito anche autonomamente. Egli infatti era molto interessato a questo ambito di ricerca: a tale scopo progettò e fece costruire dal «valente Macchinista Bolognese»[67] Antonio Farioli, un apparato per lo studio dei gas che si rifaceva direttamente a quello di Priestley, ma ne migliorava alcune prestazioni. Le macchine di Viero servivano ad estrarre l'aria dai corpi liquidi per mezzo del fuoco e della congelazione, e dai corpi solidi per mezzo del fuoco.

Nel 1781 Viero aveva analizzato le acque di Stifonte,[68] seguendo il metodo indicato dal mineralogista svedese Tobern Bergman nella sua analisi delle acque di Uppsala.[69] L'analisi comprendeva la descrizione della fonte, le qualità fisiche dell'acqua, gli effetti dei reagenti (acidi, sali e «sapone di Venezia») sull'acqua, sia allo stato naturale, sia spogliata della sua aria fissa; l'esame del sedimento e, infine, l'esame dell'aria fissa estratta dall'acqua. L'intenzione di Viero era di pubblicare sia queste analisi sia la descrizione del suo apparato di macchine, ma poiché l'analisi era ancora incompleta,[70] egli pubblicò solamente il manuale per usare corretta-

---

[65] ASB, Studio, Collegi di medicina e Arti, n° 226, *Libri segreti di medicina*, n° 1, *Acta Ill.mi, et Ex.mi Collegij Medicinae. Bononiae a Secundo trimestre anni 1753 pertotum secundum Trimestrem anni 1774.*

[66] AAS, Titolo IV, Sezione I, *Manoscritti delle Memorie dell'Accademia. Anni 1775-1780*, Luigi Laghi, *Dell'acqua detta di Stifonte* (18 marzo 1778).

[67] Francesco Viero, *Descrizione d'un apparecchio di macchine per cavare e maneggiare le arie generalmente dette fisse*, Bologna, Istituto delle Scienze, 1788, p. 6.

[68] BUB, MSS Canterzani 4178, Caps. LIII, n° 5, *Analisi dell'acqua che chiamano della Beata Lucia di Stifonte, preceduta dalla descrizione d'un apparato di macchine ad uso d'estrarre dai corpi, e maneggiare estratte che sieno, le arie fisse, e dedicata al celebre Professore di P. il Sig.... da Francesco Viero.*

[69] Tobern Bergman, *Opuscula Physica et Chemica*, Uppsala-Åbo, Off. Lib. Magni Swederi, 1779.

[70] Al capitolo sull'esame dell'aria fissa il manoscritto si interrompe.

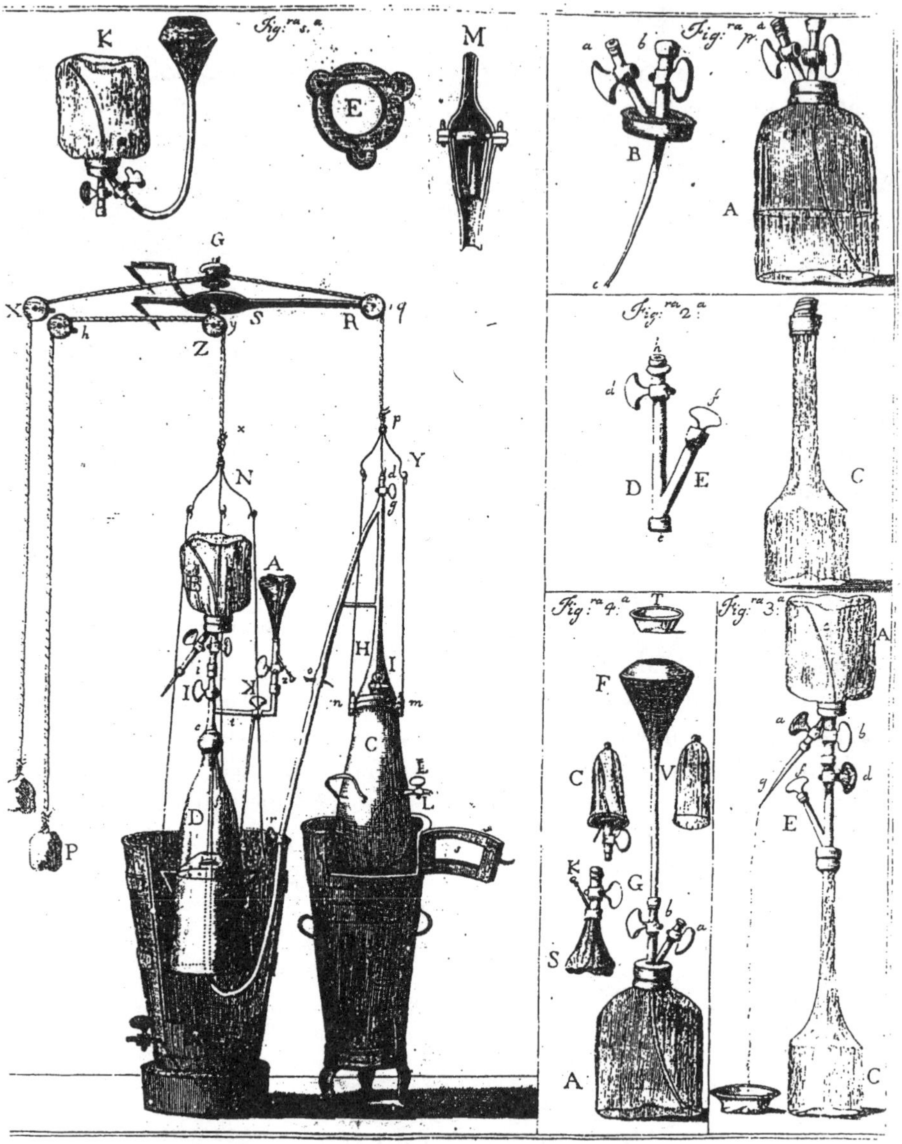

Biblioteca Universitaria di Bologna, A.V. Caps. 245.12: F. VIERO, *Descrizione d'un apparecchio di macchine per cavare e maneggiare le arie generalmente dette fisse*, Bologna, Istituto delle Scienze, 1788.

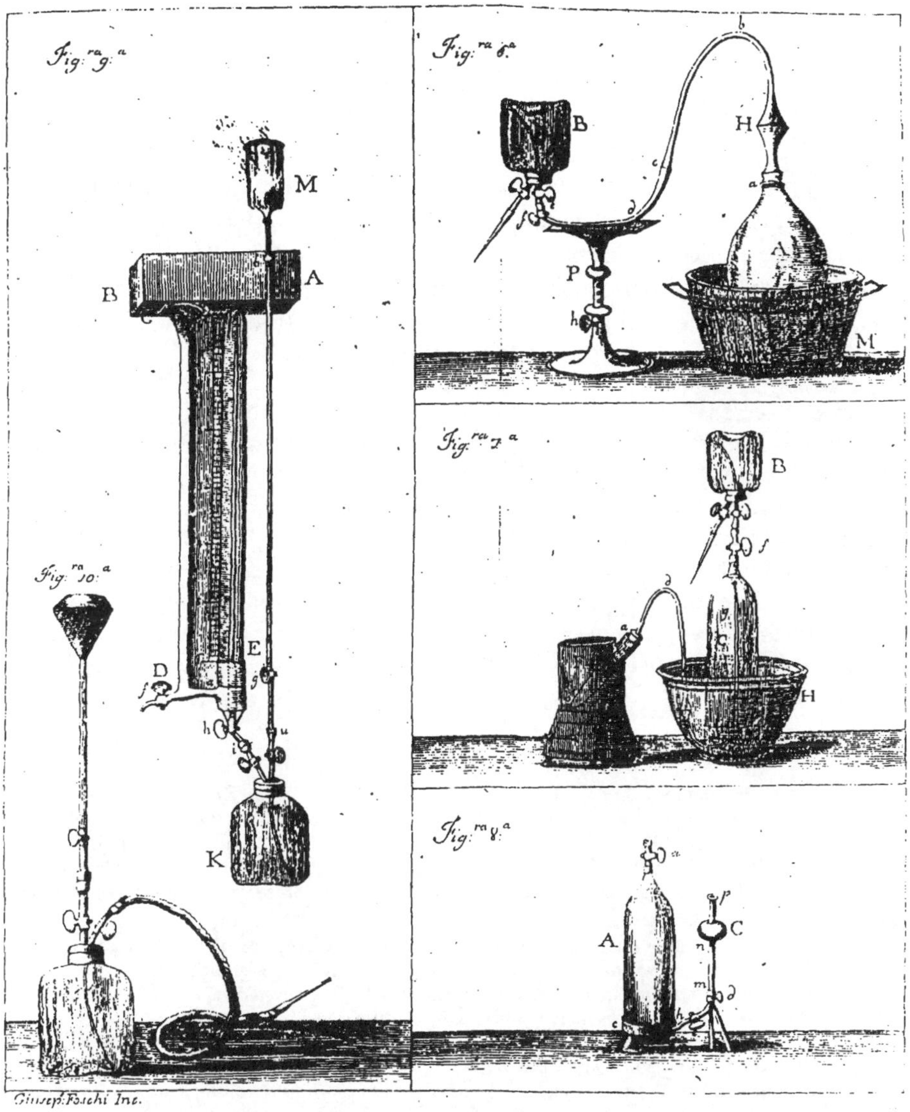

Biblioteca Universitaria di Bologna, A.V. Caps. 245.12: F. Viero, *Descrizione d'un apparecchio di macchine per cavare e maneggiare le arie generalmente dette fisse*, Bologna, Istituto delle Scienze, 1788.

mente i suoi strumenti, corredato di tavole, nel 1788. Viero descriveva inoltre un metodo per saturare l'acqua di aria fissa, sulla scia di ciò che avevano pubblicato Priestley e Sigaud de la Fond in merito,[71] e un eudiometro ad aria nitrosa. Anche questo strumento non era originale, in quanto Priestley, Felice Fontana, Marsilio Landriani e Jean Magellan, per citare solo i più noti, avevano già costruito eudiometri di questo tipo a partire dal 1775 circa, mentre Alessandro Volta ne aveva ideato uno ad aria infiammabile e Giovanni Antonio Giobert uno a fosforo.[72]

La stesura del manoscritto era iniziata almeno due anni prima della sua pubblicazione,[73] ma il volume a stampa apparve solo nel 1788 a Bologna.[74] Nella presentazione, Viero affermava che

> [...] avendo esse [le macchine] avuta la sorte d'esser vedute da varj eccellenti Professori sì bolognesi, come esteri, hanno avuta anche la fortuna di riportare la loro approvazione. Mi reco ad onore di poter tra questi nominare il Sig. Conte Morozzo Vicepresidente della R. Accad. delle Scienze di Torino, e il P. Stella celebre Professore di Fisica in Udine; e tra' Bolognesi i Signori Dottori Pozzi, Veratti, Azzoguidi, Galvani, Gentili, Brunelli, Marchetti, nomi ben noti anche fuori Bologna: alcuni de' quali Soggetti m'hanno anche fatto aver la compiacenza d'impiegar queste mie macchine in loro servigio, quando hanno avuto occasione di estrarre da alcuni corpi i principj aeriformi, e di esaminare la loro indole, e le loro qualità.[75]

---

[71] Joseph Priestley, *Manière d'impregner l'Eau d'air-fixe, et de lui communiquer les propriétés de l'eau de Pyrmont, et de totutes les Eaux minérales, qui sont connues sous le nom d'Acidules ou Aëriennes*, in «Observations sur la Physique», Agosto 1772, pp. 323-331; Joseph Aignan Sigaud de la Fond, *Essai sur différentes espèces d'air fixe*, cit.; Id., *Description et usage d'un cabinet de physique experimentale*, cit. Queste opere erano presenti nella biblioteca dell'Istituto delle Scienze di Bologna.

[72] Sull'eudiometria si vedano l'introduzione di Marco Beretta a Marsilio Landriani, *Ricerche fisiche intorno alla salubrità dell'aria*, cit.; S. Schaffer, *Measuring virtue. Eudiometry, Enlightenment and pneumatic medicine*, in A. Cunningham-R. French (a cura di), *The medical enlightenment of the eighteenth century*, Cambridge, Cambridge University Press, 1990, pp. 281-318; F. Capuano-B. Cavalchi-V. Davoli, *La misura della respirabilità dell'aria alla fine del '700*, cit.; *La «mal-aria» di Lazzaro. Spallanzani e la respirabilità dell'aria nel Settecento*, cit; M. Beretta, *Pneumatic vs. 'aerial medicine': Salubrity and respirability of air at the end of the eighteenth century*, in F. Bevilacqua-L. Fregonese (a cura di), *Nuova voltiana. Studies on Volta and his times*, Milano, Hoepli, vol. 2, 2000, pp. 49-71.

[73] BUB, MSS 2096, *Lettere a Sebastiano Canterzani*, minuta di lettera di Canterzani a Felice Fontana, 15 maggio 1786: «Tra pochi mesi spero di poterle mandare la descrizione di un apparato di macchine per cavare, ed esaminare le varie specie d'arie, che ha forse alcune parti degne di attenzione.»

[74] Il manuale di Viero fu recensito nel «Giornale per servire alla storia ragionata della medicina di questo secolo», vol. 6, 1789, p. 144; e nel «Giornale de' Letterati» di Pisa, vol. 73, 1789, pp. 307-308.

[75] Francesco Viero, *Descrizione d'un apparecchio di macchine* [...], cit., p. 6.

Come testimoniano numerose loro memorie scientifiche, gli apparati di Viero erano già in uso da parte degli accademici sin dal 1781,[76] e anche Canterzani ci conferma che Viero

> continuamente è affollato d'operazioni, che gli vengono commesse da questi accademici, e che gli danno campo di far sempre più palese la propria abilità, e scienza specialmente nella moderna fisica chimica.[77]

Inoltre, dopo dieci anni di ricerche, nel 1783, Viero e Farioli costruirono il modello di un apparato per dissalare l'acqua del mare da utilizzare sulle navi, che poteva servire anche per cuocere il cibo.[78] Per ottenere fondi e costruire la macchina «in grande», Canterzani scrisse una lettera a Giuseppe Toaldo,[79] parente di Viero, il quale rispose:

> La di lui scoperta è tanto grande, che quasi mi pare troppo grande. Testimoni così validi esiggono tutta la fede ma il produrla con fretta, come meriterebbe, la veggo ardua cosa.[80]

Non esistono altre testimonianze di Toaldo sulla vicenda, ma sicuramente il progetto non andò in porto. Dopo aver dimostrato sperimentalmente ai professori e agli accademici bolognesi il funzionamento di questa macchina e la sua economicità, Viero e Farioli erano intenzionati a rifare l'esperimento su una nave in un porto spagnolo, ma senza testimoni, per proteggere la loro invenzione.[81] La loro speranza era di vendere il brevetto al re di Francia per 40.000 Luigi d'oro, e di farsi pagare da lui le

---

[76] AAS, Titolo IV, Sezione I, *Manoscritti delle Memorie dell'Accademia. Anni 1775-1780*, Luigi Laghi, *Dell'acqua detta di Stifonte*, 18 marzo 1778; *Anni 1781-1787*, Gabriele Brunelli, *Sulla congelazione*, 19 aprile 1781; Gaspare Gentili, *Sopra l'aria fissa della china e de' fiori di camomilla*, 21 novembre 1782; Gabriele Brunelli, *Analisi de' principi volatili della pietra bolognese*, 23 marzo 1786; *Anni 1788-1793*, Gabriele Brunelli, *Sopra alcune piantine nate dentro un vaso chiuso*, 10 gennaio 1788; Giovanni Marchetti, *Sopra un'acqua venuta nel Panaro da una scissione succeduta in un altro monte del modenese*, 13 novembre 1788; Giuseppe Codini, *Sull'analisi della china*, 16 marzo 1789; MSS Galvani, Cart. I, plico I, C, *Cap. 2°, Dell'apparecchio, e metodo usato per estrar col fuoco l'aria fissa dalle varie parti animali, sua utilità, e forza.*

[77] BUB, MSS 2096, *Lettere a Sebastiano Canterzani*, busta 7, minuta di lettera di Canterzani a Giuseppe Toaldo, Bologna, 8 marzo 1783.

[78] La descrizione e le misure della macchina si trovano in BUB, MSS Canterzani 4137, Caps. II, n° 9; non se ne descrive il funzionamento.

[79] (1719-1797). BUB, MSS 2096, *Lettere a Sebastiano Canterzani*, busta 7, minuta di lettera di Canterzani a Giuseppe Toaldo, Bologna, 8 marzo 1783.

[80] *Ibidem*, lettera di Giuseppe Toaldo a Canterzani, Padova, 22 marzo 1784.

[81] BUB, MSS Canterzani 4137, Caps. II, n° 9, *Copia de' capitoli principali estratti da una lettera del Sig. Ab. Signoretti scritta al Sig. Co. Zini in data 26 giugno 1786 d'Aranguez.*

spese di viaggio per la Spagna; la richiesta fu sottoscritta nel 1786 da Canterzani, Gabriele Brunelli e Luigi Galvani, cioè dai tre accademici che più utilizzavano l'apparato di Viero per le arie. Il Nunzio apostolico per la Francia, Monsignor Doria, doveva fare da intermediario.[82] La vicenda tuttavia ebbe esito negativo.

Al di là di questo episodio, resta il fatto che le macchine per gli studi pneumatici ideate da Viero contribuirono in modo determinante a sviluppare l'interesse dei bolognesi per la nuova chimica delle arie, come dimostrano sia le ricerche degli accademici che le lezioni di Canterzani, che esaminerò più avanti.

Il gabinetto di Lord George Cowper

Nel 1787 un visitatore inglese, Adam Walker, mosse l'accusa nei confronti dell'Istituto di essere più un ricco, ma «improduttivo» museo, che un luogo di produzione e sviluppo del sapere scientifico («a place rather for inspection than for instruction»).[83] Il punto è dunque di chiarire se, tre anni dopo, con gli strumenti di Lord Cowper, la situazione fosse ancora tale.

Il 1790 infatti fu un anno di svolta per la dotazione di strumenti scientifici dell'Istituto delle Scienze, perché venne acquistata l'intera collezione di strumenti e di libri di Lord George Cowper (1738-1789), un nobile inglese che passò a Firenze gli ultimi 30 anni della sua vita, e raccolse un gabinetto scientifico che aveva scopi sia dimostrativi (o di intrattenimento) che di ricerca.[84] La collezione consisteva di 446 numeri di inventario, e come importanza era pari a quella di Giorgio III,[85] del quale, peraltro, Lord Cowper era ottimo amico.

L'inventario fu redatto a Firenze l'11 giugno 1790 e la collezione arrivò a Bologna circa tre mesi dopo.[86] In esso ritroviamo: una macchina

---

[82] *Ibidem*, Lettera di Francesco Muratori a Canterzani del 12 dicembre 1783. Già nel 1781 era stato fatto un esperimento con questa macchina, in presenza di Canterzani, Muratori e Aurelio Savioli; un campione d'acqua dolcificata era stato spedito al Nunzio [Lettera di Canterzani del 19 dicembre 1781].

[83] Citato in M. Cavazza, *Le Camere dell'Istituto delle Scienze*, cit., p. 34.

[84] G. Dragoni, *Vicende dimenticate del mecenatismo bolognese dell'ultimo '700: l'acquisto della collezione di strumentazioni scientifiche di Lord Cowper*, in «Il Carrobbio», anno 11, 1985, pp. 67-85.

[85] A.Q. Morton-J.A. Wess, *Public & private science. The King George III collection*, Oxford, Oxford University Press-Science Museum, 1993.

[86] BUB, MSS Canterzani, 4152, Caps. XVIII, n° 3, *Inventario delle macchine fisiche esistenti nel Gabinetto della fu Altezza Lord Principe Cowper*, 7 settembre 1790.

per la condensazione dell'aria di Nairne e Blunt; una macchina per la condensazione e rarefazione di Smeaton; una macchina di Nooth eseguita da Parker per la combinazione dell'aria fissa con l'acqua; due eudiometri ad aria infiammabile di Volta, due di Magellan, e uno di Landriani; l'apparecchio del duca di Chaulnes per le arie fattizie, sia ad acqua che a mercurio; una «macchina per esperimentare gli effetti, e i fluidi elastici che si producono dalle fermentazioni, ed effervescenze nel vuoto», di manifattura inglese; in più, 9 pistole elettriche, una stadera di Merlin, un «apparecchio imperfetto per la formazione di arie fattizie», alcune bottiglie per fondere il ferro in aria deflogisticata.

Questi oggetti erano elencati sotto la voce «Aria», classificata come branca della Fisica, e pertanto passarono in dotazione alle Camere di fisica sperimentale dell'Istituto. Ma a queste Camere passarono anche un apparecchio per la formazione del ghiaccio tramite evaporazione dell'etere, un termometro di Wedgewood, 3 mortai con pestelli, 3 fornelli distillatori e una «tavola con mantice per uso del tubo ferruminatorio». Questi ultimi oggetti, assieme ad altre voci tra cui rileviamo 283 reagenti chimici, di cui circa 1/3 passò alla fisica, erano originariamente elencati sotto la voce Chimica. Anche da questo si vede come fosse sottile il confine tra le due discipline sulla scia delle nuove scoperte.

Alle camere della chimica invece furono destinati: un fornello chimico d'ottone del Giuntini «con tutto l'apparecchio di lucerna ed altri annessi», 2 lucerne d'Argand, un termometro a mercurio, un mortaio con pestello in porfido, un mortaio in vetro verde, un fornello di ferro fuso comprensivo di due pani di ferro da incandescenza, una collezione di sali artificiali cristallizzati, un tavolino chimico del Giuntini[87] comprensivo in tutto di circa 200 pezzi.

Inoltre, sempre nello stesso anno, il manipolatore di chimica Salvatore Dotti acquistò, tra l'altro, una cucurbita per bagnomaria e un paio di bilance. La spesa totale del laboratorio chimico dichiarata da Dotti per il 1790 fu di 299:19 lire.[88]

---

[87] *Mutatis mutandis*, un esempio molto bello e ricco di tavolino chimico, del quale si ignora l'autore, è il banco chimico del Granduca di Toscana, conservato al Museo di Storia della Scienza di Firenze. *Chimica*, in G. L'E. Turner (a cura di), *Storia delle scienze*, Torino, Einaudi, vol. 1, *Gli strumenti*, 1990, p. 284.

[88] ASB, Assunteria d'Istituto, *Diversorum*, busta 11, n° 7, *Metodo per le spese dell'elaboratorio chimico*.

Tre anni dopo, il professore Luigi Laghi, in una relazione all'Assunteria sullo stato del laboratorio chimico, affermava con una certa soddisfazione:

Quantunque l'elaboratorio chimico, e la annessa di lui camera fu stato nei passati tempi fornita di molti necessari instrumenti inservienti all'esercizio della chimica, nulla di meno sapendo gli Illmi, ed eccelsi signori Senatori Assunti dell'Instituto avere la chimica a giorni nostri fatto grandi progressi per le scoperte di non pochi valenti uomini, e standoci à cuore, che tale studio fiorisce pure nella nostra Patria, mentre à tutta ragione occupa la mente di molte illuminate persone, e nobilita di maggiori cognizioni le altre facoltà, per la qual cosa il magnanimo loro animo si è diretto ad arricchire via più questa parte delle loro indefesse premure, donde nell'elaboratorio si sono costretti altri nuovi forni atti à perfezionare qualsisia scabrosa operazione, come in esso sono stati collocati molti Lambicchi e diversi vasi, tutti opportunissimi per la Chimica pratica, e di più la suppellettile de vetri, e de cristalli e di altri utensili è stata in modo tale ampliata, che devesi assolutamente asserire averlo la eccelsa Assunteria ridotto al totale suo compimento.

Quanto poi spetta alla Camera, ove si fanno le lezioni, vedesi ora questa ornata dà varj decenti armarj, ne quali col dovuto ordine si conservano in perfetti cristalli tutti i risultati i più esatti delle operazioni eseguite sopra i tre regni; ed in un piccolo armadio vi sono rinchiusi non pochi moderni libri chimici acquistati dalla compra del gabinetto del fù Milord Cowper, ed assegnati a detta Camera.[89]

Il laboratorio a fine secolo

Ma la chimica faceva passi da gigante; e nel 1797, cioè appena quattro anni dopo il precedente resoconto, Laghi scriveva nella nuova relazione sul laboratorio di chimica:

In esso mancano certamente le macchine necessarie per gli esperimenti delle moderne dottrine, mà è per altro provvisto di tutto quanto richiedesi per dare un corso chimico farmaceutico [...][90]

Informazioni più dettagliate sul contenuto del laboratorio chimico si ritrovano nell'*Inventario Generale di tutti li Capi Mobili e di varj Immobili esistenti nelle Camere, Logge Atrj ed altri luoghi dell'Instituto Nazionale in*

---

[89] ASB, Assunteria d'Istituto, *Diversorum*, busta 11, lettera di Luigi Laghi, 29 [manca il mese] 1793.

[90] AAS, Antico Istituto, *Alcune carte originali e varie copie*, fasc. IX, Relazione di Luigi Laghi, cit.

Bologna, redatto nel 1798. Le Camere della Chimica, che nel 1789 si erano già ridotte di una per fare posto a quelle di Ostetricia,[91] ora si ridussero ulteriormente a due, più un ripostiglio. Le porte erano isolate per mezzo di pesanti drappi di stoffa; le stanze erano provviste di una sola finestra; avevano al centro un grande tavolo e armadi lungo le pareti. Nella prima camera erano contenuti circa 88 pezzi di vetreria e un fornello provvisto di alambicco in rame. Nella seconda camera, detta «dei fornelli», questi erano 13, adibiti a diverse operazioni chimiche (fabbricazione degli acidi, sublimazione, distillazione, coppellazione, ecc.); erano inoltre presenti due mortai, una macina, 85 pezzi di vetreria, ma – si noti – una sola bilancia.[92]

I due professori di chimica, Laghi e il sostituto Giovanni Marchetti, protestarono vivacemente presso l'Assunteria:

Illmi Signori,

Li professori di Chimica nell'Istituto di Bologna non credono di dovere più oltre passare sotto silenzio alcune riflessioni che espongono alle SS LL Illme.

La facoltà della Chimica sembra da gran tempo essere stata dimenticata. Godevasi una volta di una annessa Camera, dove fu collocata l'Ostetricia, quindi fù duopo per mancanza della medesima fare le lezioni nella camera d'ingresso umida, esposta al rigore della stagione essendo di necessità il tenere la porta aperta per l'ingresso degli scolari. Fù intimato in seguito un corso continuato di lezioni essendovi in adietro l'uso di Leggere soltanto il Giovedì, ed ai supremi comandi si prestarono con tutto l'impegno e la maggiore diligenza i Professori.

Nell'Elaboratorio dove si fanno gli esperimenti spesse volte non si può reggere in grazia del fumo, e molto più per gli aliti di certe preparazioni che indurrebbero la suffocazione, per la qual cosa sarebbe opportuno di trasportare l'elaboratorio in luogo più conveniente ed insieme più sicuro evitando così gl'indicati incommodi.

Essendo finalmente la Chimica la scienza del giorno come mai può questa insegnarsi ed invitare la Scuolaresca in questa città essendo sprovveduti d'ogni macchina d'ogni apparato, mancando persino delle cose le più usuali, non che de necessarj materiali cioè metalli, terre, sali, menstrui, perciò è persino impossibile di mostrare una tavola di affinità base principale della chimica, e si è costretti a seguire lo stile antico che a nostri giorni è ormai divenuto ridicolo.

---

[91] ASB, Assunteria d'Istituto, *Atti*, Busta 9.

[92] BCA, MSS B.1301, *Inventario Generale di tutti li Capi Mobili e di varj Immobili esistenti nelle Camere, Logge Atrj ed altri luoghi dell'Instituto Nazionale in Bologna*, 25 luglio 1798 (7 Termidoro anno VI), pp. 56-76.

Queste sono le riflessioni che umiliano i sottoscritti; Professori alle SS LL Illme persuasi che per quanto sarà possibile non vorranno defraudare i scuolari di questo presidio ne i Professori e molto più l'Istituto del proprio decoro.[93]

E ancora nel 1801 Luigi Laghi scriveva al presidente dell'amministrazione dell'Istituto delle Scienze (Canterzani):

Cittadino
Siccome à momenti si trasportano varj capj nel Gabinetto chimico, tutti inservienti à tale arte, e dovendosi decorosamente collocare, si brama il permesso dà voi di atterrare il Fornello Atanor ornato di campana, come affatto inutile ed esperimentato più volte incapace alle chimiche esperienze; ed in tale modo si potrà ornare l'Elaboratorio, come domandano i presenti tempi [...][94]

Ma, come già detto, gli studi sulle arie venivano svolti prevalentemente nell'ambito della cattedra di fisica. La motivazione principale è che la chimica pneumatica veniva vista come branca della fisica, in particolare dal senatore e matematico Alamanno Isolani, che fu il principale sostenitore dell'inserimento di questa nuova disciplina nel *curriculum studiorum*. Le sue convinzioni si concretizzarono nell'impostazione delle lezioni di fisica di Canterzani.[95]

Nell'inventario redatto da Giovanni Aldini nel 1797,[96] relativo al Gabinetto di Fisica, sotto la voce «Statica, Idrostatica, Idraulica» troviamo 5 bilance per pesate, oltre a «molte bilance idrostatiche di lavoro inglese», mentre sotto la voce «Aria» sono listate 3 macchine pneumatiche, più

una di Smeaton fatta a Londra [...] serve alla condensazione, ed alla rarefazione; è corredata di molti nuovi comodi, e di un ricco apparato di pezzi per le principali esperienze. [...] Due apparati per la formazione de' fluidi aeriformi, altro secondo il metodo del Priestley, altro secondo quello di Segaud [*sic*] de la Fond comodato di molti pezzi moderni, e venuto espressamente da Parigi. Macchina per fare tutte le specie dei gas aeriformi. Magazzeno da riempirsi col gas Idrogene per fare vedere l'attività della sua combustione. Molte lucerne agenti col gas idrogene, di

---

93 ASB, Assunteria d'Istituto, *Diversorum*, busta 9, lettera di Giovanni Marchetti del 23 marzo 1800.

94 *Ibidem*, lettera di Luigi Laghi del 4 maggio 1801.

95 M. Cavazza, *L'Istituto delle Scienze di Bologna negli ultimi decenni del Settecento*, in *La politica della scienza*, cit., p. 443-444.

96 AAS, Antico Istituto, *Alcune carte originali e varie copie*, fasc. IX, *Relazione intorno all'Istituto (2 settembre 1797) da spedirsi al Direttorio di Milano, con informazioni originali dei professori*, Relazione di Giovanni Aldini, f. 8.

varie forme. Macchina del fisico Nooth per imitare artificialmente le attività delle naturali acque termali. Eudiometro di Fontana, Magellan, Volta, Giobert.[97]

Si riconoscono facilmente alcuni strumenti appartenenti alla collezione Cowper, il che dimostra che erano ancora in uso dopo circa 10 anni dall'acquisto. Tuttavia, Aldini aggiungeva:

L'apparato a mercurio per raccogliere i gas miscibili coll'acqua [si] bramerebbe più in grande, siccome pure oltre quelle, che vi sono troppo piccole, vi vorrebbero le grandiose macchine della composizione e decomposizione dell'acqua, secondo i metodi ultimi di Lavoisier.[98]

I *desiderata* di Aldini si realizzarono alla fine del secolo, come ci testimonia Canterzani nella sua descrizione delle 8 Camere della Fisica. Nella prima camera si svolgevano le lezioni,

[...] e in questa camera si sono raccolte, e per così dire ammassate quasi tutte le macchine, che aveva la nostra Fisica prima dell'acquisto del Gabinetto Cowperiano [...] Vi si trova pure tutto l'apparato per gli esperimenti sopra le arie fattizie descritto nel trattato del Sig. Sigaud de la Fond, il quale apparato si fece venire espressamente da Parigi nel 1785, e gli si sono aggiunte ultimamente ancora due macchine, l'una per la composizione, l'altra per la risoluzione dell'acqua. Alla seconda camera comincia il Gabinetto Cowperiano [...][99]

e vi si conservavano macchine per la pneumatica comune, per le arie fattizie, ecc. In magazzino inoltre si trovavano vetreria e attrezzi già di Cowper per gli studi di fisica chimica.

Infine, abbiamo una descrizione redatta dallo stesso Aldini: nel 1799 la seconda Camera di Fisica conteneva gli apparati per la «teoria generale dell'aria»; la terza Camera quelli per la «nuova teoria dei fluidi aeriformi»; l'ottava Camera (al piano inferiore) conteneva gli apparati per lo studio di luce, calore e fuoco; fungeva anche da magazzino.[100]

---

[97] *Ibidem*, ff. 8-11.

[98] *Ibidem*.

[99] ASB, Assunteria d'Istituto, *Diversorum*, busta 10, n° 9, SEBASTIANO CANTERZANI, *Laboratorio di fisica (suppellettile necessario)*, s.d.

[100] ASB, Assunteria d'Istituto, *Diversorum*, busta 10, n° 14, Giovanni Aldini a Sebastiano Canterzani, 4 settembre 1799, *Rendimento di conto dello stato attuale delle Macchine, e d'altri capi aggiunti al Gabinetto Fisico*.

Dunque, al di là del fatto che la teoria chimica fosse mutata, questi inventari ci testimoniano che ne era mutata in modo radicale anche la pratica. La chimica pneumatica aveva aperto un nuovo e sterminato campo di indagine, e gli stessi metodi di analisi dovevano tenere conto dei nuovi reagenti (le arie), che richiedevano appunto strumenti appropriati per la loro manipolazione.

L'attività scientifica dell'Accademia delle Scienze

Introduzione

Per quanto riguarda la ricerca all'interno dell'Accademia delle Scienze di Bologna, sono stati individuati quattro ambiti, legati in qualche modo alla medicina, su cui vertevano gli studi di chimica all'Istituto: le arie, le acque minerali, le pietre e l'analisi degli alimenti.[101]

In realtà si compivano anche studi relativi a ciò che oggi chiameremmo «chimica fisica»: studi sul calore e sulla congelazione, compiuti da Domenico Gusmano Galeazzi (1686-1775), e soprattutto da Gaetano Gaspare Uttini:[102] non dimentichiamo infatti che, accanto alla teoria che considerava il calore un movimento di particelle, esisteva anche quella secondo cui il calore era un fluido sottile capace di combinarsi chimicamente. Inoltre, troviamo molti studi di «chimica fisiologica» e di chimica più tradizionale, nel senso di analisi di sali come il sale inglese e il sale di Glauber, e dei vetrioli.

Come si evince dal «diario scientifico» dell'Accademia,[103] le ricerche sui gas e sul calore venivano svolte prevalentemente nella sezione di fisica; allo stesso modo, emerge che le ricerche a carattere chimico non venivano svolte solo dai chimici, ma anche da medici, naturalisti e fisici. La formazione dei naturalisti e chimici bolognesi, infatti, era di tipo medico: la chimica veniva insegnata in relazione alla medicina, così come la botanica era in stretta relazione con la materia medica.

A studiare le arie troviamo soprattutto Giuseppe Veratti, non a caso professore di fisica dal 1738 all'Università e dal 1778 all'Istituto, dove però era già aiutante dal 1770. Egli insegnò all'Istituto fino al 1787 e, dal

---

[101] S. Taglianini, *Chymica*, in W. Tega (a cura di), *Anatomie accademiche*, Bologna, Il Mulino, vol. 2, *L'enciclopedia scientifica dell'Accademia delle Scienze di Bologna*, 1987, pp. 87-121.

[102] (?-1817). S. Mazzetti, *Repertorio...*, cit., n° 3057.

[103] *Anatomie accademiche*, vol. 3, cit., pp. 313-409.

1776 al 1793, anno della morte, presentò almeno una memoria all'anno su questo argomento. Studiò l'aria fissa, la combustione, il rapporto tra il colore rosso del sangue e l'aria, e ripeté gli esperimenti dello scozzese Joseph Black sulla *magnesia alba.*[104]

Sua moglie Laura Bassi[105] tra il 1775 e il 1777 compì studi sul fuoco e sulla facilità a riceverlo di vari fluidi, sulla reazione della fiamma all'aria fissa, sulla «proprietà che hanno molti corpi, che ritenendo più di altri il calore, ritengono più degli altri ancora l'elettricità».

Oltre a questi due importanti personaggi ricordo Gaetano Lorenzo Monti,[106] professore di fisica generale e particolare all'Università dal 1740 al 1752. Nel 1752 cominciò ad insegnare storia naturale all'Istituto, e si occupò dei più disparati argomenti in ambito chimico, dalle terre alla natura del nitro.

Purtroppo i manoscritti delle memorie di Veratti sono per la maggior parte dispersi. Abbiamo però una nota di Canterzani in cui si legge:

> Giovedì 14 Marzo l'Accademia delle Scienze tenne nella Sala dell'Instituto, che le serve di residenza, una sessione letteraria semipubblica, alla quale intervennero molti accademici e forestieri. Dopo una breve introduzione pronunciata dal secretario, il Sig^{e} Dott^{e} Veratti lesse una nitida (elegante) sua dissertazione, in cui trattava dell'aria, che chiamano fissa, considerata principalmente secondo il sistema del Sig. Black da lui confermato col ripeterne le esperienze, e coll'aggiungerne delle proprie. Propose molte interessanti riflessioni appartenenti alla Chimica, ed alla Medicina. Mise in sospetto l'uso dell'acqua di calce nelle malattie putride, nell'ulceri dei reni, della vescica, dei Polmoni, e negli affari calcolosi. [...] Al Sig. Veratti fece con molta grazia, e con la solita eleganza varie interrogazioni, e promosse alquanti ingegnosi dubbii, il Sig. Senatore Marchese Gregorio Filippo Maria Casali Bentivoglio Paleotti il quale diede così occasione al Sig. Veratti di esporre molte e nuove congetture sue, e viste degne d'attenzione sui sistemi principali adottati nella Chimica.[107]

---

[104] Joseph Black (1728-1799) pubblicò i suoi *Experiments upon magnesia alba [...]* in «Essays and Observations physical & literary read before a Society in Edinburgh & published by them», 2, 157, 1756 a Edimburgo. In questo saggio viene per la prima volta descritta l'aria fissa; la scoperta si diffuse rapidamente. A. DONOVAN, *Philosophical chemistry in the Scottish Enlightenment. The doctrines and discoveries of William Cullen and Joseph Black*, Edinburgh, Edinburgh University Press, 1975; J.V. GOLINSKI, *Science as public culture. Chemistry and Enlightenment in Britain, 1760-1820*, Cambridge, University Press, 1992; C.E. PERRIN, *A reluctant catalyst*, cit.

[105] (1711-1778). S. MAZZETTI, *Repertorio...*, cit., n° 359.

[106] (1712-1797). *Ibidem*, n° 2170.

[107] ASB, Assunteria d'Istituto, *Diversorum*, busta 9, n° 21, nota di Sebastiano Canterzani. Questa dissertazione di Veratti fu seguita da una di Germano Azzoguidi sulla china. La datazio-

Il dibattito sulla causticità vedeva contrapposte la teoria di Black, che ne attribuiva la causa all'aria fissa (gli alcali, per diventare caustici, dovevano perdere l'aria fissa in essi contenuta), a quella di Johann Friedrich Meyer[108] (il responsabile della causticità era un non ben specificato *acidum pingue*, portatore di questa proprietà). Dalla nota precedente, nonché da altre fonti,[109] è chiaro che a Bologna si seguiva la teoria di Black. Apparentemente, questo potrebbe essere indice di modernità, ma vedremo che la realtà era ben diversa.

In generale, gli argomenti a carattere chimico vertevano sull'analisi degli alimenti, dei fosfori, dei vegetali, dei minerali, delle acque, e dei sali. Soprattutto nel caso dell'analisi di sostanze organiche (vegetali e animali), la ricerca aveva come scopo l'uso medico della sostanza in esame. Il metodo analitico era quello usuale, per via secca e per via umida, con reagenti più o meno forti a seconda della sostanza. I prodotti di partenza venivano pesati, così come quelli ottenuti; tuttavia non veniva mai stabilita una concordanza di peso tra reagenti e prodotti; analogamente, negli studi pneumatici le misure erano volumetriche e non venivano convertite in peso.

I contributi più significativi per lo scopo del presente studio vennero offerti da Luigi Laghi, Gabriele Brunelli, Giovanni Marchetti, Vincenzo Pozzi; poi, come già accennato, da Giuseppe Veratti e dal presidente dell'Accademia Gaetano Monti. Prima di passare in esame dettagliatamente questi autori, però, è necessario dare un'idea dello stato della ricerca a Bologna nella seconda metà degli anni '70.

Il 6 marzo 1777 Luigi Bonfioli Malvezzi presentò una memoria sui fuochi di Pietra Mala,[110] riportando esperimenti fatti nel giugno 1776. Dopo la descrizione del luogo e del metodo per raccogliere l'aria che si sprigionava da questi terreni, che Malvezzi chiama sempre *vapor*, e dopo aver escluso alcune possibili cause della sua infiammabilità (per esempio

---

ne tuttavia è incerta: stando ai dati raccolti in *Anatomie accademiche*, Azzoguidi presentò una memoria sulla china il 9 novembre 1775; Veratti una dissertazione sull'aria fissa il 7 marzo 1776 e un'altra il 2 aprile 1778.

[108] (1705-1765). S. Pierson, *Meyer, Johann Friedrich*, in DSB, vol. 9, pp. 346-347.

[109] BUB, MSS Canterzani 4144, Caps. X, f. 80, *Copia di fogli stesi dal Sig. dotte Marchetti, e contenenti esperimenti da lui fatti per il Sig. dotte Brunelli.* «Egli è certo per le esperienze dei moderni chimici, che gli alcali, affinchè siano perfetti, debbono essere caustici, e che la loro causticità dipende dall'avere escluso dai medesimi ogni porzione, benché minima, di acido aereo.» [ca. 1790].

[110] AAS, Titolo IV, Sezione I, *Manoscritti delle Memorie dell'Accademia. Anni 1775-1780*, Luigi Bonfioli Malvezzi, *Dei fuochi di Pietramala*, 6 marzo 1777.

l'elettricità o l'aria fissa), Malvezzi concluse che il vapore di Pietra Mala conteneva sia flogisto che aria atmosferica. Pietra Mala è un luogo bituminoso, e le esalazioni bituminose si infiammano facilmente, quindi la causa dell'infiammabilità veniva individuata negli effluvi «uliginosi bituminosi».

Una nota di Canterzani e Girolamo Saladini datata 11 novembre 1788, apposta in calce a questa memoria, ci rivela che si decise di non pubblicarla nel successivo volume del «Commentarii», «massime ne' presenti tempi, ne' quali è stato scritto da altri, e specialmente dal Volta su la stessa materia». I «presenti tempi» tuttavia risalivano a ben 11 anni prima, quando Volta pubblicò le sue *Lettere sull'aria infiammabile nativa delle paludi* (1777)!

Un'altra critica venne mossa alla memoria presentata da Laghi sull'acqua di Stifonte nel marzo 1778.[111] Per gli esperimenti, Laghi si avvalse dell'aiuto di Francesco Viero, e confrontò le sue analisi con quelle precedenti di Domenico Vandelli (1732-1815) e Antonio Vallisneri senior (1661-1730): Laghi stabilì che quest'acqua contiene un principio alcalino e uno flogistico; rispetto a Vandelli e Vallisneri, però, trovò la presenza di ferro e di una maggiore quantità di principi bituminosi (nafta). L'aria contenuta nell'acqua di Stifonte veniva chiamata da Laghi *spiritum aetereo-aereo elasticum*. Nei manoscritti di Canterzani, in merito a questa dissertazione si legge:

È stato detto a me stesso da un forestiere molto intelligente di chimica, il quale fu presente a quella dissertazione, che l'analisi dell'acqua di Stifonte fatta dal Sig. Laghi, ed esposta in quella dissertazione, avrebbe potuto meritare lode cinquanta anni fa; ma che ora non contien cosa alcuna, che non avesse potuto trovare un semplice speziale. I francesi ora, e gli altri oltramontani fanno le loro analisi molto più squisitamente, e con altre vedute. Siccome lo spirito aereo-etereo elastico è quel principio, onde traggono tutte le acque minerali la loro attività, così mi disse egli, che a questo bisognava applicar l'analisi, né solamente contentarsi di dire che l'aqua [*sic*] di Stifonte ne contiene. Questo spirito aereo-etereo elastico è compreso ora sotto il nome di aria fissa. Insomma conchiuse, che quella dissertazione mostrava d'essere stata fatta da chi non sa nulla delle teoriche, e ricerche, che sono ora in gran voga presso gli oltamontani, e i bravi ed eccellenti osservatori.

Se dunque si dovesse riferire nel tomo degli atti quella dissertazione, bisognerebbe mostrare di conoscere quel che vi manca, e dire, che si spera che il Sig.

---

[111] AAS, Titolo IV, Sezione I, *Manoscritti delle Memorie dell'Accademia. Anni 1775-1780*, Luigi Laghi, *Dell'acqua detta di Stifonte*, 18 marzo 1778.

Laghi vorrà poi con comodo maggiore esaminare quello spirito, che è l'ingrediente più importante di quell'acqua, essendosi intanto il Sig. Laghi contentato di veder quali sieno in generale i principi, che vi si trovano.[112]

Un ultimo esempio, riferito sempre da Canterzani, riguarda la memoria sulla congelazione letta da Gaetano Monti nell'aprile del 1778:[113] Monti attribuiva la causa della congelazione dell'acqua alla presenza di sali in essa; ma una «persona pratica delle teorie fisiche moderne» disse a Canterzani che il sale non era la causa immediata della congelazione. I sali semplicemente vi concorrevano, perché assorbivano il flogisto, o materia ignea, che era la causa della fluidità: assorbendo questa materia si toglieva la fluidità all'acqua, ottenendo il ghiaccio.[114]

Da questi tre esempi è evidente che alla fine degli anni '70 a Bologna si sapeva ancora poco delle nuove arie scoperte da Priestley, nonostante i suoi lavori avessero già iniziato a comparire in traduzione italiana o francese sui periodici dell'epoca. Inoltre, sia l'analisi chimica che l'interpretazione dei risultati non erano approfondite adeguatamente, ma si limitavano ad un esame qualitativo superficiale.

Negli anni Ottanta, tuttavia, gli studi sulle arie si intensificarono, grazie anche alla disponibilità degli apparati di Francesco Viero; e anche Priestley e Macquer, assieme ai «classici» Boyle, Boerhaave, Stahl ecc., cominciarono ad essere citati e seguiti dagli scienziati bolognesi.

Le memorie chimiche degli accademici

Gabriele Brunelli[115] dal 1767 era aiutante di Ferdinando Bassi nell'Orto botanico, poi gli successe nel 1774. Dal 1769 era professore aggiunto di storia naturale all'Istituto delle Scienze. I suoi primi studi verte-

---

112 BUB, MSS Canterzani 4168, Caps. XLII, n° 3, f. 11, *Alla dissertazione del Sig. Laghi recitata nella sempubblica del dì 18 marzo 1778*. Il fascicolo n° 17 del *Registro degli atti*, che contiene i verbali delle sedute accademiche svoltesi nella prima parte del 1778, manca dall'Archivio dell'Accademia delle Scienze di Bologna; non è quindi stato possibile identificare il «forestiere» che mosse queste critiche.

113 AAS, Titolo IV, Sezione I, *Manoscritti delle Memorie dell'Accademia. Anni 1775-1780*, Gaetano Monti, *Su la causa della congelazione*, 30 aprile 1778. Vedi nota precedente.

114 BUB, MSS Canterzani 4168, Caps. XLII, n° 3, f. 24, *Note alla dissertazione del Sig. Monti recitata lì 30 aprile 1778, fatte in occasione d'averlo sentito da persona pratica delle teorie fisiche moderne, come pensino i moderni circa il modo in cui si fa la congelazione.*

115 (1728-1797). Serafino Mazzetti, *Repertorio...*, cit., n° 641.

vano sui sali,[116] poi a partire dagli anni '80, iniziò ad occuparsi delle arie estratte dai corpi per mezzo della congelazione o per mezzo del fuoco, utilizzando l'apparato di Viero.[117] Come tutti gli accademici bolognesi, Brunelli seguiva la teoria del calore di Crawford secondo cui calore e flogisto erano mutuamente esclusivi: la causa della congelazione infatti era individuata nel flogisto dei sali in essa disciolti, che passava nell'acqua scacciandone il calore. La memoria di Brunelli sull'aria estratta dai corpi per mezzo del fuoco richiede attenzione, perché riporta risultati analoghi a quelli ottenuti da Luigi Galvani:[118] l'aria estratta da un tubo di vetro vuoto sottoposto all'azione del fuoco risultava acida, precipitava l'acqua di calce, nell'eudiometro ad aria nitrosa risultava flogisticata. «Denique flamma satis in eo bene ardet; nulla tamen inflammabilitatis nota se se prodit».

Questa aria veniva dal tubo, dal carbone e dal fuoco, ma in misura minore dal tubo.

> [...] corpora silicet quaedam esse, a quibus eductis ope ignis aer summopere inflammabilis est, eductus ope congelationis inflammabilitate omni caret.

Dunque, Brunelli concludeva che nel carbone e nel fuoco esisteva un principio acido tenuissimo oleoso che produceva l'infiammabilità, interpretazione uguale a quella contemporanea di Luigi Galvani.

Nel 1786 Brunelli analizzò i principi volatili della pietra di Bologna,[119] sempre utilizzando l'apparato di Viero: in 3 ore di esperimento ottenne 265 pollici cubici bolognesi d'aria da un'oncia di pietra bolognese in polvere. Quest'aria si rivelò flogisticata, acida qualora mescolata con quella atmosferica, e bruciando dava una fiamma languida e di vari colori. Questo fece concludere a Brunelli che la *vis fosforica* della pietra non risiedeva in un principio volatile, ma in uno fisso.

Due anni dopo, Viero gli fece notare che nel vaso chiuso in cui era morto soffocato un uccellino erano spuntati dei filamenti vegetali, che si

---

[116] AAS, Titolo IV, Sezione I, *Manoscritti delle Memorie dell'Accademia. Anni 1775-1780*, GABRIELE BRUNELLI, *De sale vitriolico*, 4 maggio 1776; ID., *Di certo sale Glauberiano*, 10 febbraio 1780.

[117] AAS, Titolo IV, Sezione I, *Manoscritti delle Memorie dell'Accademia. Anni 1781-1787*, GABRIELE BRUNELLI, *Sulla congelazione*, 19 aprile 1781; ID., *In aerem fixum, qui, ignis ope, e corporibus educitur, animadversiones*, 12 febbraio 1784.

[118] R. SELIGARDI, *Luigi Galvani between chemistry and physiology*, cit., pp. 88-89.

[119] AAS, Titolo IV, Sezione I, *Manoscritti delle Memorie dell'Accademia. Anni 1781-1787*, GABRIELE BRUNELLI, *Analisi de' principi volatili della pietra bolognese*, 23 marzo 1786.

rivelarono essere una pianta di lino (probabilmente il seme era nell'uccello). Brunelli stabilì che l'aria era un po' più salubre dell'atmosferica, sosteneva un po' meglio la fiamma, non era infiammabile e non tingeva il tornasole. Quindi il lino aveva reso salubre l'aria viziata, in accordo con quello che dicevano i «moderni fisici».[120]

Nonostante il suo interesse per questo campo d'indagine, Brunelli si limitò semplicemente a descrivere i suoi risultati senza interpretarli dal punto di vista teorico, e fu sempre fedele all'ortodossia delle dottrine di Priestley e Black. Per esperimenti più «classicamente» chimici, si avvalse dell'aiuto di Giovanni Marchetti.[121]

Giovanni Marchetti[122] fu professore di anatomia all'università; nel 1790 divenne professore aiutante di chimica all'Istituto, e nel 1800 professore di chimica generale all'Università. Gli studi più interessanti ai fini del presente lavoro risalgono alla seconda metà degli anni '80 e riguardano i fosfori. Nel 1786 Marchetti presentò una memoria sulla pietra bolognese,[123] che fu pubblicata anche nei «Commentarii».[124]

Il punto di partenza della memoria era di stabilire se la virtù fosforica della pietra di Bologna dovesse essere attribuita al fegato di zolfo presente nella terra ponderosa, la quale unita all'acido nitroso costituiva la pietra bolognese. Per verificare ciò, Marchetti analizzò qualitativamente la pietra secondo il metodo standard: per via secca attraverso ebollizione, distillazione, sublimazione, calcinazione, lisciviazione, evaporazione; e per via umida con gli acidi nitroso, marino, e vegetale. Marchetti dimostrò sperimentalmente che anche altri fosfori (gusci di uova, ossa, corno di cervo, conchiglie, coralli, fango, *album graecum*) dissolti in acido vitriolico davano un fegato di zolfo che era sempre fosforico. Lo stesso accadeva con vari tipi di terre calcaree, così come con alcuni sali medi (tartaro vetriolato, nitro stibiato, *sal de duobus*, sale mirabile di Glauber, borace,

---

120 AAS, Titolo IV, Sezione I, *Manoscritti delle Memorie dell'Accademia. Anni 1788-1793*, GABRIELE BRUNELLI, *Sopra alcune piantine nate dentro un vaso chiuso*, 10 gennaio 1788.

121 *Ibidem*, GABRIELE BRUNELLI, *Sul kermes minerale*, 21 marzo 1790. Una copia degli esperimenti di Marchetti per questa memoria si trova in BUB, MSS Canterzani 4144, Caps. X, f. 80, *Copia di fogli...*, cit.

122 (?-1817). S. MAZZETTI, *Repertorio...*, cit., n° 1987.

123 AAS, Titolo IV, Sezione I, *Manoscritti delle Memorie dell'Accademia. Anni 1781-1787*, GIOVANNI MARCHETTI, *Sopra la pietra bololgnese e i fosfori*, 16 novembre 1786.

124 GIOVANNI MARCHETTI, *De phosphoris quibusdam, ac praesertim de bononiensi*, in «De Bononiensi Scientiarum er Artium Instituto atque Academia Commentarii», vol. 7, 1791, pp. 289-300.

vitriolo romano, vitriolo di Cipro, bianco d'allume). Anche i metalli (ferro, rame, zinco, antimonio) calcinati in acido vitriolico «et violento igni calcinati phosphoris» davano un fegato di zolfo. D'altra parte, la pietra bolognese spogliata del suo fegato di zolfo e trattata con acidi non dava luce.

A questa serie di esperimenti facevano seguito alcune citazioni da Scheele, Priestley, Senebier, Black, Lavoisier, Keir, Bergman, De La Methérie, Macquer, e Fourcroy. Marchetti scrisse che la sua attenzione su questi ultimi autori era stata attirata da Alamanno Isolani; tutti questi autori avevano ottenuto un gas dal fegato di zolfo, versandovi sopra un acido, e lo avevano denominato aria epatica o gas epatico.

> In extricatione hujus gas solum acidum nitrosum minime est adhibendum, cur enim ipsum sit vorax phlogisti ita potius Mephitim nitrosam, quam gaz hepaticum progigit.

Quindi Marchetti fece ulteriori esperimenti, mescolando il gas epatico con altri gas per osservarne il comportamento: se si infiammava con aria vitale, se diminuiva di volume nell'eudiometro ad aria nitrosa, ecc. La conclusione di Marchetti relativa alla fosforescenza della pietra di Bologna fu infine la seguente:

> [...] luce pendere ab accensione gas hepatici, quod cum justa proportione misceatur cum aere atmosphaerico infra phosphori poros. [125]

L'anno successivo Marchetti presentò una memoria sul fosforo di Kunkel, scopo della quale era di stabilire la natura dell'acido fosforico. [126] L'introduzione storica iniziava da Stahl: «acutissimus Sthalius [*sic*] cum eiusdem sectatoribus» aveva stabilito che nel fosforo esisteva un acido e Margraaf lo aveva confermato; Fourcroy aveva stabilito che l'acido fosforico era acido vitriolico, mentre Stahl, Boyle, Kunkel, Hooke e Leibniz lo identificavano invece con l'acido marino; ma Margraaf aveva dimostrato che questo era falso e che l'acido fosforico era un acido animale *sui generis*. Marchetti esponeva anche la teoria dell'acidità di Lavoisier: per mezzo della combustione, l'acido «a phosphoro elicitur aerem vitalem absorbere, et pondere crescere uti acidum vitriolicum a combustione sulphuri».

---

[125] *Ibidem*, p. 299.

[126] AAS, Titolo IV, Sezione I, *Manoscritti delle Memorie dell'Accademia. Anni 1781-1787*, Giovanni Marchetti, *Su la natura del fosforo di Kunchel*, 10 luglio 1787.

Marchetti, che aveva ottenuto il fosforo dalle ossa di animali trattate con acido vitriolico, dopo l'esposizione di una quantità di esperimenti concluse:

> Ex hactenus expositis videtur aliquo iure conjectari posse acidum phosphoricum esse acidum vitriolicum aut salem eiusdem proprietatibus gaudere.

In un'altra memoria presentata nell'ottobre 1787,[127] Marchetti si propose di confermare per sintesi ciò che aveva esposto nella memoria precedente per analisi.

Dopo aver riassunto la storia dei sali da Becher e Stahl in poi, esponendo prima la teoria secondo cui l'acido vitriolico era l'acido universale, poi quella alternativa secondo cui questo ruolo spettava all'aria fissa, Marchetti riportò la teoria di Lavoisier sul calore come responsabile dello stato aeriforme della materia, e il fatto che «Principium [...] oxiginum basim esse statuit acidorum omnium». Lavoisier aveva dato una tavola di affinità dell'ossigeno con 25 sostanze, e aveva stabilito che esso, unito alla materia del calore, formava l'aria deflogisticata: i suoi esperimenti erano confermati da molti. Ma la teoria di Lavoisier era solo una tra le tante teorie a disposizione sulla composizione degli acidi, che Marchetti espose diligentemente.

Per quanto riguarda la parte sperimentale della memoria, Marchetti scrisse di aver ottenuto acido vitriolico dall'acido fosforico. Unendo la sostanza saponacea, che aveva ottenuto dai precedenti esperimenti analitici, all'acido vitriolico, ottenne acido fosforico. Anche il fegato di zolfo della pietra bolognese unito alla sostanza saponacea dava un fosforo.

> [...] videtur ergo ex hisce experimentis pluries repetitis concludi posse acidum vitriolicum terrae atque oleosae substantiae consociatum ope et artificio naturae in aliud immutari acidum quod phosphoricum appellantur, cui si addetur quadam proportione inflammabile principium in phosphorum convertitur. Ex kunkeliani ergo phosphori decompositione concludi posse videtur acidum vitriolicum converti posse in acidum phosphoricum.

Da quanto riportato, è chiaro che Marchetti era abbastanza informato sulle nuove teorie chimiche, pur mantenendo alcuni concetti flogistici, come la possibilità di convertire gli acidi gli uni negli altri; egli infatti per-

---

[127] *Ibidem*, Giovanni Marchetti, *Sopra l'hepar sulphuris e l'acido fosforico*, 13 ottobre 1787.

cepiva ancora come non completamente dimostrate le nuove scoperte. Nel 1788 scrisse:

> Chemicorum nostris temporibus, et phisicorum industria, studium et diligentia, et longa experimentorum serie, aquam, et aerem ab elementis excluserunt, ignem et terram reliqueruunt, quorum confusa superset idea, et in quibus periclitandis multa occurrunt, qua obscura sunt, et saepe contradictione involuunt fortasse tandem in tanta noctis caligine lux aliqua prodibit, ad ulteriorem chaemicam provinciam reddendam.[128]

Nei primi anni novanta Marchetti si dedicò allo studio chimico di farmaci di varia natura,[129] assistito dallo speziale Francesco Maria Coli. Come si legge nel verbale,

> [...] recitò il sig. Dott.e Marchetti una diss.e latina, in cui riferì varj casi, ne' quali avea trovato proficuo l'uso del sale da lui ottenuto l'anno precedente dalla soluzione da lui inventata del mercurio nell'alcali caustico; indi passò a mostrare che il principio, nel quale consiste l'idrofobia, è un acido, e conchiuse, che il miglior rimedio a questo male è l'alcali fluore caustico, ch'egli prepara distillandolo coll'alcool e coll'opio.[130]

Almeno fino al 1796 Marchetti utilizzò la vecchia nomenclatura,[131] per poi adottare definitivamente la nuova nel 1798.[132] Come molti altri chimici e farmacisti, in ambito farmaceutico continuò ad impiegare i nomi del commercio, nonostante a livello composizionale esponesse le sostanze e il loro modo di combinarsi secondo la nuova teoria e nomenclatura di Lavoisier.[133]

---

[128] AAS, Titolo IV, Sezione I, *Manoscritti delle Memorie dell'Accademia. Anni 1788-1793*, Giovanni Marchetti, *Sopra un'acqua venuta nel Panaro da una scissione succeduta in un altro monte del modenese*, 13 novembre 1788.

[129] *Ibidem*, Giovanni Marchetti, *Sopra il metodo di fare un sale mercuriale alcalino*, 29 novembre 1792.

[130] AAS, Titolo I, *Registro degli Atti dal 1723 al 1804*, 27 marzo 1794.

[131] AAS, Titolo IV, Sezione I, *Manoscritti delle Memorie dell'Accademia. Anni 1794-1804*, Giovanni Marchetti, *Sopra i saggi presi su d'una miniera di rame trovatasi nel feudo di Castiglione dei sig.ri Pepoli, e nei luoghi circonvicini*, 7 gennaio 1796.

[132] *Ibidem*, Giovanni Marchetti, *Sopra i mali, che hanno in questi ultimi tempi infettato le bestie bovine*, 1 febbraio 1798.

[133] *Ibidem*, Giovanni Marchetti, *Sul Calomellatum Riverij e sul Sal marinum calcarium*, 8 novembre 1798.

Un accademico dall'atteggiamento ambiguo nei confronti della nuova chimica fu invece Luigi Laghi. Figlio del più famoso Tommaso, del quale parlerò più avanti, fu dal 1765 professore universitario di medicina teorica, poi divenne professore di chimica nel 1790 all'Istituto (dove era già aiutante dal 1769), e nel 1791 all'Università.

Le sue ricerche degli anni '70 vertevano sui sali usati in medicina, sia dal punto di vista della loro analisi che della loro efficacia curativa: per esempio, nella memoria sul sale di Homberg, Laghi ne dimostrò la composizione per analisi e per sintesi (alcali minerale + borace), nonché il suo uso medico.[134] Le fonti citate da Laghi erano soprattutto Macquer, Baumé e Meyer.

Negli anni '80 Laghi si dedicò soprattutto all'analisi di sostanze organiche (loglio, gittone, ambra, latte), per capire il loro valore nutritivo o terapeutico.[135] Nel caso del loglio, per esempio, ottenne molto acido distillando questa pianta; rettificando questo acido trovò che esso conteneva molto «spirito aereo», ma non riuscì a capire la natura del suo sale; concluse attribuendo alla presenza di questo acido la causa dell'acidità di stomaco provocata dal loglio. Anche negli anni novanta continuò ad occuparsi di piante, di alimenti e di sali, sempre in un'ottica medico-farmacologica.[136]

A partire dagli anni novanta, come abbiamo visto, la nuova nomenclatura cominciò a diffondersi e ad essere usata da molti chimici italiani; tuttavia, le memorie di Laghi fino al 1797 restano espressamente flogististe nell'interpretazione dei risultati, e la nuova nomenclatura non viene mai usata. Il primo riferimento in proposito si trova nella memoria sul sale mirabile di Glauber (20 aprile 1797), in cui Laghi introdusse la sinonimia: per esempio, «ocra ferrea [...] seu ut utant recentiorum scriptorum vocabulo, ossidi ferrei»; o ancora: «Sal mirabile Glauberi [...] vel volunt novi Nomenclatores solfatum sodae». Tuttavia, nel seguito della memoria

---

[134] AAS, Titolo IV, Sezione I, *Manoscritti delle Memorie dell'Accademia. Anni 1775-1780*, Luigi Laghi, *De sale anglico*, 10 aprile 1777; Id., *De sale sedativo Hombergi*, 4 novembre 1779.

[135] AAS, Titolo IV, Sezione I, *Manoscritti delle Memorie dell'Accademia. Anni 1781-1787*, Luigi Laghi, *De lolio*, 11 gennaio 1781; Id., *De Githagine*, 30 gennaio 1783; Id., *De lacte*, 15 aprile 1784; Id., *De succino*, 27 novembre 1787.

[136] AAS, Titolo IV, Sezione I, *Manoscritti delle Memorie dell'Accademia. Anni 1788-1793*, Luigi Laghi, *De oleo lini*, 18 novembre 1790; Id., *De alkali volatili fluido dissertatio*, 1 febbraio 1792; *Anni 1794-1804*, Id., [Sui millepiedi], 15 gennaio 1795 (datata 1794); Id., *De vino, et cortice Brasiliensis*, 3 marzo 1796; Id., *De sale mirabili Glauberi*, 20 aprile 1797; Id., *De cortice ulmi et de floribus arnicae*, 16 novembre 1797; Id., *De Lente et Cicere*, 10 gennaio 1799; Id., [Su una terra avuta da Francesco Coli], 20 marzo 1800; Id., *De novo quodam sale cathartico Bononiense*, 18 dicembre 1800.

Laghi tornò alla vecchia nomenclatura: il sale di Glauber risultava composto di acido vitriolico e di alcali minerale. Citò espressamente Boerhaave in riferimento all'acido vitriolico «seu catholicum». Nonostante questo richiamo alla vecchia teoria dell'acido universale, Laghi scrisse anche che l'acido vitriolico risiedeva nella «[...] argillosa terra, vel illud generari medio decompositionis aquae, quae unitur mixto terreo cuius ossigenum combinetur cum sulphorico principio, quod contactu aeris evolvitur ex calorico».[137] E concluse la sua memoria in questo modo: «An haec theoretica recentiorum chemicorum praecepta sunt veterum doctrinis anteponenda [...]»

Nella memoria successiva (del 16 novembre) Laghi impiegò esclusivamente la vecchia nomenclatura; in quella del 10 gennaio 1799 invece impiegò esclusivamente la nuova. Nella memoria sull'analisi di una terra, comunicata nel marzo del 1800, Laghi si premurò ancora di esporre la teoria delle terre di Becher e Stahl per poi scrivere che Fourcroy, Lavoisier, e altri sostenevano che non esistono terre elementari, ma solo diverse sostanze terrose. Qui usò la nuova nomenclatura e a volte la sinonimia. Infine, nel dicembre del 1800 Laghi presentò una memoria sul sale catartico bolognese, scrivendo che tutti i chimici concordavano che il sale concreto si formava da un'intima combinazione di acqua, terra e gas idrogeno «quod veteros appellabant flogiston».

Un irriducibile sostenitore del flogisto fu Vincenzo Pozzi, dapprima professore sostituto di chimica all'Istituto dal 1760, poi professore titolare dal 1766, anno della morte di Beccari.

Nelle sue analisi chimiche seguiva il metodo del maestro per via secca e umida, pesando accuratamente reagenti e prodotti, senza tuttavia stabilire un'equivalenza tra essi. Le memorie che ci interessano risalgono alla seconda metà degli anni '80, e riguardano una l'analisi di un'acqua minerale, e l'altra di una terra. In quella sull'acqua minerale di Vado troviamo questo passo:

> Hinc nomen aeris flogisticati nomen ipsi datum est a Veiro [*sic*] cujus instrumento ad haec ultima experimenta denominatione ab auctoribus sumpta, qui de multiplicibus fixis aeribus scripserunt; satius fuisset si illum aerem dixissent Deflogisticatum silicet nulla praebentem existenti flogisti inditia. Dixissem ab effectibus aere istum flammam extinguentem esse subtilissimum acidum catholicum

[137] AAS, Titolo IV, Sezione I, *Manoscritti delle Memorie dell'Accademia. Anni 1794-1804*, Luigi Laghi, *De sale mirabili Glauberi*, 20 aprile 1797.

solitarium, illud quod respirationem valde afficit quo tempore sulphur ignis vi decomponitur, ut acidum per campanam dissipato flogisto obtineamus.[138]

Ancora tre anni dopo, analizzando una terra trovata nell'Agro Romano, Pozzi si dimostrò espressamente flogistista, e nella sua memoria non vi è nessun segno che indichi quantomeno una discussione delle nuove teorie.[139]

La prima discussione approfondita sulla nuova chimica venne presentata da Gaetano Lorenzo Monti, figlio di Giuseppe, che sostituì come professore di storia naturale.

La memoria in questione doveva originariamente trattare l'analisi di una concrezione tartarosa.[140] Il manoscritto presenta la descrizione della terra che si trova nell'acqua termale di Acqua Santa, nel Piceno; tuttavia il suo autore depennò questo testo, per dare invece spazio alla discussione delle nuove dottrine fisico-chimiche.

La memoria dovette interessare molto anche il segretario Canterzani, che prese appunti diligentemente e li conservò tra le sue carte.[141] Riporto in appendice il testo breve redatto da Canterzani, che è fedele all'originale. Monti espose la nuova teoria dell'acidità e dell'ossidazione basata sull'ossigeno, citando Lavoisier, Bayen e Fourcroy; tuttavia scrisse anche che Priestley continuava a spiegare i fenomeni chimici in base al flogisto, e concluse:

> Si igitur phlogiston e rerum natura tollimus, ex numero elementorum ignem eximimus, sic que tota ab Empedocle usque et Aristotele ducta, ac miro sapientum consensu ad nostram aetatem propagata, quatuor elementorum ratio corruat necesse est.

Monti si rimetteva infine al giudizio degli accademici.

Gli studi di Monti vertevano principalmente sulla natura del nitro e del natron, e non presentano niente di interessante per i nostri scopi. Tut-

---

138 AAS, Titolo IV, Sezione I, *Manoscritti delle Memorie dell'Accademia. Anni 1781-1787*, Vincenzo Pozzi, *Dell'acqua minerale di Vado*, 11 maggio 1786.

139 AAS, Titolo IV, Sezione I, *Manoscritti delle Memorie dell'Accademia. Anni 1788-1793*, Vincenzo Pozzi, *De minerali terra in Agro Romano [...] reperta*, 7 maggio 1789.

140 AAS, Titolo IV, Sezione I, *Manoscritti delle Memorie dell'Accademia. Anni 1781-1787*, Gaetano Monti, *Sopra una concrezione tartarosa che si trova presso le acque termali della Marca, dette Sante*, 4 maggio 1786.

141 BUB, Mss Canterzani 4144, Caps. X, f. 82, *Squarci, che però costituiscono un tutto, tratti dalla diss.e del Sig. Presid.e Monti recita lì 4 Maggio 1786.*

tavia, nel 1788,[142] studiando un cloruro, egli avanzò una polemica indiretta nei confronti della nomenclatura da adottare per questo sale, se «marino» (antica) o «muriatico» (nuova). Nella memoria, Monti impiegò sempre la sinonimia («marino sive muriatico»), scrivendo però di preferire «marino» perché questo sale si trovava soprattutto nel mare. Tuttavia, il nome più usato da Monti fu sale «cibario», un nome d'uso che non richiedeva prese di posizione nette. Nella descrizione del sale citò Baumé, Macquer, Lavoisier.

Nonostante continuasse a seguire il flogisto, nel 1791[143] Monti dimostrò di accettare la teoria dell'acidità basata sull'ossigeno, scrivendo che l'acido nitroso era composto da «aria vitale sive deflogisticata» unita all'aria putrida, «ex communis sententia».

Del pioniere degli studi sulle arie a Bologna, Giuseppe Veratti, purtroppo ci restano solo due memorie a carattere chimico, risalenti ai primi anni novanta.

La prima tratta del colore del sangue.[144] Il sangue umano messo nel vuoto della macchina pneumatica, dopo aver spumeggiato un po' diventava completamente nero, e non solamente in superficie; quando veniva reintrodotta l'aria, il sangue riacquistava il colore rosso. Priestley riteneva che il flogisto del sangue uscisse attraverso i polmoni, e che una volta spogliato di flogisto il sangue diventasse rosso, «quod loculentissimis confirmavit, experimentis clarissimus Crawfordius».[145]

Il presidente dell'Accademia Vogli chiese a Veratti di verificare se anche l'elettricità influisse sul colore del sangue. Quindi, Veratti espose il sangue, in aria atmosferica, al «penicillo elettrico» per 18 minuti: non vi furono mutazioni e il sangue restò nero. Lo stesso avvenne esponendo il sangue al quadro frankliniano per un'ora, o trattandolo con una bottiglia di Leyda armata.

> Quid enim est electricitas nisi subtilissimus quod nihil pendet, et fortasse maxima flogisti quantitate onustum [...]

---

[142] AAS, Titolo IV, Sezione I, *Manoscritti delle Memorie dell'Accademia. Anni 1788-1793*, Gaetano Monti, *Sopra la natura d'un sale particolare della Marca*, 17 aprile 1788.

[143] *Ibidem*, Gaetano Monti, [Sul nitro e sul natro], 27 maggio 1791.

[144] *Ibidem*, Giuseppe Veratti, *Del colore del sangue*, 19 aprile 1792. Veratti si era già occupato di questo argomento anni prima, con le memorie *Sopra il color florido che acquista il sangue essendo esposto all'aria*, 5 aprile 1781, e *Sopra la mutazion di colore, che subisce il sangue esposto all'aria*, 14 marzo 1782. I manoscritti sono andati perduti.

[145] Sulla teoria della respirazione di Priestley si veda F.L. Holmes, *Galvani on respiration and inflammation*, in *Luigi Galvani international workshop. Proceedings*, cit., pp. 103-107.

Gli esperimenti di Veratti dunque confermavano la tesi di Priestley che il flogisto rendeva nero il sangue.

Si enim ipsa [elettricità] colorem sanguini conciliat, si aer e contra flogiston absorbendo ei rutilum colorem impartitur, clarus meridiana luce videtur majorem, vel minorem flogisti quantitatem concurrere ad corpus quodlibet colorandum.

La seconda memoria (letta dal figlio Paolo) riprendeva uno studio fatto da Veratti molti anni prima, sulla *magnesia alba.*[146] Secondo Veratti, il sale inglese doveva essere chiamato più propriamente sale d'Epsom, perché questa varietà era la più pura; i suoi «primaria elementa» erano la «vitriolica aciditas» e una terra vitrescibile, cioè la magnesia. Gli esperimenti per l'analisi di questo sale furono compiuti assieme a Salvatore Dotti: Veratti mise 4 libbre di sale inglese in 8 libbre di acqua piovana; saturò la soluzione con alcali fisso vegetale aerato fino a un rapporto di 30 dracme/libbra di sale anglico, e ottenne 18 once di «purissimam et albissimam magnesiam», 13 once di tartaro vetriolato e 6,5 once di sale marino. Da due once di magnesia ottenne 22 pollici cubici bolognesi di aria fissa. Non stabilì però nessun tipo di equazione ponderale tra reagenti e prodotti. Assieme a Francesco Coli, fece poi l'esperimento di sintesi: dalla magnesia sciolta in acqua assieme all'acido vitriolico ottenne di nuovo il sale inglese. La memoria si chiude con la descrizione dell'uso medico di questo sale; l'unica teoria che ne emerge è quella della causticità di Black, che, come già detto, era comunemente seguita a Bologna.

Gli studi sulla soffocazione

I primi studi bolognesi sulle arie viziate dalla respirazione animale o dalla combustione di una candela risalgono al 1743, ad opera di Giuseppe Veratti.[147] Egli analizzò la densità dei polmoni di una quaglia: se era morta sotto la campana della macchina pneumatica piena d'aria, i polmoni galleggiavano sull'acqua; mentre il polmone di una quaglia morta nel

---

[146] AAS, Titolo IV, Sezione I, *Manoscritti delle Memorie dell'Accademia. Anni 1788-1793*, Giuseppe Veratti, *Sopra la magnesia che si cava dal sale detto d'Inghilterra*, 11 aprile 1793. Gli studi di Veratti su questi argomenti risalgono alla seconda metà degli anni '70, *Su l'aria fissa*, 7 marzo 1776; *Su l'aria fissa*, 2 aprile 1778. I manoscritti sono andati perduti.

[147] Giuseppe Veratti, *De interitu animalium in vacuo interclusorum*, in «De Bononiensi Scientiarum er Artium Instituto atque Academia Commentarii», vol. 2, Pars prima, 1745, pp. 334-339; Id., *De interitu animalium in aere interclusorum*, *ibidem*, pp. 340-347.

vuoto pneumatico affondava. Lo stesso accadeva con i polmoni di colombi, topi e gattini. Veratti notò anche che i polmoni degli animali giovani galleggiavano meglio di quelli degli animali vecchi, e che non vi era differenza di galleggiamento tra polmoni freddi o caldi. Veratti spiegava il fenomeno del galleggiamento o meno in base al fatto che più i polmoni emettevano aria e più diventavano densi, quindi più pesanti specificamente, e quindi affondavano.

Ma Tommaso Laghi (il padre di Luigi)[148] aveva un'interpretazione diversa da Veratti. Gli esperimenti e le teorie che dividevano i bolognesi vennero riferite da Giovanni Luigi Targioni (1751-1818) nel suo giornale:

> [...] in Bologna dagli illustri Professori Giacomo Pistorino, Giuseppe Veratti, Giovanni Maria Pigatti, Gottardo Bonzi, Tommaso Laghi furono fatte interessanti osservazioni e bene intese esperienze per rintracciare la cagione per cui l'aria atmosferica sia resa meno elastica dalla respirazione degli animali, e perciò sia ridotta incapace di mantenerli in vita, dalle quali esperienze e osservazioni risultò che dagli animali è consumata una porzione dell'aria nella quale essi vivono; che la diminuzione dell'elasticità dell'aria di un recipiente in cui fossero rinchiusi alcuni animali andava aumentandosi finché non erano essi prossimi alla morte, e che quest'aria ricuperava porzione della perduta elasticità dopo la morte degli animali in essa rinchiusi, dalle quali cose il Veratti sospettò che si potesse inferire che gli animali assorbissero dall'aria qualche cosa che fosse necessaria per il mantenimento della vita, con riparare le giornaliere perdite delle vitali particelle, ed il Laghi dopo avere esaminato ancora l'attività dei vegetabili freschi nel correggere l'aria mofetica, asserì essere molto inclinato ad unirsi nel sentimento di quei Filosofi i quali dicono che dai corpi putrescenti si sprigiona una nuova aria la quale sembra da essi generata.[149]

Nel 1746 Veratti fece esperimenti sia con le rane che con gli uccelli:[150] quelli con gli uccelli confermavano la tesi della soffocazione dovuta alla diminuzione dell'elasticità dell'aria; quelli con le rane invece quella degli effluvi velenosi come causa della soffocazione.

Per verificare la tesi degli effluvi,[151] Laghi mise alcuni uccelli nell'aria viziata da una candela. Per Laghi le candele emettevano qualcosa di noci-

---

[148] (1709-1764). S. MAZZETTI, *Repertorio...*, cit., n° 1762.

[149] GIOVANNI TARGIONI, *Della vera natura dell'aria fissa e della di lei influenza nell'arte medica*, in «Raccolta di opuscoli medico-pratici», Firenze, Moücke, vol. 3, 1775, pp. 237-238.

[150] GIUSEPPE VERATTI, *De avium quarumdam et ranarum in aere interclusarum interitu*, in «De Bononiensi Scientiarum er Artium Instituto atque Academia Commentarii», vol. 2, pars altera, 1746, pp. 267-278.

[151] TOMMASO LAGHI, *De animalium in vitiato aere interclusorum interitu*, in «De Bononiensi Scientiarum er Artium Instituto atque Academia Commentarii», vol. 3, 1755, pp. 90-92.

vo, ma le piante no. Nel volume successivo dei «Commentarii», Laghi pubblicò uno studio più dettagliato:[152] con l'apparato pneumato-chimico di Hales verificò l'aumento del livello dell'acqua sotto una campana in cui ardeva una candela e in cui veniva posto un animale. Il tempo della vita dell'animale non era sempre inversamente proporzionale al numero di candele poste sotto la campana.

Laghi espose le due teorie rivali, quella del consumo di un «arcanum in aere principium» (Veratti), e quella che attribuiva la causa della morte alle mefitiche esalazioni che irritano i nervi.[153] Infine, congetturò che: 1) l'aria inspirata muta all'interno dell'animale, il quale ne consuma il *pabulum* e la disgrega, quindi quando la espira essa è inadatta alla vita; 2) le carni putrescenti emettono aria, e questo spiega l'innalzarsi del barometro dopo la morte.

Anche questa memoria attirò l'attenzione di Targioni che scrisse, a proposito di Tommaso Laghi:

> [...] invano tentò di prolungare la vita degli animali confinati in carceri non comunicanti con l'aria atmosferica, con imprigionarne insieme con essi aromatiche piante, ed altri corpi, i quali grati odori tramandavano, e che anzi dai suoi esperimenti risultò, che tali aromatici effluvi accelerarono la morte, anziché ritardarla [...][154]

Gli studi di Veratti e Laghi furono ripresi molti anni dopo, nel 1779, da Pietro Onofri,[155] in merito alla controversia sulle cause della morte degli animali in ambiente chiuso tra Spallanzani e Cigna.[156] Cigna sosteneva che gli aliti nocivi impedivano il passaggio del sangue, e provocavano così la morte;[157] Spallanzani invece, che aveva trovato i polmoni degli animali soffocati molto dilatati, sosteneva che la morte avveniva perché

---

[152] Tommaso Laghi, *De animalium in aere interclusorum interitu*, in «De Bononiensi Scientiarum er Artium Instituto atque Academia Commentarii», vol. 4, 1757, pp. 80-89.

[153] *Ibidem*, p. 88.

[154] Giovanni Targioni, *Dell'influenza delle varie specie d'aria nella cultura delle piante*, in «Raccolta di opuscoli fisico-medici», vol. 5, 1775, p. 76.

[155] (?-1787). S. Mazzetti, *Repertorio...*, cit., n° 2270.

[156] AAS, Titolo IV, Sezione I, *Manoscritti delle Memorie dell'Accademia. Anni 1775-1780*, Piero Onofri, «Della morte degli animali in recipienti chiusi», 4 marzo 1779. Sui rapporti tra Spallanzani e Cigna si veda M. Ciardi, *Dialoghi tra filosofi naturali. Spallanzani, l'Accademia delle Scienze di Torino e la scienza sabauda*, cit.

[157] Giovanni Francesco Cigna, *Dissertations sur les causes de l'extinction de la lumière d'une Bougie, & de la mort des Animaux renfermés dans un espace plein d'air*, in «Observations sur la physique», vol. 2, maggio 1772, [pubbl. 1777], pp. 84-105.

gli aliti attaccavano il sistema nervoso. Onofri rifece gli esperimenti e diede ragione a Cigna.[158]

Nel 1787 Carlo Dal Re ridiscusse ancora gli esperimenti di Veratti e Laghi. Veratti attribuiva la causa della morte alla diminuzione dell'elasticità dell'aria: per verificare questa tesi, Dal Re mise alcuni uccelli, ma anche rane, in vasi chiusi, e misurò la pressione dell'aria contenuta in essi: egli si accorse che la pressione variava in modo molto irregolare. Dal Re rifece anche gli esperimenti basati sull'osservazione dello stato dei polmoni dopo la soffocazione, e concluse:

Caeterum recentiores, qui ades multa de phlogisto praedicant, nonnihil nos reprehendent quod ab illo non voluerimus phaenomena animalium in vacuo, et in pleno non comunicante intereuntium repetere. Qui quidem si venefica, et mephitica substantia illam ad quam confugimus intelligant esse ad modum phlogisto conjuncta, non plurimum sanu [?] a nostra sententia abhorrebunt. Imo fortasse intelligent majorem in vacuo per expirationem excitata phlogisti copiam breviorem vitam producere, minore vero, habitam in pleno non communicante diuturniorem.[159]

Infine, l'ultimo studio su questo argomento venne da uno «straniero», il conte Carlo Lodovico Morozzo, membro delle Accademie delle Scienze di Bologna e di Torino:[160] i fiori di vari colori, le piante innocue e velenose, tutti viziavano l'aria più o meno velocemente. Ma le piante la purificavano anche. Egli fece alcuni esperimenti per verificare se questa facoltà appartenesse all'acqua assorbita dalle piante: mise una mimosa sotto un recipiente isolato dall'ambiente esterno per mezzo di mercurio invece che di acqua e vide che questa pianta non risanava l'aria. Morozzo diede una tabella dei diversi assorbimenti di vari gas da parte di alcune piante, sull'acqua e sul mercurio (dove non vi fu nessun assorbimento), verificati alla fiamma di una candela, dal che concluse:
1) la luce senza acqua non corregge l'aria viziata;
2) i vegetali senza acqua non correggono l'aria viziata;
3) quindi la causa della purificazione dell'aria viziata è l'acqua.

---

158 BUB, Mss Canterzani 4168, Caps. XLII, n° 3, f. 24. La data della dissertazione di Onofri riportata da Canterzani è il 15 febbraio 1779.

159 BUB, MSS 1496, busta 2, n° 6: Carlo Dal Re, *De morte animalium, tum in Vacus [sic], tum in Pleno Aere non communicante Dissertatio*, 1787.

160 Carlo Lodovico Morozzo, *Vegetabilia ad aerem vitiatum repurgandum quid, et quomodo valeant*, in «De Bononiensi Scientiarum er Artium Instituto atque Academia Commentarii», vol. 7, 1791, pp. 215-222.

La teoria del calore e la nuova chimica

La teoria del calore di Crawford, nota in Italia fin dalla sua prima apparizione, nel 1779, cominciò ad essere discussa a Bologna a partire dagli anni novanta. Un estratto ad opera di Alamanno Isolani, tratto dalla seconda edizione di Crawford del 1788,[161] circolava in forma di manoscritto.[162] Il primo ad occuparsene in dettaglio fu Giovanni Aldini, dal 1785 professore sostituto di fisica all'Istituto e dal 1788 all'Università. Nel 1789 Aldini presentò una discussione delle due teorie, di Scheele e di Crawford.[163] Aldini usava la vecchia nomenclatura e, come vedremo, non era convinto di nessuna di queste due teorie.

Gli studi sul calore, prevalentemente da un punto di vista fisico, interessavano molto Aldini. Egli scrisse anche un *Saggio teorico sperimentale intorno al calorico* in 16 articoli, intorno alla metà degli anni novanta, che rimase manoscritto.[164] La memoria dell'89 ne costituisce l'articolo X. Il *Saggio* fu ultimato intorno al 1803-1805, ma ci sono alcuni riferimenti precisi, come la sostituzione della parola «fuoco» con «calorico», una versione in latino, e il fatto che Aldini dichiara di aver utilizzato la memoria di Vogli del '94 (vedi capitolo sulla scintillazione) come base, che indicano che questo *Saggio* fu di lunga composizione.

Aldini rifiutava la teoria del calore animale di Crawford basata sull'emissione di flogisto, perché

> [...] ubi habeat phlogiston ibi debeat minima esse ignis copia, contra debeat esse maxima ubi ignis deficiat. Ast queso in expiratione est maximo phlogisti copia: ergo per se deberet esse vel multus vel minimus calor, et qui est maximus [...] Non minor deprehendes absurda relata ad inspiratione. Inspiratus enim aere per se cum minimum contineat phlogisti, minimum [i.e. maximum] debet continere calores. E contrario res caedit.[165]

---

[161] Adair Crawford, *Experiments and observations on animal heat* [...], 2nd. ed., London, Johnson, 1788.

[162] BUB, MSS Canterzani 4144, Caps. X: [Alamanno Isolani], *Ristretto della teoria di Crawford sul calore animale, e la combustione dei corpi.*

[163] AAS, Titolo IV, Sezione I: *Manoscritti delle Memorie dell'Accademia. Anni 1788-1793*: Giovanni Aldini, *Theoria caloris juxta Scheeli, et Crawfordii opinionem ad examen revocata*, 26 marzo 1789.

[164] BUB, MSS 1496, busta VI: Giovanni Aldini, *Saggio teorico sperimentale intorno al calorico.*

[165] *Ibidem*, [Giovanni Aldini], *Contra theoriam Kraufordii ad calorem animalem*. L'attribuzione del manoscritto è mia.

Aldini nella memoria dell'89 rifiutava anche la teoria di Scheele: per lo svedese il calore era composto da aria deflogisticata, che egli chiamava «aria del fuoco», e flogisto, quindi le reazioni esotermiche dipendevano da quest'aria. Ma, osservava Aldini, poiché si hanno reazioni che sprigionano calore anche nel vuoto della macchina pneumatica (per esempio, facendo reagire il ferro con l'acido vetriolico) a suo avviso la teoria risultava contraddetta. Aldini preferiva cause meccaniche come l'attrito per spiegare la natura del calore.

Nello stesso plico di manoscritti si trova anche un'altra versione della memoria di Aldini dell'89, con aggiunte posteriori, relative alla metà degli anni '90, e usata come testo di lezione all'Istituto.[166] La novità che viene introdotta è la teoria del calore di Lavoisier,

> [...] cui minime arridet phlogiston, cujus existentia improbat etiam in iis phaenomenis, quae ad calces metallicas pertinent; in caloris vero efformatione, atque in phaenomenis combustionis primes partes concedit dephlogisticati aeris potestati.
>
> [...] dephlogisticati aeris vocabulo minime uti, sed novas plures suffecisse voces, seu nova, ut ajunt, nomenclatura condidisse cujus summa huc fere redigitur. Usurpatis vocibus aeris inflammabilis, aeris dephlogisticati, aeris fixi, substantiae caloris, carbonis, calcis metallicae, alias substituit, nempe gas idrogene, gas ossigene, gas azotum, caloricum, carbonicum, osside [*sic*], ec.
>
> Quamqua nonnulli sint, qui hanc vocum perturbatione egre ferant, immo etia reprehendant, ipsius tamen habenda ratio est in perlegendis Lavoisieriis tractationibus, eiusque sectatora [*sic*] propterea opportunum visum est nobis illarum vocum explicatione persequi.
>
> Nostri porro instituti hoc loco non est in ardua Lavoisierii theoria, ea intimius consectari, quae sublimioris Chemiae cognitione deposcunt. Animadvertemus tamen ea sibi tamqua explorata sumere Lavoisierium, de quibus recentiores Phisici dubitationes movent equissimas.

A tale proposito, esponeva l'esperimento *recentissime* (1 marzo 1793) compiuto da Lorgna con la canna da fucile (si veda il capitolo sulla scintillazione), che contraddiceva quello lavoisieriano della decomposizione dell'acqua, e non si conciliava con le teorie del francese.

Nel 1791 Aldini presentò una memoria che avanzava dubbi sulla proprietà del flogisto di colorare le sostanze in cui era contenuto.[167] La parte

---

[166] *Ibidem*, [Giovanni Aldini], *Ad physica peculiare appendix. De caloris theoria.* L'attribuzione del manoscritto è mia.

[167] AAS, Titolo IV, Sezione I: *Manoscritti delle Memorie dell'Accademia. Anni 1788-1793*: Giovanni Aldini, *De colorum theoria*, 10 marzo 1791.

sperimentale fu eseguita sotto la guida di Laghi e Canterzani. Aldini prese varie sostanze appartenenti ai tre regni della natura, le sciolse in acqua e le pose in contatto con le arie fissa e infiammabile, che contenevano flogisto derivato dai metalli: l'aria infiammabile provocava mutazioni nel colore delle sostanze, ma d'altra parte anche la sua fiamma subiva mutazioni in base alla sostanza. Invece, l'aria deflogisticata estratta dal nitro rendeva più vivaci i colori; in particolare il sangue da venoso diventava arterioso ed emetteva flogisto.

Aldini proseguiva citando Christophe Opoix, il quale riteneva che il flogisto fosse principio dei colori;[168] ma, in base ai precedenti esperimenti, era chiaro che l'aria fissa e l'aria infiammabile, che contenevano più flogisto, avevano meno effetti della deflogisticata. Aldini poneva domande cruciali: perché il carbone, massimamente flogistico, è nero, cioè privo di colore? Perché le calci metalliche, che hanno perso il loro flogisto, sono colorate?

Tuttavia, conformemente al costume degli Accademici bolognesi, Aldini non rispose a queste domande. La sua memoria si concludeva con una citazione dello studio di Carminati sul sangue e sull'aria infiammabile,[169] e con l'espressione del desiderio di compiere ulteriori esperimenti sulla respirazione, sul sangue, ecc.

Rimando una discussione critica delle memorie ad argomento chimico, fisico e fisiologico sopra riportate alla valutazione complessiva sul contesto bolognese che chiude questo capitolo.

Luigi Galvani e la chimica pneumatica[170]

Parallelamente alle ricerche di Giuseppe Veratti, Luigi Galvani si propose di rintracciare le arie nelle varie parti animali: mentre a Veratti interessava l'aria fissa nel senso «classico» di anidride carbonica, a Galva-

---

[168] C. Opoix, *Observations physico-chimiques sur les coulerus*, in «Observations sur la physique», vol. 8, agosto 1776, pp. 100-116; *ibidem*, settembre 1776, pp. 189-210; *ibidem*, vol. 23, dicembre 1783, pp. 401-425. Le prime due parti vennero tradotte in italiano come C. Opoix, *Osservazioni fisico-chimiche su i Colori*, in «Scelta di opuscoli interessanti», vol. 25, 1777, pp. 5-35; *ibidem*, vol. 26, 1777, pp. 3-31; *ibidem*, vol. 27, 1777, pp. 3-17.

[169] Bassiano Carminati, *De animalium ex mephitibus, et noxiis halitibus interitu, ejusque proprioribus caussis. Libri tres*, Lodi, Regia Tipografia, 1777.

[170] Parti di questo paragrafo sono state pubblicata in R. Seligardi, *Luigi Galvani e la chimica del Settecento*, in F. Calascibetta (a cura di), *Atti del VeI Convegno Nazionale di Storia e Fondamenti della Chimica*, Roma, Accademia Nazionale delle Scienze detta dei XL, 1998, pp. 146-162, e in Id., *Luigi Galvani between chemistry and physiology*, in *Luigi Galvani international workshop*, cit., pp. 83-98.

ni interessava l'aria fissa, cioè fissata nei corpi, ma di tipo infiammabile, cioè quello che per noi oggi può essere il metano o l'idrogeno.[171] Galvani negli anni 1783-1787 ripeté gli esperimenti di Joseph Priestley, ai quali ne aggiunse di originali.

Galvani nutriva un grande interesse per la chimica: nella sua biblioteca personale, forte di circa 340 titoli, una cinquantina erano di chimica o di argomenti relativi ad essa, tra i quali segnalo le opere di Antoine Baumé, Tobern Bergman, Antoine François Fourcroy, Stephen Hales e Carl Wilhelm Scheele, nonché la traduzione di Dandolo del *Traité élémentaire de chimie* di Lavoisier. Inoltre erano presenti altre opere a carattere locale, come, per esempio, la memoria stampata anonima dal bolognese Ferdinando Bassi *Delle terme Porrettane*, nel 1768, e qualche opera di materia medica e di farmacia.[172]

Questo dimostra che Galvani era molto interessato alla chimica e anche abbastanza aggiornato; tuttavia non adottò mai le nuove teorie chimiche di Lavoisier e tantomeno la nuova nomenclatura.[173] Le ricerche degli anni '80 rimasero tutte inquadrate nella cornice di riferimento della teoria del flogisto, con frequenti citazioni di Priestley. Le opere del naturalista inglese non compaiono nella biblioteca privata di Galvani; tuttavia esse erano presente nella biblioteca dell'Istituto; inoltre varie memorie di Priestley erano state pubblicate nelle «Observations sur la physique», edite a Parigi dall'Abate Rozier, e in italiano sugli «Opuscoli scelti sulle scienze e sulle arti», che Galvani possedeva.

Galvani presentò all'Accademia in tutto nove memorie di argomento chimico, che trattavano principalmente dell'aria presente all'interno del corpo animale.[174] Ma la memoria più interessante, anche alla luce dei

---

[171] All'epoca l'idrogeno era chiamato aria infiammabile metallica mentre il metano era detto aria infiammabile paludosa (o nativa delle paludi); tuttavia a livello di analisi chimica spesso questi due gas venivano confusi.

[172] M. Bresadola, *La biblioteca di Luigi Galvani*, in «Annali di storia delle università italiane», vol. 1, 1997, pp. 167-197.

[173] Si leggano per esempio le Memorie presentate all'Accademia da Galvani il 10 aprile 1794 e il 27 aprile 1797.

[174] 2 Maggio 1783, *Su de' principi volatili cavati insieme coll'aria fissa da varie parti solide, e fluide di varii animali*; 27 Novembre 1783, *Sopra l'aria infiammabile delle parti animali*; 13 Gennaio 1785, *Su l'aria del ventricchio, e degli intestini*; 6 Aprile 1786, *Sopra l'analogia dell'elettrico fuoco alla fiamma*; 22 Febbraio 1787, *Sopra l'aria di diverse qualità, che si trova nelle varie parti del Canal intestinale degli Animali*; 27 Marzo 1788, *Delle vicende della bile mescolata a varie specie d'aria* [conservata in AAS, MSS Galvani, Cart. I, plico VIII]; 5 Novembre 1789, *De aeriformium principiis thermarum Porrectanarum dissertatio*; 10 Aprile 1794, *Sopra una materia effervescente cogli acidi da lui trovata in una parte delle vertebre delle rane, e nel labirinto dell'orecchio d'alcuni animali*; 27 Aprile 1797, *Sopra l'azione delle mefiti nel corpo animale.*

successivi sviluppi delle ricerche di Galvani, nonché i quaderni di laboratorio relativi, sono ancora inediti.

Il primo documento qui in esame è la bozza di un trattato sistematico che tratta la quantità e la qualità delle arie estratte dalle varie parti animali fluide e solide.[175] Qui Galvani definì le proprietà delle varie arie (acida generica, cioè CO_2; nitrosa; flogisticata; deflogisticata; infiammabile) e descrisse l'apparato di Viero, che considerava più affidabile e più maneggevole di quello analogo di Priestley.[176] Dopo questa descrizione, Galvani esaminò le arie estratte dall'apparato vuoto, come controllo, e si pose il problema se i principi contenuti in queste arie fossero forniti dal fuoco, dal tubo dell'apparato. A tale scopo Viero e Farioli, sotto la direzione di Canterzani, rifecero l'esperimento impiegando un tubo di vetro invece che uno di terracotta. Il risultato fu che il fuoco «somministra un principio volatile tenuissimo»;

Ma quale sarà questo principio sottilissimo somministrato dal fuoco, io sono ben lontano dal poterlo conoscere. Ma perché non potrebbe egli essere un solo principio, tenuissimo sparso per l'universo il quale secondo che differentemente è combinato formi il fuoco attuale, l'elettrico, la luce, il calore [?]. Questo si voglia chiamarsi etere, per indicare un principio solo, sottilissimo, cattolico, [s]parso per tutto l'universo, io non ripugno punto.

Ma qualunque sia e qualunque voglia chiamarsi questo principio, che congiunto a parti oleose tenui produca il flogisto, congiunto a parti oleose crasse il principio infiammabile, sembra che, acciò ed una tale unione, ed i fenomeni dipendenti dalla d.a si abbiano, sia necessario vi concorra anche l'aria come un componente ed un comune vincolo di tutti questi principi.

Stabiliti questi principi, e stabilite quelle varie combinazioni e del d.o principio, o se dir vogliamo dell'etere, e dell'aria, ecco una idea nuova ma, se non erro, più chiara e meno ipotetica dell'aria deflogisticata, flogisticata, infiammabile.

La deflogisticata adunque sarà un fluido sottilissimo composto d'etere, d'aria purissima, di acido.

Flogisticata un fluido sottilissimo composto d'etere, di aria, di acido, e di parti tenui oleose.

Infiammabile un fluido sottilissimo composto di etere, aria, acido, e di parti oleose più crasse.

Ma lasciamo da parte queste ipotesi.[177]

---

[175] AAS, MSS Galvani, Cart. I, plico I, A-G.

[176] AAS, MSS Galvani, Cart. I, plico I, C, *Cap. 2°, Dell'apparecchio, e metodo usato per estrar col fuoco l'aria fissa dalle varie parti animali, sua utilità, e forza*, cc. 4r-5v.

[177] AAS, MSS Galvani, Cart. I, plico I, C, *Cap. 2°, Dell'apparecchio, e metodo usato per estrar col fuoco l'aria fissa dalle varie parti animali, sua utilità, e forza*, cc. 9v-12v.

Galvani quindi passò ad esaminare le arie estratte da: latte; sangue bovino; sangue umano «naturalmente densato»; sangue umano «esiccato a calore di stuffa»; sangue umano «tratto dalla vena e cotto immediatamente nell'acqua bollente»; muco o cotenna del sangue; siero del sangue umano; pinguedine; bile; saliva; seme; albume dell'uovo; tuorlo; orina; sterco.

Le analisi erano standard: la sostanza di partenza veniva presa sempre nella quantità di tre dramme; si analizzavano poi qualitativamente:

- la quantità e il tipo di vapori che si liberavano, durante l'estrazione dell'aria dalla sostanza, all'interno della campana di vetro; si indicava inoltre il loro colore e la forza con cui si sprigionavano;
- la proprietà o meno da parte delle arie estratte di virare il tornasole, e l'intensità con cui ciò avveniva;
- la proprietà o meno di estinguere la fiamma e la prontezza con cui ciò avveniva;
- l'infiammabilità, e il tipo di fiamma prodotta, in termini di vivacità e di colore;
- la solubilità in acqua e le proprietà dell'aria residua dopo l'assorbimento;
- infine veniva pesato e analizzato il *caput mortuum*, cioè il residuo solido, per stabilire quali tipi di terre contenesse.

Non si fa menzione della prova di precipitazione dell'acqua di calce per individuare la presenza di aria fissa.

Per quanto riguarda i fluidi animali, Galvani era particolarmente stupito dalla differenza di risultati tra l'analisi del tuorlo e quella dell'albume d'uovo di gallina. L'aria del tuorlo risultava essere molto più infiammabile, il che fece scrivere a Galvani:

> [...] sembra [...] esservi nell'aria del torlo d'ovo una materia più fina, più volatile, dirò così, più eterea, che in tutti gl'umori fin qui esaminati, e che nell'albume medesimo, e se così è sarà verosimile che l'albume dell'ovo somministri bensì all'embrione la prima mucosa materia animale, atta a formare le sue parti solide, ma non la parte spiritosa e volatile la quale sembra, posta la verità delle accennate congetture, ed attesi li nostri esperimenti, venirla all'embrione singolarmente dal torlo d'ovo.
>
> Nasce forse egli di qui la ragione per cui a rinvigorirci languidi o a rinforzarci infermi tanto giovano i rossi d'ova, sì poco l'albume.
>
> Così pure dissi più fina e più attiva cioè più insinuante, perché composta delle d.e parti [«più sottili, più omogenee meno flogistiche»], e in conseguenza più

ricca, in una data massa, di parti di quel tenuissimo attivissimo principio universale, da noi chiamato etere, o fuoco elementare.[178]

Già da questo brano è palese uno degli scopi delle ricerche di Galvani: l'analisi chimica delle sostanze poteva fornire indicazioni utili per la medicina, e spiegazioni razionali per il successo di una terapia come la dieta.[179]

Galvani passò quindi all'esame dei solidi animali. Si propose di analizzare: nervi, arterie, muscoli, «celulare», tendini, cartilagini, ossa, «glandule», e visceri, cioè: cervello («corticale e medullare»), cuore, polmoni, fegato, pancreas, milza, reni, «i reni su centuriati», le «glandule conglubate e le conglomerate».[180] In queste sostanze, oltre al tipo di aria, Galvani ricercò i tre «principi» per lui fondamentali: il flogisto, il principio acido, e il principio infiammabile.

In generale, le arie e i principi estratti da queste sostanze solide furono gli stessi ottenuti dalle parti fluide animali; tuttavia Galvani scrisse di aver ottenuto una maggior quantità d'aria dalle ossa, poi, decrescendo, dall'aorta, dal midollo spinale, dai tendini e dai muscoli.

Da qui

Chiaro parimenti apparisce [che] dall'aria come aria pura, e dirò così primogenea, non dipendono le forze, e i moti animali, avendone una maggior copia come si è detto le ossa immobili, che i muscoli istrumenti del moto.[181]

Anche i tendini contenevano meno aria rispetto ai muscoli; di conseguenza, anche se l'aria avesse avuto parte nel moto, doveva averla «in compagnia di qualche più fino principio.»

Per quanto riguarda il principio acido, in ordine decrescente si ritrovava nei muscoli, nei tendini, nel midollo spinale, nell'aorta e infine nelle ossa. Quindi, l'acido più sottile e più penetrabile era quello dei muscoli e dei tendini.

Per quanto riguarda il «flogisticamento», Galvani scrisse che solo l'eudiometro (ad aria nitrosa) era uno strumento affidabile per rilevarne il

---

[178] *Ibidem*, cc. 41v, 43v, 43r.

[179] Sulla dieta come terapia principale e peculiare del medico, G. Pomata, *La promessa di guarigione. Malati e curatori in antico regime*, Roma-Bari, Laterza, 1994, pp. 133-134.

[180] AAS, MSS Galvani, Cart. I, plico 1, D, fasc. 1, *Cap 4°, Copia, e qualità dell'aria estratta dalle varie parti animali solide*, c. 2v.

[181] *Ibidem*, c. 3v.

grado, in quanto con la prova della fiamma della candela si era sempre passibili di introdurre «straniero flogisto», proveniente dalla candela stessa o dall'aria circostante. Tutte le arie delle parti solide si dimostrarono flogisticate.

[...] e in conseguenza conchiudiamo, che tutte le parti sì solide, che fluide contengono sicome un principio acido, così un flogisto, e che in conseguenza egli è questo flogisto un principio, che entra nella composizione dell'animale, e da cui attesa la sottiliezza, ed attività sua hanno a prodursi vari effetti, e cangiamenti nell'economia animale pei quali egli non può, non influir molto siccome nella vita, e nella sanità, così nelle malattie e nella morte.[182]

Per quanto riguarda il principio infiammabile, lo si ritrovò in maggiore quantità nell'aria estratta dai nervi; in minore quantità nei tendini.

E in quanto all'azione i nervi ministri del moto, e del senso pareva certo dovessero contenere un principio appunto più tenue, più volatile, e in conseguenza, più veloce di ogni altro ne' suoi moti e le osservate qualità della fiamma della loro aria ce lo mostran tale; esse avrebbero cominciato a renderlo sensibile, e se egli fosse, che costituisse o almeno o in parte quel fluido qualunque de' nervi detto fluido nerveo, o spiriti animali autor del moto e del senso.[183]

Ma anche se non fosse, continuava Galvani, esperienza dimostra che unito alla sostanza dei nervi stava «un principio sottile, che o è fuoco elementare, o è combinato e legato col medesimo». Ricordiamo che, per Galvani, fuoco elementare e etere erano sinonimi. Il brano sopra riportato illustra una altro degli scopi di queste ricerche, direttamente collegato alle ricerche sull'elettricità animale: la chimica poteva fornire la chiave per capire la natura del fluido nerveo.

Nello stesso plico di manoscritti si trova un nuovo capitolo, intitolato: *Copia e qualità dell'aria fissa estratta dalle parti solide animali col foco di fornello commune*. Qui Galvani avanzò un'analogia tra tuorlo d'uovo e nervi, perché entrambi, per scopi diversi (nutrizione e «primiera vita» l'uno, moto e senso gli altri) contenevano un principio sottilissimo infiammabile.[184]

---

182 *Ibidem*, c. 11v.

183 *Ibidem*, c. 14v.

184 AAS, MSS Galvani, Cart. I, plico 1, D, fasc. 2, *Cap 4°, Copia, e qualità dell'aria fissa estratta dalle parti solide animali col foco di fornello commune*, c. 2r.

Quindi è manifesto che Galvani non intendeva il flogisto come principio di infiammabilità dei corpi, a differenza di quasi tutti gli altri scienziati dell'epoca. Il flogisto per lui era infatti un

> [...] principio atto giusta l'opinione de' moderni fisici atto [*sic*], a togliere la vivezza della fiamma e a somministrare in qualche parte il color ceruleo [...] l'infiammabile principio, ed il flogisto ponno essere nell'aria sviluppata uniti senza, che l'uno turbi l'azione dell'altro, quando l'accensione si faccia ad aria aperta.[185]

In definitiva, la proprietà specifica del flogisto, in senso galvaniano, era solo quella di togliere all'aria la sua respirabilità.

Secondo la sistemazione di Gherardi,[186] questa bozza di trattato sulle arie è preceduta da una bozza di dissertazione, molto più breve, che rappresenta il nucleo del pensiero sviluppato nelle carte successive. Riporto alcune considerazioni interessanti.

Galvani notò che il principio infiammabile esisteva e circolava negli animali assieme al sangue, quindi doveva avere una funzione: «come potrà egli non influire non poco nell'economia animale»? Infatti, scrisse, traiamo forza e vigore da cibi e bevande che contengono il principio infiammabile, per esempio dai vini, che sono «alquanto spiritosi».[187] Infine azzardò un'analogia:

> È nota a nostri giorni quanta azione abbia l'elettricità sull'aria infiammabile; che piccola copia, ed azione di quella basti per porre in un grado sommo di attività, ed elasticità questa, [...] [quindi si può ipotizzare] che la corrispondenza fra le une [nell'atmosfera] e le altre [nell'organismo] mutazioni nasca, o dipenda dall'influsso dell'elettricità sull'aria infiammabile racchiusa nelle parti animali.[188]

Da questo brano è chiaro cosa Galvani aveva in mente: questo principio sottile, chiamato etere, era fondamentale al moto e all'economia animale, ed era contenuto in quantità nell'aria infiammabile, la quale era soggetta all'influsso dell'elettricità. Ma se l'etere era contenuto nei nervi come aria infiammabile, forse esso era un componente del fluido nerveo,

---

[185] *Ibidem*, c. 20v.

[186] S. Gherardi, *Rapporto sui manoscritti del celebre professore Luigi Galvani* [...], Bologna, Dall'Olmo, 1840, pp. 5-11.

[187] AAS, MSS Galvani, Cart. I, Plico, I, A, c. 20.

[188] *Ibidem*, c. 22r.

e quindi, al pari dell'aria infiammabile, anche il fluido nerveo poteva essere soggetto all'influenza dell'elettricità.

Oltre alla bozza di dissertazione, nei manoscritti galvaniani sono presenti anche i quaderni di laboratorio contenenti le registrazioni degli esperimenti compiuti tra il 1784 e il 1785, nei quali Galvani osservò le reazioni che avvenivano mescolando vari fluidi animali con diversi tipi d'aria, tra cui l'aria contenuta negli intestini degli animali e quella contenuta nel loro stomaco.[189] Ai giornali di laboratorio fanno seguito tre «volumi» di tavole[190] in cui sono riportati i risultati riguardanti sangue, latte, bile e saliva, mescolati appunto con le varie arie. Galvani osservò anche i fenomeni che avvenivano sottoponendo queste miscele di arie e fluidi animali a diverse condizioni: calore del camino, freddo, calore e luce solare, buio, ecc., registrando lo stato o meno di decomposizione, la consistenza della coagulazione, l'odore, in diversi intervalli di tempo. Lo scopo era di determinare ogni possibile modificazione di questi fluidi sottoposti a diverse condizioni, al fine di comprendere meglio il loro comportamento e la loro funzione sia all'esterno che all'interno dell'organismo animale.

Troviamo sui periodici del tempo alcuni riferimenti interessanti relativi a questo tipo di esperimenti. Il primo è del medico mantovano Pietro Moscati,[191] il quale, mettendo il muco del sangue coagulato (cioè la parte fibrosa) sotto «l'aria infiammabile di Priestley» per due giorni lo trovò più fluido; inoltre notò che il sangue fresco posto sotto l'aria flogisticata dei carboni, sotto l'aria intestinale umana («che per una serie d'altre mie esperienze so certamente essere anch'essa flogisticata»), o sotto l'aria infiammabile, coagulava molto meno che nell'aria atmosferica. Anzi, nell'aria infiammabile il sangue restava fluido e l'aria infiammabile non perdeva le sue proprietà; quindi la fluidità era dovuta al flogisto, così come il colore (maggiore è la quantità di flogisto e più il sangue è scuro). Con Hales, Priestley e Landriani, Moscati credeva che il flogisto entrasse nell'or-

---

189 AAS, MSS Galvani, Cart.I, plico III, A, *Esperimenti circa le mutazioni indotte ne vari fluidi animali dalla miscela dell'aria intestinale al solo calore dell'atmosfera ed (alcuni pochi) al calore di qualche po' di tempo al sole. Mesi Aprile Settembre, Ottobre, Novembre (1784)*; Cart. I, plico III, B, *Esperimenti circa la miscela dell'aria degl'intestini coi fluidi animali Anno 1784 a mense Januarij ad mensem maij inclusive (1785)*; Cart. I, plico III, C.

190 AAS, MSS Galvani, Cart. I, plico III, E, *Volume 1. Tavole di combinazione ovvero Miscele di varj fluidi animali con diverse arie, e con altri fluidi animali. Sangue*; Cart. I, plico III, F, *Volume 2*; Cart. I, plico III, G, *Volume 3*.

191 PIETRO MOSCATI, *Nuove osservazioni ed esperienze sul sangue, e su l'origine del calore Animale*, in «Scelta di opuscoli interessanti», vol. 16, 1776, pp. 97-128.

ganismo con gli alimenti e con il sciogliersi del grasso animale, e che evaporasse attraverso i polmoni e la cute.[192]

Se si esamini l'aria contenuta nel ventricolo e nelle intestina non solamente d'uomini morti senza previa malattia, ma di sanissimi animali, siccome sono i vitelli di fresco ammazzati, essa si troverà sempre moltissimo flogisticata fino ad essere anche nei crassi intestini infiammabile.

[...] Per ultimo se l'umana pinguedine si esponga in un vaso chiuso al contatto dell'aria atmosferica ed alla sola temperatura della medesima, anche in inverno, si troverà questa dopo qualche tempo sensibilmente flogisticata; ciò che dimostra potersi essa scomporre con artificj e mezzi in apparenza molto meno efficaci del fuoco finora adoperato dai Chimici per analizzare le sostanze animali.[193]

L'altro riferimento per quanto riguarda simili esperimenti è Joseph Priestley,[194] citato più volte nei manoscritti galvaniani, come ho già detto. Priestley provò a mettere il «crassamento» del sangue (la parte solida) sotto diverse arie: nella deflogisticata il colore fu rosso brillante, mentre divenne nero nelle arie fissa, infiammabile, nitrosa e flogisticata. «La sola difficoltà è intorno all'aria fissa; imperciocché tutte le altre specie d'aria contengono flogisto».[195] Al pari di Moscati, anche per Priestley il flogisto era responsabile del colore più o meno carico del sangue. Secondo il reverendo inglese, la funzione del sangue era di flogisticare l'aria; i globuli erano i responsabili dello scambio di flogisto.

A proposito di questi argomenti, nei manoscritti galvaniani si trova una pagina interessante di

Varie riflessioni e congetture
circa il sangue della vena Porta

1: Il sangue della vena porta è più rosso ossia meno nero dell'altro sangue venoso. Dunque poco flogisto, e meno che l'altro sangue venoso contiene. Dunque molto ne entra pei vasi lattei unito al chilo.

2: Assorbe egli dunque dagl'intestini, cioè dall'aria contenuta ne' medesimi il principio spirabile, come quello dei pulmoni lo attrae dall'aria atmosferica?

È egli questo principio meno fino, o meno puro ed omogeneo che quel dell'aria atmosferica[?]

---

192 *Ibidem*, pp. 113-114.

193 *Ibidem*, pp. 125-127.

194 Joseph Priestley, *Osservazioni sopra la Respirazione, e l'uso del Sangue*, in «Scelta di opuscoli interessanti», vol. 26, 1777, pp. 47-75 [lettera di Priestley del 25 gennaio 1776].

195 *Ibidem*, p. 65.

Gl'animali a sangue freddo vivono forse tanto tempo senza cibo, e senza respiro per questo principio esistente nell'aria degl'intestini [?]

Sono forsi [*sic*] in essi le intestina più piene d'aria in questi animali appunto perché meno cibo e meno di reliquie del medesimo cibo contengono [?]

Sarebbe questa una pruova che una tal aria intestinale si sviluppasse dagl'umani ancora, e singolarmente dalla bile.

3: Il sangue della vena porta è più coagulato ne' cadaveri dell'altro sangue venoso.

Forse perché comunicando la vena porta col cavo degl'intestini ripieno d'aria e col cavo del basso ventre si può più facilmente dissipare il vapor espansile, o l'aria infiammabile [?][196]

Dunque Galvani concordava con le tesi di Moscati e Priestley, per quanto riguardava la proprietà del flogisto di colorare il sangue, e sul fatto che esso veniva introdotto nell'organismo attraverso gli alimenti. Inoltre, un altro riferimento importante è rappresentato dalle *Lettere fisiologiche* del medico riminese Michele Rosa, pubblicate tra il 1782 e il 1784. Questi era il teorico del «principio spirabile» e del «vapore espansile» citati da Galvani, che abbiamo già incontrato a proposito di Stefano Gallini.

Per verificare le congetture e le ipotesi riportate in precedenza, Galvani iniziò a osservare gli effetti dell'introduzione forzata di diverse arie in alcuni uccelli, legando loro l'esofago per impedire che si alimentassero.[197] Questi esperimenti si inseriscono in un contesto di ricerche fisiologiche volte a trovare l'origine e la causa del calore animale in rapporto alla respirazione e alla nutrizione, di cui troviamo abbondanti notizie anche sugli «Opuscoli scelti sulle scienze e sulle arti», soprattutto negli anni 1789-1791.

Nel 1785, in ottobre, cioè dopo la serie di esperimenti coi fluidi animali posti sotto le varie arie, Galvani applicò la scintilla elettrica al latte, al sangue, alle uova, alla bile.

Per quanto riguarda il sangue, scrisse nel suo diario di laboratorio:

Sangue eletrizato
Sangue non eletrizato
Chiusi in quadretti[198]

---

[196] AAS, MSS Galvani, Cart. I, plico III, H, *Varie riflessioni e congetture*, cc. 1-2.

[197] AAS, MSS Galvani, Cart. I, plico VII, B.

[198] I «quadretti» di cui parla Galvani erano recipienti quadrati di vetro, in cui poneva la miscela di arie e di fluidi animali.

Eletrizato si fu più prontamente il primo coagulo, poi la separazione più prontamente.

Ma poi resta sciolto.

Sero fetente del non eletrizato.

Non è però sì sciolto come quello a cui sia mescolata l'aria infiammabile. Fenomeni [un] poco simili benché minori a quelli ottenuti dall'aria infiammabile, dunque similitudine fra il fluido elettrico, e la sud.a aria.[199]

Ritroviamo dunque l'analogia tra fluido elettrico e aria infiammabile emersa dalla bozza di dissertazione riportata in precedenza. Ricordo che come supplemento alle *Lettere fisiologiche* di Rosa si trovano gli estratti di due memorie di Pierre Thouvenel, il quale usava il nome di «gas elettrico» e di «etereo elettrico»[200] come sinonimi, e poneva il fluido elettrico in analogia con il fuoco, l'etere, ecc., in quanto «motore primario» della natura e della vita.

Inoltre, anche per questo tipo di esperimenti di Galvani abbiamo riscontri sui testi dell'epoca, in primo luogo ancora Priestley:

> [...] L'alimento particolare da cui debbono scaturire la sorgente e i materiali di tutti i moti muscolari in un corpo animale, è probabilmente qualche modificazione del *Flogisto*. Non v'è nulla di nutritivo che non ne contenga; e verisimilmente non lo contenga in istato tale che non possa essere leggieri separato per mezzo delle funzioni animali.
>
> [...] La congettura suggeritami da questi fatti (o ben sostenuta o no), si è, che gli animali hanno un'abilità di convertire il *Flogisto* dallo stato in cui lo ricevono col loro nodrimento in quello stato nel quale è appellato fluido elettrico; che il cervello, oltre gli altri suoi usi particolari, ha pur questo d'essere la grande officina, e il magazzino destinato a tal effetto; che per mezzo de' nervi questo gran principio, per tal maniera *esaltato* è diretto ne' muscoli, e gli obbliga ad operare al modo stesso in cui sono costretti a mettersi in azione allora quando essi ricevono il fluido elettrico al di fuori.[201]

---

199 AAS, MSS Galvani, Cart. I, plico XIII, n° 4, c. 4r.

200 Pierre Thouvenel, *Memoria chimica e medica sul meccanismo, e sui prodotti della sanguificazione*, p. 470 e p. 473 [in appendice alla *Lettera quinta*].

201 Joseph Priestley, *Congetture intorno all'identità della Materia elettrica e del Flogisto*, in «Scelta di opuscoli interessanti», vol. 11, 1775, pp. 51-54; originale in Joseph Priestley, *Experiments and observations on different kinds of air*, 2nd ed., London, Johnson, 1775, vol. I, Part II, Section VIII, § 2, pp. 274-286.

Anche il naturalista ginevrino Jean Senebier, negli stessi anni di Priestley, scriveva che il flogisto conferisce ai «9 liquori del corpo» la facoltà irritante e forse è sorgente del fluido nerveo, e degli spiriti animali.[202]

Un altro riferimento estremamente importante è rappresentato dai commenti del medico veneto Stefano Gallini alle *Lettere fisiologiche* di Rosa. Ipotizzando che il fluido elettrico fosse il responsabile dello stato aeriforme della materia (base dell'aria + fluido elettrico = aria permanentemente elastica),[203] sostenne che la base dell'aria infiammabile era il vero principio costituente del sangue[204] ed elaborò una teoria basata sul ruolo del fluido elettrico nella respirazione, che ho già esposto in precedenza.

Galvani, a differenza di quanto asserivano Senebier e Priestley, e in forte analogia con Gallini, non riteneva il flogisto responsabile del moto o comunque della vita, attribuendo invece questa proprietà al principio infiammabile, o alla parte più sottile di esso, cioè l'etere o fuoco elementare. A questo proposito ricordiamo che anche Priestley fino alla metà degli anni '80 concordava con Kirwan sull'identità tra aria infiammabile e flogisto;[205] inoltre, Galvani aveva mutuato il concetto di etere ancora una volta da Michele Rosa:[206]

> [...] egli l'etere, cioè l'aria fuoco, o l'aria pura elementare spirabile non è che la base, la parte costituente di tutte codeste arie fisse flogisticate e de' sali ec. [...][207]
>
> [...] [Consideriamo] due assunti; cioè l'esistenza di un Vapore espansile, o Principio etereo vitale operante nel corpo degli animali, che dee riguardarsi come il Principio vitale meccanico della vita; indi l'universalità di questo principio operatore in natura [...][208]

Galvani si applicò a questi ambiti di ricerca guidato da una concezione chimica abbastanza arretrata rispetto ai nuovi sviluppi della disciplina

---

202 JEAN SENEBIER, *Dissertazione [...] sul Flogisto considerato come cagione dello sviluppamento, della vita, e della distruzione di tutti gli esseri ne' tre Regni della Natura*, in «Scelta di opuscoli interessanti», vol. 24, 1776, p. 63.

203 «Giornale per servire alla storia ragionata della medicina di questo secolo», vol. 2, 1784, p. 303.

204 *Ibidem*, p. 305.

205 Priestley abbandonò la teoria dell'identità tra flogisto idrogeno nel 1785. P. BARROTTA, *Dogmatismo ed eresia nella scienza, Joseph Priestley*, Milano, Angeli, 1994, p. 147.

206 Galvani possedeva nella sua biblioteca privata le lettere quarta e quinta di Rosa e tutti i volumi del «Giornale» di Gallini.

207 MICHELE ROSA, *Lettera quinta sopra alcune curiosità fisiologiche [...]. Supplemento*, 8 dicembre 1783, p. 13, in *Lettere fisiologiche*, cit.

208 *Ibidem*, pp. 456-457.

in quel periodo. Seguace di Priestley, ne conosceva l'abilità sperimentale, ma a livello teorico (per quanto potesse essere teorico Priestley) era più orientato verso un fisiologo come Rosa, che, nonostante i riconoscimenti internazionali per la sua attività di medico,[209] veniva tuttavia tenuto in poco conto da scienziati del calibro di Spallanzani, che avevano riorientato le valide intuizioni di Crawford secondo le interpretazioni lavoisieriane della fisiologia e della chimica della respirazione.[210] Galvani non era un chimico, e nelle sue ricerche non ambiva a determinare la composizione chimica del vivente; tuttavia si servì della chimica come scienza ausiliaria della fisiologia e quindi della medicina: in questo sta l'importanza dei manoscritti che ho citato. La chimica poteva fornire nuove linee di ricerca e nuove interpretazioni nel campo della cosiddetta «economia animale».[211]

La distinzione tra fuoco, calore, flogisto, principio infiammabile, luce, fluido elettrico era un problema con cui tutti i fisici e chimici del XVIII secolo dovevano confrontarsi. Alcuni, come Rosa, e dunque Galvani, moltiplicavano, nel tentativo di un *regressus ad unum*, i principi o fluidi sottili, ognuno portatore di una distinta proprietà, che pervadevano il mondo, e in questo modo arrivavano talvolta a vanificarne il significato; altri cercavano invece di unificarli il più possibile, spiegando i diversi fenomeni fisico-chimici come diverse modificazioni dello stesso principio, scelto tra quelli già noti.

Dai testi abbiamo visto che Galvani aveva istituito una sorta di «scala» di volatilità e sottigliezza che andava dal flogisto, al principio infiammabile, al fuoco elementare o etere. Maggiori erano la volatilità e sottigliezza, maggiore era la velocità del fluido, e, con una parola odierna, la sua «energia».

Galvani ricercava la causa del moto muscolare come derivante dal principio vitale (nel senso di Rosa): l'aspettativa, confermata sperimentalmente, che Galvani aveva di reperire una maggior quantità di aria infiammabile nei nervi rispetto ai muscoli, è segno dell'ipotesi che aveva in mente: l'impulso nerveo era generato da un fluido sottilissimo e velocissimo che si trasmetteva ai muscoli, quindi causava il loro movimento; la sorpre-

---

[209] Importanti sono gli studi di Rosa sull'inoculazione del vaiolo e sulla trasfusione del sangue, che gli valsero una grande notorietà soprattutto in Francia.

[210] Le memorie di Lavoisier riguardanti la respirazione animale, e la combustione dei corpi, apparvero in italiano come, ANTOINE LAURENT LAVOISIER, *Sperienze sulla respirazione degli animali, e su i cangiamenti, ai quali soggiace l'aria passando pe' polmoni*, in «Opuscoli scelti sulle scienze e sulle arti», vol. 4, part II, 1781, pp. 135-140; ID., *Sulla combustione de' corpi nell'aria atmosferica, e nella deflogisticata*, *ibidem*, pp. 191-194.

[211] Le memorie galvaniane degli anni '90 vanno lette in questo contesto.

sa di Galvani nel trovare una maggiore quantità di aria infiammabile nel tuorlo rispetto all'albume rivela che ciò fu una conferma inaspettata del fatto che questo principio sottile era di primaria importanza per ciò che riguardava il vigore, la vitalità e la vita stessa dell'animale, e quindi anche il suo movimento.

L'analogia tra aria infiammabile, spiriti animali e fluido elettrico era quindi quasi d'obbligo, e dall'applicare le diverse arie alle parti animali, all'applicarvi l'elettricità il passo concettuale era breve. Il fluido elettrico era solo uno tra i tanti fluidi a disposizione degli scienziati del '700; esso però, secondo Galvani, presentava una forte analogia col principio infiammabile o etereo, così importante per l'economia animale. Perché dunque non studiarne gli effetti?

Galvani riportò i risultati di queste ricerche nel suo celebre studio sull'elettricità animale:

> [...] experimenta autem demonstrant, oleosa maxime substantia nervos conflari; nam non ingens modo a nervis per distillationem obtinetur olei quantitas, & longe major, quam a musculis, sed major fuit a nobis recentiorum methodo educta ab iis inflammabilis aeris copia, quam ab ulla animalis parte elicere umquam licuit, ejusque fuit hic aer indolis, ut accensus vividiorem, purioremque flammam, & longe permanentem emiserit, quam soleat inflammabilis ipse aer a reliquis partibus eductus; uberioris sane oleosa in nervis substantiae haud leve indicium.[212]

Questo conferma che l'approccio di tipo chimico allo studio della vivente fu basilare per gli sviluppi contemporanei e successivi del pensiero scientifico di Luigi Galvani.

L'insegnamento della chimica pneumatica all'Istituto delle Scienze di Bologna

Introduzione

Come già detto, nel 1788 le due cattedre di fisica furono unificate e l'insegnamento fu affidato a Sebastiano Canterzani, già Segretario dell'Accademia, coadiuvato da Giovanni Aldini e da Paolo Veratti.

I manoscritti delle lezioni di Canterzani[213] costituiscono una fonte

---

[212] Luigi Galvani, *De viribus electricitatis in motu musculari*, in «De Bononiensi scientiarum et artium Instituto atque Academia Commentarii», vol. 7, 1791, p. 399.

[213] BUB, MSS Canterzani, 4172, Caps. XLVI, n° 2 e n° 2 bis, *Lezioni di fisica*.

preziosa per lo storico,[214] poiché ne esistono numerose versioni, ed è possibile ricostruire la loro evoluzione. Come ricordato precedentemente, le lezioni universitarie erano deputate alla teoria, mentre in Istituto si svolgeva esclusivamente una didattica a carattere sperimentale. Canterzani seguiva fedelmente[215] i testi di Joseph Aignan Sigaud de la Fond nonché il *Supplément au traité chimique de l'air et du feu de M. Scheele*, 1785, di Johann Gottfried Leonhardi.[216] Inoltre, grazie alla sua corrispondenza con Felice Fontana, Canterzani venne a conoscenza delle più recenti controversie. Riporto alcuni brani di questa corrispondenza che testimoniano l'interesse di Canterzani per i dibattiti sulle nuove scoperte chimiche:

> Poi la ringrazio del ristretto su la decomposizione dell'acqua, e della lett.a al sig. Ingen-Housz. Ho letto l'uno e l'altro, e veggo bene quanto sia fina la materia di cui trattasi ma mi riservo a tempo per me meno occupato di farne una seconda lettura con un po' più di riflessione.[217]

Infatti Canterzani scrisse di nuovo a Fontana un mese dopo:

> La ringrazio vivamente della r.a sua lettera al sig. Ingen-hauss [*sic*]. Trovo le sue osservazioni troppo importanti e se io avessi il comodo, rifarei volentieri anch'io gli esperimenti, parendomi che cotesti benedetti Francesi abbian troppo coraggio in genere di fisica a stabilir teorie. Mi pare ancora, che non cavino dagli esperimenti tutte le conseguenze, che si potrebbero cavare, e così sembrami sempre, che faccian i loro esperimenti in fretta. Io rifeci nell'Instituto otto giorni sono l'esperimento di M. Romme per provare che l'aria nitrosa pura è capace di attaccar l'alcali volatile fluore: ho lasciato riposare l'apparecchio fino a questa mattina, e ho trovato, che l'esperimento può somministrar molte e molte notizie, delle quali non trovo che sia fatta menzione. Quest'anno ho dato nell'Inst.o un trattato dell'aria fissa. Giovedì venturo parlerò del suo bell'eudiometro.[218]

---

[214] A. GARCIA BELMAR-J.R. BERTOMEU SANCHEZ, *Motivi, fonti e domande per una storia dei contenuti e delle pratiche dell'insegnamento della chimica*, in *Atti dell'VIII Convegno Nazionale di Storia e Fondamenti della Chimica*, cit., pp. 11-29.

[215] Canterzani legeva in modo critico e attento. Si vedano i suoi appunti, con commenti, tratti da Sigaud de la Fond in BUB, MSS Canterzani 4172, Caps. XLVI, n° 2.

[216] (1746-1823). J.J. BYLEBYL, *Leonhardi, Johann Gottfried*, in DSB, vol. 8, pp. 246-250.

[217] BUB, MSS 2096: *Lettere a Sebastiano Canterzani*, busta 4: Minuta di Canterzani a Felice Fontana, 11 aprile 1786. Le opere a cui si riferisce Canterzani sono: FELICE FONTANA, *Ristretto d'una memoria sulla decomposizione dell'acqua*, Firenze, 1785; ID., *Lettera al celebre Signore Ingen-Housz*, Firenze, 1786.

[218] BUB, MSS 2096: *Lettere a Sebastiano Canterzani*, busta 4: Minuta di lettera di Canterzani a Felice Fontana, 15 maggio 1786.

Nel frattempo, Fontana cercava in Bologna un canale per pubblicare le sue repliche a Ferdinando Giorgi (tra i due era scoppiata una polemica che Abbri ha definito di «scarso significato dal punto di vista scientifico»).[219] Canterzani consigliò Fontana su come e dove pubblicare, e scrisse anche:

> Io, che non sapeva lo stato della disputa [tra Fontana e Giorgi], mi sono maravigliato assai, come abbia potuto esservi chi dica che i risultati dei suoi esperimenti sono in contraddizione con quelli degli esperimenti francesi. Fin quando lessi il suo *Ristretto* m'accorsi che tutta la differenza cadeva su le conseguenze dedotte da quegli esperimenti, e non punto su i risultati. [...] Pubblicando Ella altre cose in questo genere si ricordi di farmene parte, perché ho preso genio a questa parte di fisica, e se avessi tempo e comodi mi vi vorrei abbandonare.[220]

Il corso di fisica di Canterzani si articolava in due parti, seguendo la distinzione tradizionale tra fisica generale e fisica particolare. La prima parte, per gli argomenti che ci interessano, trattava dei principi primi dei corpi, e dell'aria dal punto di vista della sua elasticità; la seconda parte trattava del globo terrestre, dell'elettricità, dell'atmosfera, del suolo e dei minerali, con una dettagliata classificazione dei sali e delle terre.[221] Questa trattazione fu ampliata successivamente, per comprendere la descrizione delle arie dal punto di vista della chimica pneumatica, e una più accurata descrizione dei sali, secondo la classificazione di Antoine François Fourcroy.[222]

---

[219] F. Abbri, *Le terre, l'acqua, le arie*, cit., p. 318; tuttavia, continua Abbri, «Questa polemica [...] svolse un ruolo storico rilevante perché i lavori di Fontana, rivolti contro Giorgi, furono utilizzati da de La Métherie contro Lavoisier».

[220] BUB, MSS 2096: *Lettere a Sebastiano Canterzani*, busta 4: Minuta di lettera di Canterzani a Felice Fontana, 1 agosto 1786.

[221] BUB, MSS Canterzani 4168, Caps. XLII, n° 5: *Physica Particularis Professoris Sebastiani Canterzani*; MSS Canterzani 4145, Caps. XI, n° 1 a, b: Sebastiano Canterzani, *Physica*; MSS Canterzani 4171, n° 5: Sebastiano Canterzani, *Physice* [sic] *pars altera*; MSS Canterzani 4170, n° 4: Sebastiano Canterzani, *Physica*; MSS Canterzani 4174, n° 2: Sebastiano Canterzani, *Physica*. M. Cavazza, *L'Istituto delle Scienze di Bologna negli ultimi decenni del Settecento*, in *La politica della scienza*, cit., p. 443.

[222] A.F. Fourcroy, *Leçons élémentaires d'histoire naturelle et de chimie: dans lesquelles on s'est proposé, 1. De donner un ensemble méthodique des connoissances chimiques acquises jusqu'à ce jour, 2. d'offrir un tableau comparé de la doctrine de Stahl et de celle de quelques modernes, pour servir de résumé à un cours complet sur ces deux sciences*, Paris, rue et hotel Serpente [Cuchet], 1782, 2 voll. Una seconda edizione uscì nel 1786 come A.F. Fourcroy, *Elémens d'histoire naturelle et de chimie. Seconde édition des Leçons élémentaires sur ces deux sciences, publiées en 1782*, Paris, Cuchet, 1786, 4 voll.; una terza edizione in 5 volumi seguì nel 1793.

Le lezioni in latino

Presso la Biblioteca Universitaria di Bologna sono conservate sia le bozze che la bella copia di una trattazione dei gas,[223] con una nota in cui Canterzani scrisse:

> Cominciai a fare, e a dettare questo scritto delle arie fisse la mattina del 30 giugno 1786, e finii la mattina del 5 agosto; onde lo diedi in 26 lezioni dettate.

Quindi questa trattazione rappresenta il primo nucleo delle lezioni di fisica particolare sulla chimica pneumatica di Canterzani, e riporto una breve descrizione del loro contenuto.

Le prime lezioni trattano *De aere fixo stricte sic appellato*. Canterzani espose le due teorie alternative sulla causa dell'estinzione della fiamma ad opera di questa aria: 1) l'aria fissa è già flogisticata e quindi non può ricevere l'ulteriore flogisto che si sviluppa dalla fiamma; 2) «nisi continenter ab aere certum quoddam pabulum hauriat: ideo eam in aere fixo interire, quod aere is tale pabulum suppeditare flammam non potest».[224] Canterzani proseguiva esponendo la scoperta di Priestley, che la vegetazione delle piante aveva la facoltà di «restaurare» l'aria fissa, cioè di renderla nuovamente respirabile; e quella di Sage, che aveva dimostrato che gli animali soffocati in aria fissa «risuscitavano» se trattati con l'alcali volatile fluore.

Tra le proprietà principali dell'aria fissa, Canterzani riportò in primo luogo la sua grande solubilità in acqua, da cui derivava la possibilità di fabbricare artificialmente le acque minerali acidulate, e poi il fatto che essa precipitava l'acqua di calce, il che rappresentava il metodo più sicuro per identificare questa aria. Canterzani riportò anche il dibattito sulla proprietà o meno dell'aria fissa di far regredire la putrefazione; e quello sulla questione se l'acidità fosse propria dell'aria fissa (Priestley) o avventizia (Fontana).

La successiva lezione trattava *De aere nitroso*. Questa aria si otteneva sperimentalmente facendo reagire l'acido nitroso con il ferro, ma anche con rame, stagno e argento. Lavoisier, in particolare, identificava l'aria ni-

---

[223] BUB, MSS Canterzani 4161, Caps. XXXIV, n° 2: SEBASTIANO CANTERZANI, *De aere fixo brevis tractatio* (bella copia); 4169, n° 17: SEBASTIANO CANTERZANI, *De aere fixo brevis tractatio* (bozza). Contiene la nota di Canterzani.

[224] BUB, MSS Canterzani 4161, Caps. XXXIV, n° 2: SEBASTIANO CANTERZANI, *De aere fixo brevis tractatio*, p. 12.

trosa con l'aria acida nitrosa pura, cioè spogliata di aria vitale.[225] Infine, Canterzani esponeva la descrizione dell'eudiometro di Fontana.

La trattazione proseguiva con l'esame *De aere inflammabile*: la lezione prevedeva esperimenti dimostrativi con le *baudruches*[226] per far vedere che questo gas era più leggero dell'aria atmosferica; nonché esperimenti con il «Jaculatorius tubus electricus» di Volta. Canterzani espose la teoria flogistica secondo cui l'aria infiammabile era aria atmosferica saturata di flogisto; e che essa si otteneva dai metalli perché essi contengono questo fluido. Tuttavia, bruciando l'aria infiammabile con l'aria atmosferica, si produceva acqua e il volume delle due arie diminuiva.[227] Infine, Canterzani descriveva l'eudiometro di Volta.

Canterzani chiudeva le sue lezioni trattando *De aere dephlogisticato*. Il nome derivava dal fatto che questa aria non conteneva flogisto. Essa generava acqua se bruciata con l'aria infiammabile. A questo proposito, Canterzani espose gli esperimenti di Lavoisier di analisi e sintesi dell'acqua, e la concordanza di peso tra reagenti e prodotti sottolineata dallo scienziato francese.[228] Ma riportò anche l'obiezione di Fontana, secondo cui l'aria infiammabile nell'esperimento di analisi era fornita dal ferro e non dall'acqua. Allo stesso modo, Canterzani espose la teoria della calcinazione metalli, secondo le due teorie rivali: per Lavoisier senza ossigeno essa non poteva avvenire, e il flogisto non era necessario; al contrario, per chi seguiva la dottrina del flogisto, i metalli si calcinavano perché perdevano questo fluido.[229] Infine esponeva i risultati di Jean Senebier sullo studio della vegetazione in relazione all'aria deflogisticata.

Questa trattazione venne ampliata successivamente, per comprendere le arie acide (marina e vegetale) e alcaline (aria alcalina volatile).[230] Il corso completo sulle arie a questo punto si presentava in latino,[231] con una introduzione storica che partiva da Aristotele ed arrivava a Stephen

225 *Ibidem*, p. 36.

226 Membrana intestinale bovina, molto sottile, foggiata a palloncino. Chiamata anche, in italiano, battiloro.

227 BUB, MSS Canterzani 4161, Caps. XXXIV, n° 2: SEBASTIANO CANTERZANI, *De aere fixo brevis tractatio*, p. 54.

228 *Ibidem*, p. 67.

229 *Ibidem*, p. 74.

230 BUB, MSS 1496, n° 13: [SEBASTIANO CANTERZANI], *De aere acido, et alkalino*; *De aere acido marino*; *De aere acido vegetali*, *De aere alkalino volatili*. L'attribuzione del manoscritto è mia.

231 *Ibidem*, n° 15: [SEBASTIANO CANTERZANI], *De generali factitii aeris indole et natura deque variis modis ejusdem, et exercitandi, et colligenti (caput 6)*. L'attribuzione del manoscritto è mia.

Hales, passando per J.B. Van Helmont[232] e Nicolas Leméry.[233] Tra gli autori contemporanei invece figuravano Bergman, Mayer, Black, Jacquin, il duca di Chaulnes, Felice Fontana, Rommé, Sigaud de la Fond, Priestley, Senebier, Volta e Achard.

La struttura delle lezioni restava la stessa: per ogni aria si esponevano il modo di ottenerla e le proprietà chimiche principali, che permettevano di identificarla in modo univoco. Poi seguivano gli esperimenti dimostrativi.

La teoria della calcinazione di Lavoisier basata sull'ossigeno era ora considerata valida per i seguenti motivi:

> Nam 1° vidit absolutas metallorum calcinatione sine externo aere comunicante obtineri non posse 2° Metalla in recipiente occlusa ad calcem redegit ope speculi ustorii: sed imperfectam obtinuit calcinatione eo quod perennis qui requirebatur dephlogisticati aeris affluxus ad metallus non haberetur 3° Metallus indota aeris massa imperfecte calcinatum, voluit in eadem iteras calcinationi exponere: verus non potuit vel vehementissima ignis actione illas ad minimus gradus promovere. Haec omnia qui consideret facile sibi persuadebit metallorum in calcinatione actu ponderus ab interveniente aere dephlogisticato pendere.[234]

A proposito della natura dell'acqua, si leggono ancora gli esperimenti e l'interpretazione di Lavoisier così come le obiezioni di Fontana, Priestley e Kirwan. Era presente inoltre un riferimento alla polemica scoppiata a Firenze tra Fontana e Giorgi. Canterzani concludeva:

> Sed instituti nostri non est illa consectari, quae vix tractari queant qui si sublimiores chimicorum doctrinae in ausilium advocantur. Postulabit tamen a nobis quispiam qui aeriformia fluida esse censeamus de quibus discernimus, num unus existat aer, aut variae aeris species admittendae sint pro variis proprietatibus quas in exploratis aeris fluidis observabimus. Quamquam obscurissimae questioni satisfacere difficillimum sit, tamen libentius in eam sententiam propendimus ut unus aer sit qui postea pro modificationibus variis varias indolem, ac natura subeat. Quemadmodum enim uno posito aquae elemento tot, tantaeque aquarum species in terrae superficie habentur, quae hoc uno solum differunt, quod varias particulas secum conjunctas habeant: sic quoque de comuni aer videtur sentiendum, ut pro variis principiis quae secum advocat dum evolvitur, modo nitrosus, modo dephlogisticatus, modo acidus, modo alkalino evadet. Quae qui-

---

[232] W. PAGEL, *Helmont, Joan Baptista van*, in DSB, vol. 6, pp. 253-259.

[233] O. HANNAWAY, *Leméry, Nicolas*, in DSB, vol. 8, pp. 172-175.

[234] BUB, MSS 1496, n° 15: [SEBASTIANO CANTERZANI], *De generali factitii aeris...*, cit., § 64.

dem hypothesis vel ex eo nobis arridet quod naturae simplicitati inserviat, atque phaenomena adhuc habeat nulla quae illius falsitatem demonstrent.[235]

Le lezioni in italiano

Esistono anche due versioni italiane di queste lezioni, suddivise in due fascicoli: il primo ne comprende 28, sulle arie e sulla composizione dell'acqua, che sono quasi certamente state scritte nel 1785.[236] Le prime 14 lezioni, sull'aria fissa e su quella nitrosa, con descrizione dell'eudiometro di Fontana, venivano svolte nel corso del primo anno. Nel corso del secondo anno si svolgevano altre 14 lezioni, sull'aria infiammabile e sulla deflogisticata, comprensiva della descrizione della natura dell'acqua.

Il secondo gruppo di lezioni ne comprende 40, di cui solo 16 sulle arie, che riprendono fedelmente le precedenti. Esse sono più difficilmente databili, ma le possiamo collocare ragionevolmente intorno al 1794.[237] Come le precedenti, queste lezioni trattano le varie arie una per volta: 6 riguardano l'aria fissa; 2 l'aria nitrosa e l'eudiometria; 4 l'aria infiammabile; 3 l'aria deflogisticata e una la natura composta dell'acqua.

Ogni lezione è corredata da esperimenti che illustrano quanto si va spiegando, insieme all'indicazione dell'apparecchio usato. Canterzani illustrava la maniera di ottenere le varie arie, le loro proprietà costitutive, e alcuni nuovi strumenti costruiti in base ad esse, come gli eudiometri o le pistole elettriche.

Il pezzo forte, comune a entrambi i due gruppi di lezioni, è la macchina descritta da Sigaud de la Fond e acquistata a Parigi nel 1785, ricordata più sopra, anche se Canterzani si lamentava della «[...] imperfezione grande dell'apparecchio venutoci da Parigi, col quale non può raccogliersi l'aria fissa se non facendola passare attraverso dell'acqua».[238]

---

[235] *Ibidem*, § 68.

[236] BUB, MSS Canterzani 4172, Caps. XLVI, n° 2: SEBASTIANO CANTERZANI, *Lezioni di fisica*. Anche qui si trova un riferimento temporale: alla Lezione XIV si legge che l'esperimento di soffocazione di un passero per mezzo di aria fissa compiuto nel 1777 da Lavoisier, in cui il passero era stato «resuscitato» da Sage per mezzo dell'alcali volatile fluore, era «divenuto assai famoso per essere stato fatto otto anni or sono». Marta Cavazza ritiene tuttavia che Canterzani cominciò a tenere queste lezioni dal 1788: si veda M. CAVAZZA, *L'insegnamento delle scienze sperimentali nell'Istituto delle Scienze di Bologna*, cit., pp. 161-163 e note 34 e 36, p. 167. Nella lettera a Fontana citata in precedenza però Canterzani scrive di avere svolto un corso sulle arie nel 1786.

[237] BUB, MSS Canterzani 4172, Caps. XLVI, n° 2 bis.

[238] *Ibidem*, n° 2, lezione VIII.

Una differenza importante tra le lezioni più vecchie e quelle più recenti è l'uso massiccio delle macchine arrivate a Bologna con l'acquisto della collezione Cowper. Grazie a questi nuovi apparati, alcuni esperimenti vennero modificati, e altri se ne aggiunsero per confermare con maggiore evidenza quanto esposto nelle lezioni.

Tra gli autori utilizzati, oltre a Sigaud de la Fond si trovano anche citazioni da Ingen-Housz, Felice Fontana, Priestley, Kirwan, Meusnier[239] e Lavoisier.

– Le lezioni del 1785

Nelle lezioni del 1785 si trattava ancora delle diverse interpretazioni dell'aria fissa di Priestley (l'aria fissa è un acido *sui generis*) e di Fontana (l'acidità di questa aria è avventizia);[240] si parlava anche della teoria della causticità di Meyer basata sull'*acidum pingue*, smentita da Black, e del fatto che gli esperimenti di Jacquin confermavano la teoria di Black.[241]

Alla lezione XIII si legge che, poiché l'aria nitrosa unita all'aria atmosferica dà acido nitroso fumante,

> Questo fenomeno ha dato occasione al Sig. Lavoisier di riguardare l'aria nitrosa come un acido nitroso spogliato d'aria pura, o vogliam dire vitale, [nota posteriore: «perciocché secondo questo autore l'acido nitroso altro appunto non è che l'aria nitrosa combinata all'aria vitale»]. Quest'idea è pienamente coerente al sistema di quest'ingegnoso fisico, il quale nega l'esistenza di quel principio, che gli altri fisici distinguono col nome di flogisto.[242]

Tuttavia, Canterzani espose anche la teoria secondo cui l'aria nitrosa era composta da acido nitroso + flogisto, e che il flogisto era unito ai metalli, secondo una «opinione antichissima».

L'aria infiammabile, come tutte le sostanze infiammabili, lo era solo in contatto con l'aria pura, o aria vitale.[243]

---

[239] (1754-1793). D.J. Struik, *Meusnier de la Place, Jean Baptiste Marie Charles*, in DSB, vol. 9, pp. 342-344.

[240] BUB, MSS Canterzani 4172, Caps. XLVI, n° 2, lezione IX.

[241] *Ibidem*, lezione XI.

[242] *Ibidem*, lezione XIII.

[243] *Ibidem*, lezione IV del secondo anno.

La denominazione aria deflogisticata derivava da avere «poco (non punto) flogisto»;

Sono però alcuni Fisici, i quali non sanno indursi, come altre volte abbiamo avuto occasione di notare, a riconoscere l'esistenza di questo principio, che suol indicarsi col nome di flogisto, credendo di poter spiegare i fenomeni, che comunemente si ripetono dal flogisto senza ricorrere a questo principio per loro occulto. Questi tali non potrebbero dunque dare il nome di deflogisticata all'aria, di cui stiamo per trattare, senza essere in contraddizione colle proprie loro dottrine e per essere pertanto consenzienti a se stessi danno a quest'aria il nome d'aria purissima, o sia d'aria vitale.[244]

Come già detto, fin dalle lezioni latine venne esposta la natura composta dell'acqua e si compirono gli esperimenti di analisi e sintesi. Canterzani riportò brevemente la controversia tra Priestley e Meusnier. Meusnier aveva trovato che lo spirito di vino, bruciando, dava acqua; quindi l'acqua era un prodotto e non un edotto della combustione. Ma Priestley aveva osservato che per mezzo del calore lo spirito di vino si risolveva in aria infiammabile, e non in acqua, quindi vanificava in un certo senso i risultati di Meusnier. Meusnier, dal canto suo, interpretò l'esperimento di Priestley in base alla natura composta dell'acqua (l'aria infiammabile dell'alcool si combinava con l'ossigeno dell'aria atmosferica), facendo notare che i pesi concordavano.

Sempre a proposito della provenienza dell'aria infiammabile, Canterzani riportò anche un risultato di Kirwan: quest'ultimo aveva osservato, ripetendo un esperimento di Priestley, che facendo passare dell'acqua in tubo da pipa anziché di metallo si otteneva aria atmosferica e non aria infiammabile. Tuttavia, Kirwan non aveva osservato lo stato del tubo dopo l'esperimento.

Canterzani, infine, riportava il fatto che Lavoisier spiegava la calcinazione dei metalli senza fare ricorso al flogisto, ma all'aria deflogisticata,[245] che chiamava però «aria vitale».[246]

---

[244] *Ibidem*, lezione IX del secondo anno.

[245] *Ibidem*, lezione XIV.

[246] *Ibidem*, lezione IX.

Di testi emerge che Canterzani apprezzava il rigore sperimentale di Lavoisier ed esponeva le sue scoperte in modo molto convincente; tuttavia, egli concluse il corso del primo anno con queste parole:

> Da tutto ciò apparisce, che queste materie per le stesse interessantissime, non sono ancora abbastanza state esaminate, e molta industria [è necessaria] dalla parte de' fisici, ai quali resta forse anche un lungo cammino da fare per giugnere a quel termine, in cui le cose restino comprovate in modo da non lasciar luogo a difficoltà.[247]

Esaminando più da vicino il contenuto delle lezioni, emerge che Canterzani manteneva un atteggiamento apparentemente distaccato sulla questione se fosse o meno da accettare la nuova chimica lavoisieriana. Tuttavia, dieci anni dopo, intorno alla metà degli anni '90, Canterzani sembrò propendere per la teoria di Lavoisier, o perlomeno cominciò a dubitare dell'esistenza del flogisto. Ad esempio, nella lezione XI, che tratta del calore, scrisse:

> Così nella teoria Crawfordiana si spiegano presi nel loro totale i fenomeni principali appartenenti al calore. Se per render ragione di alcuni accidenti, che accompagnano i fenomeni medesimi, o per ispiegare altri fenomeni meno principali si è creduto da Crawford medesimo necessario d'introdur anche la considerazione del flogisto, bisogna confessare che la teoria ha cominciato subito a farsi meno chiara, e a condurre a certi dettagli, che sono piuttosto materia d'uno studio da farsi quietamente da ciascuno a tavolino, che a somministrar argomento di una lezione da farsi in pubblico. Io non diffiderei, che si potesse fare a meno di ricorrere a un elemento sì oscuro, com'è il flogisto, della cui esistenza alcuni eccellenti fisici de' nostri giorni dubitano grandemente.[248]

– Le lezioni a metà degli anni '90

Il corso sulle arie degli anni '90 inizia alla lezione XXIII con queste parole:

> Il trattato delle arie, chiamate generalmente fisse, forma oggidì un ramo interessantissimo di Fisica, perché somministra una serie di fatti, i quali approssimati danno luogo a una specie di teoria, che porta gran lume alla spiegazione di molti

[247] *Ibidem*, lezione XIV.

[248] *Ibidem*, n° 2 bis, Lezione XI, ff. 11-12.

fenomeni, che erano stati in passato o senza spiegazione, o non l'avevano avuta che ipotetica affatto, e gratuita.[249]

Canterzani manteneva ancora la distinzione delle arie in 4 classi (fissa, nitrosa, infiammabile, deflogisticata), scrivendo che tutte le arie avevano un principio comune, «che sarà forse il calorico dei moderni»,[250] ma sottolineava che ogni aria era *sui generis*. La nomenclatura impiegata era ancora quella vecchia.

Una prova che Canterzani fosse affascinato da questi argomenti, ma che comunque non avesse le competenze chimiche (ricordiamo che era principalmente un matematico) per risolvere alcuni nodi, o contraddizioni (apparenti e non) che comunque gli si presentavano, sta nel fatto che egli faceva affidamento pesantemente sulle sue fonti a stampa, e che a volte si avvaleva della consulenza di Giovanni Marchetti. Un problema, per esempio, era se il principio mefitico e quello acido nell'aria fissa fossero distinti o fossero invece la stessa cosa:

Potrebb'essere che quel principio flogistico, che si trova in quest'aria residua [dopo la precipitazione dell'acqua di calce], per sé non fosse nocuo alla respirazione, ma lo divenisse unito, e combinato con quell'altro principio, che resta combinato coll'acqua; onde potrebb'essere che la varia dose secondo cui il principio flogistico viene combinato coll'acido dell'aria fissa, risultasse un composto più o meno nocuo alla vita degli animali. Così un acido (credo il marino) combinato col mercurio in certa dose produce il sublimato corrosivo, che è un veleno potentissimo: combinato in altra dose produce il mercurio dolce, che è benefico. Cosa notatami dal sig. dott. Marchetti.[251]

O ancora:

L'aria fissa fissa la pietra calcaria, cioè è il principio della coesione delle parti della pietra calcaria: ella istessa diventa solvente della pietra calcaria, quando è in dose sovrabbondante. Succede generalmente, che il principio fissante, quando diventa sovrabbondante, diventi solvente. Cosa notatami dal sig. dott. Marchetti.[252]

---

[249] *Ibidem*, Lezione XIII.
[250] *Ibidem*, f. 20.
[251] *Ibidem*, Lezione XXVIII, f. 25.
[252] *Ibidem*.

Nella lezione sull'aria nitrosa, così come in quelle più antiche, Canterzani espose la relazione che c'era secondo Lavoisier tra quest'aria e l'acido nitroso, e scrisse:

> Già è noto a tutti, che questo chiarissimo fisico [Lavoisier] non riconosce l'esistenza di quel principio tanto oscuro, introdotto da tempi antichissimi nella Chimica, e nella Fisica, che comunemente chiamano flogisto; ed egli spiega i fenomeni in una maniera sua propria, che esclude affatto il flogisto.[253]

Ma Canterzani riportò anche le opinioni degli «altri fisici, e chimici, i quali non vogliono rinunciare al flogisto», concludendo salomonicamente:

> L'una e l'altra opinione ha onde potersi sostenere, e noi faremo come ne consiglia il sig. Sigaud de la Fond, il quale crede che prima di appigliarsi all'una delle due opinioni s'abbia ad aspettare, che si sieno raccolti più fatti, di quel che abbiamo fin ora, e si sien fatte nuove osservazioni, e nuove esperienze, che decidan più espressivamente della preferibilità d'una delle due opinioni all'altra.[254]

Anche per quanto riguarda la calcinazione dei metalli Canterzani espose le due teorie opposte, concludendo allo stesso modo:

> Non è forse quest'altra spiegazione [di Lavoisier] meno ingegnosa della prima, e par certamente più semplice. Ma [...] non è nostro intendimento decidere delle preferenze da darsi alle opinioni dei filosofi, ma solo di esporle.[255]

Tuttavia in alcune postille al testo, certamente posteriori al 1794, Canterzani impiegò le parole «idrogene» e «ossigene», e vi si legge: «Dissi questo pezzo [la teoria della calcinazione secondo il flogisto e secondo i moderni] l'ultima volta più diffusamente, e più chiaramente tanto per me, quanto per gli uditori».[256]

L'ultima lezione, come al solito, tratta della natura dell'acqua,[257] ottenuta per combustione di aria infiammabile e deflogisticata. «Siccome niuna cosa per le forze della semplice natura può esser ridotta al niente, e

---

[253] *Ibidem*, Lezione XXIX, ff. 25-26.
[254] *Ibidem*, Lezione XXIX, ff. 25-26.
[255] *Ibidem*, Lezione XXXIII, ff. 29-30.
[256] *Ibidem*, Lezione XXXIII, f. 30.
[257] *Ibidem*, Lezione XXXVIII, f. 34.

annichilata», si doveva formare una terza sostanza, che occupava meno spazio. «Il sig. Lavoisier pensa che sia l'acqua». Canterzani riportò tutti gli esperimenti di analisi e sintesi, più uno compiuto «nella macchinetta che si comprò dai P.ri Serviti», di combustione dell'aria infiammabile: i risultati davano ragione a Lavoisier. «Così introduce il Sig. Lavoisier nella Fisica, e nella Chimica due gran principi totalmente nuovi, anzi contrarj a quel che avanti si credeva comunemente», cioè:

1) i metalli sono semplici e non composti, e la calcinazione non è perdita di flogisto, ma acquisto di aria vitale;
2) l'acqua non è un elemento semplice, ma composta di aria infiammabile e aria vitale.

Qui Canterzani aggiunse una nota posteriore al testo, intorno al 1794: «Qui dissi, che non è l'acqua propriamente composta delle due arie, ma delle loro basi, che sono l'idrogene, e l'ossigene.»

Tuttavia, ancora una volta concluse:

Non è della nostra intenzione esaminare le obbiezioni, che sono state fatte a questa nuova teoria, e le risposte che ad esse ha fatte il Sig. Lavoisier, appartenendo propriamente questo esame al chimico. Ci dee bastare d'avere indicata l'origine, e la base su, di cui è appoggiata questa nuova dottrina, che certamente ha portato un cangiamento notabilissimo nel sistema della Fisica Chimica.[258]

In un foglietto volante allegato a questa lezione, Canterzani annotò alcuni punti controversi relativi alla teoria lavoisieriana dell'acqua:

Qui dimanderei: l'acqua non contiene che 1 di calor comparativo; l'aria infiammabile ne contiene 22: donde dunque è venuto il calorico dell'aria infiammabile, che si è formata da quell'acqua [?]. L'acqua non può avere somministrato che l'idrogene, cioè la base dell'aria infiammabile; del calorico non ne può aver somministrato che pochissimo. Lo stesso vale anche per rapporto all'aria deflogisticata, che è andata a calcinare il ferro, la quale dee aver $4\frac{7}{10}$ di calorico. L'acqua può aver somministrato l'ossigene, che è la base dell'aria deflogisticata; ma non può aver somministrato tanto calorico.

V'è un'altra difficoltà. Quando si brugiano le due arie, la infiammabile, e la deflogisticata anche la più pura, e perfetta, è caso che quand'anche le due arie si sieno mescolate in quella dose, che porta il grado massimo di saturazione delle due arie, resta sempre un avanzo in stato aereo, perché il volume delle due arie non diventa mai zero. Ora come è possibile, che l'acqua, che si ottiene, sia dello stesso peso, che le due porzioni d'aria, che sono mancate nei due vasi? queste due

[258] *Ibidem*, Lezione XXXVIII, f. 34.

porzioni non si sono combinate nel loro totale: dee esservi stata una parte dell'una, e una parte dell'altra porzione, che non può essersi convertita in acqua. Il peso dell'acqua dovrebbe essere uguale al peso delle due porzioni, che sono mancate nei due vasi, diminuito del peso di queste due parti. Ma Lavoisier avrà avuto riguardo a questo, e intenderà di dire che il peso dell'acqua è uguale al peso delle due arie, che si sono impiegate, e consumate nella combustione.[259]

Si ritrova anche qui l'atteggiamento conciliatorio tipico di Canterzani. Ma, cosa più importante, le sue obiezioni (tratte in parte da Crawford) ricalcano quelle già viste a proposito di Morozzo: la concordanza di peso sulla quale tanto insistevano i lavoisieriani non si ritrovava a livello sperimentale, quindi risultava problematico addurla a conferma della teoria. La soluzione congetturale indicata da Canterzani è un ulteriore indice di queste difficoltà.

Valutazione complessiva

Chemia est ars, quae corpora certis instrumentis disgregare aut resolvere in suas partes, disgregata vel resoluta iterum congregare, aut componere, vel aliter mutare docet, ut corp[or]um principia, mutuae habitudines, effectus, et horum causae saltum propiores cognoscantur.[260]

Così scriveva Beccari nel suo trattato manoscritto di chimica. In oltre trent'anni di insegnamento (1734-1766) egli aveva formato numerosi chimici, medici e naturalisti, fornendo loro un efficace metodo sperimentale, che permetteva di individuare i *corporum principia* in maniera ben definita, attraverso procedure standard di laboratorio. Dalla descrizione dell'evoluzione del laboratorio, presentata all'inizio di questo capitolo, è chiaro che la chimica «classica», cioè quella relativa alla decomposizione e ricomposizione delle sostanze appartenenti ai tre regni della natura, a Bologna era una scienza avanzata.

Tuttavia, Beccari morì nel 1766, e non poté formare anche le generazioni successive, che dovevano occuparsi delle nuove arie e delle loro proprietà. Se la chimica «classica» aveva un suo *status* disciplinare ben definito, la nuova chimica pneumatica doveva invece trovare una sua col-

---

[259] *Ibidem*, Lezione XXXVIII, foglio a parte.

[260] BUB, MSS Canterzani, 4144, Caps. X: Jacopo Bartolomeo Beccari, *Chemice* [sic] *artis theoria*, f. 37.

locazione all'interno delle discipline presenti nel *curriculum studiorum* bolognese. Questa nuova branca della «chimica-fisica», così come veniva chiamata allora, era appunto percepita come una disciplina di confine. L'inserimento della pneumatica nell'ambito della fisica particolare è spiegabile in base a due ragioni: la prima è che, tradizionalmente, l'aria veniva studiata in fisica sperimentale dal punto di vista dell'elasticità e della meteorologia; quindi il discorso sui pesi delle diverse arie, così come quello sull'eudiometria, rientravano facilmente in questo ambito disciplinare. Tuttavia, le arie avevano anche alcune proprietà costitutive distinte l'una dall'altra, che permettevano di individuarle in modo univoco. Quando lo studio delle «arie fisse» fu inserito nel *curriculum studiorum*, queste proprietà erano già note attraverso i numerosi testi degli autori che ho in parte citato. La chimica era la disciplina del comporre e scomporre; la fisica, d'altra parte, era una disciplina descrittiva e dimostrativa. Questa è la seconda motivazione per l'inserimento dello studio delle arie nell'ambito della fisica: nelle lezioni di Canterzani, infatti, le arie vengono descritte, e le loro proprietà vengono illustrate sperimentalmente, proprio così come Canterzani descriveva e classificava i sali e le terre. La composizione e la decomposizione di tutte queste sostanze, invece, non venivano mai eseguite nel corso degli esperimenti didattici.

Abbiamo visto che negli anni '70, quando la nuova chimica delle arie cominciò a prendere piede in Italia, a Bologna solo Giuseppe Veratti se ne occupò. Gli interessi e le macchine di Viero furono fondamentali per dare nuovo impulso a questi studi, il che dimostra che per fare un certo tipo di scienza occorre avere lo strumento adatto; tuttavia, i chimici *stricte sumpti* furono abbastanza refrattari ad inglobare anche le arie nella loro disciplina. Tra gli Accademici che maggiormente si occuparono di questi argomenti, Galvani era medico e fisiologo, Brunelli naturalista e Canterzani, colui che divenne il principale veicolo di informazione sulle nuove scoperte nei confronti degli studenti, era un matematico. I chimici propriamente detti, invece, continuarono le loro ricerche in linea con la tradizione bolognese di analisi delle acque, del fosforo di Bologna, dei sali e delle sostanze organiche.

L'Accademia era l'organismo preposto alla ricerca, alla produzione di nuovo sapere. In realtà, dalle memorie esaminate non emerge niente di nuovo: si ripetevano esperimenti noti oppure si analizzavano sostanze, ma senza dare contributi teorici alla disciplina. L'ortodossia nei confronti della chimica del flogisto imperava, e le uniche obiezioni vertevano sull'interpretazione del calore o sul fatto che il flogisto fosse o meno il responsabile dei colori delle sostanze.

Come si legge in più occasioni,

> l'accademia non giudica di cosa alcuna;[261]
> ella ha per legge di non portar mai giudicio di cos'alcuna;[262]
> l'Accad.a ha per legge di non dar mai il suo giudicio sopra di chechesia.[263]

Questo consentiva ai Benedettini di non essere costretti a prendere posizione su questioni controverse. In realtà, gli statuti accademici servivano da paravento: infatti, l'Accademia si schierò tutta a favore della teoria dell'elettricità animale di Galvani. Perché dunque non vi fu un dibattito acceso sulla nuova chimica, ma al contrario solo alcuni episodi sporadici, o solo alcune polemiche indirette? Il laboratorio era ben equipaggiato; l'abilità sperimentale non mancava; lo *status* disciplinare della chimica era ben consolidato. Eppure, il dibattito sulla nomenclatura venne affrontato *en passant* e mai approfondito; il flogisto non venne quasi mai messo in discussione.

Una spiegazione si può ritrovare nello *status* disciplinare «fluido» della chimica pneumatica: come già detto, essa era percepita come una disciplina di confine, quindi flessibile, il che permetteva di impiegarne le procedure e i risultati in base a scopi e ricerche diversi. Un'altra spiegazione rientra in quanto già detto sull'importanza della tradizione disciplinare della chimica.

Le due voci parzialmente dissonanti rispetto all'ortodossia promulgata dal Presidente dell'Accademia furono Aldini e Canterzani, un fisico e un matematico. In base a un approfondito esame di vari suoi manoscritti, ritengo che Canterzani fosse privatamente favorevole alla nuova chimica, e che la sua apparente imparzialità di professore, e la sua apparente reticenza nei confronti della nuova teoria, si possano spiegare considerando il ruolo di segretario dell'Accademia che egli ricopriva. Questo ruolo lo obbligava a non prendere posizione e a conformarsi alle direttive dell'Istituto: le lezioni all'Istituto non dovevano, lo ricordo, trattare di questioni teoriche, ma solo illustrare la pratica sperimentale, per non sovrapporsi alle lezioni universitarie. Contrastare apertamente questa posizione non era possibile per Canterzani professore e segretario, ma lo era privatamente per Canterzani scienziato.

---

[261] AAS, Titolo I, *Registro degli Atti dal 1723 al 1804*, 29 novembre 1780.
[262] *Ibidem*, 7 dicembre 1780.
[263] *Ibidem*, 7 novembre 1782.

Aldini invece si era accostato alla nuova dottrina con un approccio di tipo fisico, partendo dagli studi sul calore e dalle teorie di Crawford e Scheele, un ambito che tutto sommato stava al confine tra fisica e chimica. Questo gli permetteva di criticare il flogisto senza doversi sbilanciare con una discussione su Lavoisier.

Il fatto che furono un fisico e un matematico i primi a dubitare del flogisto sembrerebbe confermare la tesi secondo cui i primi seguaci di Lavoisier furono appunto i fisici e i matematici, perché si resero conto per primi della validità del suo metodo, e perché Lavoisier fece della chimica una disciplina dotata di rigore pari a quello della fisica del tempo.[264] Tuttavia, il caso bolognese a mio avviso smentisce una parte di questa tesi, e cioè che la chimica divenne una scienza moderna grazie appunto alla riforma teorico-sperimentale di Lavoisier. L'esame dell'attività scientifica in ambito chimico nel contesto bolognese ha rivelato che questa disciplina godeva di una serie di procedure standard di analisi e di una tradizione di ricerca, soprattutto in ambito organico e nello studio dei sali, che ne facevano molto di più che una semplice arte.[265] Fu proprio il fatto che la chimica a Bologna era così ben definita e consolidata ad impedire l'introduzione completa degli studi sulle arie in questa disciplina. La chimica pneumatica risultava in qualche modo eversiva proprio nei confronti di questa tradizione, da tempo strutturata e codificata come scienza.

Tuttavia, è vero che, se dal punto di vista sperimentale a Bologna si svolgeva una chimica eccellente, dal punto di vista teorico la situazione era desolante. Dopo Beccari non ci fu nessun contributo teorico significativo e neppure la volontà di mettere in questione le teorie già consolidate, o di prendere posizione in merito alle dispute che si svolgevano negli ambienti scientifici dell'epoca. Sul finire del secolo, inoltre, anche la grande tradizione di analisi delle sostanze organiche era in declino. È significativo il fatto che le memorie relative alla chimica fossero diminuite notevolmente di numero rispetto agli anni precedenti, e che molte di esse

---

264 H. Guerlac, *Chemistry as a branch of physics: Laplace's collaboration with Lavoisier*, cit.; A. Donovan, *Lavoisier and the origins of modern chemistry*, cit.; Id., *Newton and Lavoisier: From chemistry as a branch of natural philosophy to chemistry as a positive science*, in P. Theerman-A.F. Seeff (a cura di), *Action and reaction: Proceedings of a Symposium to commemorate the tercentenary of Newton's Principia*, Newark, University of Delaware Press, 1993, pp. 255-276; E.M. Melhado, *Chemistry, Physics, and the chemical revolution*, cit.. Per una critica a queste posizioni: C.E. Perrin, *Chemistry as a peer of physics: a response to Donovan and Melhado on Lavoisier*, cit.; F.L. Holmes, *The 'Revolution in Chemistry and Physics'. Overthrow of a Reigning Paradigm or Competition between Contemporary Research Programs?*, in «Isis», vol. 91, 2000, pp. 735-753.

265 F.L. Holmes, *Eighteenth-century chemistry as an investigative enterprise*, cit.; Id., *The boundaries of Lavoisier's chemical revolution*, cit.; Id., *Beyond the boundaries*, cit.

riguardassero l'analisi delle acque minerali o della pietra di Bologna: questo tipo di indagine consentiva di ottenere il massimo rendimento (la pensione di Accademico) con il minimo sforzo («riciclando» le numerosissime memorie sull'argomento presentate in passato).

Anche questo è un indizio del declino irrimediabile delle istituzioni scientifiche bolognesi, e della mancanza di stimoli intellettuali, dovuta in gran parte a un immobilismo istituzionale garantito dal fatto che gli Accademici erano anche professori sia all'Istituto che all'Università, che erano quasi tutti di Bologna, e che spesso i titolari delle cattedre lasciavano il loro posto ai figli o ai nipoti.

Solo con l'arrivo dei francesi e la conseguente ristrutturazione del sistema della pubblica istruzione nel 1802[266] la nuova chimica venne ufficialmente accettata, e questo passaggio fu subìto in maniera abbastanza indolore. I francesi imposero il loro sistema statale, la loro burocrazia, il loro sistema scolastico, e anche la loro scienza. La rivoluzione chimica, in questo contesto, fu quindi una rivoluzione dall'alto.

Qualche «sacca di resistenza» pubblica tuttavia rimase. Un esempio è costituito da Pellegrino Salvigni,[267] professore di chimica a Bologna dal 1802 al 1817. Egli si era formato a Pavia sotto Luigi Valentino Brugnatelli, e là aveva aperto una scuola di chimica, dove insegnava la teoria dell'affinità di Berthollet e la nomenclatura riformata di Brugnatelli;[268] in seguito si era trasferito a Bologna, dove aveva adottato gli *Elementi di chimica* di Brugnatelli come libro di testo. Salvigni, inoltre, pubblicò anche le sue lezioni pavesi. Il suo manuale era in linea con la nuova chimica di Lavoisier: il suo metodo, per esempio, era quello di passare sempre «dal cognito all'incognito»;[269] tuttavia, anche se usava la nuova nomenclatura, le sue lezioni riportavano nelle note quella di Brugnatelli, così come le sue teorie in merito al calore. Inoltre, la denominazione «septone» al posto di «azoto» veniva mantenuta anche nel testo.

Un altro esempio è rappresentato da Francesco Coli,[270] professore di chimica farmaceutica a Bologna dal 1803. Nonostante la teoria esposta

---

[266] L. Simeoni, *Storia della Università di Bologna*, cit., pp. 139-178; A. Angelini (a cura di), *Anatomie accademiche*, vol. 3, cit., pp. 274-286.

[267] (?-1841). S. Mazzetti, *Repertorio...*, cit., n° 2765.

[268] Pellegrino Salvigni, *Lezioni di chimica elementare applicata alla medicina e alle arti*, Bologna, Fratelli Masi, vol. 1, 1802, p. 8.

[269] *Ibidem*, p. 7.

[270] (1747-1828). G. Crescimbeni, *Vita ed elogio di Francesco Maria Coli*, Bologna, Nobili, 1831; S. Mazzetti, *Repertorio...*, cit., n° 885.

nella sua grande opera in 5 volumi fosse quella lavoisieriana, dal punto di vista della nomenclatura veniva impiegata la sinonimia, e la vecchia nomenclatura veniva usata nelle ricette dei farmaci. Nel volume dedicato alla chimica, Coli presentava anche la teoria dei quattro elementi, pur affermandone la falsità, perché in alcune scuole si persisteva nel considerare semplici questi elementi.[271] Nella descrizione dei gas, Coli riportò il nome nuovo e quello vecchio legato al suo nomenclatore (per esempio, il gas ossigeno veniva anche chiamato termossigeno di Brugnatelli, aria deflogisticata di Priestley, aria pura di Bergman, aria del fuoco di Scheele, gas deflogisticato di Macquer).[272] Il volume si chiudeva con due dizionari di nomenclatura, con le aggiunte riformate di Brugnatelli.[273]

Questi ultimi due autori da un lato testimoniano il successo che Brugnatelli ebbe in Italia, e dall'altro confermano ancora una volta che la nuova chimica di Lavoisier risultò molto difficile da accettare *in toto*. Il caso bolognese è dunque emblematico delle difficoltà che incontrano le nuove idee per prendere piede, soprattutto laddove esiste una tradizione disciplinare forte e consolidata.

---

[271] Francesco Maria Coli, *Notizie elementari di farmacia, di chimica, di storia naturale e di botanica compilate ad uso dei giovani studenti*, Bologna, Ramponi, vol. 2: *Chimica*, 1800, pp. 12-25.

[272] *Ibidem*, p. 33.

[273] *Ibidem*, pp. 129-173; pp. 175-224.

Parte seconda

LA COMUNITÀ SCIENTIFICA ITALIANA

CAPITOLO PRIMO

LA NUOVA CHIMICA NEI PERIODICI FRANCESI DI FINE '700

È soverchia indolenza, che in fatto di Chimica dobbiamo essere in tutto schiavi de' Francesi. *

INTRODUZIONE

Un'utile fonte per studiare le reazioni italiane ai cambiamenti avvenuti all'interno della chimica è rappresentata dai giornali scientifici di fine Settecento.[1] Prima di esaminare in dettaglio alcuni periodici italiani, tuttavia, occorre analizzare il «Journal de physique» curato dall'abate Jean Baptiste François Rozier,[2] perché questo periodico servì da modello per le riviste scientifiche che sorsero più o meno contemporaneamente nel nostro paese, e perché molti degli articoli che apparvero sul «Journal» vennero tradotti su questi nuovi periodici italiani; infine, perché la posizione dei curatori della rivista francese nei confronti della nuova chimica influenzò notevolmente la posizione dei curatori dei giornali scientifici italiani.

La scelta di limitare il confronto tra i periodici ad Italia e Francia, oltre all'indubbia importanza del «Journal» di Rozier, è dettata anche dal fatto che la Francia fu il centro della rivoluzione chimica, e gli stessi chimici, fisici, o naturalisti italiani si confrontarono soprattutto con le novità che provenivano dalla Francia, ferma restando l'importanza dell'apporto

---

* Lettera di Francescantonio Notarianni a L.V. Brugnatelli [Fondi, 18 giugno 1795], in «Annali di Chimica», vol. 9, 1795, p. 82.

[1] Per una discussione sulle caratteristiche e sul ruolo dei periodici scientifici nel Settecento, si vedano: J. E. McCLELLAN, *The scientific press in transition: Rozier's* Journal *and the Scientific Societies in the 1770s*, in «Annals of Science», vol. 36, 1979, pp. 428-431; A.A. MANTEN, *Development of European scientific journal publishing before 1850*, in A.J. Meadows (a cura di), *Development of science publishing in Europe*, Amsterdam-New York-Oxford, Elsevier Science Publishers, 1980, pp. 9-12.

[2] (1734-1793).

sperimentale che veniva dalle isole britanniche grazie all'opera di Joseph Priestley[3] e di Richard Kirwan.[4]

Occorre tuttavia accennare seppur brevemente alla situazione in Germania. La Germania infatti era la patria della teoria del flogisto, e i chimici tedeschi erano poco interessati alla chimica pneumatica, a favore invece della metallurgia e della mineralogia, per cui la penetrazione delle nuove idee trovò una certa resistenza, anche per via della secolare antipatia tra tedeschi e francesi.[5] Inoltre, il vero dibattito necessitava di una comunità che lo portasse avanti, e questa non esistette a livello «nazionale»[6] almeno fino al 1778, quando Florens Lorenz Friedrich Crell[7] fondò il «Chemisches Journal für die Freunde der Naturlehre, Arzneygelahrtheit, Haushaltungskunst und Manufacturen»[8]. Il «Chemisches Journal» era diviso in tre parti: la prima trattava di articoli su nuove scoperte o fenomeni osservati (gli scritti alchemici «incomprensibili» erano messi al bando); la seconda era composta da traduzioni di lavori stranieri; la terza presentava recensioni imparziali. Nel 1784 il «Chemisches Journal» si trasformò nei «Chemische Annalen für die Freunde der Naturlehre [...]», pubblicato a cadenza mensile. Per quanto riguarda gli italiani, sugli «Annalen» si trovano articoli di Marsilio Landriani[9] e soprattutto di Luigi Brugnatelli, che intratteneva un'assidua corrispondenza con Crell; inoltre Crell corrispondeva anche con Giovanni Fabbroni.[10]

La nuova chimica arrivò in Germania nel 1783 attraverso le opere di Kirwan e di de la Métherie, sebbene già nel 1774 Lavoisier avesse spedito i suoi *Opuscules* all'Accademia di Gottinga e a quella di Berlino,

---

[3] (1733-1804). R.E. Schofield, *Priestley, Joseph*, in DSB, vol. 11, pp. 139-147.

[4] (1733-1812). E.L. Scott, *Kirwan, Richard*, in DSB, vol. 7, pp. 387-390.

[5] H.-G. Schneider, '*The 'Fatherland of chemistry': early nationalistic currents in late 18th century German chemistry*, in «Ambix», vol. 36, part 1, 1989, pp. 14-21.

[6] Com'è noto, anche la Germania, come l'Italia, nel XVIII secolo non esisteva come stato nazionale nel senso proprio del termine.

[7] (1745-1816). K. Hufbauer, *Crell, Lorenz*, in DSB, vol. 3, pp. 464-466.

[8] K. Hufbauer, *The formation of the German Chemical Community (1720-1795)*, cit. Sui giornali scientifici di Crell, in particolare, si veda il capitolo 5. Anche M. Crosland, *In the shadow of Lavoisier. The* Annales de chimie *and the establishment of a new science*, Oxford, Alden, 1994, pp. 64-68.

[9] (1751-1816). LUI, vol. 11, p. 490.

[10] (1752-1822). A. Mustoxidi, *G.V.M. Fabbroni*, in BII, vol. 1, pp. 337-345; R. Pasta, *Fabbroni, Giovanni*, in DBI, vol. 43, pp. 676-685.

specificatamente per Andreas Sigismund Margraaf.[11] La maggioranza dei chimici tedeschi seguiva la teoria di Kirwan, secondo la quale idrogeno e flogisto erano la stessa sostanza, e fino al 1790 le opere di Lavoisier non furono considerate come una valida alternativa alla teoria del flogisto.[12]

Anche l'altro periodico scientifico tedesco su cui si dibattevano questi argomenti, e che aveva echi anche in Italia, cioè il «Journal der Physik»,[13] era diretto da un flogistista: Friedrich Albert Carl Gren,[14] il quale accettò il nuovo sistema solo nel 1793, quando venne risolta la questione del «noto esperimento di riduzione».[15] Il risultato di questa vicenda, secondo Hufbauer, fu che le maggiori autorità flogististe in campo chimico si ritirarono, lasciando spazio alla penetrazione della nuova chimica.

Dai «Chemische Annalen», diretti dal flogistista Crell, il primato scientifico passò progressivamente all'«Allegemaines Journal der Chemie», fondato nel 1798 da Alexander Nicolaus Scherer,[16] professore di chimica a Jena, che aveva accettato la nuova chimica. Gli «Annalen» tuttavia continuarono a uscire fino al 1804, quando Crell si decise a chiudere il suo periodico e ad entrare nella redazione di quello di Scherer.

L'importanza degli «Annalen», in questo specifico contesto, sta nel fatto che essi servirono da modello per le «Annales de chimie», fondate da Lavoisier e compagni nel 1789,[17] e per gli «Annali di chimica» di Brugnatelli, che esaminerò nel prossimo capitolo.

---

[11] Lettera del 19 gennaio 1774, in *Oeuvres de Lavoisier, Correspondance, 2. 1770-1775*, cit., pp. 410-412 (la lettera per Berlino è senza data). Su Margraaf (1709-1782): M.S. Staum, *Marggraf, Andreas Sigismund*, in DSB, vol. 9, pp. 104-107.

[12] A. Kleinert, *La diffusion des idées de Lavoisier dans le monde scientifique de langue allemande*, cit., p. 182; si veda anche P. Vasconi, *Diffusione della chimica antiflogistica in Germania*, in *Atti del VI Convegno Nazionale di Storia e Fondamenti della Chimica*, cit., pp. 307-314.

[13] Il «Journal der Physik» uscì in 8 volumi dal 1790 al 1794. D. A. Kronick, *Scientific and technical periodicals of the Seventeenth and Eighteenth centuries: a guide*, Metuchen (N. J.)-London, The Scarecrow Press, 1991, p. 112, n° 808.

[14] (1760-1798). K. Hufbauer, *Gren, Friedrich Albrecht Carl*, in DSB, vol. 5, pp. 531-533.

[15] K. Hufbauer, *The formation of the German Chemical Community*, cit., capitolo 8.

[16] (1771-1824). K. Hufbauer, *The formation of the German Chemical Community*, cit., pp. 220-221.

[17] Sulle vicende delle «Annales de chimie» si vedano M. Crosland, *In the shadow of Lavoisier*, cit; P. Bret, *Les origines et l'organisation éditoriale des Annales de Chimie (1787-1791)*, in *Oeuvres de Lavoisier. Correspondance, 6. 1789-1791*, cit., Annexe VII, pp. 415-426.

Le «Observations sur la physique»

Le «Observations sur la physique, sur l'histoire naturelle, et sur les arts» cominciarono ad uscire a Parigi nel 1771 con cadenza mensile.[18] Dapprima il solo curatore fu l'abate Rozier, poi affiancato da Jean André Mongez[19] dal 1780 al 1785, e infine da Jean Claude de la Métherie[20] dal 1785 in poi.[21] Il periodico ebbe una notevole diffusione a livello europeo, perché pubblicava scoperte importanti con il minimo ritardo[22] ed era meglio conosciuto negli ambienti scientifici come «Journal de physique».

Si possono periodizzare gli argomenti relativi alla chimica trattati nelle «Observations» come segue.[23]

Inizialmente, furono pubblicati vari articoli sull'analisi e la classificazione di terre, sali, acidi, cristalli, insieme a studi sulle acque minerali. A partire dal 1772 si svilupparono due linee principali di ricerca: da un lato il dibattito sulla controversia tra la teoria della causticità basata sull'*acidum pingue* di Johann Friedrich Meyer[24] e quella di Joseph Black[25] basata sull'aria fissa; dall'altro gli studi sulle arie, che ricevettero il via dalle scoperte di Joseph Priestley pubblicate nel 1772. Nel 1774 Lavoisier pubblicò i suoi *Opuscules physiques et chimiques*,[26] e il dibattito si spostò sulla calcinazione in generale e sull'aria deflogisticata in particolare, sulle varie arie, e sui tentativi di chiarire meglio la natura del flogisto. Negli anni immediatamente successivi, inoltre, comparvero alcune ricerche sull'eudiometria. Nel 1783 venne scoperta la natura composta dell'acqua, il che suscitò un grande e vivace dibattito sulla vera natura di questa sostanza, sul rapporto tra i vari gas e l'acqua, sul ruolo del flogisto nelle varie operazioni chimiche.

---

[18] I volumi che ho consultato sono legati anno per anno; il primo di questi volumi porta la data di pubblicazione 1776.

[19] (1751-1788).

[20] (1743-1817). K.L. Taylor, *De Lamétherie, Jean Claude*, in DSB, vol. 7, pp. 602-604.

[21] E.W. J. Neave, *Chemistry in Rozier's* Journal, in «Annals of science», vol. 6, 1948-1950, p. 417.

[22] *Ibidem*, p. 419. I «Mémoirs» dell'Accademia delle Scienze di Parigi venivano pubblicati con un ritardo medio di tre anni dalla loro effettiva lettura.

[23] Un'analisi dettagliata per argomenti più strettamente chimici, come le sostanze esaminate nei vari articoli, si trova in E.W. J. Neave, *Chemistry in Rozier's* Journal, in «Annals of science», vol. 6, 1948-1950, pp. 416-421; vol. 7, 1951, pp. 101-106, pp. 144-148, pp. 284-299, pp. 393-400; vol. 8, 1952, pp. 28-45.

[24] (1705-1765). S. Pierson, *Meyer, Johann Friedrich*, in DSB, vol. 9, pp. 346-347.

[25] (1728-1799). H. Guerlac, *Black, Joseph*, in DSB, vol. 2, pp. 173-183.

[26] A.L. Lavoisier, *Opuscules physiques et chimiques*, Paris, Durand-Didot-Esprit, 1774.

Dal 1787 il dibattito si arricchì delle polemiche sulla nuova nomenclatura:[27] tutti gli scienziati furono costretti a schierarsi pro o contro questa riforma del linguaggio chimico; generalmente, i lavoisieriani si rifiutarono di mettere in discussione i risultati raggiunti, lasciando che gli avversari pubblicassero svariate critiche e intervenendo raramente e solo in risposta a quelle più profonde. Dal 1789 la qualità degli articoli pubblicati nelle «Observations» per ciò che concerne la chimica cominciò a diminuire; gli articolisti più assidui erano Balthazar Georges Sage[28] e Jean André de Luc,[29] entrambi antilavoisieriani, che tuttavia erano interessati più alla mineralogia e alla teoria della terra che ai grandi temi della chimica. Gli articoli provenienti dall'estero arrivavano soprattutto dalla Germania e trattavano principalmente di metallurgia e mineralogia; per la maggior parte erano estratti dai «Chemische Annalen» di Crell.

Una ragione per spiegare questa svolta è che proprio nel 1789 Lavoisier e compagni cominciarono a pubblicare le «Annales de Chimie», dedicate principalmente alla chimica, ma con un occhio rivolto anche alla farmacia, grazie alla presenza nella redazione di Antoine François Fourcroy.[30] Le nuove scoperte e il consolidamento progressivo della nuova chimica trovarono spazio su queste pagine prestigiose, e anche i chimici titubanti o contrari, se intenzionati a pubblicare, erano costretti ad adeguarsi alle direttive editoriali delle «Annales».

A partire dal 1786 Jean Claude de la Métherie, co-redattore delle «Observations», cominciò a pubblicare in ogni numero di gennaio un *Discours préliminaire* in cui riassumeva le scoperte fatte fino a quel punto nelle varie branche della scienza. De la Métherie era decisamente contrario alla nuova chimica e dalla sua posizione di curatore non perdeva occasione per esporre le sue critiche in merito.[31] Per quanto riguarda l'uso della nuova nomenclatura, per esempio, nel gennaio 1788 comparve un

---

[27] La riforma alla nomenclatura chimica fu pubblicata da L.B. Guyton de Morveau-A.L. Lavoisier-C.L. Berthollet-A.F. Fourcroy, *Méthode de nomenclature chimique [...] On y a joint un nouveau Système de Caractères Chimiques, adaptés à cette Nomenclature, par MM. Hassenfratz & Adet*, Paris, Cuchet, 1787.

[28] (1740-1824). H. Guerlac, *Sage, Balthazar Georges*, in DSB, vol. 12, pp. 63-69.

[29] (1727-1817).

[30] (1755-1809). W.A. Smeaton, *Fourcroy, Antoine François*, in DSB, vol. 5, pp. 89-93. S. Court, *The* Annales de chimie, *1789-1815*, in «Ambix», vol. 19, n° 2, 1972, pp. 113-128; in particolare, sulla farmacia: S. Court-W. A. Smeaton, *Fourcroy and the* Journal de la Société des Pharmaciens de Paris, in «Ambix», vol. 26, n° 1, 1979, pp. 39-55; J. Simon, *The chemical revolution and pharmacy: a disciplinary perspective*, in «Ambix», vol. 45, n° 1, 1998, pp. 1-13.

[31] M. Crosland, *In the shadow of Lavoisier*, cit., pp. 137-151.

articolo[32] in cui il traduttore impiegava i nuovi nomi. De la Métherie inserì una nota, accanto a quella del traduttore, in cui esponeva la sua intenzione di lasciare ad ogni autore la sua nomenclatura per ragioni di imparzialità; ma non mantenne i suoi propositi. Nell'ottobre 1788, dopo aver riportato una lettera di Brugnatelli a Crell, nella quale il chimico pavese si lamentava del suono disgustoso della nuova nomenclatura, de la Métherie scrisse che avrebbe messo i nomi nuovi nel testo ma li avrebbe fatti seguire tra parentesi da quelli vecchi, per il bene dei lettori, dai quali aveva ricevuto parecchie lamentele; e aggiunse che anche durante le sessioni all'Académie des Sciences di Parigi i Nomenclatori venivano contestati dagli accademici, perché presentavano le loro memorie impiegando i nomi riformati, creando seri problemi alla comprensione delle stesse.[33]

Oltre ai dettagliati attacchi alla nuova chimica contenuti nei *Discourses préliminaires*, de la Métherie si preoccupò di inserire varie lettere contrarie a questa innovazione,[34] tra cui quella di Giorgio Santi, professore a Pisa:

Je félicite M. de la Métherie du courage & de l'excellent parti qu'il a pris de combattre la nouvelle Nomenclature qu'on a publiée à Paris. Y a-t-il rien de moins fondé & de moins raisonnable que ce vocabulaire? On peut faire les noms lorsqu'on n'en trouve pas d'appropriés; mais il faur ménager la delicatesse de l'oreille, ne pas multiplier les êtres sans raison, & ne pas rendre difficile & dégoûtante la science par une nomenclature barbare, souvent erronée, & rarement nécessaire. C'est dommage que des hommes d'une réputation connue par leur savoir & par leur merite, aient couru ainsi après la frivolité & la gloriole d'avoir renouvellé le langage de la Chimie. Bergman bien plus sage ne nous a donné des nouveaux noms qu'à la dernière extrémité, & tout le monde lui en fut bon gré... Je me souviens d'avoir entendu dire par un de Messieurs les réformateurs: «Messieurs, dans deux ans d'ici, il n'y aura plus de phlogistique en France». Ces Messieurs ont tenu parole. Voilà la France, quant à eux, bien déphlogistiquée. C'est-là une dragonade académique; mais le pauvre phlogistique ainsi banné, poursuivi, chassé, où se réfugiera-t-il? Nous le garderons en dépit de l'air vital, persuadés qu'il vaut mieux appliquer utilement son tems à de bonnes observations, que de s'occuper à faire des noms [...][35]

---

[32] Sigismund Friedrich Hermbstaedt, *Sur l'acide des pommes ou vinaigre imparfait*, in «Observations sur la physique», vol. 32, gennaio 1788, pp. 57-61.

[33] «Observations sur la physique», vol. 33, ottobre 1788, nota a p. 303.

[34] *Extrait de différentes lettres sur la nouvelle Théorie & la nouvelle Nomenclature*, in «Observations sur la physique», vol. 35, 1789, pp. 75-76.

[35] *Ibidem*, p. 76 (primi puntini nel testo).

Inoltre, il curatore del «Journal» pubblicò dettagliati articoli critici o contrari alla nomenclatura, come quelli di Aréjula,[36] di Marivetz,[37] di Sage,[38] di Opoix,[39] e di de Luc.[40]

Nel 1794 le «Observations» cambiarono la loro testata in «Journal de physique, de chimie et d'histoire naturelle et des arts». Crosland fa giustamente notare che la parola *chimie* appare esplicitamente nel titolo per la prima volta, e sottolinea il significato di questa scelta in relazione al fatto che proprio nel 1794 le «rivali» «Annales de chimie» sospesero la pubblicazione:

> In other words, La Métherie (or his publisher, Cuchet) was making a bid to take over the subject of chemistry from the now defunct *Annales*. With Lavoisier under arrest at the time he was not tactless enough to make any explicit claim about chemistry.[41]

Le «Annales» ripresero ad uscire tre anni dopo; ma de la Métherie non si diede mai per vinto e continuò ancora per molti anni ad ospitare

---

[36] JUAN MANUEL DE ARÉJULA, *Réflexions sur la nouvelle nomenclature chimique pour servir d'introduction à la traduction espagnole de cette Nomenclature*, in «Observations sur la physique», vol. 33, ottobre 1788, pp. 262-286. Su Aréjula (1755-1830): R. GAGO, *The New Chemistry in Spain*, cit.

[37] ETIENNE-CLÉMENT MARIVETZ, *Lettre à de la Métherie sur la Nomenclature chimique* [10 novembre 1787], in «Observations sur la physique», vol. 32, gennaio 1788, pp. 61-63. Su Etienne-Clément Marivetz (1728-1794), Barone di Vincennes, si veda J. V., «Marivetz, Etienne-Clément», in *Nouvelle biographie générale depuis les temps les plus reculés jusqu'à nos jours*, Paris, Didot, vol. 33, 1860, pp. 828-829.

[38] BALTHAZAR GEORGES SAGE, *Analyse du Spath pesant aëré*, in «Observations sur la physique», vol. 32, aprile 1788, pp. 256-260; ID., *Deuxième lettre sur la nouvelle nomenclature*, in «Observations sur la physique», vol. 34, gennaio 1789, pp. 66-67; ID., *Troisième lettre sur la nouvelle nomenclature*, in «Observations sur la physique», vol. 34, febbraio 1788, pp. 138-142. Su Sage (1740-1824): H. GUERLAC, *Sage, Balthazar-Georges*, in DSB, vol. 12, pp. 63-69.

[39] CHRISTOPHE OPOIX, *Sur la nouvelle théorie*, in «Observations sur la physique», vol. 34, gennaio 1789, pp. 76-78. Su Christophe Opoix (1745-1840), chimico e speziale di Provins, si veda L.-Z.-E., «Opoix, Christophe», in *Nouvelle biographie générale*, cit., vol. 38, 1862, p. 709.

[40] JEAN ANDRÉ DE LUC, *Sur la nature de l'Eau, du Phlogistique, des Acides et des Airs*, in «Observations sur la physique», vol. 36, febbraio 1790, pp. 144-154; ID., *Sur la chaleur, la Liquéfaction et l'Evaporation*, in «Observations sur la physique», vol. 36, marzo 1790, pp. 193-207; ID., *Sur les Vapeurs, les Fluides aériformes et l'Air atmosphérique*, in «Observations sur la physique», vol. 36, aprile 1790, pp. 276-290. Su Jean André de Luc (1727-1817), R.P. BECKINSALE, *Deluc, Jean André*, in DSB, vol. 4, pp. 27-29.

[41] M. CROSLAND, *In the shadow of Lavoisier*, cit., p. 142.

articoli contrari alla nuova chimica sulle pagine del suo giornale. Con ragione, Neave osserva che

> Owing to de la Métherie's continued support of the phlogiston theory, the Journal played some part in delaying the final adoption of the modern theory of combustion.[42]

Le «Observations» comparvero anche in traduzione italiana («Osservazioni spettanti alla fisica, alla storia naturale ed alle arti») a Venezia a partire dal 1776, ma con molti problemi: tra il 1776 e il 1778 vennero tradotti i numeri da luglio a dicembre 1771 e da gennaio ad aprile 1776; ma solo dal 1780 ripresero ad uscire a cadenza mensile in tempo reale, con due volumi aggiuntivi per colmare le lacune degli anni precedenti.

I contributi dei chimici italiani

I giornali scientifici sono una fonte preziosa anche per conoscere quale fosse l'impatto della chimica italiana all'estero, e come fossero considerati gli scienziati italiani da un diverso punto di osservazione. Meglio di quanto potessero fare le traduzioni di opere monografiche, i giornali, proprio grazie al loro carattere di periodico, consentivano di dare notizie continuamente aggiornate sullo stato dell'arte. Inoltre, la forma letteraria della recensione permetteva di esprimere commenti o critiche in modo più libero della eventuale prefazione del traduttore ad una monografia.

Attraverso l'analisi degli articoli scritti da italiani apparsi su giornali stranieri è possibile dunque capire se alcune tematiche del dibattito sulla nuova chimica che si svolgeva nel nostro paese trovarono risonanza anche fuori. Per le ragioni che ho già esposto, prenderò in esame solo l'ambiente francese, analizzando la presenza italiana sui due maggiori periodici coinvolti nel dibattito sulla nuova chimica: il «Journal de Physique» e le «Annales de chimie».

La presenza italiana nel «Journal de Physique»

Come già detto, nei primi anni '70 la rivista pubblicò soprattutto articoli riguardanti lo studio delle nuove arie. Per esempio, nel '72, accanto

[42] E.W. J. Neave, *Chemistry in Rozier's* Journal, cit., vol. 6, p. 421.

alle memorie di Macquer, Cadet, Lavoisier e Brisson sulla combustione del diamante[43] apparve anche quella di Giovanni Francesco Cigna sulla causa della morte degli animali in un recipiente chiuso.[44] Cigna citava gli studi di Giuseppe Veratti e di Tommaso Laghi e attribuiva la causa della morte degli animali e dell'estinzione della fiamma ai vapori nocivi che si sprigionavano durante la respirazione o la combustione.

Nell'ottobre del 1775, Rozier pubblicò le ricerche sull'aria fissa di Felice Fontana, in cui l'italiano sosteneva la tesi che l'acidità dell'aria fissa non fosse *sui generis*, ma avventizia, in quanto l'aria fissa conteneva acido vitriolico come residuo della reazione per ottenerla;[45] inoltre compariva una lettera di Landriani nella quale il milanese descriveva il suo nuovo eudiometro.[46]

Anche i libri italiani di cui si diede notizia nella sezione delle «Novelle letterarie» riguardavano le arie: uno era di Fontana,[47] uno di Nicola Andria,[48] e infine si parlava delle traduzioni francesi delle lettere sull'aria infiammabile delle paludi di Volta.[49]

Le ricerche di Volta non beneficiarono solo di una recensione nelle «Novelle letterarie», ma anche di un *Précis* più dettagliato nei numeri di febbraio e marzo 1778 del «Journal».[50] Inoltre, furono pubblicate le due famose lettere di Volta a Priestley sulla combustione di questa aria e sul-

---

[43] P.J. Macquer-L. Cadet-A.L. Lavoisier, *Resultat de quelques expériences faites sur le diamant* [29 aprile 1772], in «Introduction aux Observations sur la physique», vol. 2, maggio 1772, pp. 108-111; L. Cadet, *Expériences et observations chimiques sur le diamant*, *ibidem*, vol. 2, settembre 1772, pp. 401-408; *Mémoire lu par M. Macquer, à la Séance publique de l'Académie Royale des Sciences, le 14 Septembre 1772, sur des expériences faites en commun, au foyer des grands verres ardens de Tschirnausen, par MM. Cadet, Brisson & Lavoisier*, *ibidem*, vol. 2, dicembre 1772, pp. 612-616.

[44] Giovanni Francesco Cigna, *Dissertations sur les causes de l'extinction de la lumière d'une Bougie, & de la mort des Animaux renfermés dans un espace plein d'air*, in «Observations sur la physique», vol. 2, maggio 1772, pp. 84-105.

[45] Felice Fontana, *Recherches optiques sur l'air fixe*, in «Observations sur la physique», vol. 6, ottobre 1775, pp. 280-289.

[46] Marsilio Landriani, *Lettre à l'Auteur de ce Recueil*, *ibidem*, pp. 315-316.

[47] Felice Fontana, *Recherches physiques sur la nature de l'air nitreux et de l'air dephlogistiqué*, in «Observations sur la physique», vol. 9, gennaio 1777, p. 75.

[48] Nicola Andria, *Lettera sull'aria fissa*, in «Observations sur la physique», vol. 8, novembre 1776, p. 416.

[49] Alessandro Volta, *Lettere sull'aria infiammabile nativa delle paludi*, recensione alle traduzioni francesi di Strasbourg, Treitz; e di Paris, Ruault, con note, in «Observations sur la physique», vol. 11, gennaio 1778, p. 89.

[50] *Précis des Lettres de M. Alexandre Volta sur l'Air inflammable des Marais*, in «Observations sur la physique», vol. 11, febbraio 1778, pp. 152-158; *ibidem*, marzo 1778, pp. 219-229.

l'eudiometria, nonché la lettera di Senebier a Volta su questi stessi argomenti.[51]

Sempre verso la fine degli anni '70, l'interesse di Rozier per gli studi italiani sulla fisiologia della respirazione si rinnovò: venne pubblicata una lunga memoria del medico napoletano Michele Troja[52] sugli animali soffocati, che parlava anche del metodo per riportarli in vita secondo Sage,[53] così come uno studio di Pietro Moscati sul sangue e sul calore animale.[54]

Inoltre, comparvero due importanti studi di Felice Fontana sugli acidi organici[55] e sugli alcali, in cui Fontana stabiliva che l'acido nitroso era composto di aria deflogisticata e flogisto, e dava un metodo per determinare il peso assoluto delle arie «artificiali».[56] Rozier pubblicò anche gli studi di Fontana sulla conversione dell'acqua in terra, in cui Fontana confermava quanto già detto da Lavoisier, cioè che la terra derivava dal vetro del recipiente usato nell'esperimento,[57] e studi sull'aria estratta da diverse acque tra cui quella della Senna,[58] esperimenti fatti da Fontana sotto la direzione di Ingen Housz a Parigi, tappa obbligata del suo *grand tour*.[59]

---

[51] ALESSANDRO VOLTA, *Sur l'inflammation de l'Air inflammable mêlé à l'Air commun dans des vaisseaux fermés, et sur les Phénomènes que presentent sa décomposition et la diminution qu'il produit dans l'Air respirable, avec lequel on le mêle*, in «Observations sur la physique», vol. 12, novembre 1778, pp. 356-373; ID., *Deuxième lettre à Priestley [...]*, in «Observations sur la physique», vol. 13, aprile 1779, pp. 278-303; JEAN SENEBIER, Lettre à M. Volta, *ibidem*, pp. 303-306. Su questi argomenti si veda R. SELIGARDI, *Volta and the synthesis of water*, cit.

[52] (1747-1827). C. CASTELLANI, *Troja, Michele*, in DSB, vol. 13, pp. 464-465.

[53] MICHELE TROJA, *Mémoire sur la mort des animaux suffoqués par la vapeur du charbon, allumé, et sur les moyens pour les rappeler à la vie*, in «Observations sur la physique», vol. 11, febbraio 1778, pp. 173-183; *ibidem*, marzo 1778, pp. 212-219; *ibidem*, aprile 1778, pp. 297-311; *ibidem*, giugno 1778, pp. 469-493.

[54] PIETRO MOSCATI, *Nouvelles expériences et observations sur le sang et l'origine de la chaleur animale*, in «Observations sur la physique», vol. 11, maggio 1778, pp. 389-400.

[55] FELICE FONTANA, *Sur la nature de l'acide des Animaux, des Végétaux & des Substances gommeuses et résineuses, et sur la nature de l'acide des Fourmis, & de quelques autres Substances animales*, in «Observations sur la physique», vol. 12, luglio 1778, pp. 64-75; *ibidem*, settembre 1778, pp. 169-189.

[56] FELICE FONTANA, *Expériences sur l'Alkali fixe végétal, & sur l'Alkali minéral*, in «Observations sur la physique», vol. 12, novembre 1778, pp. 376-391; in particolare, p. 388.

[57] FELICE FONTANA, *Mémoir sur la conversion de l'eau en terre*, in «Observations sur la physique», vol. 13, marzo 1779, pp. 161-178; ID., *Extrait d'une lettre de M. Fontana à M. Gibelin sur la conversion de l'eau en terre*, in «Observations sur la physique», vol. 19, 1782, pp. 396-398.

[58] FELICE FONTANA, Lettre à Priestley [9 febbraio 1779], in «Observations sur la physique», vol. 13, maggio 1779, pp. 374-379.

[59] Il viaggio scientifico di Felice Fontana e Giovanni Fabbroni fu compiuto per ordine del Granduca Pietro Leopoldo tra il 1775 e il 1779. Per uno studio dettagliato sull'opera chimica di Fontana, si veda F. ABBRI, *Science de l'air*, cit.

Inoltre, Rozier pubblicò la lettera di Fontana a Priestley in cui l'italiano descriveva il suo eudiometro.[60] Sempre relativamente alle esperienze compiute da Fontana durante il *grand tour*, sul «Journal» venne pubblicata anche la memoria letta alla Royal Society l'11 maggio 1779, in cui Fontana metteva a confronto le teorie di Priestley e di Scheele sull'aria infiammabile, e raccontava le conseguenze della respirazione di questa aria, da lui sperimentate in prima persona.[61] Il 1783 fu decisamente l'anno di Fontana: comparvero la sua lunga lettera a Murray[62], suddivisa in 3 parti, riguardante la fisiologia della respirazione, basata sulla teoria del flogisticamento del sangue, con le critiche alla teoria del calore di Bergman e Scheele, e la lettera di Fontana al Duca di Chaulnes[63] sempre relativa alla respirazione.[64]

Un altro italiano che cominciò a pubblicare sul «Journal» dai primissimi anni '80 fu Marsilio Landriani. Dapprima Rozier pubblicò una lettera di Priestley a Landriani, relativa alle sue ricerche sulla vegetazione e sull'emissione di ossigeno da parte della «materia verde».[65] Nel giugno del 1782 furono recensiti gli *Opuscoli* di Landriani, sottolineando il fatto che il milanese riteneva l'acido dell'aria fissa essere l'acido universale.[66] A tale proposito, nel volume successivo venne pubblicata una memoria in cui Landriani sosteneva la possibilità della conversione di tutti gli acidi in uno solo.[67] Nel 1785 comparve una memoria di Landriani sul calore latente;[68] nonché una che proseguiva i suoi studi sulla decomposizione dell'alcool che lo portarono poi a sostenere appunto la teoria dell'esistenza

[60] Felice Fontana, *Suite de la lettre à Priestley*, in «Observations sur la physique», vol. 15, gennaio 1780, pp. 30-35.

[61] Felice Fontana, *Mémoir sur l'Air inflammable*, in «Observations sur la physique», vol. 15, 1780, pp. 99-111.

[62] Adolph Murray, 1751-1803.

[63] Michel Ferdinand d'Albert d'Ailly, duca di Chaulnes, 1714-1769.

[64] Felice Fontana, *Sur la Phlogistication de l'Air dans les Poumons* [20 ottobre 1781], in «Observations sur la physique», vol. 22, giugno 1783, pp. 447-464; *Sur le principe chaleurifique*, *ibidem*, vol. 23, agosto 1783, pp. 116-128; *Sur l'Air fixe qui existe dans l'Atmosphère*, *ibidem*, settembre 1783, pp. 184-193; Id., *Lettre au Duc de Chaulnes*, *ibidem*, ottobre 1783, pp. 262-269.

[65] Joseph Priestley, *Extrait d'une lettre [...] à D. Marsiglio Landriani*, in «Observations sur la physique», vol. 13, febbraio 1779, pp. 128-129.

[66] Marsilio Landriani, *Opuscoli fisico-chimici*, Milano, Pirola, 1781, in «Observations sur la physique», vol. 19, 1782, p. 489.

[67] Marsilio Landriani, *Essai sur la conversion de tous les acides en un seul*, in «Observations sur la physique», vol. 20, agosto 1782, pp. 106-112.

[68] Marsilio Landriani, *Dissertation sur la chaleur latente* [...], in «Observations sur la physique», vol. 26, febbraio 1785, pp. 88-100; *ibidem*, marzo 1785, pp. 197-207.

dell'acido universale. In questa memoria, Landriani scriveva di aver decomposto l'alcool non facendolo reagire con gli acidi, ma per mezzo di una canna rovente, ottenendo aria infiammabile mescolata ad aria fissa; pertanto concludeva che la parte flogistica dell'alcool si trasformava in aria infiammabile.[69]

Questa memoria di Landriani si inseriva in un volume del «Journal» relativo alla questione della natura dell'acqua; accanto alla memoria del milanese, infatti, comparivano molti altri studi, come per esempio quelli di Priestley e Cavendish,[70] ma si dava anche un estratto della memoria di Ferdinando Giorgi e Gaetano Cioni,[71] nonché di una di Fontana.[72] Giorgi e Cioni avevano ripetuto l'esperimento analitico di Lavoisier e Meusnier, ma non avevano ottenuto né idrogeno né ossigeno: usando un calore esiguo, rispetto al forte calore impiegato dai francesi, avevano ottenuto un'aria intermedia, come salubrità, tra la deflogisticata e l'atmosferica. Fontana invece era riuscito ad ottenere aria infiammabile, ma le conseguenze che ricavò dal suo esperimento erano comunque tutte contrarie a Lavoisier.[73] Inoltre, l'anno successivo, il «Journal» pubblicò la recensione al *Saggio* di Giorgi sulla decomposizione dell'acqua.[74]

Anche la presenza dei membri dell'Accademia delle Scienze di Torino divenne rilevante a partire dal 1780. Molte delle memorie pubblicate erano tratte direttamente dai «Mélanges» prima, e dai «Mémoirs» poi, dell'Accademia torinese che, lo ricordiamo, erano in francese, quindi non richiedevano traduzione. Venne pubblicata una memoria di Gioannetti su una sorgente fosforica,[75] e fu recensita la sua opera sull'analisi delle ac-

---

[69] MARSILIO LANDRIANI, *Sur la décomposition de l'Esprit de vin & de l'Alkali volatil* [estratto di lettera, Milano, 8 agosto 1785], in «Observations sur la physique», vol. 27, luglio 1785, pp. 63-64.

[70] HENRY CAVENDISH, *Expériences sur l'Air* [letta alla Royal Society il 2 giugno 1785], in «Observations sur la physique», vol. 27, agosto 1785, pp. 107-116; JOSEPH PRIESTLEY, *Expériences et observations relatives à l'air et à l'eau* [letta alla Royal Society il 4 febbraio 1785], *ibidem*, settembre 1785, pp. 167-188.

[71] FERDINANDO GIORGI-GAETANO CIONI, *Extrait des observations Sur l'Analyse que MM. Meusnier et Lavoisier ont faite de l'eau en 1784*, in «Observations sur la physique», vol. 27, luglio 1785, pp. 56-60.

[72] FELICE FONTANA, *Extrait d'expériences faites sur la décomposition de l'eau*, in «Observations sur la physique», vol. 27, settembre 1785, pp. 288-289.

[73] F. ABBRI, *Le terre, l'acqua, le arie*, cit., pp. 317-318.

[74] FERDINANDO GIORGI, *Saggio di naturali esperienze sopra la decomposizione dell'acqua*, in «Observations sur la physique», vol. 28, marzo 1786, p. 232.

[75] VITTORIO AMEDEO GIOANNETTI, *Observations sur la Source phosphorique de Fontane-Mare*, in «Observations sur la physique», vol. 15, giugno 1780, pp. 495-496.

que della Valle d'Aosta.[76] Anche Saluzzo vide pubblicata la sua memoria sul salnitro artificiale,[77] e più tardi una memoria sull'assorbimento dei gas da parte del carbone.[78] Ma il piemontese più presente fu Carlo Lodovico Morozzo, con i suoi studi sui gas e sull'assorbimento del carbone,[79] in relazione a quelli di Saluzzo, e il suo studio sulla respirazione animale, nel quale Morozzo contraddiceva Felice Fontana sul fatto che il cuore degli animali soffocati perde la sua irritabilità.[80] Altre memorie di questi o altri piemontesi, come G.M.U. Fontana e Costanzo Benedetto Bonvicino, riguardavano l'analisi delle acque minerali, degli acidi, o di alcuni minerali. Ricordo che i Piemontesi, a parte Giobert, erano tutti flogististi, e quindi la loro rilevante presenza sulle pagine del «Journal» si può spiegare in riferimento alla politica editoriale di de la Métherie che ho esposto precedentemente.

Oltre alle memorie dell'Accademia delle Scienze di Torino, arrivavano ai curatori del «Journal» anche le «Memorie di matematica e fisica della Società Italiana»: per esempio, fu ripubblicata nel periodico francese la lunga memoria di Lorgna sul natron e sulla fosforescenza marina.[81]

Per quanto riguarda la fine degli anni Ottanta e gli anni Novanta, si trovano in generale molte memorie di italiani relative all'analisi delle acque minerali o alla mineralogia. Tuttavia, nel 1789 si diede spazio a due teorie del calore che confutavano Lavoisier: una era quella di Carradori, che seguiva Crawford, e della quale si dava un estratto;[82] l'altra invece era

---

[76] Vittorio Amedeo Gioannetti, *Analyse des Eaux minérales de Saint Vincent et de Courmayeur*, Torino, Briolo; Paris, Didot, 1779, in «Observations sur la physique», vol. 18, settembre 1781, p. 240.

[77] Giuseppe Angelo Saluzzo, *Lettre [...] à MM. Macquer et Cigna, docteurs en Médecine, & de plusieurs Académies, &c. Sur le Salpêtre artificiel* [Torino, 15 maggio 1782], in «Observations sur la physique», vol. 20, novembre 1782, pp. 381-384.

[78] Giuseppe Angelo Saluzzo, *Examen de la pretendue absorption du Charbon dans les vases clos*, in «Observations sur la physique», vol. 33, ottobre 1788, pp. 253-262; *ibidem*, novembre 1788, pp. 354-367.

[79] Carlo Lodovico Morozzo, *Expériences et observations sur l'absorption operée par le Charbon ardent dans l'Air atmosphérique & dans les différens Gaz*, in «Observations sur la physique», vol. 22, aprile 1783, pp. 294-300; Id., *Deuxième mémoir sur l'absorption du Charbon dans les différens Gaz & Fluides aëriformes*, in «Observations sur la physique», vol. 23, novembre 1783, pp. 362-378.

[80] Carlo Lodovico Morozzo, *Expériences sur la respiration animale dans le gaz dephlogistiqué*, in «Observations sur la physique», vol. 25, agosto 1784, pp. 102-130.

[81] Anton Maria Lorgna, *Recherches sur l'origine du natrum ou alkali minéral natif*, in «Observations sur la physique», vol. 29, luglio 1786, pp. 30-44; *ibidem*, settembre 1786, pp. 161-171; *ibidem*, ottobre 1786, pp. 295-304; *ibidem*, novembre 1786, pp. 373-386.

[82] *Extrait d'un ouvrage qui a pour titre* La Theoria del Calore*, en deux volumes*, in «Observations sur la physique», vol. 34, aprile 1789, pp. 271-274.

di Leopoldo Vaccà Berlinghieri, contrario a Crawford ma anche a Lavoisier.[83] Di Vaccà Berlinghieri furono pubblicate le memorie sul calore,[84] sul flogisto,[85] e le risposte alle obiezioni mossegli da Hassenfratz nel terzo volume delle «Annales».[86] Vaccà Berlinghieri confutava da un punto di vista fisico tutta la calorimetria di Lavoisier, e dava definizioni chiare di cosa intendesse per fuoco, flogisto, e combustione.[87] Anche queste memorie di Carradori e Vaccà Berlinghieri si inserivano in un volume tutto volto a criticare la nuova chimica.

Un altro piemontese che ebbe buon diritto di pubblicare sul «Journal» fu Giovanni Antonio Giobert, che invece seguiva la nuova chimica. La prima memoria che comparve fu quella sulla fosforescenza, nella quale però Giobert seguiva ancora la vecchia nomenclatura.[88] In seguito fu recensita e poi data in estratto la memoria sull'analisi delle acque di Valdieri,[89] in cui Giobert descriveva il suo eudiometro a fosforo, che veniva criticato dal *Redacteur* perché non assorbiva mai completamente l'ossigeno contenuto nel campione da analizzare. Inoltre, fu recensita la traduzione italiana della versione francese dell'opera di Poerner sull'arte tintoria alla quale Giobert aggiunse ulteriori note.[90]

Nel 1791 fu recensita la traduzione italiana del *Traité* ad opera di Vincenzo Dandolo, ponendo l'accento sulle note critiche.

M. Dandolo a voulu faire jouir sa patrie de l'ouvrage du célèbre chimiste François. Tout en rendant justice à ses talens, il n'en approuve pas toutes les opi-

---

[83] Recensione a LEOPOLDO VACCÀ BERLINGHIERI, *Esame della teoria del calore di Crawford con qualche nuova congettura sulla stessa materia*, in «Observations sur la physique», vol. 35, luglio 1789, pp. 77-78.

[84] LEOPOLDO VACCÀ BERLINGHIERI, *Mémoir sur la chaleur*, in «Observations sur la physique», vol. 35, agosto 1789, pp. 113-121.

[85] LEOPOLDO VACCÀ BERLINGHIERI, *Mémoir sur la nature du feu et du phlogistique*, in «Observations sur la physique», vol. 35, dicembre 1789, pp. 433-441.

[86] JEAN HENRI HASSENFRATZ, *Observations relatives à un Mémoir de M. Berlinghieri*, in «Annales de chimie», vol. 3, 1789, pp. 262-265; LEOPOLDO VACCÀ BERLINGHIERI, *Réponse aux observations de M. Hassenfratz*, in «Observations sur la physique», vol. 36, gernnaio 1790, pp. 58-61.

[87] F. ABBRI, *Le terre, l'acqua, le arie*, cit., pp. 341-342.

[88] GIOVANNI ANTONIO GIOBERT, *Observations physiques sur le phosphorisme du tartre vitriolé* [4 gennaio 1789], in «Observations sur la physique», vol. 36, aprile 1790, pp. 256-262.

[89] Recensione a GIOVANNI ANTONIO GIOBERT, *Des eaux sulphureuses et thermales de Vaudier*, in «Journal de physique», vol. 2 [45], novembre 1794, p. 403; ID., *Des eaux sulfureuses et thermales de Vaudier*, in «Journal de physique», vol. 4 [47], 1798, pp. 197-201.

[90] Recensione a CARL WILHELM POERNER, *Istruzioni intorno all'arte tintoria, particolarmente delle lane, accresciuta con annotazioni di Desmarets, Berthollet e Giobert*, Torino, 1796, in «Journal de physique», vol. 2 (45), novembre 1794, p. 403 (originale: K.W. PÖRNER, *Chymische Versuche und Bemerkungen zum Nutzen der Farbekunst*, Leipzig, 1772, 3 voll.).

nions. Il en discute plusieurs dans des notes savantes, qu'il faut lire dans l'ouvrage même. Ses compatriotes lui auront une grande obligation de les avoir mis à même de juger des nouvelles expériences & des théories qu'elles ont fait naître.[91]

Nonostante le critiche, Dandolo rimaneva comunque un entusiasta seguace di Lavoisier, tanto che la seconda edizione della traduzione italiana fu laconicamente commentata dal recensore in questo modo: «C'est assez dire tout le cas que l'Italie fait des travaux de l'illustre auteur».[92]

In generale, tra le recensioni e le memorie del 1788-1789 ci fu una discreta presenza di italiani, con lavori che o non mettevano in discussione il vecchio sistema, o lo difendevano espressamente. Verso la fine del secolo e l'inizio del successivo, le memorie relative alla nuova chimica provenienti dall'Italia si diradarono; le notizie scientifiche arrivavano ora in modo più indiretto, attraverso il «Journal» di Van Mons o la «Bibliotheca Britannica», ma anche dagli «Annali di chimica» di Brugnatelli.

Da questa analisi è chiaro che fino alla metà degli anni '80 Felice Fontana era percepito anche all'estero come il massimo chimico italiano e come un'autorità a livello europeo, e la sua presenza assidua sulle pagine del «Journal» si deve alla elevata qualità scientifica del suo lavoro. Per quanto riguarda gli altri, invece, l'«onore» della pubblicazione era strettamente legato agli interessi dei curatori: da un lato si pubblicavano memorie di una qualche utilità applicativa o medica, come quelle sul salnitro, sulle acque minerali, sull'eudiometria; dall'altro si sceglievano quelle che rispondevano agli interessi della campagna contro la nuova chimica condotta da de la Métherie. A conferma di ciò, quando sul finire del secolo de la Métherie cominciò ad interessarsi prevalentemente alla geologia e alla mineralogia, anche le memorie degli italiani che venivano scelte per la pubblicazione erano quelle che rispondevano a questi interessi. Una per tutte, l'estratto dalla traduzione francese del *Viaggio alle Due Sicilie* di Spallanzani.[93]

Per quanto riguarda invece la massiccia presenza della compagine piemontese, credo che essa fosse dovuta prevalentemente al fattore linguistico e al fatto che a parte Giobert fossero tutti contrari alla nuova chimica, e solo in misura minore derivasse dal prestigio dei suoi componenti.

[91] «Observations sur la physique», vol. 39, ottobre 1791, p. 322.

[92] «Observations sur la physique», vol. 42, febbraio 1793, p. 158.

[93] «Journal de physique», vol. 50, Pluviose an 8 [1800], pp. 150-155.

Gli italiani e le «Annales de Chimie»

Le «Annales de chimie ou recueil de mémoires concernant la Chimie et les Arts qui en dépendent» furono fondate da Lavoisier e compagni nel 1789, con lo scopo di diffondere e propagandare il loro nuovo sistema di chimica. La prima serie, che qui ci interessa, uscì dal 1789 al 1804, a cadenza mensile, con una interruzione dal 1794 al 1797 dovuta alle difficoltà legate alle vicende politiche della Francia post-rivoluzionaria. Maurice Crosland ha pubblicato un ampio studio relativo alle «Annales de Chimie», e rimando ad esso per tutto ciò che riguarda la storia generale di questo periodico.[94] Ovviamente, Crosland non si è occupato degli italiani in particolare, cosa che mi propongo di fare in questo paragrafo.

Nei primissimi anni di vita delle «Annales», le notizie relative alla ricerca chimica in Italia erano riportate indirettamente, tramite gli estratti che Crell dava dei periodici di Brugnatelli; successivamente si cominciarono a pubblicare estratti dai «Mémoirs» dell'Accademia di Torino e dalle «Memorie» della Società Italiana, ma solo per gli argomenti strettamente chimici. Infine, le «Annales» iniziarono a pubblicare estratti provenienti direttamente dagli «Annali di Chimica».

Il 1791 vide alla ribalta una pretesa scoperta parzialmente italiana, che riporto perché trovò ampio spazio sulle «Annales», rispetto a quanto vi fu dedicato per esempio dal «Journal de Physique»[95] o dagli stessi «Annali» di Brugnatelli.

Matteo Tondi,[96] di Napoli, fu mandato dal governo borbonico a studiare all'estero la nuova chimica per aggiornarsi insieme con altri cinque giovani studiosi; viaggiò in Austria, Svizzera, Inghilterra, Germania, Ungheria e a Parigi,[97] dove divenne assistente di René-Juste Haüy.[98] Nel 1786 pubblicò a Napoli le *Istituzioni di chimica*, recensite da Crell sui suoi «Chemische Annalen».[99] Negli anni '90 si trovava alla scuola mineraria di Chemnitz, dove era allievo di Anton Ruprecht.[100] Ruprecht ave-

[94] M. CROSLAND, *In the shadow of Lavoisier*, cit. In particolare, per quanto riguarda il contenuto, lo stile, la corrispondenza e le recensioni delle «Annales», si vedano le pp. 152-179.

[95] FRANCOIS TIHAVSKY, *Mémoir sur les métaux retirés des différentes terres*, in «Observations sur la physique», vol. 38, febbraio 1791, pp. 208-225.

[96] (1762-1835). LUI, vol. 23, pag. 158.

[97] F. ABBRI, *La chimica italiana dalle origini ad Avogadro*, cit., pp. 405-406.

[98] (1743-1822). R. HOOYKAAS, *Haüy, René-Just*, in DSB, vol. 6, pp. 178-183.

[99] F. ABBRI, *Filosofia chimica e Scienza naturale...*, cit., p. 121.

[100] (1750?-1814).

va frequentato la scuola mineraria di Chemnitz dal 1772, dove era stato assistente di Scopoli; poi si era perfezionato a Friburgo e in Scandinavia a spese dello stato dal 1777 al 1779. Insegnò chimica e metallurgia a Chemnitz dal 1779 al 1792, poi si trasferì alla Hofkammer di Vienna come alto ufficiale imperiale (cioè ispettore, funzionario) delle miniere, in sostituzione di Ignaz von Born.[101] Dal 1790 iniziò a seguire la teoria di Lavoisier.[102]

Nel 1791 fu pubblicato l'estratto dagli «Annalen» di Crell di un articolo congiunto di Tondi e Ruprecht in cui si esponeva un procedimento per ridurre i minerali di tungsteno e molibdeno,[103] al quale faceva seguito una lettera di Andrea (o Antonio) Savaresi[104] che contestava questo procedimento.[105] Ma il «caso» scoppiò in maggio: gli allievi polacchi di Tondi e Ruprecht, Microszewski e Bienkowski, esposero i nuovi risultati dei loro maestri, i quali dichiaravano di aver estratto nuovi metalli da alcune terre non ancora decomposte.[106] Avevano anche dato loro un nome: dalla barite avevano estratto il *borbonium*; dalla magnesia l'*austrum*, dalla calce il *parthenium*, dall'allumina l'*apulum*, e dall'acido boracico il *bornium*. Questi nomi rendevano un chiaro omaggio ai rispettivi paesi d'origine dei due scienziati, ma anche al maestro di Ruprecht, Born. Gli esperimenti erano stati rifatti anche davanti ai *savants* della capitale austriaca, e confermati dagli allievi polacchi di Tondi e Ruprecht.

Questo estratto era seguito da una lettera di Martin Heinrich Klaproth[107] a Berthollet,[108] in cui il mineralogista tedesco scriveva che i pretesi metalli erano in realtà composti di siderite (fosfuro di ferro), derivante dal ferro del crogiolo impiegato, e dal fosforo della polvere di coppella,

---

[101] (1742-1791).

[102] K. Hufbauer, *The formation of the German Chemical Community (1720-1795)*, cit., pp. 107-109; F. Szabadvary, *Professor Anton Ruprecht and the Metallisation of Earths*, in «Periodica Polytechnica», vol. 16, 1982, pp. 143-147.

[103] *Procédé de MM. Ruprecht & Tondy [sic], pour réduire les Mines de Tungstène & de Molybdène*, in «Annales de Chimie», vol. 8, 1791, pp. 3-9.

[104] (1762-1810).

[105] A.M. Savaresi, Lettre à M. Fourcroy [Schemnitz, 26 novembre 1790], in «Annales de Chimie», vol. 8, 1791, pp. 9-16.

[106] Estratto di una lettera di Microszewski e Bienkowski da Schemnitz, in «Annales de Chimie», vol. 9, 1791, pp. 51-53.

[107] (1743-1817). K. Hufbauer, *Klaproth, Martin Heinrich*, in DSB, vol. 7, pp. 394-395.

[108] (1748-1822). S.C. Kapoor, *Berthollet, Claude Louis*, in DSB, vol. 1, pp. 73-82.

composta da ossa calcinate, con cui si copriva il tutto;[109] seguiva un'altra lettera di Jacquin a Pelletier in cui comunicava che F. Tihavski aveva ottenuto lui pure del fosfuro di ferro.[110]

Infine, comparve una serie di scambi di lettere tra Savaresi e Klaproth sullo stesso argomento.[111] Non contento, Savaresi inviò alle «Annales» una lunga memoria che mirava soprattutto a screditare Tondi.[112] Savaresi analizzò ogni componente dell'esperimento: la polvere di carbone, la polvere di coppella e il crogiolo. Trovò alcune sostanze metalliche ma le attribuì alle impurità degli oggetti di partenza, e non gli riuscì di metallizzare la calce: ottenne lui pure della siderite. Allo stesso modo, rifece gli esperimenti con la magnesia, l'allumina, la barite e la silice, ma ottenne sempre siderite. Provò infine a sostituire la polvere di coppella con polvere di corno di cervo calcinata, e ottenne sempre lo stesso risultato.

Venne pubblicata infine anche una memoria di Klaproth, che citava espressamente Savaresi.[113]

L'accanimento di Savaresi nei confronti di Tondi probabilmente aveva radici antecedenti e andava oltre il lato puramente scientifico, come dimostra questa lettera di Tondi dell'agosto 1790:

> Dirà segretamente, la prego, al Sig.r Born, che forse domanderò la mia licenza, per liberarmi dal brutto aspetto del Savarese, che mi fa apertamente la guerra col Lippi, ed ottenendola, avrà la bontà di prepararmi lettere per l'America, o altro luogo, dove crede più opportuno, che io possa, travagliando, trarre con quella pace, che mi manca, i pochi giorni oscuri, che il travaglio; la collera, e le fatiche immense che mi han restato. Io non mi accosto al Lavoratorio; imperciocché ho solennemente giurato, e sarei troppo semplice, se seguitassi il duro incominciato travaglio per ricavarne dolore, ed amarezza, che tanto è maggiore, in quanto che non trovo ai miei torti giustizia.[114]

---

[109] Lettera di Klaproth a Berthollet, 27 febbraio 1791, in «Annales de Chimie», vol. 9, 1791, pp. 53-54.

[110] Lettera di Jaquin a Pelletier, in «Annales de Chimie», vol. 9, 1791, pp. 54-55.

[111] Lettera di Savaresi a Fourcroy, Schemnitz 28 febbraio 1791, in «Annales de Chimie», vol. 9, 1791, pp. 157-174. Questa lettera comprende tre lettere di Savaresi a Klaproth (Chemnitz, 1 dicembre 1790, 6 gennaio 1791 e 31 gennaio 1791) e una risposta di Klaproth a Savaresi (Berlino 24 dicembre 1790).

[112] A. Savaresi, *Sur la prétendue Métallisation des terres*, in «Annales de Chimie», vol. 10, 1791, pp. 61-102; pp. 254-274; vol. 11, 1791, pp. 38-63.

[113] Martin Heinrich Klaproth, *Mémoir sur la prétendue réduction des terres simples* [letta all'Accademia delle Scienze di Berlino il 3 febbraio 1791], in «Annales de Chimie», vol. 10, 1791, pp. 275-293.

[114] Biblioteca Universitaria «Carolina Rediviva» (Uppsala), Collezione Waler, Italia: Lettera di Matteo Tondi a NN in Vienna, Schemnitz, 13 agosto 1790.

L'ampio spazio concesso alla vicenda da parte dei curatori delle «Annales», rispetto ad altri periodici, si spiega col fatto che, volendo creare un periodico specializzato, a cadenza mensile, era necessario raccogliere molto materiale, quindi anche quello proveniente dalla mineralogia. Anche negli anni successivi le notizie delle ricerche compiute a Chemnitz trovarono spazio sulle «Annales», ma non con l'ampiezza dei primi anni: per esempio, nel 1793 si diede notizia del fatto che «MM. Pini & Mascati [*sic*] ont obtenu des régules de la terre calcaire & de la terre barytique»,[115] ma questa notizia, ora, non ebbe seguito. Un altro motivo per spiegare la rilevanza che ebbe questa vicenda è di ordine strategico: attraverso l'esito di questa piccola controversia si ribadiva la correttezza del metodo lavoisieriano di analisi dei composti fino agli elementi costitutivi, che andava applicato con rigore e cautela, ciò che Tondi e Ruprecht non avevano fatto.

Sempre nel 1791 venne pubblicata una lettera di Landriani a Madame Lavoisier, da Praga,[116] in cui il milanese riferiva varie notizie relative alla tintura, alla combustione del diamante, e alla vicenda dei regoli metallici; ma il chimico italiano più importante di questo anno sulle pagine delle «Annales» fu Giovanni Antonio Giobert, che esordì con questa dichiarazione di totale adesione alla nuova chimica:

> J'oubliois de vous dire que d'après les expériences que j'ai faites sur l'acide muriatique oxigéné, & d'après même avoir vu cette huile dont M. Westrumb fait tant de bruit, je me suis déterminé à renoncer au phlogistique, & j'ai osé enfin, à Calar la Visiera, m'annoncer en Italie, le premier prosélyte de la nouvelle théorie, malgré les efforts de plusieurs de nos Chimistes, qui faute des faits & de raisons cherchent à la combattre par le mépris; mais il faut leur pardonner en faveur de leur mauvaise situation, car au moment qu'ils se croient dispensés de l'étude & en état de traiter en maîtres, ils doivent se reconnoître écoliers.[117]

Dal 1791 Giobert iniziò a pubblicare articoli originali, e dall'anno successivo divenne un collaboratore assiduo delle «Annales», fornendo regolarmente gli estratti dagli «Annali» di Brugnatelli, non mancando di

---

[115] «Annales de Chimie», vol. 16, 1793, p. 221.

[116] Estratto di lettera di Landriani a Mme Lavoisier [Praga, 14 settembre 1791], in «Annales de Chimie», vol. 11, 1791, pp. 156-157.

[117] Lettera di Giobert a Berthollet [Torino, 5 ottobre 1790], in «Annales de Chimie», vol. 10, 1791, pp. 16-17.

criticare gli articoli di Carradori là pubblicati. La «Biblioteca fisica d'Europa» invece continuò ad essere ripresa dagli estratti di Crell.

Come già ricordato sopra, dal 1794 al 1797 le «Annales» sospesero la pubblicazione; pertanto, i primi volumi del 1797 furono dedicati a dare notizia degli eventi rilevanti in campo scientifico avvenuti durante i tre anni di forzato silenzio. Sempre a partire dal 1797, il nuovo tramite per l'Italia divenne Gian Battista Venturi,[118] che curava anche gli estratti dalle «Philosophical Transactions» della Royal Society.[119]

Il 1797 fu dunque dedicato alla polemica sulla combustione del fosforo generata dagli esperimenti di Göttling; furono pubblicati, a questo proposito, l'esame sperimentale di Fourcroy e Vauquelin,[120] e una lettera di Van Mons a Brugnatelli, tradotta da Venturi,[121] il quale aggiunse una sua nota, nella quale faceva l'apologia della nuova chimica e del metodo dei francesi, difendeva la teoria dell'acidità basata sull'ossigeno, e infine annunciava l'opera di Spallanzani relativa alla questione del fosforo, cioè il *Chimico Esame*.[122] Venturi poi dava un estratto di questa opera.[123] Più tardi, sulle «Annales» vennero tradotte anche le obiezioni contro Spallanzani, formulate da Carradori.[124]

Le osservazioni di Brugnatelli invece arrivarono alle «Annales» non tramite Venturi (che era amico e conterraneo di Spallanzani, mentre Spallanzani era avverso a Brugnatelli), bensì attraverso Van Mons.[125] Nonostante il belga condividesse qualcuna delle riforme alla nomenclatura

---

[118] (1746-1822). G.B. VENTURI, *Autobiografia. Carteggi del periodo elvetico (1801-1803)*, a cura di William Spaggiari, Parma, Studium Parmense, 1984.

[119] La notizia della collaborazione di Venturi con le «Annales» fu annunciata sulle «Annales de Chimie», vol. 14, 1797, pp. 238-239.

[120] ANTOINE FRANCOIS FOURCROY-NICOLAS VAUQUELIN, *Examen des éxpériences faites en Allemagne sur la prétendue combustion dans le gaz azote etc., et des résultats qu'on en a tirés*, in «Annales de Chimie», vol. 21, an 5, 1797, pp. 189-220.

[121] JAN BAPTISTE VAN MONS, *Observations nouvelles sur la propriété d'entretenir la combustion que Goettling, professeur à Jena, prétend trouver dans le Gaz azote*, in «Annales de Chimie», vol. 22, an 5, 1797, pp. 221-227.

[122] [GIAN BATTISTA VENTURI], *Addiction du Traducteur*, in «Annales de Chimie», vol. 21, an 5, 1797, pp. 228-230.

[123] LAZZARO SPALLANZANI, *Examen chimique des expériences de M. Goettling sur la lumière du Phosphore dans les différens gaz, etc*, in «Annales de Chimie», vol. 22, an 5, 1797, pp. 246-257.

[124] GIOVACCHINO CARRADORI, *Objections contre l'opinion du Profes.r Spallanzani, sur la cause du luisant des Phosphores naturels, communiquées à Mr. Jean Fabbroni* [... Prato, 5 aprile 1797], in «Annales de Chimie», vol. 24, an 6, 1797, pp. 216-225.

[125] LUIGI VALENTINO BRUGNATELLI, *Observations sur le Phosphore*, in «Annales de Chimie», vol. 24, an 6, 1797, pp. 57-77.

di Brugnatelli, tradusse la sua memoria nella nomenclatura francese ufficiale, lasciando la spiegazione di quella riformata alle note, scrivendo:

Nous observerons qu'il est à desirer qu'on s'en tienne à une seule nomenclature. Si chaque chimiste s'en fait une, on ne saura bientôt plus de quelle substance chaqun parlera.[126]

Infine, Guyton de Morveau[127] pubblicò una critica generale alle varie proposte e critiche provenienti in particolare da Stephen Dickson, Juan Manuel Aréjula, e Brugnatelli.[128] Per quanto riguarda quest'ultimo, Guyton scrisse che la denominazione «termossigeno» serviva solo ad allungare inutilmente il nome ossigeno,

[...] car l'expression habituelle dans ce cas [quando l'ossigeno è nello stato aeriforme] est gaz oxigène, qui ne laisse point d'équivoque; mais je vais plus loin: l'oxigène, comme tous les autres corps, rétenant toujours plus ou moins de calorique dans les combinaisons les plus fixes, l'expression devient fausse, et transforme en qualité absolue ce qui n'est qu'une variation de quantité; de sorte que [...] il faudroit commencer par dresser une échelle des proportions de calorique que l'oxigène prend et retient en différens états, et en indiquer les variations par des coefficiens, au lieu d'accoupler à chaque fois le nom d'une substance qui n'en peut jamais être entièrement séparée.[129]

Guyton però attribuiva le critiche di Brugnatelli a Spallanzani, per un errore di Van Mons nel comunicare la lettera di Brugnatelli sulle differenze tra ossigeno e termossigeno ai curatori delle «Annales»;[130] pertanto si rimediò a questo errore pubblicando la smentita di Spallanzani con una nota di scuse dei curatori stessi.[131]

---

[126] *Ibidem*, nota a p. 59.

[127] (1737-1816). W.A. SMEATON, *Guyton de Morveau, Louis Bernard*, in DSB, vol. 5, pp. 600-604.

[128] LOUIS BERNARD GUYTON DE MORVEAU, *Examen de quelques critiques de la nomenclature des chimistes français*, in «Annales de Chimie», vol. 25, an 6, 1798, pp. 205-215.

[129] *Ibidem*, p. 211.

[130] LAZZARO SPALLANZANI [in realtà Luigi Valentino Brugnatelli], *Extrait d'une Lettre du cit. Spallanzani, au cit. Van Mons, sur la Nomenclature Chimique, etc.*, in «Annales de Chimie», vol. 26, an 6, 1798, pp. 216-218.

[131] *Note concernant la Lettre sur la Nomenclature chimique, inserée dans le tome XXV des* Annales, *pag. 216, sous le nom du cit. Spallanzani*, in «Annales de Chimie», vol. 26, an 6, 1798, pp. 335-336.

Nonostante Brugnatelli non condividesse la nuova nomenclatura, i curatori delle «Annales» pubblicarono molte sue memorie sperimentali, dimostrando così di riconoscerne la qualità del lavoro scientifico; generalmente, però, i nomi di Brugnatelli venivano tradotti in francese secondo la nomenclatura ufficiale. Anche i primi due volumi degli *Elementi di chimica* di Brugnatelli ricevettero una recensione favorevole, e non veniva discussa la sua riforma della nomenclatura, in quanto Brugnatelli si era «ravveduto», dopo la conclusione della questione del fosforo.[132]

Un altro italiano che trovò ampio spazio sulle «Annales» fu Giovanni Fabbroni, che vide pubblicate numerose sue memorie a carattere applicativo-sperimentale. Inoltre furono pubblicate alcune memorie di Giovacchino Carradori, che si serviva di Van Mons come tramite. Anche Carradori utilizzava la nomenclatura di Brugnatelli; in una memoria, in particolare, essa fu mantenuta nel testo, ma scritta in maniera errata e dunque insensata: *flogogeno* veniva infatti reso come «hogogène» nel testo e «Blogogeno» in una nota.[133]

Anche Giobert non scomparve dalle «Annales», e vennero pubblicati alcuni suoi scambi epistolari con Fourcroy a proposito dei calcoli della vescica.[134]

Ancora all'inizio del nuovo secolo vennero pubblicate le critiche alla nomenclatura di Samuel Latham Mitchill[135] e di Richard Chenevix,[136] seguite da un intervento di Berthollet, che tra l'altro criticava anche le riforme di Brugnatelli:

> Quelques-uns, perdant entièrement de vue cet avantage [«de posséder une seule langue dans les différens idiômes»], se sont livrés à des faciles innovations,

---

[132] «Annales de Chimie», vol. 27, an 6, 1797, pp. 110-112.

[133] GIOVACCHINO CARRADORI, *Experiences et observations sur la couleur donnée, par le moyen du feu, au papier sur lequel on a écrit avec le suc de citron*, in «Annales de Chimie», vol. 39, an 9, 1801, pp. 279-294.

[134] «Annales de Chimie», vol. 30, an 7, 1798, pp. 326-328.

[135] LOUIS BERNARD GUYTON DE MORVEAU, *Examen des changements proposés par le docteur Mitchill dans les plan et la nomenclature des chimistes français*, in «Annales de Chimie», vol. 44, an 11, 1802, pp. 305-313. La critica è rivolta a SAMUEL LATHAM MITCHILL, *A synopsis and an explanation of the synopsis of chemical nomenclature and arrangement, containing several important alterations of the plan originally reported by the French academicians*, New York, 1801. Su Mitchill: D. I. DUVEEN-H.S. KLICKSTEIN, *The introduction of Lavoisier's chemical nomenclature into America*, cit.; R. SIEGFRIED, *An attempt in the United States to resolve the differences between the oxygen and the phlogiston theories*, cit.

[136] CLAUDE LOUIS BERTHOLLET, *Rapport sur un ouvrage intitulé:* Upon chemical nomenclature according to the principles of the French neologists, *by Richard Chenevix*, in «Annales de Chimie», vol. 44, an 11, 1802, pp. 316-320.

et ont substitué une autre nomenclature à celle qui a acquis l'autorité d'une approbation générale, sous prétexte de la perfectionner. Brugnatelli par example distingue sur des indications douteuses ou imaginaires le thermoxigène de l'oxigène: il a des oxides, des thermoxides, des oxiques, le phlogogène, le septoneux, l'ossiseptonique, etc. Van-Mons vient de pousser l'abus plus loin, par la réunion de ces bizarreries pour désigner chaque substance composée; mais ces écartades ont peu d'inconvénient, parce qu'elles ne trouveront pas de sectateurs.[137]

Dal 1797 Van Mons divenne membro a pieno titolo della redazione, ma dal 1798 si preoccupò solo di dare gli estratti di Crell, mentre il compito di dare gli estratti degli «Annali» di Brugnatelli passò al medico e botanico Henri Tollard.[138]

Nel 1801 però Van Mons uscì dalla redazione delle «Annales» per dare vita ad un suo giornale, il «Journal de Chimie et de Physique», che uscì in sei volumi, fino al 1804.[139] Crosland individua come motivazione principale di questo abbandono il fatto che la proposta di Van Mons di pubblicare un supplemento mensile alle «Annales» fu rifiutata,[140] ma io credo che il motivo principale (secondario per Crosland) sia che ora Van Mons era molto più vicino alla teoria termossigena e alla conseguente riforma della nomenclatura operata da Brugnatelli. Comunque, continuò a preoccuparsi di dare notizie e traduzioni dell'amico pavese, come il suo articolo sulla scoperta dell'acido cobaltico.[141] La traduzione di questa memoria comparve anche sul «Journal de Physique», con una nota di de la Métherie che ne confermava i risultati sperimentali;[142] ma sulle «Annales» essa venne criticato da Darracq,[143] il quale dichiarò che il preteso

---

[137] *Ibidem*, p. 317.

[138] (1777-dopo il 1845).

[139] Il primo volume aveva per titolo «Journal de chimie pour servir de complément aux *Annales de Chimie* et autres Ouvrages périodiques français de cette science»; poi il titolo divenne «Journal de chimie et de physique ou Recueil périodique des découvertes dans les sciences chimiques et physiques tant en France que chez l'étranger».

[140] M. CROSLAND, *In the shadow of Lavoisier*, cit., pp. 90-91.

[141] LUIGI VALENTINO BRUGNATELLI, *Mémoire sur l'ammoniure de cobalt, et sur un acide contenu dans l'oxide gris de ce metal, connu sous le nom de saffre*, in «Annales de Chimie», vol. 33, an 8, 1799, pp. 113-124.

[142] LUIGI VALENTINO BRUGNATELLI, *De l'acide cobaltique*, in «Journal de physique», vol. 50, Ventose an 8, 1800, pp. 233-235 [estratto dalle «Annales de Chimie»].

[143] DARRACQ, *Mémoire sur une nouvelle combinaison reconnue dans le saffre, et que le cit. Brugnatelli a prise pour de l'acide cobaltique*, in «Annales de Chimie», vol. 41, an 10, 1802, pp. 66-76.

acido scoperto da Brugnatelli in realtà era arseniato di cobalto disciolto in un eccesso d'acido.[144]

Dall'analisi della presenza italiana sulle «Annales de chimie» emerge un quadro abbastanza diverso rispetto alla politica editoriale del «Journal de physique». Le memorie degli italiani non vennero strumentalizzate come nel caso del giornale di de la Métherie, e furono pubblicate in quanto scientificamente valide.

Certo, la riforma teorico-nomenclativa di Brugnatelli fu osteggiata, e il fatto che le sue memorie fossero tradotte in francese secondo la nomenclatura ufficiale lo dimostra. Ma grazie a Van Mons, Crell, Giobert e Venturi gli italiani trovarono anche nelle «Annales» un trampolino per l'Europa. Ovviamente, sia Giobert che Venturi, in quanto seguaci della nuova chimica, rappresentavano già un primo filtro dell'eventuale flusso di notizie e conoscenze dall'Italia alla Francia. In questo modo, pochissimi antilavoisieriani avevano voce in capitolo, e questo spiega l'esigua presenza di nomi italiani su questo periodico francese. Le memorie teoricamente contrarie venivano pubblicate solo se presentavano critiche fondate o risultati sperimentali interessanti.

Tuttavia, il dibattito sui nuovi regoli metallici e quello sul fosforo dimostrano che queste polemiche ebbero una risonanza europea e che non lasciarono indifferenti i francesi, che pure stavano abbastanza arroccati sulle loro posizioni. Attraverso lo studio degli articoli e dei dibattiti pubblicati sulle «Annales» è dunque possibile apprezzare il fatto che i chimici italiani si inserivano a pieno titolo in un contesto scientifico internazionale.

Valutazione

Da quanto esposto, è chiaro che in generale sia sulle «Annales» che sul «Journal» non esistono articoli italiani di tipo teorico, a parte quelli di Vaccà Berlinghieri, che hanno una forte connotazione di tipo fisico piuttosto che chimico; i curatori di entrambi i giornali davano maggiore rilevanza alle memorie applicativo-sperimentali. La ragione di questa scelta è dovuta da un lato al contesto francese, che nell'ultimo decennio del Settecento doveva fronteggiare problemi politici interni ed esterni con conseguenze belliche rilevanti, e quindi aveva bisogno di eventuali applica-

---

[144] *Ibidem*, p. 75. Brugnatelli replicò a queste critiche in «Annali di chimica», vol. 19, 1802, pp. 89-94.

zioni industriali della chimica.[145] Dall'altro lato, il contesto italiano vedeva i nostri chimici volti più all'analisi delle sostanze e al loro possibile impiego in medicina o nelle manifatture, che non ad un'interpretazione teorica dei risultati.

Marco Beretta ha scritto:

> The distaste of Italian scientists for any form of speculative and theoretical controversy may well explain why their conversion or opposition to Lavoisier's theory and nomenclature depended more on external factors than on careful scientific consideration. Furthermore, in the absence of a strong chemical tradition, the interest of Italian naturalists in chemistry was more concerned with specific experimental problems than with general and theoretical question.[146]
>
> [I chimici italiani,] Abituati a discutere su esperienze di laboratorio e ad entrare in polemica soltanto su fenomeni empirici circoscritti, non riuscirono a comprendere l'opera di Lavoisier nella sua totalità, e di conseguenza nel suo valore più profondo ed unitario. [...] La netta separazione in Italia tra scienza e filosofia generò [...] l'instaurarsi di una tradizione chimica ostile ad ogni speculazione astratta, motivata, sul finire del XVIII secolo, con argomentazioni di tipo antimetafisico e utilitaristico. Questo fattore fu indubbiamente decisivo nel far scontare ai chimici italiani un altrimenti inspiegabile isolamento culturale.[147]

Alla luce dell'analisi dei periodici scientifici stranieri, a mio avviso, è invece evidente che non è vero che nel nostro paese non esisteva una tradizione chimica consolidata: gli studi di chimica analitica, di chimica mineralogica e quelli sulle acque minerali lo dimostrano. Inoltre, i chimici italiani non soffrivano certo di isolamento culturale; al contrario, abbiamo visto che il loro lavoro era conosciuto ed apprezzato tanto in Germania quanto in Francia. Brugnatelli, Fabbroni, Fontana, Giobert, Venturi, Volta, per citare solo qualche nome, erano in contatto con tutto il mondo scientifico europeo sia attraverso la corrispondenza privata che, appunto, attraverso le memorie pubblicate sui maggiori periodici del tempo.

---

[145] C.C. Gillispie, *Scienza e potere in Francia alla fine dell'ancien régime*, Bologna, Il Mulino, 1983, pp. 69-96; 472-554; P. Bret, *Quand la Révolution mobilise les savants*, in «L'histoire», n° 119, Février 1989, pp. 16-24; Id., *Grandeur et servitude des savants*, in «L'histoire», n° 124, Juillet/Aout 1989, pp. 38-43.

[146] M. Beretta, *The enlightenment of matter*, cit., p. 315.

[147] M. Beretta, *Gli scienziati italiani e la rivoluzione chimica*, in «Nuncius», vol. 4, fasc. 2, 1989, pp. 144-145.

In secondo luogo, la componente utilitaristica della chimica era vista come prioritaria non solo in Italia, ma in tutta l'Europa. Questo concetto di chimica utile per la società era stato propugnato con forza da Stahl all'inizio del secolo,[148] e l'utilità applicativa divenne una delle principali caratteristiche della chimica, tanto che nel corso dell'Ottocento essa divenne la scienza fondamentale per tutte le altre, e poi, nel secolo successivo, una «scienza di servizio».[149]

Infine, le riforme teoriche di Brugnatelli ebbero la stessa dignità di critica di quelle di altri scienziati, e anche questo è un segno del loro valore.

I concetti di «isolamento intellettuale della cultura italiana dalle correnti del pensiero scientifico europeo» e di «rinnovamento della scienza italiana in senso antimetafisico» sono stati originariamente formulati da Pietro Redondi, che ha anche parlato di «arretratezza teorica di Brugnatelli», e del fatto che la sua riforma alla nomenclatura era «del tutto al di fuori delle ragioni scientifiche e concettuali che avevano presieduto alla nascita della moderna nomenclatura chimica».[150] Al contrario, credo che Brugnatelli avesse pienamente compreso le ragioni che fondavano la nuova nomenclatura, e operò le sue riforme in nome di un maggiore rigore teorico-concettuale rispetto agli autori francesi. Come ho ricordato nel corso di questa trattazione, la *coterie* lavoisieriana interveniva raramente per controbattere le critiche degli oppositori; il fatto che intervenne a proposito della riforma di Brugnatelli indica che essa veniva percepita come «pericolosa», in quanto stava rapidamente prendendo piede.

In conclusione, l'analisi dei periodici rappresenta una fonte utile e indispensabile per lo studio dell'evoluzione del pensiero di un singolo scienziato, ma anche di un'intera comunità e delle sue reazioni ai cambiamenti che intervengono all'interno di una disciplina scientifica. In questo caso, i dati provengono non tanto dalle singole memorie pubblicate, quanto dalle scelte generali dei curatori, dai loro commenti e dalle loro note, così come dalla scelta del giornale in cui pubblicare da parte dell'articolista. Grazie alla forma letteraria «viva» e dinamica del periodico scientifico è possibile dunque seguire quasi in tempo reale l'evoluzione

---

148 F. Abbri, *Georg Ernst Stahl e la diffusione di una nuova idea di chimica*, cit.

149 D. Knight, *Ideas in chemistry*, cit., capitoli 5 e 13.

150 P. Redondi, *Cultura e scienza dall'illuminismo al positivismo*, in *Storia d'Italia: Annali*, vol. 3: *Scienza e tecnica nella cultura e nella società dal Rinascimento ad oggi*, a cura di G. Micheli, Torino, Einaudi, 1980, pp. 708-711.

delle reazioni a un cambiamento, e la rete di collegamenti che le innescano. Nel caso italiano, i canali di comunicazione passavano attraverso i Paesi Bassi, la Francia, la Gran Bretagna, la Germania, e in misura minore per la Spagna, la Svezia, l'Ungheria e gli Stati Uniti. Grazie ai periodici, gli scienziati italiani erano dunque in contatto con tutto il mondo scientifico attivo alla fine del Settecento.

Capitolo secondo

LA CHIMICA NEI PERIODICI ITALIANI

> Tutta la storia letteraria ci insegna, che senza di essi [ostacoli] troppo tenue sarebbe la gloria di quelli, a quali riesce di operar nelle scienze una rivoluzion salutare. *

Gli «Opuscoli scelti»

Il periodico italiano più importante dal punto di vista scientifico[1] nell'ultimo quarto del '700 fu la «Scelta di opuscoli interessanti tradotti da varie lingue», curato da Carlo Amoretti[2] e Francesco Soave[3] a Milano a partire dal 1775, a cadenza mensile. Tra il 1778 e il 1803 il titolo del periodico divenne «Opuscoli scelti sulle scienze e sulle arti», e la cadenza divenne bimestrale. Dal 1804 la testata cambiò nuovamente in «Nuova scelta di opuscoli interessanti sulle scienze e sulle arti».[4] Oltre a presentare articoli apparsi in Francia, Inghilterra, Germania e Svezia, questo giornale pubblicava anche articoli originali di scienziati italiani.

Nella «Scelta di opuscoli interessanti», cioè durante i primi anni di vita del periodico, comparvero tuttavia pochi articoli di italiani, prevalentemente traduzioni di memorie presentate all'estero, o riassunti di libri, alcuni dei quali pure pubblicati all'estero, com'è il caso di alcune opere di

---

* Giovanni Antonio Giobert, *Articolo di lettera a Brugnatelli*, in «Opuscoli scelti sulle scienze e sulle arti», vol. 14, 1791, p. 69.

[1] Sui periodici scientifici italiani: F. Arato, *Carlo Amoretti e il giornalismo scientifico nella Milano di fine Settecento*, in «Annali della Fondazione Luigi Einaudi», vol. 21, 1987, pp. 175-220; P. Delpiano, *I periodici scientifici nel Nord Italia alla fine del Settecento*, in «Studi storici», vol. 30, n° 2, 1989, pp. 457-482; Id., *La divulgazione tecnico-scientifica nei periodici piemontesi del Settecento*, in *La politica della scienza*, cit., pp. 345-365.

[2] (1741-1816). R. de Felice, *Amoretti, Carlo*, in DBI, vol. 3, pp. 9-10.

[3] (1743-1806). C. Cantù, *Soave, Francesco*, in BII, vol. 1, pp. 430-436.

[4] F. Arato, *Carlo Amoretti e il giornalismo scientifico*, cit., p. 190, note 69-70.

Felice Fontana.[5] La maggior parte degli articoli erano traduzioni di memorie apparse sul «Journal de Physique» o sulle «Philosophical Transactions» della Royal Society.

Nel 1776 fu pubblicata la fondamentale *Dissertazione* di Lavoisier *ove dimostrasi, che il principio il qual combinasi coi metalli durante la lor calcinazione, e n'accresce il peso, non è altro che l'aria atmosferica la più pura*, direttamente tradotta dal «Journal».[6] Qui Lavoisier scriveva di aver ridotto il ferro e il mercurio calcinati sia mediante il carbone (cioè per mezzo del flogisto contenuto nel carbone stesso), sia per mezzo di una lente ustoria (cioè «senza addizione» di flogisto). Nel primo caso aveva ottenuto aria fissa, nel secondo caso aria vitale. Lavoisier dimostrava quindi che l'aria fissa derivava dalla combinazione dell'aria comune con il carbone, e che la causa dell'aumento di peso delle calci era l'unione dei metalli con la parte più pura dell'aria atmosferica. Nonostante la sua importanza agli occhi di uno storico moderno, questa memoria non destò uno scalpore immediato. Ancora dopo il 1776 lo straniero più autorevole dal punto di vista della chimica pneumatica restava sempre Joseph Priestley.

Anche nelle prime annate degli «Opuscoli scelti» gli autori più frequenti, tra gli stranieri, furono Tobern Bergman,[7] Joseph Priestley e Jan Ingen-Housz.[8] Nel 1780 comparve un «ristretto» dell'opera fondamentale di Adair Crawford[9] sull'origine del calore animale e sulla combustione,[10] seguito, l'anno successivo, dalla traduzione delle memorie di Lavoisier sui medesimi argomenti,[11] presentate originalmente all'Académie des Sciences nel 1777.

---

[5] (1730-1805). R.G. MAZZOLINI, *Fontana, Gasparo Ferdinando Felice*, in DBI, vol. 48, pp. 663-669; P. K. KNOEFEL, *Felice Fontana, life and works*, Trento: Temi, 1984. In particolare, sulle ricerche chimiche di Fontana: F. ABBRI, *Science de l'air. Studi su Felice Fontana*, cit.

[6] ANTOINE LAURENT LAVOISIER, *Dissertazione ove dimostrasi, che il principio il qual combinasi coi metalli durante la lor calcinazione, e n'accresce il peso, non è altro che l'aria atmosferica la più pura*, in «Scelta di opuscoli interessanti», vol. 16, 1776, pp. 25-39; originale: *Mémoire sur la nature du principe qui se combine avec les métaux pendant leur calcination, & qui en augmente le poids*, in «Observations sur la physique», vol. 5, maggio 1775, pp. 429ss.

[7] (1735-1784). W.A. SMEATON, *Bergman, Tobern Olof*, in DSB, vol. 2, pp. 4-8.

[8] (1730-1799). P.W. VAN DER PAS, *Ingen-Housz, Jan*, in DSB, vol. 7, pp. 11-16.

[9] (1748-1795). A. DONOVAN, *Crawford, Adair*, in DSB, vol. 15, pp. 94-96.

[10] ADAIR CRAWFORD, *Sperienze ed osservazioni sul calore animale e sull'infiammazione de' corpi combustibili. Dirette a indagare una legge della natura con cui spieghinsi tutti i fenomeni a ciò relativi*, in «Opuscoli scelti sulle scienze e sulle arti», vol. 3, 1780, pp. 39-98.

[11] ANTOINE LAURENT LAVOISIER, *Sperienze sulla respirazione degli animali, e su i cangiamenti, ai quali soggiace l'aria passando pe' polmoni*, in «Opuscoli scelti», vol. 4, parte II, 1781, pp. 135-140; ID., *Sulla combustione de' corpi nell'aria atmosferica e nella deflogisticata*, *ibidem*, pp. 191-194.

Un accenno alla natura composta dell'acqua comparve per la prima volta in una nota a p. 378 del volume 6, 1783. Nel 1784 venne pubblicata una lettera di Jean Magellan [12] a Carlo Lodovico Morozzo, [13] nella quale il portoghese riferiva le opinioni di James Watt, [14] Priestley e Kirwan in merito. Secondo Watt, l'acqua era composta da aria deflogisticata + flogisto, essendo l'aria deflogisticata composta a sua volta da acqua + fuoco elementare che aveva perso flogisto. Priestley e Kirwan invece seguivano l'ipotesi dell'identità tra aria infiammabile e flogisto. In una nota, i curatori degli «Opuscoli scelti» scrissero:

> Dalle ulteriori osservazioni sembra doversi inferire, che l'acqua sia la base delle arie tutte; che combinata col flogisto dia *aria infiammabile*; e combinata col calore o fuoco elementare dia *aria deflogisticata*. In questa ipotesi se uniscansi queste due arie il flogisto della prima s'attacca al calore della seconda per una maggiore affinità; e l'acqua, non essendo più tenuta in istato di dissoluzione, precipita sulle pareti, o sul fondo del vaso. Così colle due arie formasi l'acqua per analisi, e non per sintesi, come altri immaginano. Formasi poi l'aria infiammabile facendo che l'acqua nell'uscire da un'eolipila ridotta in vapori passi attraverso il ferro rovente, che le somministra il ferro necessario, e perciò si calcina. [15]

Anche da parte dei curatori, quindi, si ritrova il tipico argomento degli antilavoisieriani, che rifiutavano di considerare l'acqua come un composto. A questo punto cominciò il dibattito sulla natura dell'acqua, che vide gli articoli pubblicati sugli «Opuscoli scelti» prevalentemente in linea col pensiero dei curatori.

La comparsa della *Méthode de nomenclature chimique* nel 1787 venne ignorata; l'anno successivo venne però presentato un articolo in cui veniva impiegata la nuova nomenclatura. [16] In una nota, i curatori precisarono che ne avrebbero parlato prossimamente in dettaglio, limitandosi per ora a spiegare la differenza concettuale tra le desinenze «-oso» e «-ico». Finalmente, nel 1789, comparve la traduzione dell'estratto della *Méthode* composto da de la Métherie per le «Observations sur la physique» nel

---

[12] (1722-1790). S. PIERSON, *Magellan, Jean Hyacinthe*, in DSB, vol. 9, pp. 5-6.

[13] JEAN MAGELLAN, Lettera a Morozzo [11 maggio 1784], in «Opuscoli scelti», vol. 7, 1784, pp. 210-212.

[14] (1736-1819). H. DORN, *Watt, James*, in DSB, vol. 14, pp. 196-199.

[15] JEAN MAGELLAN, Lettera a Morozzo, cit., nota a p. 211.

[16] JEAN PIERRE CASIMIR DE MARCASSUS, barone di PUYMAURIN, *Dell'acido fluorico o spatico* [...], in «Opuscoli scelti», vol. 11, 1788, pp. 410-422.

settembre 1787,[17] con una nota di giustificazione da parte dei curatori degli «Opuscoli scelti»:

Quando fu pubblicato il nuovo metodo di Nomenclatura chimica udimmo e leggemmo che generalmente era riprovato, sicché non solo varj illustri Chimici ne dimostrarono l'inutilità, lo svantaggio, e la poca aggiustatezza de' termini; ma varie Accademie pur si proposero di non mai adottarla negli scritti che sarebbono per pubblicarsi ne' loro Atti, o Memorie. Quindi credemmo allora inutile di farla conoscere. Ma veggendo in seguito, che non solo co' termini della nuova Nomenclatura esprimeansi i loro Autori, ma eziandio che molti altri affettavano di secondare, direm così, la moda; abbiam creduto opportuno d'inserire nella nostra raccolta l'estratto di questo nuovo Dizionario fatto dal sig. *de la Métherie* pel Giornale di Fisica, giacché sovente ci avviene di tradurre degli scritti di coloro che ne parlano il linguaggio.[18]

Nello stesso volume del 1789 vennero pubblicate poi due memorie, una che esponeva la teoria di Lavoisier sull'acidità e sulla natura composta dell'acqua usando la nuova nomenclatura,[19] e una di Priestley, che confutava tutta quanta la nuova dottrina. Questa memoria era seguita da una lettera di Priestley a de la Métherie sullo stesso argomento.[20] La motivazione dei curatori per la pubblicazione di queste due memorie era di dare ai lettori la possibilità di scegliere;[21] ma nella sezione dedicata alle «Novelle letterarie» il *Traité élémentaire de chimie* di Lavoisier, appena uscito, veniva liquidato in dieci righe, senza commenti:

Il celebre Sig. Lavoisier, egualmente versato nella fisica, e nella storia naturale, che nella chimica, si è poi con particolare predilezione applicato a quest'ultima scienza, siccome ne fan per lui onorevol fede le varie opere, ch'egli ha in questo genere pubblicate. Quella che annunciamo è divisa in tre parti: la prima pre-

---

[17] JEAN CLAUDE DE LA MÉTHERIE, *Extrait de la Méthode de la Nomenclature chimique*, in «Observations sur la physique», vol. 31, settembre 1787, pp. 210-219.

[18] *Metodo di nomenclatura chimica [...] estratto dal Sig. de la Métherie*, in «Opuscoli scelti», vol. 12, 1789, pp. 11-20, nota a p. 11.

[19] LE FÈVRE DE GINEAU, *Memoria in cui rendesi conto delle sperienze fatte pubblicamente in quest'istesso Collegio [Collège Royale] nel mese di Maggio, Giugno e Luglio dell'istess'anno [1788], sulla composizione, e scomposizione dell'acqua*, in «Opuscoli scelti», vol. 12, 1789, pp. 73-84.

[20] JOSEPH PRIESTLEY, *Sperienze ed osservazioni relative ai principj dell'acidità, alla composizione dell'acqua, e al flogisto, cavate dalle Transazioni Filosofiche*, in «Opuscoli scelti», vol. 12, 1789, pp. 85-93; ID., *Lettera a de la Métherie sulla combustione dell'aria infiammabile e dell'aria pura, ibidem*, pp. 93-94.

[21] «Opuscoli scelti», vol. 12, 1789, nota a p. 73.

senta in ristretto tutta la dottrina abbracciata dall'Autore; la seconda alcune tavole di nomenclatura de' sali neutri, con brevi spiegazioni per ottener facilmente diverse specie di acidi; e la terza una minuta descrizione di tutte le operazioni, che alla moderna chimica son relative.[22]

Nel 1791 i curatori crearono ripetute occasioni di intervento, sia contro la nuova teoria, sia contro la nuova nomenclatura. Le argomentazioni erano quelle comuni a tutti gli antilavoisieriani, e cioè che i nomenclatori francesi avevano portato cambiamenti radicali al linguaggio chimico basandosi su fatti che tuttavia non erano ancora ben accertati, e quindi avevano compiuto un'operazione illegittima. A questo proposito fu pubblicata una parte della *Dissertation et expériences relatives au principes de la chimie pneumatique, ou à la théorie des chimistes pneumatistes* di Monnet, presentata il 10 maggio 1789 all'Accademia delle Scienze di Torino, in cui si leggeva in nota:

In niente si rassomiglia questa nuova chimica all'antica, né nella lingua né nelle spiegazioni. Tutto è di nuova invenzione. Gli antichi già non intendono più i presenti nuovi Chimici; e tutto prova che i nuovi Chimici non hanno mai ben inteso gli antichi. La maggior parte piuttosto Fisici che Chimici, non hanno giudicato della Chimica in generale, non hanno fondato la loro teoria se non sopra alcuni fatti isolati: hanno eglino ragione? Gli esperimenti sui quali si fondano sono poi concludenti in favore della loro nuova Teoria come il pretendono? Ecco le quistioni che ci siam fatte, e che qui prendiamo ad esaminare. Se li troveremo veri converrà attenderci, se al contrario troveremo che sono erronei la rigettaremo immediatamente: imperocché le attrattive della novità fa scegliere prontamente l'errore e lo fa dominare dei secoli, e la scienza più bella si trova oscurata ed anche perduta. S'avvicina il tempo per rigettare o confermare questa nuova teoria: già si stabiliscono nuove scuole di essa senza aspettare ch'essa sia confermata dall'esperienza.[23]

Le posizioni dello scenario internazionale vennero rese note attraverso la pubblicazione di una lettera di Giobert a Brugnatelli.[24] Giobert scriveva riportando a sua volta una lettera in cui Berthollet gli comunicava la conversione di Kirwan, Landriani, Saussure e Black. A Torino invece,

---

[22] *Ibidem*, p. 44 a fine volume.

[23] A. MONNET, *Memoria sull'acido zuccherino. Estratta da una Dissertazione relativa alla teoria dei Chimici Pneumatici* [...], in «Opuscoli scelti», vol. 14, 1791, nota alle pp. 47-48.

[24] GIOVANNI ANTONIO GIOBERT, *Articolo di lettera a Brugnatelli*, in «Opuscoli scelti», vol. 14, 1791, pp. 69-71.

proseguiva Giobert, erano tutti stahliani tranne Gian Maria Urbano Fontana[25] e Carlo Giulio, disponibili a «calar la visiera».

Il volume si chiudeva con le «Novelle letterarie», che presentavano la recensione della traduzione italiana del *Traité* ad opera di Dandolo:

> Non può pertanto l'Italia non sentire riconoscenza pel valoroso Sig. Vincenzo Dandolo, che tal opera non solo ha tradotta in nostra lingua, impresa assai difficile; ma la ha anche corredata di copiose note nelle quali sovente illustra, ma più sovente ancora disapprova con ottime ragioni le asserzioni del celebre Autore; e quantunque il nuovo Vocabolario chimico egli generalmente adotti, non lascia all'occorrenza di condannare que' nuovi nomi, che hanno tutti i difetti di quelli che si vogliono esclusi, oltre quello della novità che è grandissimo.[26]

Come già rilevato nel caso di de la Métherie, anche qui l'accento veniva posto dal recensore più sulle note critiche di Dandolo che sul contenuto del *Traité* stesso, e in particolare non sulle note contrarie alla filosofia del linguaggio di Condillac, bensì su quelle che indicavano i difetti della nuova nomenclatura. Allo stesso modo, la recensione alla «Biblioteca fisica d'Europa» di Brugnatelli, nello stesso volume, si soffermava in particolare sul nuovo vocabolario e sulla difesa della vecchia nomenclatura:

> Se i progressi di una scienza si possono stimare dagli accrescimenti del suo vocabolario convien credere, che in pochi anni siansi triplicate le cognizioni nella scienza chimica, poiché a 1065 nomi della nuova nomenclatura non corrispondono che 355 della vecchia esclusi i sinonimi. Ma questo giudizio sarebbe poco esatto, poiché potrebbero essersi tralasciati qui per inavvertenza alcuni nomi vecchj come per es. vi manca tra i vecchj quello del ferro. Oltre ciò si ha luogo a credere che nel tesser la serie della nuova nomenclatura si sono dati i nomi a sostanze non ancora ben conosciute per prevenire gli operatori, che quando avranno formato una tale combinazione, dovranno dare un nome al loro risultato. Ne abbiamo un esempio in questa tabella ove troviamo nella nuova nomenclatura 25 combinazioni dell'acido calcoloso o della pietra o bezoardico, detto col nuovo nome acido litico, con differenti basi metalliche o terree. Eppure siamo avvertiti in una nota all'articolo *acido litico, acido calcoloso* che quest'acido non esiste più. Sembra difficile che sperimentandosi la combinazione di questo supposto acido con tutti i metalli e con tutte le terre, non si fosse riconosciuto prima l'errore che aveva creato l'acido litico. Egli è adunque verisimile che seguendo l'indole della nuova nomenclatura siansi dati i nomi a tutte le combinazioni possibili di questo suppo-

---

[25] (1753-1791).

[26] «Opuscoli scelti», vol. 14, 1791, p. 19 a fine volume.

sto acido con varie basi senza averle veramente eseguite. Se si fosse usata un'eguale facilità verso la nomenclatura vecchia, sarebbesi trovata più ricca che non appare in questo catalogo. E senza accennare le combinazioni da esperimentarsi, parlando solo delle già note, si esprimerebbero facilmente colla vecchia nomenclatura tutte le combinazioni dell'acido nitroso con varie basi, chiamando *nitro* il sal neutro, e aggiungendovi il nome della base, onde si direbbe *nitro d'antimonio, nitro d'argento, d'oro, di cobalto, di stagno*, ecc., come si è detto *nitro di zinco, nitro di piombo*, e non mancherebbero in questa tavola tanti nomi della vecchia nomenclatura, né la nuova apparirebbe più tanto esuberante.[27]

Nonostante ciò, i curatori degli «Opuscoli scelti» si dimostrarono certamente più imparziali del loro collega de la Métherie, pubblicando anche qualche memoria favorevole alla nuova chimica. Nel 1792, inoltre, vennero pubblicate le importanti memorie di Lavoisier sulla respirazione e sulla traspirazione negli animali, già inserite da Vincenzo Dandolo nella seconda edizione della sua traduzione del *Traité*.[28]

In seguito, le opinioni dei curatori contrarie alla riforma della nomenclatura restarono confinate alle recensioni, delle quali riporto qualche esempio relativo alla farmacia:

Essendo cambiata la teoria, e la nomenclatura della chimica, malgrado tutti gli sforzi di chi volea sostener l'antica, e n'avea forse ragione; convenia pur cangiare gli elementi della farmaceutica.[29]

L'autore valente Chimico e Speziale, lasciando a parte l'esame delle teorie moderne sulle quali vuolsi appoggiare la nuova nomenclatura chimica, la considera per le conseguenze che derivar ne possono realtivamente all'importantissima sua professione; e prova con molteplici esempj, 1. Che la nuova nomenclatura lascia lo Speziale indeciso sulla medicina che dee somministrare, poiché sovente i nuovi nomi significano più cose ben fra loro diverse: 2. Che i Neochimici nominano (contro i loro stessi principj) con lunghe frasi, ciò che i vecchi Chimici dicono con una sola parola: 3. Che quelle loro medesime frasi esprimono sovente tutt'altro che ciò che vuolsi da loro indicare.[30]

---

[27] *Ibidem*, pp. 30-31 a fine volume.

[28] Sull'importanza della traduzione di queste memorie si veda: F. ABBRI, *Lavoisier e Dandolo*, cit., p. 170.

[29] Recensione a NARCISO MANTEGAZZA, *Istituzioni di chimica farmaceutica*, Pavia, Bolzani, 1793, in «Opuscoli scelti», vol. 16, 1793, p. 21 a fine volume.

[30] Recensione a PAOLO SANGIORGIO, *Della nuova nomenclatura chimica come non applicabile alla farmacia*, Milano, Pogliani, 1794, in «Opuscoli scelti», vol. 16, 1793, p. 44 a fine volume.

La progressiva consapevolezza che ormai la battaglia sulla nomenclatura era persa divenne esplicita nella recensione alla traduzione italiana dell'opera di Jean Baptiste Lamarck: il recensore scriveva infatti che quest'opera era «annunziata su' fogli francesi come diretta a fare una controrivoluzione in Chimica», e che la sua pubblicazione era molto attesa per valersene o confutarla, «ma forse non succederà né una cosa né l'altra».[31]

Il volume del 1794 dedicava ampio spazio alla polemica sulla scintillazione, per la quale rimando al capitolo relativo.

Il 1795 fu un altro anno importante per quanto riguarda il contenuto degli «Opuscoli scelti»: vi comparve infatti il «transunto» degli esperimenti del professore di Jena Johann Friedrich August Göttling, che avrebbero motivato le riforme alla nomenclatura proposte da Luigi Valentino Brugnatelli, e le reazioni di Lazzaro Spallanzani pubblicate l'anno successivo.[32]

Per concludere il discorso sugli «Opuscoli scelti», segnalo che ancora nel 1801 venne pubblicato un articolo che presentava la vecchia nomenclatura,[33] ma con i nomi nuovi tra parentesi accanto a quelli vecchi, e che nelle «Novelle letterarie» del 1803 furono recensiti testi che adottavano la nomenclatura riformata di Brugnatelli.[34]

Come già accennato, dopo il 1795 il dibattito negli articoli calò parecchio, mentre rimase qualche nota polemica nelle recensioni. Analogamente a ciò che ho ricordato per il «Journal de physique», anche in Italia la concorrenza editoriale nei confronti degli «Opuscoli scelti» cominciò a farsi sentire. Nel 1788 Brugnatelli aveva infatti fondato la «Biblioteca fisica d'Europa», uscita in 20 volumi fino al 1791; nel 1792 il «Giornale fisico medico», uscito fino al 1796; ma soprattutto, nel 1790 il medico pavese creò gli «Annali di chimica», sulla scia dei «Chemische Annalen» e delle «Annales de chimie», che uscirono in 22 volumi fino al 1805. Il dibattito sulla nuova chimica si concentrò dunque soprattutto su questo giornale.

---

[31] Recensione a JEAN BAPTISTE LAMARCK, *Ricerche su le cagioni de' principali fatti fisici* [...], Milano, Veladini, 1795, in «Opuscoli scelti», vol. 18, 1795, p. 9 a fine volume. L.J. BURLINGAME, *Lamarck's chemistry: the chemical revolution rejected*, cit.; F. ABBRI, *Tradizioni di ricerca e forme di sapere: Lamarck e la chimica*, cit.

[32] F. ABBRI, *Spallanzani e la diffusione delle teorie chimiche di Lavoisier in Italia*, cit., pp. 121-135.

[33] GEORGE NAPIER, *Osservazioni sulla polvere da schioppo*, in «Opuscoli scelti», vol. 21, 1801, pp. 51-64.

[34] Recensioni a L.V. BRUGNATELLI, *Farmacopea*; P. SALVIGNI, *Lezioni di chimica*; F. GÉRARD, *Teoria della combustione*, in «Opuscoli scelti», vol. 22, 1803, pp. 4-18 a fine volume.

Le «Memorie di matematica e fisica»

Un altro periodico degno di considerazione è costituito dalle «Memorie di matematica e fisica della Società Italiana», edite a partire dal 1782, con cadenza biennale, da Anton Maria Lorgna. L'intento dichiarato era quello di unificare l'Italia da un punto di vista scientifico, in mancanza di una effettiva unità nazionale.

> Ma l'essere or pure partita l'Italia in dominj d'indole, e d'instituzione non una, fa che sieno necessariamente l'un dall'altro disgiunti gli uomini illuminati, che natura ha distribuito imparzialmente; difficulta e restrigne le relazioni; sparge un seme impercettibile di mutue gelosie; e arresta quel reciproco e libero scambio di lumi, ch'e' farebbero naturalmente in comunione d'interessi, e di volere. Quindi è che lo splendore di loro, quantunque vivissimo, riverbera a stento, e languidamente sull'intera nazione. E non è raro il caso, che in una parte d'Italia s'ignorino perfino le produzioni dell'altra, i progressi, le ricchezze letterarie, o non vengano elle in pregio ed onore, siccome alle straniere è conceduto.[35]

Su questo periodico si pubblicavano le memorie presentate dai membri della Società Italiana dei XL, l'odierna Accademia Nazionale delle Scienze, fondata dallo stesso Lorgna nel 1782.[36] Nonostante il titolo della testata, oltre a memorie di matematica e fisica venivano pubblicati anche articoli di chimica, medicina, mineralogia, geologia e storia naturale.

Per quanto riguarda la chimica, i primi volumi videro la presenza massiccia di articoli di Felice Fontana, di Carlo Lodovico Morozzo e di Giuseppe Angelo Saluzzo, tutti flogististi. Nei volumi del 1788 e del 1790 non comparve il benché minimo accenno alla rivoluzione che stava avvenendo nella chimica.

Il volume per il 1792 presentava invece un articolo di Giuseppe Olivi, convinto lavoisieriano,[37] il quale impiegava la nuova nomenclatura e seguiva la teoria dello stato fisico aeriforme come risultato della combinazione del calorico con la base dei gas, e ribadiva inoltre la natura composta dell'acqua. Questo articolo, tuttavia, era seguito da un articolo di Er-

---

[35] [Anton Maria Lorgna, *Introduzione*], in «Memorie di matematica e fisica», vol. 1, 1782, pp. IV-V.

[36] C. Farinella, *Sopra gli Stati. L'organizzazione degli scienziati italiani e il modello della Società dei Quaranta*, in *La politica della scienza*, cit., pp. 509-530; Id., *L'accademia repubblicana*, cit. (seconda parte).

[37] Giuseppe Olivi, *Delle Conferve irritabili [tremelle], e del loro movimento di progressione verso la luce. Esame fisico-chimico specialmente diretto a stabilire la vegetabilità della loro natura*, in «Memorie di matematica e fisica», vol. 6, 1792, pp. 161-204.

menegildo Pini, che confutava la teoria dei lavoisieriani punto per punto e ne rigettava la nomenclatura come inammissibile in mineralogia.[38]

Solo a partire dal 1799 gli autori degli articoli pubblicati iniziarono ad usare la nuova nomenclatura o la sinonimia (nomi nuovi nel testo seguiti dai nomi vecchi messi tra parentesi); comparve addirittura una articolo che lodava la nuova chimica per aver eliminato «Il caos delle proprietà flogistiche [che] occupava la faccia dell'universo», con una nota in cui si riassumeva il dibattito sulla denominazione dell'azoto degli anni precedenti:

> *Azoto* è un nome greco derivante dalla particella privativa, α, e dal nome Ζωη, vita, ed indica la facoltà di privar di vita gli animali. Ma siccome questa proprietà non è caratteristica del solo *azoto*, ma comune a tutti gli altri gas inabili alla respirazione; perciò il *Chaptal* giudicherebbe più opportuno dargli la denominazione di *Nitrigeno*, dedotta dalla proprietà, che ha questa sostanza di generare il Nitro. Ma poscia che l'azoto, a parlar propriamente, non è generatore del nitro, ma bensì dell'acido nitrico; per questa ragione al Dottor *Brugnatelli* piacerebbe meglio chiamarlo *Ossi-nitrigeno*; lasciando per ora da parte l'altra denominazione di *Fossigeno*, cioè generatore della luce, finché non sia un po' meglio conosciuta questa proprietà.[39]

Nonostante questo, ancora nel 1804 Morozzo riteneva il nome ossigeno improprio, perché «la luce solare, ed il fuoco principio contenuto nel Carbone somministrano al gaz ossigeno della materia del fuoco».[40] Morozzo citava inoltre la *Statique chimique* di Berthollet,[41] in cui si dimostrava che non tutti gli acidi contengono ossigeno, e faceva riferimento all'aria del fuoco di Scheele come nome più appropriato per questa sostanza.

Ancora nel volume del 1811 veniva pubblicato un articolo di Leopoldo M.A. Caldani,[42] risalente al 1809, nel quale l'autore usava la sinonimia.[43] In generale, tuttavia, la grande maggioranza degli articolisti, dopo

---

[38] Ermenegildo Pini, *Osservazioni sulla nuova teoria, e nomenclatura chimica come inammissibile in mineralogia*, in «Memorie di matematica e fisica», vol. 6, 1792, pp. 309-368.

[39] Giovanni Battista da San Martino, *Dell'origine del carbonio che entra nelle piante* [memoria ricevuta dalla Società il 10 ottobre 1796], in «Memorie di matematica e fisica», vol. 8, parte I, 1799, nota a p. 2.

[40] Carlo Lodovico Morozzo, *Sopra il gas molto ossigenato che si ottiene dal carbone messo nell'acqua esposta ai raggi del sole*, in «Memorie di matematica e fisica», vol. 11, 1804, p. 335.

[41] C.L. Berthollet, *Essai de statique chimique*, Paris, Imprimerie de Demonville, 1803.

[42] (1725-1813). U. Baldini, *Caldani, Leopoldo Marcantonio*, in DBI, vol. 16, pp. 553-555.

[43] Leopoldo Marc'Antonio Caldani, *Riflessioni ed osservazioni intorno al color rosso del sangue* [25 giugno 1809], in «Memorie di matematica e fisica», vol. 15, 1811, pp. 59-75.

il 1799, impiegò la nuova nomenclatura, con due curiosi sconfinamenti della «*contagion* nomenclativa» nell'anatomia[44] e nella classificazione degli odori.[45]

Certamente in questa refrattarietà alla nuova chimica ebbe buon gioco l'influenza di Lorgna, morto nel 1796, che era dichiaratamente antilavoisieriano. L'unico lavoisieriano della prima ora a pubblicare su queste pagine fu infatti Giuseppe Olivi, che però non era uno dei Quaranta, e poté inserire il suo articolo nelle «Memorie» grazie alla presentazione di Alberto Fortis,[46] lavoisieriano blando, ma con interessi più legati alla mineralogia e alla geologia che alla chimica, e quindi non direttamente coinvolto nel dibattito.

Nonostante il prestigio scientifico della Società dei XL, che raccoglieva i migliori scienziati italiani, la cadenza biennale delle «Memorie» e il fatto che non vi comparissero recensioni fecero sì che questo non fosse un periodico «vivo» dal punto di vista del dibattito scientifico sulla nuova chimica. Nonostante gli intenti di unificazione del paese dal punto di vista scientifico, di fatto i Quaranta erano sparsi su tutta la Penisola e non avevano frequenti occasioni d'incontro, quando appartenevano a Stati diversi. Inoltre, non tutti i Quaranta pubblicavano con cadenza biennale, in quanto preferivano altri periodici più rapidi nel pubblicare.[47]

Eppure, la presenza di Lorgna fu determinante per flogististi come Morozzo e Saluzzo, che pure pubblicavano nei «Mémoirs» dell'Accademia delle Scienze di Torino, o come Felice Fontana, che pure godeva di un prestigio scientifico internazionale. L'aperta opposizione di Lorgna alla nuova chimica fece sì che il tono delle «Memorie» fosse quasi unanime nel rifiutare la nuova teoria e la nuova nomenclatura, e fu solo alla sua morte, con il trasferimento della sede della Società a Modena e con le vicende legate alla calata in Italia di Napoleone, che il passaggio dal vecchio al nuovo sistema poté avvenire, su queste pagine, in modo tutto sommato «indolore».

---

[44] Vincenzo Malacarne, *Questioni anatomiche, fisiologiche, e chirurgiche dilucidate da Vincenzo Malacarne*, in «Memorie di matematica e fisica», vol. 8, parte I, 1799, pp. 219-241 [ricevuta il 25 novembre 1798].

[45] Niccolò Da Rio, *Memoria intorno la denominazione e la classificazione degli odori*, in «Memorie di matematica e fisica», vol. 11, 1804, pp. 564-578 [presentata da Vincenzo Chiminello il 24 aprile 1804].

[46] (1741-1803). L. Ciancio, *Fortis, Alberto*, in DBI, vol. 49, pp. 205-210.

[47] Per un diverso punto di vista si veda C. Farinella, *L'accademia repubblicana*, cit., pp. 160-161.

I periodici di Brugnatelli

La «Biblioteca fisica d'Europa»

Il primo periodico che Brugnatelli fondò fu la «Biblioteca fisica d'Europa», che uscì a Pavia in 20 volumi dal 1788 al 1791, a cadenza bimestrale. Giobert vi collaborava abbastanza assiduamente, inviando memorie di altri[48] o sue originali. La sezione delle «Novelle letterarie» presentava sia recensioni, sia estratti dagli «Annalen» di Crell o dalle «Annales» di Lavoisier. Nella «Biblioteca» comparivano soprattutto memorie di scienziati stranieri, grazie alla corrispondenza che Brugnatelli intratteneva con Crell e de la Métherie.

> Il Sig.r Crell mi farà fare la corrispondenza con diversi Letterati coi Signori Klaproth, Kirwan, Westrumb, ecc. Ho scritto delle notizie al Sig. La Metherie da cui attendo riscontro. In tal modo spero che sarò al fatto prestissimo delle novità fisico chimiche [...][49]

Infatti, già nel secondo volume Brugnatelli pubblicò la traduzione del *Discours préliminaire* di de la Métherie del 1788, ferocemente critico nei confronti della nuova chimica.[50]

Ma l'importanza di questo periodico risiede nel fatto che in esso si pubblicò a più riprese la traduzione italiana della versione francese dell'*Essay on phlogiston* di Richard Kirwan.[51] Questa opera venne anche pubblicata in volume separato.[52] Tuttavia, le note critiche di Guyton de Morveau, Lavoisier, La Place, Monge, Berthollet e Fourcroy, che avreb-

---

[48] Per esempio, Giobert inviò la memoria di Henri Paul Irénée Reboul, *Esame de' fenomeni dell'acido nitroso*, in «Biblioteca fisica d'Europa», vol. 9, 1789, pp. 107-128; vol. 10, 1789, pp. 19-38.

[49] Lettera di Brugnatelli ad Alessandro Volta [Pavia, 17 agosto 1788], in *Memorie e documenti inediti per la storia dell'Università di Pavia*, Pavia, Bizzoni, 1878: parte III, *Lettere di 50 professori dell'Università di Pavia*, p. 62; anche in EV, vol. 3, p. 3.

[50] Jean Claude de la Métherie, *Discorso preliminare*, in «Biblioteca fisica d'Europa», vol. 2, 1788, pp. 69-86; vol. 3, 1788, pp. 15-40.

[51] Richard Kirwan, *Saggio sopra il flogisto e le parti costitutive degli acidi*, in «Biblioteca fisica d'Europa», vol. 4, 1788, pp. 100-132; vol. 5, 1788, pp. 1-50; vol. 6, 1788, pp. 1-68. La traduzione francese è: R. Kirwan, *Essai sur le phlogistique et sur la constitution des acides. Traduit de l'anglois* [...] *avec des notes de MM. de Morveau, Lavoisier, de La Place, Monge, Berthollet & de Fourcroy*, Paris, rue et hôtel Serpente [Cuchet], 1788; originale: R. Kirwan, *An essay on phlogiston and the constitution of acids*, London, printed by J. Davis for P. Elmsly, 1787.

[52] Richard Kirwan, *Saggio sopra il flogisto e le parti costitutive degli acidi*, Pavia, B. Comino, 1788.

bero portato in seguito all'abbandono della teoria del flogisto da parte di Kirwan, vennero pubblicate solo due anni dopo.[53] Esse pure si vendevano in volume separato, o unite al volume del *Saggio*. In questo modo si rendeva disponibile in lingua italiana uno dei principali cavalli di battaglia dei chimici antiflogistici.

Eppure, nei volumi intermedi tra la comparsa della traduzione dell'*Essay* e quella delle note, Brugnatelli si preoccupò di pubblicare anche una delle lettere di Sage a de la Métherie, fortemente critica nei confronti della nuova nomenclatura,[54] e il *Discours Préliminaire* dello stesso de la Métherie per il 1789.[55]

In generale, si deve riconoscere a Brugnatelli una grande imparzialità: in ogni volume, se venivano pubblicati articoli di Giobert, Fourcroy, o Adriaan Paets van Troostwijk[56] e Jan Rudolph Deiman,[57] tutti seguaci della nuova chimica, comparivano anche memorie di Sage, De Luc o Johann Christian Wiegleb,[58] che erano contrari. Grazie a una nota,[59] si evince che lo stesso Brugnatelli, in questa prima fase, accettava la combinatoria dell'ossigeno proposta dai francesi, ma non adottava ancora la nuova nomenclatura.

Infine, nell'ultimo volume della «Biblioteca» (1791) Brugnatelli pubblicò il *Vocabolario della nuova nomenclatura chimica*,[60] in francese, latino e italiano.

Il «Giornale fisico medico»

Nel 1792 Brugnatelli fondò a Pavia il «Giornale fisico-medico ossia Raccolta di osservazioni sopra la fisica, matematica, chimica, storia natu-

---

[53] *Risposte fatte al Saggio sopra il flogisto e le parti costitutive degli acidi del Sig. Kirwan [...] dai signori De Morveau, Lavoisier, De La Place, Monge, Berthollet, e De Fourcroy*, in «Biblioteca fisica d'Europa», vol. 13, 1790, pp. 43-89; vol. 14, 1790, pp. 3-47; vol. 15, 1790, pp. 3-50.

[54] BALTHAZAR GEORGES SAGE, *Lettera a de la Métherie sulla nuova nomenclatura*, in «Biblioteca fisica d'Europa», vol. 7, 1789, pp. 47-48.

[55] JEAN CLAUDE DE LA MÉTHERIE, *Discorso preliminare*, in «Biblioteca fisica d'Europa», vol. 8, 1789, pp. 61-107; vol. 9, 1789, pp. 32-90.

[56] (1752-1837). H.A.M. SNELDERS, *Troostwijk, Paets van, Adriaan*, in DSB, vol. 13, pp. 468-469.

[57] (1743-1808). LUI, vol. 6, pag. 122.

[58] (1732-1800). G. KERSTEIN, *Wiegleb, Johann Christian*, in DSB, vol. 13, pp. 332-333.

[59] «Biblioteca fisica d'Europa», vol. 14, 1790, nota alle pp. 34-35.

[60] LUIGI VALENTINO BRUGNATELLI, *Vocabolario della nuova nomenclatura chimica in Francese, Latino, e Italiano*, in «Biblioteca fisica d'Europa», vol. 20, 1791, pp. I-CXII.

rale, medicina, chirurgia, arti e agricoltura per servire di seguito alla Biblioteca fisica d'Europa», a cadenza trimestrale.[61] Il «Giornale» ebbe vita breve, fino al 1796.

Questo periodico presentava meno memorie di chimica rispetto alla «Biblioteca», per dare più spazio alla medicina, anche perché Brugnatelli nel 1790 aveva fondato gli «Annali di chimica», specificamente dedicati a questa disciplina; tuttavia egli pubblicò sul «Giornale» alcune memorie di Lavoisier, come quella sul salnitro, nonché memorie di Fourcroy, Sage, Franz Karl Achard,[62] e Giovacchino Carradori.[63]

In questi anni Brugnatelli aveva ormai accettato la nuova chimica, e cominciava ad interessarsi ai problemi della nuova nomenclatura. L'imparzialità presente nella «Biblioteca» stava rapidamente scomparendo, e uno degli usi che Brugnatelli fece del «Giornale» fu di impiegarlo come strumento di pubblicità per la sua opera prima, gli *Elementi di chimica.*[64] La recensione apparsa sul «Giornale» diceva tra l'altro:

> Ma la Chimica essendo una scienza, che come l'odierna Politica si trova all'epoca delle più grandi rivoluzioni; si vanno scoprendo ogni giorno nuovi corpi; una moltitudine di fatti si aggiungono a' fatti, è necessario che taluno di quando in quando si dii la pena di dare un certo ordine alla sua dottrina registrandovi ciò che vi ha di più essenziale alle sue nuove e solenni mutazioni.[65]

Quindi il compito che Brugnatelli si prefiggeva era quello di fornire un manuale comprensivo di tutte le ultime novità, e di migliorare il *Traité* di Lavoisier, nel quale non si trattavano le applicazioni in campo medico e farmaceutico della chimica, che invece interessavano molto Brugnatelli, il quale aveva una formazione di tipo medico:

> Tuttavia essendo interesse del Sig. Lavoisier di spargere ed autorizzare la nuova nomenclatura allora poco gradita; di far conoscere la sua dottrina, e le sue eccellenti macchine, ec., ha dovuto necessariamente cadere in infinite ripetizioni ne' quadri delle combinazioni, e estendersi troppo di soverchio in alcuni articoli

---

[61] I volumi venivano numerati da 1 a 4 ogni anno, mentre gli anni venivano numerati a partire dal 1788, anno di fondazione della «Biblioteca».

[62] (1753-1821). J.B. GOUGH, *Achard, Franz Karl*, in DSB, vol. 1, pp. 44-45.

[63] (1758-1818). A.G. B., *Giovacchino Carradori*, in BII, vol. 6, pp. 295-313 (qui si trova anche una bibliografia completa delle sue opere); I. SERMONTI SPADA, *Carradori, Giovacchino*, in DBI, vol. 20, pp. 637-638.

[64] LUIGI VALENTINO BRUGNATELLI, *Elementi di chimica appoggiati alle più recenti scoperte chimiche e farmaceutiche*, Pavia, Baldassarre Comino, 1795-1798, 3 voll.

[65] «Giornale fisico medico», vol. 1, anno 7, 1794, p. 273.

più fisici, che chimici, passar troppo rapidamente sopra alcuni altri, trattenersi nelle minute descrizioni delle tavole, e ommettere interamente tutto ciò che più da vicino interessa i Medici, e gli Speziali.[66]

Un'altra occasione di propaganda delle idee del curatore fu creata a proposito della questione del fosforo, nelle «Notizie miscellanee» del 1795:

Il prof Göttling ha pubblicato diverse osservazioni sulla luce di fosfori nel gas azotico, e i Proff. Lempe e Lampudias [*sic*] hanno pure dati alcuni risultati di esperienze sulla luce de' fosfori in diverse speci [*sic*] di gas. Si trovano esse nel Giornale di Fisica Tedesco del Prof. Green [*sic*]. Si è provato, che il gas azotico non è un corpo semplice, ma che contiene la base del gas ossigeno e la luce, che li genera contemporaneamente. Nella mia riforma alla nomenclatura francese, che quanto prima verrà pubblicata, esso ha ricevuto un nuovo nome non solo per distinguerlo dal *gas ossigeno*, ma anche per altre ragioni che colà si trovano esposte.[67]

Nell'ultimo volume del 1795 comparivano poi le critiche di Carradori a Göttling,[68] e la descrizione dettagliata degli *Elementi di chimica*. Sono convinta che fu proprio la questione del fosforo, che vide un profondo coinvolgimento di Brugnatelli, a indurlo a separare in maniera più netta medicina e chimica a livello editoriale. Le questioni chimiche dovevano essere trattate esclusivamente sugli «Annali», e quelle mediche necessitavano di un periodico a sé stante. Quindi, il «Giornale» cessò di esistere nel 1796, per lasciare il posto da un lato agli «Annali», che già uscivano da 6 anni, e dall'altro agli «Avanzamenti della medicina e fisica», che durarono solo per il 1796 e poi ai «Commentarj medici», curati assieme a Valeriano Luigi Brera,[69] che pure ebbero vita breve, uscendo nel solo 1797.

Gli «Annali di chimica»

Il periodico di gran lunga più importante per questo studio e per l'attività editoriale di Brugnatelli è rappresentato dagli «Annali di chimica

---

[66] *Ibidem*, p. 274.

[67] *Notizie miscellanee*, in «Giornale fisico medico», vol. 1, anno 8, 1795, p. 285.

[68] GIOVACCHINO CARRADORI, *Opposizioni al sistema di Gottling comunicate al Sig. Brugnatelli*, in «Giornale fisico medico», vol. 4, anno 8, pp. 75-78.

[69] (1772-1840). E. TACCARI, *Brera, Valeriano Luigi*, in DBI, vol. 14, pp. 164-165.

ovvero Raccolta di memorie sulle scienze, arti e manifatture ad essa relative», nati, come già accennato, sul modello delle «Annales de Chimie» (1789) di Lavoisier e della sua *coterie*, e dei «Chemische Annalen» (1784) di Lorenz Crell; questo periodico uscì in 22 volumi dal 1790 al 1805, con cadenza variabile. Vi comparivano, oltre alle recensioni, molti articoli di autori italiani, traduzioni di memorie comparse sul «Journal de Physique», traduzioni ed estratti di corrispondenza da Crell, memorie provenienti dall'Inghilterra e, a partire dal 1797, estratti dalle «Annales de chimie».

Nella prefazione al primo volume, Brugnatelli scrisse:

> Sono tali e tante le nuove scoperte, che nel breve periodo di soli vent'anni si sono fatte in Chimica, e le mutazioni che dalle moderne teorie ha sofferta la sua dottrina, ch'ella si può oramai riguardare come una scienza del tutto rinnovata.[70]

Pertanto, lo scopo degli «Annali» era di aggiornare la comunità scientifica italiana sulle nuove scoperte e sugli sviluppi della disciplina, dal punto di vista dei nuovi strumenti, delle nuove applicazioni industriali, delle scoperte di nuovi elementi e di nuovi farmaci. Dichiarandosi apertamente lavoisieriano, Brugnatelli faceva poi una dichiarazione di imparzialità che, come vedremo, non avrebbe mantenuto a lungo: «Si rispetteranno le opinioni e le teorie che dagli Autori vorrannosi adottare o sian elleno Stahliane o Pneumatiche, come anche la Nomenclatura quale si vorranno valere».[71]

A questa dichiarazione facevano seguito alcune critiche alla nuova nomenclatura, e un appello: «Possano una volta unirsi i Chimici più ragguardevoli di ogni nazione e d'accordo fare nella Chimica Nomenclatura quella riforma tanto saggiamente propostasi dai Chimici Francesi!»[72]

Quello che segue è un esame generale degli articoli e delle tematiche affrontate sugli «Annali», attraverso il quale si può apprezzare il progressivo aumento dell'intervento propagandistico di Brugnatelli nei confronti delle sue riforme.

---

[70] *Prefazione*, in «Annali di chimica», vol. 1, 1790, p. V.

[71] *Ibidem*, p. IX.

[72] *Ibidem*, p. XI.

Nel primo volume furono pubblicati, tra gli altri, un articolo di Carradori, critico nei confronti dell'esperimento di Paets van Troostwijk e Deiman,[73] uno di Giobert, di tipo applicativo,[74] parte di un articolo di Volta in cui descriveva il suo eudiometro,[75] e un articolo dello stesso Brugnatelli,[76] nonché parte della *Litologia vesuviana* di Giuseppe Gioeni, completata nei volumi successivi.[77] Furono inoltre tradotte dal «Journal de physique» alcune notizie relative alla pretesa scoperta di nuovi regoli metallici da parte di Matteo Tondi e Anton von Ruprecht.[78]

Nel 1791 furono pubblicate sia la famosa lettera di conversione di Black a Lavoisier,[79] sia una lettera di Crell a Brugnatelli, in cui il chimico tedesco lo informava dello stato del dibattito in Germania: Hermbstaedt, Girtanner e Link seguivano la nuova chimica, mentre Westrumb, Klaproth, Gren e Wiegleb restavano flogististi.[80]

Anche nel 1793 furono pubblicati da un lato un articolo di Olivi[81] e uno di Giobert,[82] entrambi lavoisieriani; dall'altro una memoria di Car-

---

[73] GIOVACCHINO CARRADORI, *Riflessioni sull'esperienza dei signori Paets van Troostwyk [sic], e Deiman Sulla decomposizione dell'acqua in aria infiammabile e deflogisticata, comunicate per lettera ad un suo Amico* [Giovanni Fabbroni], in «Annali di chimica», vol. 1, 1790, pp. 1-18. Sui chimici olandesi: L. ROBERTS, *The Dutch meet the 'new' chemistry*, in *Lavoisier in european context*, cit., pp. 87-112; H. A. M. SNELDERS, *The new chemistry in the Netherlands*, cit.

[74] GIOVANNI ANTONIO GIOBERT, *Sopra la produzione di un olio nella distillazione del gas muriatico ossigenato, ed altri argomenti chimici* [Lettera a Brugnatelli, Torino, 5 agosto 1790], in «Annali di chimica», vol. 1, 1790, pp. 19-27.

[75] ALESSANDRO VOLTA, *Descrizione dell'eudiometro ad aria infiammabile* [...], in «Annali di chimica», vol. 1, 1790, pp. 171-231; vol. 2, 1791, pp. 161-286; vol. 3, 1791, pp. 36-45.

[76] LUIGI VALENTINO BRUGNATELLI, *Riflessioni sull'acido marino ossigenato usato come fotometro* [...], in «Annali di chimica», vol. 1, 1790, pp. 232-242.

[77] GIUSEPPE GIOENI, *Saggio di litologia del Vesuvio*, in «Annali di chimica», vol. 1, 1790, pp. 243-267; vol. 2, 1791, pp. 33-160; vol. 3, 1791, pp. 161-264.

[78] LORENZ CRELL, *Estratto d'una lettera del medesimo al sig. de la Métherie Sopra i regoli metallici ottenuti dalla terra calcare, dalla magnesia, dalla terra selciosa, e dal sal sedativo* [Helmstadt, 5 agosto 1790], in «Annali di chimica», vol. 1, 1790, pp. 75-77; *Notizia comunicata dal sig. Jaquin figlio a Brugnatelli Sopra i pretesi nuovi regoli metallici*, in «Annali di chimica», vol. 1, 1790, p. 170.

[79] JOSEPH BLACK, Estratto di lettera a Lavoisier, in «Annali di chimica», vol. 2, 1791, pp. 23-26. La lettera originale di Black a Lavoisier è datata 24 ottobre 1790. A.L. LAVOISIER, *Oeuvres de Lavoisier. Correspondance, 6. 1789-1791*, cit., pp. 185-188.

[80] LORENZ CRELL, *Estratto di lettera [...] al Sig. Brugnatelli sulla decomposizione dell'alcali volatile, ec.* [Helmstadt, 28 agosto 1791], in «Annali di chimica», vol. 3, 1791, pp. 46-47. Sui chimici tedeschi si veda K. HUFBAUER, *The formation of the German Chemical Community*, cit., Appendix 1: *Biographical profiles*.

[81] GIUSEPPE OLIVI, *Ricerche chimiche intorno alla cagione della colorazione in rosso delle croste de' Granchj e Gamberi*, in «Annali di chimica», vol. 4, 1793, pp. 100-106.

[82] GIOVANNI ANTONIO GIOBERT, Lettera a Brugnatelli [Torino, 16 gennaio 1793], in «Annali di chimica», vol. 4, 1793, pp. 107-109.

radori, nella quale egli, pur impiegando parzialmente la nuova nomenclatura, scriveva esplicitamente:

> Benché molti seguitino la dottrina di Lavoisier, io credo con Crawford che nei corpi combustibili esista il flogisto, o sia il principio dell'infiammabilità, cioè un particolare elemento il quale sviluppandosi si combina col gas ossigene, lo decompone, e obbliga a depositare il suo calorico.[83]

Nel 1794 comparve il primo articolo di Jan Baptiste Van Mons,[84] che, come abbiamo visto, si dimostrerà un interlocutore molto importante per la diffusione all'estero della nomenclatura riformata di Brugnatelli in particolare e della chimica italiana in generale; tuttavia, l'argomento centrale dei tre volumi usciti nel 1794 fu il dibattito sulla scintillazione e sulla natura dell'acqua, che continuò a trovare spazio anche nel 1795.

Ma il 1795 fu l'anno della questione del fosforo, e della conseguente riforma della nomenclatura di Brugnatelli. Il dibattito sulla combustione del fosforo in senso stretto proseguì sulle pagine degli «Annali» fino al 1797, per un totale di 5 volumi, ma continuò a proposito della nomenclatura almeno fino al 1802.

Dopo la pubblicazione del *Prospetto di riforma alla Nuova Nomenclatura Chimica*,[85] Brugnatelli si preoccupò di rendere note le critiche e i consensi che aveva ricevuto, in un *Avvertimento* posto all'inizio del vol. 9 degli «Annali»:[86] pareri favorevoli gli pervennero da Lorenzo Mascheroni, Alessandro Volta, Pietro Moscati, Carlo Amoretti ed Eusebio Valli; e suggerimenti, piuttosto che critiche, provennero invece da Carradori, A. Volta, Giuseppe Gioeni, Francesco Antonio Notarianni, e da «un chiarissimo Matematico». Ma la cosa importante fu che Brugnatelli, fortemente convinto dei vantaggi della nomenclatura da lui così riformata, annunciò che da quel momento in poi tutte le memorie sarebbero state pubblicate con i nomi riformati. A tale scopo, Brugnatelli pubblicò anche la *Sinoni-*

---

[83] Giovacchino Carradori, *Della polvere fulminante*, in «Annali di chimica», vol. 4, 1793, p. 152, nota 1.

[84] Jan Baptiste Van Mons, *Esperimenti sulla presenza dell'ossigeno nell'ossido rosso di mercurio preparato per l'ossidazione spontanea e ripristinato prima d'essere raffreddato*, in «Annali di chimica», vol. 5, 1794, pp. 21-27.

[85] Luigi Valentino Brugnatelli, *Prospetto di riforma della nuova nomenclatura chimica proposta dai sigg. Morveau, Lavoisier, Berthollet, e Fourcroy*, in «Annali di chimica», vol. 8, 1795, pp. 149-173.

[86] Luigi Valentino Brugnatelli, *Avvertimento* [Pavia, 19 agosto 1795], in «Annali di chimica», vol. 9, 1795, 6 pp. n.n. in apertura di volume.

mia e il *Vocabolario* della sua nuova nomenclatura, inserendo indifferentemente i nomi francesi e quelli «stahliani» tra i nomi vecchi.[87] Inoltre, per meglio far comprendere la teoria sottostante alla riforma, Brugnatelli ripubblicò i capitoli sul calore e sulla luce dei suoi *Elementi di chimica*, nonché un articolo riguardante i diversi tipi di combustione.[88]

Quindi, da questo momento in poi tutte le memorie pubblicate furono «tradotte» nella nuova nomenclatura, tranne una di Giobert che trattava di nuovi esperimenti sulla combustione del fosforo: Brugnatelli si limitò qui a mettere i nomi riformati tra parentesi e a lasciare la nomenclatura «francese» nel testo, per rispetto delle idee di Giobert, che si opponeva a Göttling.[89]

A partire dal 1796 la presenza di Van Mons divenne rilevante sulle pagine degli «Annali», anche perché Brugnatelli aveva iniziato a spedirgliene copia.[90] Il farmacista di Bruxelles scriveva a Brugnatelli sia notizie relative alla Germania che notizie provenienti da Parigi, in quanto collaborava con le «Annales».

Nel 1797 Brugnatelli pubblicò i risultati di Fourcroy e Vauquelin che smentivano definitivamente Göttling.[91] Brugnatelli fece pubblica abiura in una nota,[92] senza però che questo gli impedisse di tradurre la memoria dei due francesi secondo la sua nomenclatura riformata, e di ribadire comunque l'inadeguatezza del nome «azoto». Infatti, sempre nel 1797 Brugnatelli venne a conoscenza del nome «septone» proposto da Saltonstall, e lo adottò senza riserve.[93]

---

[87] Luigi Valentino Brugnatelli, *Sinonimia antica e nuova riformata disposta per ordine Alfabetico*, in «Annali di chimica», vol. 10, 1795, pp. 1-30; Id., *Vocabolario della nuova nomenclatura chimica riformata e accresciuta*, in «Annali di chimica», vol. 10, 1795, pp. 31-118 [la numerazione delle pagine riparte da 1 dopo la p. 187 del volume].

[88] Luigi Valentino Brugnatelli, *Memoria sopra il calorico*, in «Annali di chimica», vol. 9, 1795, pp. 238-270; Id., *Memoria sulla luce*, *ibidem*, pp. 291-301; Id., *Intorno alle diverse specie di combustioni*, in «Annali di chimica», vol. 11, 1796, pp. 41-47.

[89] Giovanni Antonio Giobert, *Lettera sopra diverse nuove sperienze di chimica*, in «Annali di chimica», vol. 11, 1796, pp. 265-269.

[90] Jan Baptiste Van Mons, *Sopra diversi nuovi argomenti di chimica* [Bruxelles, 30 marzo 1796], in «Annali di chimica», vol. 12, 1796, pp. 218-220.

[91] Antoine Francois Fourcroy-Nicolas Vauquelin, *Esame delle esperienze fatte in Germania sulla pretesa combustione nel gas fossigeno, o azotico e dei risultati che se ne sono derivati* [...], in «Annali di chimica», vol. 13, 1797, pp. 3-34.

[92] *Ibidem*, nota a p. 3.

[93] Recensione a Wintrop [*sic*] Saltonstall, *Dissertazione inaugurale sulla storia chimica del septone (dell'azoto de' francesi)*, Nuova York, 1796, in «Annali di chimica», vol. 14, 1797, p. 266.

Nel primo volume del 1798 furono pubblicati ben sei articoli di Brugnatelli, sui fulminati, sull'acido saccarico, e su un metodo per fare le acque minerali «in grande»;[94] ma gli articoli centrali trattavano di nuovo del nome «azoto», e della differenza teorica tra ossigeno e termossigeno,[95] con un nuovo appello:

I Chimici non debbansi sgomentare dello stato di mobilità, in cui si trova ancora la nomenclatura chimica: ciò dipende dallo stato di mobilità della scienza medesima. Possano i chimici di tutte le Nazioni convenire una volta di parlare un solo linguaggio, ritenendo però di addattarsi a quegli utili cambiamenti, che gli si volessero introdurre, affinché gli avanzamenti della lingua vadino del pari cogli avanzamenti della scienza.[96]

Anche nel terzo volume del 1798 comparvero ben sei articoli di Brugnatelli, a carattere sperimentale,[97] ma anche una lettera di Van Mons in cui il belga si dichiarava più o meno convinto dell'esistenza del termossigeno.[98] Sempre nel 1798 fu reso pubblico sulle pagine degli «Annali» l'*affaire* Spallanzani-Brugnatelli, che vide i due colleghi dell'Università di Padova scambiarsi feroci accuse verbali, sfogo di una rivalità risalente agli anni precedenti, e che si concluse con le scuse di Van Mons, responsabile involontario dello scambio di nomi che provocò questo contrasto.[99]

---

[94] LUIGI VALENTINO BRUGNATELLI, *Nuove osservazioni sopra la maniera di produrre strepitose fulminazioni con varie sostanze per mezzo del fosforo*, in «Annali di chimica», vol. 15, 1798, pp. 79-88; ID., *Osservazioni sopra l'ossisaccarico considerato come reagente chimico*, *ibidem*, pp. 108-110; ID., *Apparecchio comodissimo per ottenere in grande, e con poca spesa l'acqua saturata di ossicarbonico, e di varie altre specie di acque minerali*, *ibidem*, pp. 111-115; ID., *Osservazioni sopra l'oro fulminante*, *ibidem*, pp. 116-119.

[95] LUIGI VALENTINO BRUGNATELLI, *Sulla denominazione azoto*, in «Annali di chimica», vol. 15, 1798, pp. 154-155; ID., *Riflessioni intorno alle differenze, che passano fra l'ossigeno, e il termossigeno*, *ibidem*, pp. 165-189.

[96] *Ibidem*, p. 170.

[97] LUIGI VALENTINO BRUGNATELLI, *Delle acque minerali* [estratto dal 3° volume degli *Elementi di chimica*], in «Annali di chimica», vol. 17, 1798, pp. 19-83; ID., *Dell'ammoniuro di cobalto*, *ibidem*, pp. 89-104; ID, *Osservazioni intorno alla formazione degli eteri*, *ibidem*, pp. 139-141; ID. *Osservazioni sopra l'albumina*, *ibidem*, pp. 142-144; ID., *Osservazioni sopra l'ammoniuro di mercurio e di zinco*, *ibidem*, pp. 160-164; ID., *Maniera di ottenere il mercurio dolce senza mercurio corrosivo e di una forza medica costante comunicata all'Accademia di Mantova*, *ibidem*, pp. 214-218.

[98] JAN BAPTISTE VAN MONS, Lettera a Brugnatelli [Bruxelles, 4 Fruttidoro anno 6], in «Annali di chimica», vol. 17, 1798, pp. 84-85.

[99] LUIGI VALENTINO BRUGNATELLI, Lettera a Van Mons [Pavia, 22 Fiorile anno 6], in «Annali di chimica», vol. 15, 1798, pp. 202-208; JAN BAPTISTE VAN MONS, Lettera a Brugnatelli [Bruxelles, 22 Pratile anno 6], in «Annali di chimica», vol. 16, 1798, pp. 154-156.

La presenza così massiccia di memorie sperimentali, accanto a quelle immancabili relative alla nomenclatura, a mio avviso è dovuta al fatto che, dopo la smentita dei risultati di Göttling, Brugnatelli aveva perso molta della sua credibilità scientifica. Questa andava dunque ricostruita, e l'unico modo che un chimico del XVIII secolo aveva per acquisire prestigio era sul piano sperimentale e applicativo. Le memorie di Brugnatelli erano dunque volte a trovare nuovi strumenti e nuovi reagenti, a studiare in dettaglio fenomeni fino a quel momento ritenuti marginali, o a trovare nuove applicazioni della chimica, per esempio nella produzione di acque minerali artificiali, di alcool, e di acquavite. Furono proprio queste memorie, e non quelle teoriche, a trovare spazio sulle «Annales del chimie».

La scoperta della pila e la decomposizione dell'acqua per mezzo di essa compiuta da Nicholson e Carlisle trovarono spazio nel volume del 1800, così come alcune esperienze di elettrochimica compiute da Volta.[100] Le proprietà chimiche del fluido elettrico portarono Brugnatelli a un nuovo ripensamento della nomenclatura, che venne esposta sia in maniera analitica che in maniera sintetica per mezzo di una grande tavola inserita alla fine del volume.[101] Convinto che «Non è che a forza di correzioni che la Nomenclatura Chimica giungerà al grado di perfezione che si desidera», questa volta Brugnatelli impiegò le stesse armi dei francesi, dai quali era fortemente criticato, citando espressamente Condillac, come già aveva fatto Lavoisier, e

> [...] riflettendo che la rivoluzione della dottrina chimica non dovea andare disgiunta da quella della sua lingua: che il dimostrare delle inconvenienze in una scienza, era lo stesso che rintracciare la verità: che qualunque lume si spargesse in una lingua scientifica poteva riuscire di sommo vantaggio alla scienza a cui apparteneva [...][102]

Inoltre, Brugnatelli cercava di dimostrare la sua teoria del termossigeno criticando Lavoisier su un terreno che gli era molto più familiare, gra-

---

[100] Alessandro Volta, *Lettera a Brugnatelli Sopra alcuni fenomeni chimici ottenuti col nuovo apparecchio elettrico*, in «Annali di chimica», vol. 18, 1800, pp. 3-23.

[101] Luigi Valentino Brugnatelli, *Osservazioni chimiche sopra l'ossielettrico*, in «Annali di chimica», vol. 18, 1800, pp. 136-152; Id, *Avvertimento Sopra la Nomenclatura Chimica moderna con una Tavola*, *ibidem*, pp. 192-197; Id., *Sinonimia delle nomenclature chimiche moderne*, *ibidem*, tav. f. t.

[102] Luigi Valentino Brugnatelli, *Avvertimento Sopra la Nomenclatura Chimica moderna con una Tavola*, in «Annali di chimica», vol. 18, 1800, p. 193.

zie alla sua formazione di medico, di quanto fosse allo scienziato francese: la fisiologia della respirazione.[103]

Anche i volumi successivi videro la pubblicazione di alcune memorie contrarie a Lavoisier, da parte di Carradori,[104] e di numerose memorie di elettrochimica da parte di Brugnatelli.[105] Inoltre, egli pubblicò consensi diretti alla sua riforma, come quello di Senebier,[106] o indiretti, attraverso la recensione delle opere di Salvigni e Gérard.[107]

L'ultimo volume degli «Annali» diede una discreta rilevanza agli esperimenti del professore di fisica a Pisa, Francesco Pacchiani, sulla composizione dell'acido muriatico,[108] nonostante Brugnatelli fosse molto scettico sulla loro validità. Infatti, egli pubblicò alcuni suoi risultati in cui non aveva ottenuto acido muriatico dalla scomposizione dell'acqua per mezzo del fluido elettrico.[109] Infine, vi compariva una riflessione di Brugnatelli degna di essere riportata:

> Quantunque molti fatti importanti siansi raccolti in Chimica, e grandi utilissime riforme introdotte in questi ultimi tempi, pure si deve convenire che la dottrina di questa scienza si trova ancora nella culla. Basta riflettere che non si conosce ancora la natura de' grandi agenti chimici, come sono la luce, il termico, l'elettrico, il magnetico, il galvanico, ec.; che si disputa se dessi siano composti di altri fluidi sottili ancora ignoti; che si dubita se alcuni di essi esistano per se stessi; che

---

[103] Luigi Valentino Brugnatelli, *Continuazione delle riflessioni intorno alle differenze che passano tra l'ossigeno e il termossigeno*, in «Annali di chimica», vol. 18, 1800, pp. 117-133; in particolare, pp. 121-123.

[104] Giovacchino Carradori, *Obiezioni ad una rimarcabile proposizione di Lavoisier*, in «Annali di chimica», vol. 19, 1802, pp. 10-16; Id, *Osservazioni sopra alcune esperienze contrarie alla teoria di Lavoisier fatte con la Pila del Volta*, in «Annali di chimica», vol. 21, 1802, pp. 64-72.

[105] Luigi Valentino Brugnatelli, *Lettera a Luigi Targioni contenente un'esposizione succinta delle principali scoperte e interessanti Osservazioni fatte nel corrente anno 1802 o poco prima nella scienza chimica* [Pavia, 15 novembre 1802], in «Annali di chimica», vol. 21, 1802, pp. 3-30; Id., *Fenomeni osservati con la pila voltiana*, *ibidem*, pp. 143-148; Id. *Osservazioni chimico-galvaniche*, in «Annali di chimica», vol. 22, 1805, pp. 257-300.

[106] Jean Senebier, Lettera a Brugnatelli, in «Annali di chimica», vol. 21, 1802, pp. 90-92.

[107] Recensione a Pellegrino Salvigni, *Lezioni di chimica*, in «Annali di chimica», vol. 21, 1802, p. 288; Recensione a F. Gérard, *Teoria della combustione*, *ibidem*, pp. 289-290.

[108] F. Pacchiani, *Sopra i principi costituenti l'acido muriatico (ossimuriatico)*, in «Annali di chimica», vol. 22, 1805, pp. 125-133; Id., Lettera a Fabbroni, *ibidem*, pp. 134-144; Id., *Lettera 3a del medesimo a Giovanni Fabbroni*, *ibidem*, pp. 145-156; Paolo Mascagni, *Lettera [...] ad uno de' quaranta della Soc. Ital. delle Sc. sul galvanismo*, *ibidem*, pp. 308-321; Gaetano Cioni-P. Petrini, *Lettera [...] al Sig. O. Targioni Tozzetti sul galvanismo*, *ibidem*, pp. 322-339. F. Abbri, *Il misterioso 'spiritus salis'. Le ricerche di elettrochimica nella Toscana napoleonica*, in «Nuncius», vol. II, fasc. 2, 1987, pp. 74-88.

[109] Luigi Valentino Brugnatelli, *Osservazioni chimico-galvaniche* [Pavia, 28 settembre 1805], *ibidem*, pp. 257-300.

si fanno forti obbiezioni alla natura composta dell'acqua, e di alcuni gas; che si riguardano come corpi semplici i metalli che racchiudono luce, termico, il fluido galvanico, ec. Intanto però si asserisce che la scienza Chimica è giunta alla sua perfezione!! Quanto ci resta ancora a fare per portarla a questo grado. [110]

Il caso di Brugnatelli presenta forti analogie con quello di de la Métherie. Entrambi usarono il proprio periodico come tribuna propagandistica per le loro idee: dopo un avvio imparziale per quanto riguardava l'accettazione o meno della nuova teoria chimica, le scelte editoriali risentirono fortemente delle nuove idee dei curatori. Tuttavia, a differenza di de la Métherie, Brugnatelli oltre a una teoria, aveva anche una nomenclatura da proporre e diffondere, e quasi tutti gli articoli, soprattutto stranieri, venivano tradotti non solo in italiano, ma anche in questo nuovo linguaggio scientifico. La sua impresa, tuttavia, non fu pubblicizzata dal collega francese, anche se ne fu apprezzato il valore. Infatti, de la Métherie scrisse, a proposito degli *Elementi chimica* di Brugnatelli: «On trouvera dans cet ouvrage l'homme instruit, qui a le courage d'avoir ses opinions, & de les annoncer». [111]

Gli «Annali di chimica» si comprendono così solo attraverso il confronto con i precedenti periodici curati da Brugnatelli; attraverso la loro storia è possibile cogliere la progressiva maturazione e convinzione del chimico pavese della validità delle innovazioni lavoisieriane, ma anche della loro incompletezza. Al pari del «Journal de physique» e delle «Annales de chimie», gli «Annali» offrono allo storico un chiarissimo esempio di come l'uso strumentale che si può fare di un periodico scientifico, sempre presente in forma implicita, diventi palese e primario in tempi «rivoluzionari».

Il «Giornale de' letterati» di Pisa

Nel corso del Settecento sorsero numerosi periodici dal titolo «Giornale dei Letterati», nei vari stati italiani. [112] Generalmente, essi comprendevano vari aspetti della cultura: religione, musica, letteratura, antichità

---

[110] Luigi Valentino Brugnatelli, *Risposta* [a una lettera di Paolo Sangiorgio], in «Annali di chimica», vol. 22, 1805, nota a pp. 184-185.

[111] Recensione a Luigi Valentino Brugnatelli, *Elementi di chimica*, in «Journal de physique», vol. 4 [47], Brumaire an 7 [1798], p. 407.

[112] U. Bellocchi, *Storia del giornalismo italiano*, Bologna, Edison, vol. 4, 1975, pp. 43-57; G. Ricuperati, *Giornali e società nell'Italia dell'ancien régime (1668-1789)*, in C. Capra-V. Castronovo-G. Ricuperati, *La stampa italiana dal Cinquecento all'Ottocento*, Roma-Bari, Laterza, 1986, pp. 67-370.

e, non ultima, la scienza. Vi si recensivano libri sui più svariati argomenti, e si ripubblicavano, si traducevano o si riassumevano articoli apparsi su altri periodici. Ovviamente, questi «Giornali» non possono essere considerati periodici scientifici *tout court*, ed è difficile studiare l'evoluzione dell'atteggiamento dei curatori nei confronti della nuova chimica attraverso lo scarso materiale pubblicato. Tuttavia, il «Giornale de' Letterati», redatto da Angelo Fabroni,[113] Giovanni Maria Lampredi e G.D. Anguillesi, che uscì con cadenza trimestrale a Pisa in 102 volumi dal 1771 al 1796,[114] consente questo tipo di studio, in quanto presenta una certa continuità nel discorso sulla chimica pneumatica, che copre tutto l'arco della vita di questo periodico.

Dal punto di vista scientifico, le fonti principali di questo «Giornale», che tra l'altro si proponeva di pubblicare 4-6 tomi all'anno di recensioni di libri, erano le «Philosophical transaction» della Royal Society di Londra e l'«Histoire de l'Académie Royale des Sciences» di Parigi. Venivano inoltre pubblicati alcuni articoli originali.

Già dal secondo volume si presentò ai lettori un tema di dibattito: la questione della teoria della causticità secondo Meyer o secondo Black;[115] poi la presenza più consistente per i primi anni '70 sulle pagine del «Giornale» divenne Joseph Priestley. Infatti, dopo una prima stroncatura del suo saggio sull'elettricità, in quanto il recensore propendeva per la teoria di Nollet,[116] ampio spazio e favore venne dato alle sue ricerche sulle arie, attraverso la traduzione integrale degli *Experiments and observations on different kinds of air*, comparsi nel volume 62 delle «Philosophical transactions»,[117] e degli estratti di alcune lettere di Priestley a Pringle e a Price, pubblicate nel volume 65 delle stesse.[118]

---

[113] (1732-1803). U. Baldini, *Fabroni (Fabbroni), Angelo*, in DBI, vol. 44, pp. 2-12.

[114] G. Ricuperati, *Giornali e società nell'Italia dell'ancien régime (1668-1789)*, cit., pp. 285-290; p. 381.

[115] Recensione a Nicholas Joseph Jaquin, *Examen chemicum doctrinae Meyerianae de acido pingui, & Blachianae de aere fixu respectu calcis*, Vienna, Klaus, 1769, in «Giornale de' Letterati», vol. 2, 1771, pp. 106-149.

[116] Recensione alla traduzione francese: Joseph Priestley, *Histoire de l'electricité*, Paris, 1771, in «Giornale de' Letterati», vol. 5, 1772, pp. 308-309. J.L. Heilbron, *Nollet, Jean Antoine*, in DSB, vol. 10, pp. 145-148; Id., *Electricity in the 17th and 18th centuries. A study of early modern physics*, Berkeley; Los Angeles; London: University of California Press, 1979.

[117] Joseph Priestley, *Osservazioni sopra diverse specie d'aria*, in «Giornale de' Letterati», vol. 11, 1773, pp. 226-283; vol. 12, 1773, pp. 109-180; vol. 13; 1774, pp. 126-187.

[118] Joseph Priestley, Lettera a Pringle del 15 Marzo 1775; Lettera a Price del 1 Aprile 1775; Lettera a Pringle del 25 Maggio 1775, in «Giornale de' Letterati», vol. 24, 1776, pp. 226-241.

Il fatto che la *dephlogisticated air* di Priestley fosse tradotta in italiano come «aria sflogisticata»[119] indica da un lato che queste traduzioni erano fatte direttamente sull'originale, e dall'altro lato che i curatori pisani o erano ancora agli inizi del loro aggiornamento scientifico, o non avevano molti contatti fuori dal Granducato, perché tutti coloro che si occupavano di arie e dunque avevano letto Priestley impiegavano il termine «aria deflogisticata». A supporto di questa tesi c'è il fatto che ampio spazio fu concesso all'opera di Candido Pistoj, professore di matematica a Siena,[120] assieme a tutta la polemica che ne derivò,[121] che coinvolse direttamente il «Giornale de' Letterati» ed ebbe un'eco anche a Modena,[122] ma di fatto fu una questione tra Pisa e Siena, di ordine più polemico-campanilistico che scientifico, e che non è il caso di riportare. Comunque, l'ampio spazio concesso alla nuova chimica pneumatica sulle pagine del «Giornale» dimostra il crescente interesse dei suoi curatori per questa disciplina.

Sempre nel 1776 furono recensiti gli *Opuscules* di Lavoisier, riportando anche la traduzione integrale di alcuni paragrafi fondamentali, come questo:

> [...] ogni fluido elastico risulta dalla combinazione di un corpo qualunque ei sia, con un principio infiammabile, o forse ancora con la materia del fuoco puro, e che da questa combinazione dipenda lo stato di elasticità: io aggiungerei che la sostanza fissata nelle calci metalliche, e che ne aumenta il peso non sarebbe, a parlare con proprietà, in questa ipotesi un fluido elastico, ma la parte fissa di un fluido elastico, il quale è stato spogliato del suo principio infiammabile.[123]

Attraverso i riassunti dei vari numeri dell'«Histoire de l'Académie des Sciences» o di altre opere relative all'attività dell'Accademia parigina, molto spazio fu dato all'opera di Lavoisier, per quanto riguarda i suoi studi sul salnitro, sulla presenza dell'aria nella composizione degli acidi, sul-

---

119 *Ibidem*, p. 231.

120 Candido Pistoj, *Del meccanismo, col quale l'Aria, ed il Fuoco elementare, si fissano ne' misti, e divengono principi costitutivi de' corpi ne' quali si trovano*, Siena, Mazzini Carli, 1775, recensito in «Giornale de' Letterati», vol. 17, 1775, pp. 238-265. La seconda edizione, con le note di due anonimi senesi, venne pubblicata con la falsa dicitura «Parigi: appresso la Vedova, 1775», e recensita nel «Giornale de' Letterati», vol. 19, 1775, pp. 246-249.

121 «Giornale de' Letterati», vol. 21, 1776, pp. 245-370; vol. 25, 1777, pp. 256-360.

122 «Nuovo Giornale de' Letterati d'Italia», vol. 9, 1777, pp. 243-259.

123 Recensione a Antoine Laurent Lavoisier, *Opuscules physiques et chimiques*, Paris, Durand-Didot-Esprit, 1774, in «Giornale de' Letterati», vol. 22, 1776, pp. 218-219.

la combustione del diamante, sulla teoria della calcinazione basata sull'ossigeno, sulla combustione e sulla respirazione.[124] Tutte queste memorie, seppure non pubblicate separatamente, furono comunque percepite come destabilizzanti la teoria chimica comunemente accettata, tanto che i curatori del «Giornale», nel recensire la seconda edizione del *Dictionnaire de chimie* di Pierre Joseph Macquer,[125] scrissero: «[...] dopo la prima edizione si è fatto un gran numero di scoperte delle più capitali, e delle più luminose, che per fino han creduto molti dovere rovesciare le più ricevute teorie».[126]

Accanto alle memorie di Lavoisier, dunque, come compensazione, comparvero ampie recensioni con estratti e parziali traduzioni della versione francese di Gibelin[127] degli *Experiments and observations on different kinds of air* di Priestley,[128] dell'*Essai sur différentes especes d'air* di Sigaud de la Fond,[129] degli *Experiments upon vegetables* di Ingen Housz,[130] e dell'estratto ad opera di Magellan della teoria di Crawford sul calore animale.[131]

Nel primo decennio di vita possiamo quindi dire che il «Giornale» godeva di una grande imparzialità, che vacillerà nel decennio successivo, quando la scoperta della natura composta dell'acqua e la riforma alla nomenclatura chiederanno prese di posizione molto più definite nei confronti delle innovazioni lavoisieriane.

Negli anni '80, il «Giornale» si arricchì della presentazione di estratti e riassunti dai «Commentarii» di Bologna, dalle «Memorie» delle Accademie di Torino, di Padova, e dei Georgofili di Firenze, e dalle «Memorie di matematica e fisica della Società Italiana», allargando così il panorama scientifico a molta parte degli altri stati italiani.

---

[124] «Giornale de' Letterati», vol. 26, 1777, pp. 132-143; vol. 30, 1778, pp. 218-222; vol. 36, 1779, pp. 108-115; vol. 40, 1780, pp. 3-7; vol. 44, 1781, pp. 34-37; vol. 48, 1782, pp. 40-74.

[125] (1718-1784). W.A. SMEATON, *Macquer, Pierre Joseph*, in DSB, vol. 8, pp. 618-624.

[126] Recensione a PIERRE JOSEPH MACQUER, *Dictionnaire de chimie*, Paris, 1778, 2a ed., in «Giornale de' Letterati», vol. 32, 1778, p. 252.

[127] Jacques Gibelin, 1744-1828.

[128] *Giornale de' Letterati*, vol. 31, 1778, pp. 135-178; vol. 32, 1778, pp. 55-97; vol. 33, 1779, pp. 101-150 per i primi 3 volumi; vol. 44, 1781, pp. 40-94; vol. 45, 1782, pp. 3-47 per i voll. 4-5.

[129] «Giornale de' Letterati», vol. 34, 1779, pp. 169-202.

[130] «Giornale de' Letterati», vol. 40, 1780, pp. 77-99.

[131] «Giornale de' Letterati», vol. 40, 1780, pp. 250-282; vol. 41, 1781, pp. 3-36.

Anche la traduzione francese della seconda grande opera di Priestley sulle arie ricevette ampio spazio sulle pagine del «Giornale», nel 1783 e nel 1784.[132]

Nel 1786 fu dibattuta la questione della natura dell'acqua, attraverso la recensione dell'opera di Senebier sull'aria infiammabile. Infatti, il ginevrino riteneva «[...] questa non un elemento dell'acqua, come i Sigg. Lavoisier, e Monge hanno pensato.»[133] L'esperimento di Lavoisier e Meusnier, riportato nell'«Histoire de l'Académie des Sciences de Paris» per il 1781, e pubblicato nel 1786, ricevette questo commento da parte dei curatori:

> Anche in Italia e nella nostra Toscana non convengono i chimici né con gli Accademici Franzesi, né fra di loro sopra la decomposizione dell'acqua, e sopra i principj componenti la medesima; sicché attenderemo dal tempo e da replicate e continue esperienze lo schiarimento di questa questione interessante.[134]

Tuttavia, i giornalisti riconoscevano che

> [...] le nuove esperienze hanno obbligato i Chimici a modificare almeno la dottrina di Stahl; e che il sapere se il principio del calore appartiene ai corpi combustibili, o all'aria vitale agente necessario della combustione, è quasi la sola questione, che possa dividere i partitanti delle due opinioni [...][135]

I curatori del «Giornale» si schierarono in maniera molto chiara nel 1789, attraverso alcune importanti recensioni. La prima riguardava la traduzione annotata dell'*Essay on phlogiston* di Kirwan, e vi si diceva chiaramente: «Noi pertanto siamo di parere, che le ragioni addotte dal Sig. Kirwan siano più convincenti di quelle dei Chimici Francesi, quantunque per altro molte cose ammetta non per anche ben dimostrate.»[136]

I giornalisti infatti si meravigliavano soprattutto del fatto che Kirwan continuasse a sostenere l'identità tra flogisto e aria infiammabile anche

---

[132] Recensione a JOSEPH PRIESTLEY, *Expériments et observations sur différentes branches de la physique*, Paris, 1782, in «Giornale de' Letterati», vol. 50, 1783, pp. 91-120; vol. 51, 1783, pp. 3-40; vol. 54, 1784, pp. 180-207; vol. 56, 1784, pp. 163-193 per i primi 3 volumi; vol. 75, 1789, pp. 285-301 per il vol. 4, 1787.

[133] Recensione a JEAN SENEBIER, *Recherches analytiques sur la nature du gaz inflammable*, Genève, Chirol, 1784, in «Giornale de' Letterati», vol. 62, 1786, p. 93.

[134] «Giornale de' Letterati», vol. 63, 1786, pp. 217-218.

[135] «Giornale de' Letterati», vol. 67, 1787, p. 74 nota.

[136] «Giornale de' Letterati», vol. 74, 1789, p. 230.

dopo le critiche rivoltegli da Senebier. Inoltre, proseguivano, proprio le obiezioni di Senebier alla composizione dell'acqua «ossia sopra la base della teoria antiflogistica» trattenevano i giornalisti dall'adottare il nuovo sistema, finché i francesi avessero eliminato ogni dubbio.

[...] per formare dei sistemi è necessario prima raccogliere gran fatti, riunirli insieme, e dedurne in seguito dei principj, i quali sieno semplicissimi, ed a maraviglia spieghino i fenomeni tutti, che si osservano. La teoria che hanno essi preso a difendere, qualora fosse capace di perfezione (ciò che a noi pare molto difficile, perché contraria al finquì osservato da profondi Fisici, e Chimici, e specialmente alla teoria di Crawford) non dubitiamo, che potesse rendersi tale per essere sostenuta da uomini, ai quali la Chimica è molto debitrice. Intanto noi confessando la nostra ignoranza, continueremo a sostenere colla vecchia nomenclatura la Teoria di Crawford, quella di Bergman sopra la calcinazione umida, e secca dei metalli, la sua opinione su gli acidi metallici, quella di Crell sulla natura degli acidi vegetabili, quella dei più accreditati Fisici riguardante l'aria fissa, o acido aereo, e finalmente ciò che è stato provato, e confermato con gran numero di fatti, e senza prevenzione di sistemi da esatti interpreti della natura.[137]

L'accettazione della teoria di Crawford era definitiva e totale da parte dei curatori, tanto che, secondo loro, allo stesso Crawford spettava il compito di «compiere una volta la felice rivoluzione, che aveva gloriosamente eccitata nelle fisiche scienze».[138] Il *Traité* di Lavoisier veniva invece stroncato senza pietà:

Se le gloriose scoperte, che producono una felice rivoluzione nelle scienze meritano il primo posto nella storia dei progressi dello spirito umano; non deggiono certamente trascurarsi i sistematici ingegnosi delirj degli uomini grandi. O indican questi un sentiero da evitarsi nella ricerca del vero, o mostrano per lo meno i danni d'un mal regolato spirito di sistema. Non deve pertanto recar maraviglia ai nostri Lettori, se diam conto talvolta nei nostri fogli di opere, le quali non presentano che un piccol numero di verità in mezzo a molte erronee, e false opinioni ingegnosamente concatenate fra loro. Può in questa categoria annoverarsi l'opera del Sig. Lavoisier, che noi annunziamo. Noi non farem dunque, che darne un'idea generale guardandoci bene dall'adottarne le massime singolari.[139]

---

137 «Giornale de' Letterati», vol. 74, 1789, pp. 231-232.

138 Recensione a Adair Crawford, *Experiments and observations on animal heat* [...], 2nd ed., London, Johnson, 1788, in «Giornale de' Letterati», vol. 75, 1789, p. 158.

139 «Giornale de' Letterati», vol. 75, 1789, pp. 91-92.

A proposito della nuova nomenclatura, inoltre, i recensori ribadirono più volte che questi nomi non esistevano originariamente neanche in francese, e che pertanto erano intraducibili. *Calorique* veniva tradotto con «fuoco», mentre *oxigène*, *hydrogène* e *azote* restavano tali e quali.

Nonostante questa dichiarata avversione al nuovo sistema, e la concomitante presa di posizione a favore di quello di Crawford, non si assistette ad una campagna antilavoisieriana attraverso le scelte editoriali del «Giornale». I curatori continuarono a pubblicare estratti provenienti dall'Académie, lasciando la nomenclatura conforme agli originali, così come continuarono a pubblicare opere sia contrarie che favorevoli al nuovo sistema.

Negli anni '90 anche per loro, come per i curatori degli «Opuscoli scelti», divenne progressivamente chiaro che la rivoluzione chimica era ormai incontrastabile e inarrestabile, come si evince da alcune recensioni che riporto come esempio. La prima esaltava il pregio scientifico della *Zoologia adriatica* di Giuseppe Olivi, «tolta una propensione troppo grande, almeno presentemente, alla nuova teoria lavoisieriana».[140] Più dettagliato era il commento ad un'altra opera, di Scipione Breislak:

> Ha adottata l'A. la nuova Teoria di Lavoisier, la quale (come egli benissimo osserva) se ha molte oscurità, ha il vantaggio però di molta semplicità, di accordarsi meglio con l'esperienza, e di fornire spiegazioni più chiare e più facili della maggior parte dei fenomeni. Si è servito della nuova Nomenclatura, che per quanto barbara ed aspra siasi voluta far comparire, ha i termini che risvegliano le idee delle cose, è capace di tutta l'estensione che può acquistare la scienza, e diventa per quanto si vede il linguaggio comune dei Chimici.[141]

Si ribadivano quindi le critiche al nuovo sistema teorico-nomenclativo, ma con la consapevolezza che ormai era così diffuso da essere diventato a pieno titolo un nuovo linguaggio scientifico, quasi comunemente accettato.

Infine, nel 1796, la recensione a Lamarck riprendeva quella analoga comparsa sugli «Opuscoli scelti», ma in maniera più profonda:

> Del resto questa teoria, che al primo annunzio fu favorevolmente accolta dagli anti-Lavoisieriani, è poi caduta in oblio, e non ha avuto settarj, perché l'inter-

140 «Giornale de' Letterati», vol. 89, 1793, p. 202.

141 Recensione a Scipione Breislak, *Essais minéralogiques sur la Solfatare de Pozzuole*, Napoli, Giaccio, 1792, in «Giornale de' Letterati», vol. 89, 1793, p. 260.

pretazioni dei fatti son troppo ipotetiche, e discordanti troppo dall'idee attualmente ricevute.[142]

Per concludere il discorso sul «Giornale», vorrei puntualizzare alcune sue caratteristiche.

In primo luogo, esso si presenta come abbastanza anomalo rispetto ad altri «Giornali dei Letterati», per il considerevole spazio dedicato alla scienza rispetto ad altre discipline. Il confronto, ad esempio, con il «Nuovo Giornale de' Letterati d'Italia», edito a Modena negli stessi anni, è significativo: nel periodico modenese gli articoli scientifici rappresentano una percentuale minima, e a volte non ne compare nessuno, anche per 4-5 volumi di seguito, che sia rilevante per lo studio del mutamento nella scienza chimica.

Inoltre, il «Giornale» risulta molto più imparziale di altri periodici contemporanei per quanto riguarda l'uso strumentale o propagandistico dei suoi contenuti. Durante gli anni '70, quando le innovazioni lavoisieriane erano ancora percepite come una teoria tra molte, il «Giornale» le presentava esattamente in quel modo, accanto alle memorie di Priestley, che negli anni '70 era l'autorità indiscussa nella chimica pneumatica europea. Quando le nuove scoperte richiesero pressanti e urgenti prese di posizione, l'imparzialità sul «Giornale» vacillò parecchio, come dimostra il tono con cui venne recensito Lavoisier; tuttavia, lo stile del «Giornale» fu presto ripristinato quando i curatori divennero, probabilmente loro malgrado, lavoisieriani.

Infine, un difetto si può trovare nell'eccessivo provincialismo del «Giornale». Esso metteva a parte il pubblico di ciò che avveniva in ambito scientifico in Francia e in Inghilterra, ma non Germania o in Svezia, e soprattutto trattava pochissimo del panorama italiano, a parte pubblicazioni a carattere estremamente locale. Si dovette aspettare la metà degli anni '80 per avere un respiro nazionale, attraverso gli estratti dalle pubblicazioni delle varie Accademie italiane.

Conclusione

Da questo esame di alcuni periodici scientifici italiani, emerge che la rivoluzione chimica non fu indolore e che incontrò numerosi ostacoli per

142 Recensione a Jean Baptiste Lamarck, *Recherches sur les causes des principaux faits physiques* [...], Paris, an 2, in «Giornale de' Letterati», vol. 101, 1796, p. 36.

affermarsi, sia nella sua patria d'origine che nel nostro Paese. Oltre alla diffidenza iniziale e alle obiezioni mosse dai singoli scienziati, abbiamo visto che anche le convinzioni dei curatori dei periodici influirono pesantemente sulle scelte editoriali che venivano compiute. Far seguire puntualmente un articolo dichiaratamente lavoisieriano negli intenti, nel linguaggio, e nell'interpretazione dei risultati sperimentali da un altro che seguiva la teoria del flogisto significava cercare di osteggiare la nuova teoria dietro il paravento dell'imparzialità, soprattutto perché, come abbiamo visto, i curatori non perdevano occasione per esprimere la loro posizione in merito, attraverso note agli articoli o attraverso le recensioni.

Il calo di qualità nelle memorie che trattavano di chimica dopo il 1790 è un altro fattore rilevante: man mano che la nuova teoria faceva proseliti, da un lato un seguace della teoria del flogisto non aveva più molto da dire ad un lavoisieriano; dall'altro era sorta tra i «neochimici» l'esigenza di comunicare con colleghi che parlassero la stessa lingua e che interpretassero allo stesso modo gli esperimenti. Da qui la nascita di nuovi periodici specializzati come le «Annales de chimie» e il declino, dal punto di vista della qualità della chimica in essi trattata, di quelli tradizionalmente a più ampio spettro di argomenti.

In questo caso specifico, il periodico scientifico settecentesco ha soprattutto il carattere di arma ideologica potente per promuovere o contrastare una rivoluzione scientifica, attraverso la doppia funzione di territorio comune di dibattito (il primo Brugnatelli, il primo Rozier) e di strumento di propaganda di una certa idea (Brugnatelli, Crell, de la Métherie, ma anche Lavoisier e compagni).

Per avere successo era necessario combinare un'ampia distribuzione con il prestigio editoriale del periodico e con quello scientifico del curatore. Il prestigio editoriale derivava dall'avere un periodico vivo, con articoli originali e con un'ampia rete di corrispondenza, e questo è il caso di Rozier, Lavoisier, Amoretti, e Brugnatelli. Il «Giornale de' Letterati» e le «Memorie della Società Italiana» invece non soddisfecero queste condizioni, pur godendo (soprattutto le seconde) di un alto prestigio a livello scientifico. Il problema, per tutti, era di mantenere alto questo prestigio: il caso di Brugnatelli con la *gaffe* del fossigeno, e quello di de la Métherie con la sua caparbietà antilavoisieriana sono emblematici. Brugnatelli dovette ricostruirsi una credibilità scientifica dedicandosi alla medicina e all'elettrochimica; de la Métherie, invece, finì per pubblicare un ristretto numero di autori che condividevano le sue idee, a scapito della qualità dei lavori pubblicati.

In generale, resta il fatto che i periodici, con riferimento al caso italiano, furono estremamente importanti per creare una comunità scientifica, paradossalmente prima internazionale e poi italiana. Su queste pagine, gli scienziati divisi geo-politicamente potevano incontrarsi intellettualmente; anche se questa unificazione non fu compiuta dalle «Memorie della Società Italiana», l'unità degli scienziati di lingua italiana auspicata da Lorgna si verificò proprio grazie ai periodici.

Capitolo terzo

LA QUESTIONE DEL FOSFORO

> I had learned by the history of chemistry that in all disputes where the parties obtained opposite results from the same experiments, there is an error in the manner of expressing themselves, and that at the bottom both parties are in the right. *

Nel 1795 apparve in Italia, su due diversi giornali scientifici, un estratto che riportava 59 esperienze di Johann Friederich August Göttling,[1] professore di chimica a Jena, sulla combustione del fosforo in diversi gas entro una «cucurbita» di ottone.[2] Il chimico tedesco aveva ottenuto sperimentalmente un risultato che sembrava contraddire alla base la nuova teoria chimica: l'azoto sosteneva la combustione del fosforo, in quanto quest'ultimo, posto in questo gas, emetteva luce, mentre posto nell'ossigeno puro, a una bassa temperatura, no. In base a questi risultati sperimentali, Göttling elaborò una teoria della composizione dei corpi fondata sulla luce.

Molti scienziati europei si interessarono alla questione. I lavoisieriani, in particolare Fourcroy e Vauquelin, dovettero confrontarsi con questi risultati sperimentali che minacciavano direttamente la nuova teoria della combustione basata sull'ossigeno. In Italia invece fu l'ambiente pavese ad essere maggiormente coinvolto. Brugnatelli, Spallanzani e Volta

---

* Christoph Girtanner, in «A Journal of Natural Philosophy, Chemistry, and the Arts», vol. 4, June 1800, p. 139.

1 (1753-1809). K. Hufbauer, *The formation of the German chemical community (1720-1795)*, cit., Appendix 1, pp. 207-208.

2 *Transunto delle Riflessioni sulla Chimica antiflogistica fondate sugli esperimenti del Sig. G.F.A. Gottling [sic] professore a Jena*, in «Opuscoli scelti sulle scienze e sulle arti», vol. 18, 1795, pp. 168-181; e in «Annali di Chimica», vol. 8, 1795, pp. 286-315.

presero in esame i risultati e la teoria di Göttling e ne trassero conclusioni diametralmente opposte, nonostante operassero nello stesso contesto istituzionale.

Le esperienze di Göttling

Nel 1789 Göttling, che dirigeva un periodico scientifico,[3] aveva pubblicato un estratto della teoria di Lavoisier sull'ossidazione e sull'acidità, e l'anno successivo un'esposizione della nuova nomenclatura chimica,[4] dimostrando di condividerne i principi, soprattutto per ciò che riguardava la concezione delle sostanze come composte da una «base» + un dissolvente. Tuttavia nel 1794 e nel 1795 egli si discostò dalla chimica francese in base ai nuovi risultati sperimentali ottenuti dalla combustione del fosforo in diverse arie.[5] I risultati più importanti erano che alle basse temperature il fosforo non emetteva nessuna luce se posto in ossigeno puro, mentre la emetteva se posto in aria atmosferica o comunque «mista» (azoto e ossigeno), e perfino in azoto puro: addirittura, in questo gas il fosforo sosteneva ripetute accensioni. Da ciò Göttling aveva concluso «che alla produzione della luce non sia punto necessaria l'aria pura, o gas ossigeno»;[6] inoltre, per spiegare il comportamento del fosforo nell'ossigeno puro, Göttling aveva concluso che

> Non è improbabile che l'aria pura passi a divenire in parte gas azotico. Basta che si facciano scambj di principj componenti, che la luce subentri al calorico principio componente la base dell'aria pura, questa successivamente si cangierà in aria atmosferica.[7]

Avendo poi constatato col tornasole che il fosforo combusto in azoto si rivelava acido, ne aveva concluso che «nell'aria mofetica, o gas azotico de' Moderni siavi tuttavia un acido».[8] In base a tutto ciò Göttling elaborò una teoria di composizione delle sostanze basata sulla luce, completamente diversa da quella francese: l'ossigeno veniva chiamato «aria del

---

[3] «Taschenbuch für Scheiderkünstler und Apotheker».

[4] F. Abbri, *Spallanzani e la 'chimica nuova'*, in *La «mal-aria» di Lazzaro. Spallanzani e la respirabilità dell'aria nel Settecento*, cit., p. 6.

[5] *Ibidem*.

[6] *Transunto*..., cit., p. 294.

[7] *Ibidem*, p. 295.

[8] *Ibidem*, p. 294.

fuoco», ed era composto dal fuoco + una base acida; l'azoto veniva chiamato «aria della luce», composto dalla base della luce + la stessa base acida. Il fuoco «comune» era dunque composto dalla base della luce + la base del fuoco (e non era più necessaria l'ipotesi dell'esistenza del calorico); l'acqua dalla base della luce + la base dell'acqua o idrogeno, per cui quest'ultimo gas riceveva il nuovo nome di «aria dell'acqua».

In base a questa teoria, Göttling spiegava le reazioni di ossidoriduzione secondo una doppia affinità, nel seguente modo:[9]

1)	metallo	+	acido diluito	→	idrogeno	+	ossido
	(base del metallo + base della luce)		(base dell'acido + base dell'acqua)		(base dell'acqua + base della luce)		(base dell'acido + base del metallo)
2)	ossido	+	fuoco	→	metallo	+	ossigeno
	(base dell'acido + base del metallo)		(base del fuoco + base della luce)		(base del metallo + base della luce)		(base dell'acido + base del fuoco)

Lo stesso discorso valeva per la reazione di sintesi dell'acqua:

3)	idrogeno	+	ossigeno	→	acqua	+	fuoco
	(base dell'acqua + base della luce)		(base dell'acido + base del fuoco)		(base dell'acqua + base dell'acido)		(base del fuoco + base della luce)

Le interpretazioni di Brugnatelli

L'estratto di Göttling apparso sugli «Annali di Chimica» era corredato di abbondanti note dell'editore, Luigi Valentino Brugnatelli. Egli criticava il fatto che il tedesco non avesse mai analizzato i residui dei suoi esperimenti, ma ne condivideva comunque l'interpretazione dei risultati. Brugnatelli inoltre lanciava un appello ai chimici italiani, lamentando una situazione che forse non rispecchiava del tutto la verità:

> Gli Amatori e intelligenti di Chimica sperarono di vedere rifatte in Italia le citate nuove esperienze, e in niun laboratorio si potevano ripetere e variare con agio, quanto in quello della nostra Università, il meglio assortito di comodi e stromenti di qualunque laboratorio d'Italia: ma sfortunatamente dopo la morte del cel. Scopoli [1788] non si pensa più colà di rischiarare la Chimica con nuovi sperimenti, o con esatte osservazioni.[10]

---

[9] *Ibidem*, p. 307.
[10] *Ibidem*, p. 315.

In realtà, sappiamo che i anche laboratori di Padova e di Bologna erano abbastanza ben equipaggiati; inoltre, per rifare gli esperimenti di Göttling erano sufficienti, come vedremo, un eudiometro di Giobert e un apparato pneumato-chimico.

In base alle teorie di Göttling, Brugnatelli costruì una nomenclatura molto diversa da quella francese, come abbiamo visto in precedenza. Per quanto riguarda l'azoto, scrisse:

> [...] dappoiché si è scoperto da Goetling [*sic*], e da altri Chimici tedeschi, che il gas azotico non è un corpo semplice, ma che esso contiene la base acidificante, ossia l'ossigeno combinato alla luce, esso non si dovrà nominare con una voce propria e distintiva. Parrebbe che anche questo gas potesse meritare il nome di gas ossigeno, perché può acidificare il fosforo, ma siccome non si sa ancora, se esso possa acidificare tutte le altre basi dette acidificabili, come fa l'aria pura colle stesse basi ad una certa temperatura; e siccome *ossigeno* è un nome, che rigorosamente non può convenire a niuna sostanza finora conosciuta, perciò io crederei di attenermi nel denominare la mofeta dell'atmosfera alla sua proprietà ultimamente scoperta di generare luce, e la chiamerei *gas fotogeno* da (φως) *phos*, *photos* greco, che significa luce.[11]

Inoltre, interpretando il «fuoco» di Göttling come identico al calore, ma non condividendo questa asserzione, Brugnatelli scriveva che il fuoco era composto da calorico + luce; perciò l'ossigeno, che sviluppava notevoli quantità di calore, doveva ricevere il nome di «gas termogeno». Alla fine del volume, tuttavia, negli «errata» Brugnatelli avvisò il lettore di leggere termogeno come «termossigeno» e fotogeno come «fossigeno».[12]

Gli esperimenti di Göttling e la riforma di Brugnatelli furono criticati in un primo momento dal medico di Prato Giovacchino Carradori.[13] Per quanto riguardava le esperienze di Göttling, infatti, Carradori scrisse:

> Le combinazioni, che ei mette fuori delle diverse sostanze con la *base della luce*, mi sembrano gratuite, perché non le prova con esperienze dirette, ma le deduce come conseguenze le più adatte a spiegar certi fenomeni secondo il sistema, che si è formato. Mi pare stravagante, quando che le sostanze combustibili danno più luce nell'aria purissima, o vitale, che nell'aria atmosferica, o in altri gas, che si

---

[11] L.V. BRUGNATELLI, *Prospetto di riforma della nuova nomenclatura chimica...*, cit., p. 166.

[12] *Transunto...*, cit., p. 366.

[13] (1758-1818). A.G.B., *Giovacchino Carradori*, in BII, vol. 6, pp. 295-313; I. SERMONTI SPADA, *Carradori, Giovacchino*, in DBI, vol. 20, pp. 637-638.

abbia a dedurre, provenir da esse la luce, perché vi è combinata, fondati sul principio, che l'aria *flogisticata*, o *azotica* sia l'aria della luce, e non si abbia a credere, che la luce assieme col calorico si trovi nell'aria pura. [14]

Göttling sosteneva che la luce proveniva dai corpi che ardevano; tutti gli altri chimici invece ritenevano che la luce provenisse dall'aria pura (ossigeno) perché tutti i corpi che bruciavano in essa emettevano luce, tranne il fosforo ad una certa temperatura; ma questo, suggeriva Carradori, poteva dipendere dalle circostanze. [15]

GOTTLING [*sic*] per provare che quando il fosforo ad un'alta temperie nell'aria pura dà luce, la luce non viene dall'aria pura, e in conseguenza l'aria pura non ne contiene, ricorre ad una supposizione, quale è quella, che la luce si trovi combinata nel fosforo, e su questa appoggia tutto il suo sistema; così sono ipotetiche tutte le altre composizioni di *base della luce*, e d'altre sostanze basi, come v. g. l'aria infiammabile, che dice composta di luce, e della *base dell'acqua*, lo zolfo, ec. che vuole composto di *base del solfo*, e luce. [16]

Se Göttling avesse dimostrato che il fosforo conteneva la base della luce, Carradori sarebbe stato disposto ad accettare il suo sistema, perché «il fosforo che si decompone, o ossigena, in aria flogisticata o vitale ad una bassa temperatura contiene sempre la sua luce», mentre quello che si ossigena ad alta temperatura no, «dunque l'ha abbandonata». Carradori concludeva: «mi pare che egli abbia ricavate le esperienze dal suo sistema, e non il sistema dall'esperienze». [17]

In base a queste critiche, il medico di Prato prese posizione anche contro la riforma alla nomenclatura proposta da Brugnatelli; secondo Carradori, infatti, all'aria flogisticata di Priestley chiamata azoto non stava bene il nome «fossigeno», perché questa aria non generava la luce, ma poteva solo emetterla in quanto vi era già contenuta o vi era combinata, se era vero che, come asseriva Göttling, quest'aria era formata da ossigeno + luce. Il solo corpo che si poteva dire propriamente fossigeno era il sole.

---

[14] *Opposizioni al Sistema di Gottling [sic] del Dott. G. Carradori comunicate al Sig. Brugnatelli*, in «Giornale fisico-medico», vol. 4, anno 8, 1795, p. 75.

[15] *Ibidem*, p. 76.

[16] *Ibidem*, pp. 76-77.

[17] *Ibidem*, p. 77.

A questa prima critica Brugnatelli rispose in una nota:

> Per me intendo che il nome di gas fossigeno si convenga al gas azotico, poiché nelle sue combinazioni produce e genera con parte di sé medesimo la luce e l'ossigeno. Non è semplicemente nascosta la luce nel gas fossigeno, ma forma una delle sue parti costitutive, e non si manifesta se non nel caso, in cui qualche particolare agente chimico la scuota dal suo luogo, e la renda sensibile, come un particolar agente scuote e rende sensibile un germe di una pianta o di un animale, che si genera.[18]

Carradori continuava scrivendo che anche «il pretto calorico», quando arrivava nei corpi ad un certo grado di densità, era luminoso, quindi era un altro fossigeno. Brugnatelli replicò che, invece, «i corpi sviluppano la loro luce chimicamente combinata innalzati ad una certa temperatura».[19]

Carradori propose di chiamare «gas innominato» il fossigeno, finché non si fosse scoperta una sua proprietà peculiare. Per le stesse ragioni rifiutava il termine «termogeno»: tutti i corpi che generavano calore senza aria vitale erano termogeni. Il solo gas degno di questo nome era l'aria infiammabile. Propose inoltre di lasciare all'ossigeno il nome di aria vitale perché esso era l'unico gas a mantenere la vita. A questo Brugnatelli rispose che a rigor di termini la vera aria vitale era quella atmosferica, perché la respirazione di ossigeno puro irritava l'organismo.[20]

Il 12 giugno 1795 Carradori scrisse un'altra lettera a Brugnatelli,[21] in cui lo ringraziava dei chiarimenti fornitigli, e affermava di non essere lontano dall'approvare la riforma alla nomenclatura. Chiamando «fossigeno» il gas azotico e «termossigeno» l'aria vitale non c'era pericolo di confusione, perché non esistevano altri corpi un grado di generare luce e ossigeno, e calorico e ossigeno; mentre i precedenti termini «fotogeno» e «termogeno» erano troppo generici.

---

[18] *Sentimento del dott. Giovacchino Carradori sopra il Prospetto di Riforma del Sig. Dott. Luigi Brugnatelli alla nuova Nomenclatura Chimica proposta dai Sigg. Morveau, Lavoisier, Berthollet, Fourcroy, comunicato per lettera al medesimo*, in «Annali di Chimica», vol. 9, 1795, p. 85, nota 1.

[19] *Ibidem*, p. 86, nota 2.

[20] *Ibidem*, p. 88, nota 2.

[21] G. Carradori, *Lettera del medesimo sulla Riforma della Nuova Nomenclatura Chimica*, in «Annali di Chimica», vol. 9, 1795, pp. 94-97.

Nello stesso volume degli «Annali» comparve anche una memoria di Brugnatelli sulla luce, in cui si ribadiva che

> La base della luce combinata all'ossigeno costituisce il fossigeno, ossia la base della moffetta dell'atmosfera, detta dai francesi azoto. Il gas fossigeno può ossicare [acidificare] varj corpi e nell'atto che le basi si ossicano, si sprigiona la luce. Gottling [*sic*] ha veduto questo fenomeno col fosforo, il quale si cangiava in ossico tenuto in una campana piena di questo gas, e nello stesso tempo dava luce, e questo fenomeno egli non l'osservò nel gas termossigeno, se non quando era portato ad un'alta temperatura.
>
> Non è ancora direttamente comprovato, se la luce entri come principio costitutivo della base del gas termossigeno.[22]

Questa memoria venne ripubblicata come 5° capitolo dell'opera sistematica di Brugnatelli, gli *Elementi di chimica*,[23] un manuale che ebbe una notevole fortuna ed ebbe svariate edizioni, divenendo anche testo universitario a Bologna. Inoltre, fu tradotto in francese da Van Mons.

Il dibattito sulla natura dei fluidi sottili come la luce, il calore e lo stesso flogisto (che qui però non veniva posto in questione, perché sia Brugnatelli che Göttling non ne sostenevano l'esistenza, in questo seguendo Lavoisier) dimostra che anche la disciplina chimico-fisica era in uno stato «fluido»: la natura di queste sostanze non era ancora ben chiara,[24] e anche la nuova chimica non aveva contribuito a definirla meglio. Lo stesso Lavoisier considerava il calore come un elemento chimico, inserendosi pienamente nella tradizione chimica settecentesca che vedeva i fluidi imponderabili portatori di proprietà specifiche. Il sistema di Göttling basato sulla luce, e la sua accettazione da parte di Brugnatelli, rivelano chiaramente che anche la luce era considerata un elemento chimico, e che entrava nella composizione delle sostanze al pari di qualsiasi altro elemento come il calore, l'ossigeno o l'idrogeno. Questa precisazione è necessaria per capire la natura del dibattito che la questione del fosforo generò, e che analizzerò nel prossimo paragrafo.

---

[22] L.V. Brugnatelli, *Memoria sulla luce*, in «Annali di chimica», vol. 9, 1795, p. 297.

[23] L.V. Brugnatelli, *Elementi di chimica appoggiati alle più recenti scoperte chimiche e farmaceutiche*, Pavia, B. Comino, 1795-1798, 3 voll.

[24] J.L. Heilbron, *Weighing imponderables and other quantitative sciences around 1800*, in «Historical studies in the Physical and Biological Sciences», suppl. al vol 24, part 1, 1993; P.M. Heimann, *Ether and imponderables*, in G.N. Cantor-M.J.S. Hodge (a cura di), *Conceptions of ether. Studies in the history of ether theories 1740-1900*, Cambridge, University Press, 1981, pp. 61-83; J.R.R. Christie, *Ether and the science of chemistry: 1740-1790*, *ibidem*, pp. 85-110; R. Seligardi, *What is electricity? Some chemical answers, 1770-1815*, in P. Bertucci-G. Pancaldi (a cura di), *Electric bodies. Episodes in the history of medical electricity*, Bologna, Università di Bologna, CIS, 2001, pp. 181-208.

Il dibattito

A partire dal 1795 molti scienziati europei presero posizione nei riguardi dell'interpretazione dei risultati di Göttling. W.A. Lampadius (1772-1842) e J.F. Lempe (1757-1801) avevano confermato i risultati del chimico di Jena,[25] asserendo inoltre «[...] che il fosforo abbruciato nell'aria atmosferica lasciava per residuo dell'aria pura, e assorbiva conseguentemente il gas *azoto*».[26]

Ma l'altro loro connazionale Christoph Girtanner aveva proposto la seguente interpretazione: nelle esperienze di combustione del fosforo avveniva sempre una decomposizione di acqua, presente nei gas sotto forma di umidità, che forniva l'ossigeno necessario alla combustione stessa.

Göttling rispose che, in base a questa interpretazione, il fosforo avrebbe dovuto ardere nell'ossigeno sopra l'acqua o agitato con essa ad una bassa temperatura, ma questo non avveniva; inoltre, il fosforo splendeva anche in azoto «asciugato» da ogni umidità per mezzo della calce viva o dell'alcali caustico.[27]

Anche Van Mons dichiarò in una lettera a Guyton de Morveau che la combustione del fosforo nell'azoto era dovuta a residui di ossigeno. Van Mons otteneva l'azoto facendo reagire l'ammoniaca su un ossido metallico; quindi, per togliere eventuali residui di idrogeno e ossigeno, faceva bruciare del fosforo in questo azoto impuro, fino a non ottenere più nessuna combustione. Una volta «purificato» l'azoto, Van Mons non otteneva nessuna combustione e nessuna luce da parte del fosforo. Brugnatelli, con Göttling, criticò questo metodo di purificazione, perché bruciando fosforo e idrogeno si produceva idrogeno fosforato, un gas che impedisce la combustione, e quindi si viziavano i risultati sperimentali.[28] In una lettera a Brugnatelli del 30 marzo 1796[29] Van Mons

---

[25] F. Abbri, *Spallanzani e la diffusione delle teorie chimiche di Lavoisier in Italia*, cit., pp. 125-126.

[26] A.F. Fourcroy-N. Vauquelin, *Esame delle esperienze fatte in Germania sulla pretesa combustione nel gas fossigeno, o azotico e dei risultati che se ne sono derivati*, in «Annali di chimica», vol. 13, 1797, pp. 6-7. Un cenno a Lempe e a Lampadius si trova anche nelle *Notizie miscellanee* del «Giornale fisico medico», vol. I, anno 8, 1795, p. 285.

[27] J.F.A. Gottling, *Difesa di alcune nuove sperienze Chimiche del sig. Gottling professore a Jena*, in «Annali di Chimica», vol. 12, 1796, pp. 91-93.

[28] *Articolo estratto da un Giornale di Parigi sulle sperienze di Gottling*, in «Annali di Chimica», vol. 12, 1796, pp. 96-101.

[29] J.B. Van Mons, *Sopra diversi nuovi argomenti di chimica*, in «Annali di Chimica», vol. 12, 1796, pp. 218-220.

comunicò di avere cambiato metodo per spogliare l'azoto da qualsiasi residuo di ossigeno, usando l'eudiometro a solfuro di potassa ideato da Guyton de Morveau.[30]

I francesi C.L. Berthollet, Walther e Bonjour, impegnati a difendere la validità della nuova chimica lavoisieriana, interpretarono lo strano comportamento del fosforo

> [...] considerando la combustione più facile del fosforo in un gas, ove l'azoto forma la parte più considerabile, come l'effetto naturale della disaggregazione del fosforo per l'azione, che questa sostanza esercita su di lui. Non si potrebbe aggiungere che nel gas ossigeno puro, il fosforo intieramente circondato da questo gas, si copra di una crosta, che impedisce ad un secondo strato di abbruciare, e che il calore, venendo a rarefare il fosforo, dissipa quest'ostacolo alla combustione?[31]

In Italia, Giovanni Antonio Giobert, l'inventore dell'eudiometro a fosforo,[32] rifece le esperienze di Göttling assieme ai suoi allievi, i medici Rizzetti[33] e Mezzera, e le comunicò a Brugnatelli. In primo luogo, aveva scoperto cosa fosse la polvere gialla, descritta da Göttling,[34] che si formava dopo la combustione del fosforo in acido carbonico. Brugnatelli pensava che fosse un qualche composto del carbonio, ma Giobert la trovò essere un ossido di fosforo.

In secondo luogo, Giobert aggiungeva che comunque per interpretare queste esperienze attendeva la traduzione integrale del saggio di Göttling, poiché

> [...] l'interpretarle dappresso a un semplice estratto mi parrebbe ingiustizia. Per ora mi basterà di annunziarvi, che il fosforo ad alte temperature abbrucia, e si acidifica nel vacuo e al contatto solamente dei vapori dell'acqua, e che la scompone, quando esce in vapori dalla Eolipila, ciò che serve a render ragione della combu-

---

[30] Sui vari tipi di eudiometro e sul loro funzionamento si veda B. CAVALCHI, *Eudiometria ed eudiometri*, in *La «mal-aria» di Lazzaro...*, cit., pp. 17-49.

[31] *Articolo estratto...*, cit. pp. 100-101.

[32] G.A. GIOBERT, *Des eaux sulphureuses et thermales de Vaudier, avec des observations physiques, économiques et chimiques sur la Vallée de Gesse et des remarques sur l'analyse des eaux sulphureuses en générale*, Torino, Jacopo Fea, 1793, pp. 64-68. A p. 63 Giobert asserisce di usare questo tipo di eudiometro fin dal 1784.

[33] Notizie su Giuseppe Giacinto Rizzetti si trovano in B. MAFFIODO, *I borghesi taumaturghi*, cit., pp. 76-78.

[34] *Transunto...*, cit., p. 296.

stione del fosforo in contatto con del gaz azoto dopo averlo fatto passare attraverso l'acqua.[35]

Le esperienze di Spallanzani

Alla fine del 1796 Lazzaro Spallanzani[36] pubblicò a Modena il *Chimico esame degli esperimenti del Sig. Gottling*, con cui entrava a pieno titolo nella *querelle* sul fosforo.[37] Il *Chimico esame* era il frutto di una quantità impressionante di esperimenti (oltre 500) e rilevamenti eudiometrici compiuti in soli quattro mesi, tra il 25 dicembre 1795 e il 30 aprile 1796,[38] che portarono alla pubblicazione di una memoria preliminare,[39] e altri eseguiti tra il 1 giugno e il 7 settembre 1796, che risolvevano alcuni problemi sulla luce ed erano compresi nel *Chimico esame*.[40]

Quest'opera è complessa e composita, poiché tratta di eudiometria, della combustione del fosforo in diversi gas, dei «fosfori» naturali (vegetali e animali), e infine delle Salse di Querciola (Appennino Reggiano), vulcanetti di fango freddo che emettono metano.

L'opera si apriva dunque con la descrizione dell'eudiometro di Giobert, modificato da Spallanzani in modo da renderlo più maneggevole, graduando direttamente il tubo invece di abbinarlo ad una scala graduata su di un supporto di legno. Veniva pubblicata inoltre una lettera di Giobert a Spallanzani (Torino, 23 maggio 1795) in cui si confermava la concordanza delle misurazioni eudiometriche fatte dai due scienziati sull'aria atmosferica.[41] Anche Spallanzani, come già Volta, affermava essere cosa ben diversa la salubrità dell'aria dalla sua respirabilità, cioè dalla quantità

---

[35] G.A. Giobert, *Sopra diverse nuove sperienze di chimica*, in «Annali di Chimica», vol. 11, 1796, p. 266.

[36] (1729-1799). Claude E. Dolman, *Spallanzani, Lazzaro*, in DSB, vol. 12, pp. 553-567. P. Di Pietro, *Lazzaro Spallanzani*, Modena, Aedes Muratoriana, 1979.

[37] L. Spallanzani, *Chimico esame degli esperimenti del Sig. Gottling Professore a Jena sopra la luce del fosforo di Kunkel osservata nell'aria comune, ed in diversi fluidi aeriformi permanenti, nella qual occasione si esaminano altri fosfori posti dentro ai medesimi fluidi, e si cerca se la luce solare guasti il gaz ossigeno, siccome pretende questo Chimico*, Modena, Società Tipografica, 1796.

[38] Biblioteca Municipale «A. Panizzi» di Reggio Emilia, Mss. Regg. B 42: Lazzaro Spallanzani, *Ristretto delle mie esperienze sopra le diverse arie*; pubblicato con integrazioni in *La «mal-aria» di Lazzaro...*, cit., pp. 87-157. Sulla genesi del *Chimico esame* rimando agli studi contenuti in questa stessa opera.

[39] L. Spallanzani, Lettera ad Amoretti [Pavia, 16 aprile 1796], in «Opuscoli scelti sulle scienze e sulle arti», vol. 19, 1796, pp. 84-92.

[40] F. Abbri, *Spallanzani e la 'chimica nuova'...*, cit., pp. 12-13.

[41] L. Spallanzani, *Chimico esame...*, cit., pp. 9-10.

di ossigeno presente in essa: l'aria malsana infatti era tale per le «emanazioni putride», che però gli eudiometri non rilevavano. Inoltre, l'aria di montagna, considerata salubre, conteneva meno ossigeno di quella di pianura.[42] La descrizione dell'eudiometro di Giobert modificato da Spallanzani venne pubblicata anche sugli «Opuscoli scelti» nel 1796.[43]

Dopo il capitolo sull'eudiometria, Spallanzani riportò la descrizione e i risultati della ripetizione sistematica degli esperimenti di Göttling, utilizzando fosforo purissimo, in parte proveniente da Parigi e in parte preparato dal farmacista veneziano e traduttore di Lavoisier Vincenzo Dandolo.[44]

A differenza del tedesco, che usava una cucurbita di ottone, Spallanzani preferiva usarne una di vetro, per poter vedere cosa accadeva durante le esperienze. Mediante l'eudiometro di Giobert scoprì che l'azoto impiegato conteneva un residuo di ossigeno, sufficiente a mantenere la combustione del fosforo. Quindi la preoccupazione maggiore a questo punto era quella di procurarsi dell'azoto il più puro possibile. Dopo ripetuti tentativi con metodi diversi, Spallanzani optò per quello di Berthollet: fare reagire acido nitrico con sostanze animali, come la parte fibrosa del sangue fresco. Con l'azoto ricavato in questo modo Spallanzani non ottenne nessuna luce dal fosforo.

Göttling aveva osservato la combustione del fosforo anche nell'idrogeno, ottenuto versando acido solforico sul ferro; ma Spallanzani alla prova eudiometrica scoprì che pure questo idrogeno conteneva residui di ossigeno; quindi se lo procurò tramite la decomposizione dell'acqua e lo purificò accuratamente. Con questo idrogeno puro lo scienziato reggiano non ottenne né luce né fumo dal fosforo. Lo stesso avvenne con il gas infiammabile naturale (metano, che però Spallanzani chiamava indifferentemente idrogeno) raccolto a Querciola e purificato, e con il «gaz acido carbonico».

Il 6° capitolo del *Chimico esame*, sulla combustione del fosforo in ossigeno, è di grande importanza: Spallanzani confermò dapprima il risultato di Göttling, che nell'ossigeno puro il fosforo a basse temperature non bruciava; quindi provò ad aumentare la temperatura a grado a grado

---

[42] *Ibidem*, pp. 19-20. Lettera di Volta a Marsilio Landriani, Como 30 agosto 1775; in OV, vol. 7, pp. 77-81.

[43] L. SPALLANZANI, *Descrizione ed uso dell'eudiometro del sig. Giobert tratto dal Chimico esame degli sperimenti del Sig. Gotling [sic] del cit. Lazzaro Spallanzani*, in «Opuscoli scelti sulle scienze e sulle arti», vol. 19, 1796, pp. 352-360.

[44] L. SPALLANZANI, *Chimico esame...*, cit., p. 12.

per vedere cosa sarebbe successo: il fosforo iniziava a reagire solo a partire dai 21-22°R. Al contrario, in ossigeno non puro, la combustione avveniva a 15°R o anche meno. Göttling attribuiva la responsabilità di questo fenomeno esclusivamente all'azoto, ma Spallanzani osservò che anche con impurità date dall'idrogeno o dall'acido carbonico accadeva lo stesso fenomeno, quindi l'azoto non ne era l'unico responsabile.

Seguivano infine altri esperimenti, per verificare «se il gaz ossigeno venga viziato dalla luce, siccome pensa il Sig. Gottling».[45] Spallanzani pose recipienti pieni di ossigeno alla luce e al buio, al caldo e al freddo, variando le diverse condizioni ambientali per osservare se avvenisse qualche cambiamento. Ne concluse che la luce non viziava il gas ossigeno, così come non «guastava» l'idrogeno o l'anidride carbonica; l'interpretazione opposta data da Göttling era dovuta al fatto che, essendo i gas conservati sull'acqua, questa assorbiva aria atmosferica, e dunque azoto, dall'ambiente circostante, e lo rilasciava poi all'interno della campana dove era contenuto il gas: dunque, dopo vario tempo, l'ossigeno non risultava più essere puro.

In definitiva, Göttling aveva ottenuto quei risultati così straordinari perché aveva utilizzato gas non puri; restava tuttavia vero che per avere combustione di fosforo in ossigeno puro era necessaria una «dolce temperatura».

Epilogo

Il *Chimico esame* ebbe una notevole diffusione in Italia; fu tradotto anche in francese e pubblicato nel 1797 come estratto sulle «Annales de Chimie» di Parigi, il periodico di chimica più prestigioso dell'epoca.[46]

Nello stesso anno, i chimici francesi A.F. Fourcroy e N. Vauquelin pubblicarono sulle «Annales» una confutazione delle esperienze di Göttling,[47] che vennero tradotte in italiano e pubblicate sugli «Annali» di Brugnatelli.[48] Le ricerche dei due francesi portavano come data di comu-

---

[45] *Ibidem*, Capitolo 7.

[46] L. Spallanzani, *Examen chimique des Expériences de M. Göttling sur la lumière du phosphore dans les différens gaz; [...] Extrait communiqué par le Cit. Venturi*, in «Annales de Chimie», vol. 22, 1797, pp. 246-257.

[47] A.F. Fourcroy-N. Vauquelin, *Examen des éxpériences faites en Allemagne sur la prétendue combustion dans le gaz azote etc., et des résultats qu'on en a tirés*, in «Annales de chimie», vol. 21, 1797, pp. 189-220.

[48] Id., *Esame delle sperienze...*, cit., pp. 3-34.

nicazione orale il 30 gennaio 1796, per cui, ovviamente, non vi si ritrovavano citazioni da Spallanzani; tuttavia i risultati erano i medesimi: non avveniva combustione del fosforo in ossigeno puro sotto i 22°R; non si aveva fosforescenza in gas azoto puro (ottenuto versando dell'acido nitrico sulla carne di bue); non esisteva fosforescenza senza ossigeno qualunque fosse la temperatura o la natura del gas in cui il fosforo era immerso.

Anche Volta entrò in merito alla questione del fosforo, tanto più che aveva già studiato questa sostanza alla fine degli anni '70.[49] Inizialmente fu contattato da Carlo Amoretti per avere suggerimenti in merito alla traduzione dell'opera di Göttling;[50] Volta rispose esponendo la sua convinzione che

[...] nell'opera di Göttling nessuno dei due partiti vi troverà il suo conto, mi pare, dico, che conduca anzi tal nuova dottrina a conciliare la *teoria dei pneumatici*, la teoria medesima di Lavoisier, mercé di alcune mutazioni soltanto, colla *teoria flogistica* [...][51]

Questo perché

Anche nella teoria di Crawford la sorgente del calore nella combustione, calcinazione de' metalli, respirazione ec. è l'aria pura: lo stesso nella teoria di Lavoisier; la quale differisce dalla nuova di Göttling soltanto per ciò che riguarda la luce, di cui il primo non sembra quasi tener conto, o la suppone, senza provarlo, combinata insieme col calorico nella stessa aria vitale; laddove il nostro Chimico tedesco ne fa grand'uso, facendo per essa luce giuocare le *affinità doppie*, come fatto avea già Macquer; e pretende che stanzj nel fosforo, nel solfo, e in tutti i combustibili, nei metalli e nell'aria detta già flogisticata da Priestley, poi *gas azotico* dai neochimici; nei corpi insomma già tenuti per *ricchi di flogisto* dagli Stahliani e da Macquer per *ricchi di luce fissa*, sinonimo secondo noi di flogisto.[52]

Inoltre, Volta propose di chiamare l'azoto «gas lucifero» in base alla nuova teoria del tedesco, concludendo con queste parole: «Il punto sta, che una tal nuova dottrina, alla quale confesso ch'io inclino, venga solidamente stabilita, e confermata da nuove sperienze».[53]

---

[49] Lettera a Landriani, Como, 3 marzo 1778; Lettera a Landriani, Como, 18 marzo 1778; in OV, vol. 6, pp. 227-232.

[50] Lettera ad Amoretti, Pavia, 27 marzo 1795; in AV, pp. 65-69.

[51] *Ibidem*, p. 66.

[52] *Ibidem*, p. 67.

[53] *Ibidem*, pp. 67-68.

Volta stesso eseguì alcune di queste esperienze,[54] osservando che 1) la combustione in azoto puro non avveniva; 2) la combustione in ossigeno puro avveniva solo al di sopra di 20-24°R; 3) in un miscuglio di azoto e ossigeno la combustione avveniva a temperature tanto più basse quanto più azoto era presente; 4) lo stesso avveniva se si usavano aria infiammabile o aria fissa; 5) in queste combustioni l'unico gas ad essere consumato era l'aria vitale; 6) dopo la combustione restava comunque sempre un residuo di aria vitale, ed era proprio questo che aveva tratto in inganno Göttling; 7) il solo gas vitale era dunque responsabile della combustione; 8) gli altri gas

> [...] vi concorrono solo indirettamente: cioè dispongono e ajutano il Fosforo a prendersi e incorporarsi la base dell'aria vitale, l'ossigeno: di modo che giunge a questo, e ottiene una combustione, lenta però, anche a temperature molto basse; laddove senza un tal ajuto di sorta non succeda alcuna combustione e neppure la lenta, se non arriva la temperatura sopra i 20. gradi, alla quale subentra poi per poco quella viva, e rapida deflagrazione, di cui esso fosforo è suscettibile.[55]

Questa conclusione indusse Volta ad abbandonare la teoria di Göttling, che nel frattempo era stata smentita dal suo collega Spallanzani, e infine fu abbandonata anche da Brugnatelli.

Infatti, «In una delle pubbliche ostensioni che [...] faceva nel Laboratorio dell'Università»,[56] Brugnatelli aveva ripetuto gli esperimenti dei due francesi, aggiungendone dei propri. Questo lo portò ad inserire, in apertura della traduzione del loro articolo, una nota in cui affermava:

> Dopo le belle ed esatte esperienze di Van Mons Berthollet e queste di Fourcroy e Vauquellin [*sic*] è giuoco forza conchiudere che Gottling si è ingannato nelle di lui osservazioni fatte col fosforo nella mofetta dell'atmosfera; che da essa non si sprigiona luce come risultava dai suoi sperimenti che io non fui allora in grado di ripetere, come ardentemente desideravo. In conseguenza la riforma da me fatta al nome *azoto* in *fossigeno* per esprimere la base della mofetta atmosferica non è ora attendibile. Intanto riterremo indistintamente i nomi di *gas fossigeno* o quello di *gas azotico* per dinotare la mentovata mofetta, fintantoché a questo

---

[54] Estratti di lettere a Racagni, Pavia, 16 marzo 1796, in OV, vol. 7, pp. 259-266.

[55] *Ibidem*, p. 266.

[56] L.V. Brugnatelli, *Alcune osservazioni sul fosforo*, in «Annali di Chimica», vol. 13, 1797, p. 275.

non si sostituisca un nome più esatto, poiché tutti i gas nocivi alla vita degli animali sono essenzialmente gas azotici.[57]

L'abbandono della teoria di Göttling, quindi, non distolse Brugnatelli dalla sua convinzione dell'inadeguatezza del nome «azoto». Nel 1798 infatti egli propose una nuova riforma, basata sulle idee dell'americano Winthrop Saltonstall che proponeva di chiamare l'azoto «septone», cioè «putrido».[58] «Il septone forma la base di tutte le sostanze putrescibili, e de' principali prodotti della putrefazione»,[59] quindi questo nome si dimostrava appropriato. Per coerenza con il metodo nomenclativo di Brugnatelli, allora, anche l'acido nitrico doveva tramutarsi in «ossiseptonico» e via dicendo; inoltre, questo acido veniva incluso negli acidi del regno animale, e non più in quelli del regno minerale.

Conclusione

Dall'analisi svolta possiamo trarre alcune considerazioni. In primo luogo, l'esame della questione del fosforo ci riporta a quanto già detto alla fine del capitolo sul'ambiente pavese: i tre maggiori scienziati operanti all'Università avevano diverse visioni della chimica e diverse formazioni scientifiche. Spallanzani era più orientato alla verifica sperimentale; Brugnatelli era maggiormente interessato alle questioni teoriche; Volta era dotato di grande curiosità scientifica per entrambi gli aspetti delle novità. Il loro diverso approccio alla questione del fosforo rende ragione delle diverse conclusioni alle quali pervenne ognuno di essi. Tutti e tre alla fine abbandonarono la teoria di Göttling, ma le strade che percorsero per arrivare a questo risultato comune furono estremamente differenti, perché motivate da differenti interessi.

Altre considerazioni hanno un carattere più generale. La questione del fosforo è stata studiata attentamente soprattutto da Ferdinando Abbri, che si è concentrato maggiormente su Spallanzani, e da Marco Beret-

---

[57] A.F. Fourcroy-N. Vauquelin, *Esame delle sperienze...*, cit., p. 3.

[58] L'opera di W. Saltonstall, *An inaugural dissertation on the chemical and medical history of septon, azote, or nitrogene; and its combinations with the matter of heat and the principle of acidity* [...], New York, T. and J. Swords, 1796, venne recensita a p. 266 del vol. 14, 1797, degli «Annali di Chimica».

[59] L.V. Brugnatelli, *Sulla denominazione azoto*, in «Annali di Chimica», vol. 15, 1798, p. 154.

ta, che ha invece rivolto la sua attenzione su Brugnatelli.[60] Come ha sottolineato Abbri, il dibattito sul fosforo ebbe risonanza europea poiché coinvolse non solo gli scienziati italiani e i francesi, ma anche i tedeschi e gli inglesi.[61] Inoltre, come ha ripetutamente lamentato F. Abbri, la realtà dei chimici italiani ha ricevuto ingiustamente poca attenzione dagli storici; infatti, come dimostra questo episodio, la comunità scientifica italiana era invece ben presente e attiva nel contesto europeo. La questione del fosforo vide l'emergere degli «Annali di chimica» come un importante periodico che svolse sia la funzione di finestra sull'Europa, sia quella di luogo privilegiato di dibattito da parte dei chimici italiani.

Questo episodio inoltre mostra come, anche a distanza di 8-10 anni dalla riforma della nomenclatura chimica operata dai francesi (1787), questa non fosse affatto né ben sedimentata né universalmente accettata. È ormai appurato che la famosa lettera di Spallanzani a Lavoisier in cui il professore di Pavia comunicava che «A riserva di Don Alessandro Volta, [...] le dirò che la di Lei nuova nomenclatura in Chimica e, in Fisica è universalmente abbracciata dalla nostra Università [...]»[62] non rispecchiava la realtà dei fatti. La riforma alla nomenclatura proposta da Brugnatelli infatti non fu un caso isolato, anche se perse molta della sua credibilità con l'esito dell'*affaire* sul fosforo; anche altri scienziati europei proposero riforme o semplicemente rifiutarono di adottarla, per esempio in mineralogia e in farmacia, pur accettando le nuove teorie lavoisieriane. Lo stesso Spallanzani, convinto sostenitore delle nuove teorie fin dai suoi *Viaggi alle Due Sicilie*,[63] utilizzava nei manoscritti la vecchia nomenclatura in ragione molto maggiore della nuova,[64] mentre nelle opere a stampa utilizzava esclusivamente la nomenclatura francese. Evidentemente, la consuetudine a usare una certa terminologia in numerosi anni di carriera non si poteva spazzare via con un colpo di spugna.

---

[60] F. Abbri, *Spallanzani e la 'chimica nuova'...*, cit.; M. Beretta, *Gli scienziati italiani e la rivoluzione chimica*, cit.; Id., *Luigi Valentino Brugnatelli e la chimica in Italia alla fine del Settecento*, cit.

[61] F. Abbri, *Spallanzani e la 'chimica nuova'...*, cit., pp. 6-7.

[62] Lettera di Spallanzani a Lavoisier, Pavia, 1 settembre 1791, in *Edizione nazionale delle opere di Lazzaro Spallanzani*, a cura di P. Di Pietro, vol. 5: *Carteggi con Fossombroni... Lucchesini*, Modena, Mucchi, 1985, p. 291.

[63] L. Spallanzani, *Viaggi alle Due Sicilie e in alcune parti dell'Appennino*, Pavia, B. Comino, 1792-1797, 6 voll.

[64] Si veda ad esempio L. Spallanzani, *Ristretto...*, cit.

Questo fatto, a mio avviso, è indicativo della grande difficoltà che una riforma radicale come quella della nomenclatura incontrò (e non solo nel nostro Paese). Se dunque è vero che non si poteva accettare la nuova nomenclatura senza accettare la teoria sottostante, non è sempre vero il contrario: Spallanzani, Brugnatelli, Stefano Gallini, Richard Kirwan, Joseph Black, Juan Manuel Aréjula furono alcuni personaggi emblematici in questo senso.

CAPITOLO QUARTO

LA CONTROVERSA SCINTILLAZIONE NEL VUOTO

> Quello scomporre e ricomporre i corpi appartiene alla sua [del chimico] arte: conoscere e fissare il carattere delle sostanze o slegate da un corpo composto ch'esse formavano, o unite in un altro corpo che vanno a formare, appartiene alla sua scienza. *

Tra il 1792 e il 1795 infuriò una vivace polemica, che coinvolse diversi scienziati appartenenti ai maggiori centri scientifici del Nord Italia, sulla possibilità o meno di ottenere scintille percuotendo un acciarino posto sotto una macchina pneumatica in un vuoto più o meno spinto. Tale polemica poi si allargò fino a comprendere il dibattito sulla natura dell'acqua e del ruolo dell'aria infiammabile nella combustione con aria deflogisticata.

Virgilio Giormani ha studiato in dettaglio questa *querelle*, soprattutto per quanto riguarda l'area della Repubblica Veneta (Padova, Verona e Venezia) nei suoi rapporti con Milano e Torino.[1] Ma alcuni documenti inediti conservati alla Biblioteca Universitaria di Bologna dimostrano che anche le istituzioni scientifiche bolognesi non furono indifferenti alla questione. Allo scopo di integrare gli studi di Giormani e di approfondire ulteriormente lo studio della ricezione della nuova chimica di Lavoisier in area bolognese, nel seguito di questo lavoro riporterò alcune parti della

---

* GIUSEPPE COMPAGNONI, *La chimica per le donne*, Venezia, A. Curti, 2a ed., 1797, pp. 16-17.

[1] V. GIORMANI, *Il contributo veneto nella disputa sulla scintillazione dell'acciarino all'aria e nel vuoto (1792-1795)*, in «Atti e memorie dell'Accademia Patavina di Scienze, Lettere ed Arti», vol. 100, 1987-1988, pp. 93-120; ID., *Effetti della percussione tra acciarino e pietra focaia nel vuoto. Una diatriba in area padana (1792-1795) tra chimici flogisticanti e seguaci della nuova chimica*, in *Atti del II Convegno Nazionale di Storia e Fondamenti della Chimica*, cit., pp. 141-148.

polemica sulla scintillazione dell'acciarino nel vuoto e presenterò integralmente in questo contesto i nuovi documenti.

La polemica sulla scintillazione

Nel 1792 il mineralogista milanese, professore di storia naturale, e direttore del Museo di Storia Naturale Ermenegildo Pini[2] pubblicò un opuscolo contrario alla nuova chimica, da lui definita «metachimica» in analogia a ciò che la metafisica era nei confronti della fisica. Gli enti metachimici per eccellenza, secondo Pini, erano l'idrogeno e l'ossigeno, poiché secondo la teoria dei francesi non si potevano isolare, in quanto avendo una fortissima affinità per il calorico si presentavano sempre sotto forma di gas (ricordo che per Lavoisier il gas ossigeno era un composto di calorico + ossigeno; allo stesso modo il gas idrogeno era composto da calorico + idrogeno).

L'esperimento scatenante di tutta la polemica tuttavia era stato compiuto da Simone Stratico[3] a Padova: il ferro percosso sulla selce produceva scintille ignee anche nel vuoto, calcinandosi.[4] Questo significava che l'ossigeno non era necessario alla calcinazione del ferro, fenomeno che Pini, commentando questo risultato, spiegava in termini di teoria del flogisto.[5]

A questo risultato di Stratico, esposto da Pini, e all'interpretazione datavi, obiettò per primo il veronese Giuseppe Tomaselli[6] scrivendo: «l'argomento è giusto, ma l'osservazione è falsa»: cioè, era impossibile ottenere scintille nel vuoto. Pini replicò immediatamente a Tomaselli sotto forma di lettera a Marco Carburi, il quale rispose a sua volta dando ragione a Pini. Nel frattempo anche Francesco Du Prè[7] si era scagliato violentemente contro Pini.[8]

---

[2] (1739-1825). G. Arrigoni, *Ermenegildo Pini*, in BII, vol. 8, pp. 184-186.

[3] (1733-1824). LUI, vol. 22, p. 127. V. Giormani, *Il contributo veneto...*, cit., pp. 95-96.

[4] Ermenegildo Pini, *Osservazioni sulla nuova teoria, e nomenclatura chimica come inammissibile in mineralogia*, in «Memorie di matematica e fisica della Società Italiana», vol. 6, 1792, p. 317.

[5] Vedi ultimo capitolo.

[6] (1733-1818). G.M. Bozoli, *Giuseppe Tomaselli*, in BII, vol. 1, pp. 108-110.

[7] (1770-1838). V. Giormani, *'Il viaggio di Lavoisier nel Veneto': la Società dei Filochimici di Padova*, cit., pp. 133-145.

[8] V. Giormani, *Il contributo veneto...*, cit., pp. 97-98.

Nel marzo 1794 la polemica si allargò, perché Anton Maria Lorgna aveva ottenuto aria infiammabile arroventando una canna di ferro, senza passaggio di acqua, esperimento confermato da Carburi per mezzo dei suoi «globi» (palle cave di ferro). A questo punto non veniva messo in discussione solamente il ruolo dell'ossigeno, ma anche la natura dell'acqua, e la polemica si estese arrivando a comprendere anche Giovanni Antonio Giobert, disposto a rinunciare alla sua fede «pneumatica» qualora l'esperimento si fosse rivelato esatto, e Vincenzo Dandolo, che arrivò a scommettere pubblicamente 400 zecchini contro le affermazioni di Carburi.

Ma procediamo con ordine.

Gli esperimenti e la loro interpretazione

Il professore di chimica all'Università di Padova, Marco Carburi, nel suo studio *Sopra la rena nera*[9] si era lamentato della «romorosa moltiplicazione delle vere o pretese nuove spezie di regoli metallici»,[10] in riferimento agli esperimenti di Tondi e Ruprecht e alla polemica che ne era seguita. Secondo Carburi era possibile che tutti questi nuovi regoli, compresi quelli scoperti da Carburi stesso, fossero

> [...] soltanto diverse modificazioni del ferro; metallo tanto diffuso in tutto il globo sotto la forma di calce diversamente flogisticata [... e] che tutti i fatti e tutte le sperienze dimostrano essere il vero proteo delle metalliche sostanze [...][11]

Con nuovi ed accurati esperimenti, continuava Carburi, si sarebbe potuti tornare alle 14 o forse 13 specie metalliche meglio conosciute. Per questo egli si propose di analizzare la rena nera dei colli Euganei, contenente ferro perché veniva attratta dalla calamita. Avendola ridotta allo stato metallico per il 55%, Carburi ne dedusse che essa era una vera calce cristallizzata. Inoltre ne ricavò per solo riscaldamento aria mefitica (N_2) e aria «eminentemente mefitica» (CO_2).[12] Allo stesso modo, arroventando uno dei suoi globi cavi di ghisa aveva ottenuto «aria infiammabile poco detonante» (CO). Quindi ne dedusse che l'aria eminentemente mefitica

---

[9] Marco Carburi, *Sopra la rena nera dei colli Euganei e sopra qualche termine sistematico della nuova nomenclatura*, in «Opuscoli scelti sulle Scienze e sulle Arti», vol. 15, 1792, pp. 186-198.

[10] *Ibidem*, pp. 190-191.

[11] *Ibidem*, p. 191.

[12] *Ibidem*, p. 193.

si convertiva in aria infiammabile ($CO_2 \rightarrow CO$).[13] Carburi concludeva con la considerazione che per la mineralogia era dunque importante, oltre all'analisi dei componenti, anche l'analisi delle arie che i minerali emettevano, cosa che nessun mineralogista al presente faceva.[14] Questo tipo di analisi avrebbe permesso di verificare se l'aria deflogisticata era veramente unita alle calci:

Una tavola fedele dei gas insegnerebbe a chiunque se i metalli messi dalla natura in stato di calce siano o no combinati con l'aria deflogisticata [... cioè] se la natura stessa dimostri o no incompetente il generico nome di *ossidi metallici* stabilito dai nomenclatori per le calci metalliche sopra angustissima dose.[15]

Carburi era dunque contrario alla «teorica rivoluzione proposta dai nomenclatori». Il fatto che il nome di ossidi non valesse per la rena nera dei Colli Euganei e delle miniere di Norhberg (Svezia), lo indusse a ritenere che questo nome non fosse valido in generale. Secondo Carburi il capitolo VII del *Traité* di Lavoisier, in cui veniva appunto discusso questo termine, conteneva un «precario ragionamento» per sostituire «ossidi» a «calci»; il nome di «ossido metallico», inoltre, faceva supporre in tutte le calci una qualità interna (la presenza di ossigeno) che esse non avevano nella maggior parte dei casi, e «per giustificarne il difetto occorre rifugiarsi in sempre nuovi ipotetici ragionamenti»; il nome di «calci» invece non dava origine a false idee, perché non attribuiva false qualità interne, ma indicava «un'esterna reale costante apparenza di effetti prodotti dagli stessi mezzi».[16]

Carburi continuava scrivendo che lo stesso discorso si poteva fare per altri tre o quattro termini a cui era connessa tutta la base della teoria dei nomenclatori, e accusava i chimici italiani di sapere ciò che sapevano per aver letto *solamente* le opere dei nomenclatori, mentre i chimici francesi, inglesi, scandinavi e tedeschi rifiutavano come ipotetici i significati dei nuovi termini. Tuttavia bisognava convenire che

[...] poche teorie hanno il pregio di questa, chiamata dai seguaci dei nomenclatori, la *teoria dei moderni*, la quale con sole due arie prima note [cioè idrogeno e os-

---

[13] Il monossido di carbonio sarà identificato da William C. Cruikshank solo alla fine del secolo, mentre in questo periodo veniva frequentemente scambiato per idrogeno, ugualmente infiammabile.

[14] Marco Carburi, *Sopra la rena nera...*, cit., p. 196.

[15] *Ibidem*, p. 196-197.

[16] *Ibidem*, pp. 196-197.

sigeno], ed un nuovo termine [il calorico], benché non comprenda nessuna nuova idea, spiega meravigliosamente tutti i fenomeni della natura [...][17]

La memoria *Sopra la rena nera* fu riassunta da Stefano Gallini, con una breve critica che conteneva un invito implicito a Carburi a leggere meglio e «in tutta la sua estensione i lavori dei moderni Chimici».[18]

Ma nel frattempo Carburi aveva continuato ad analizzare la rena nera e a fare esperimenti con i suoi globi, presentandone i risultati il 9 gennaio 1794 all'Accademia Patavina di Scienze, Lettere e Arti:[19]

1) dai suoi globi arroventati aveva ottenuto gas carbonico, gas ossigeno e gas idrogeno, che si accendeva senza detonazione e con *flamme lechante*;
2) facendo cadere un poco di acqua nel globo incandescente si produceva vapore elastico, poi gas idrogeno poco detonante che bruciava con fiamma rossa;
3) la manganese posta nei globi dava più del doppio dell'ossigeno che rilasciava nei vasi di vetro posti sul fuoco alla temperatura di fusione del vetro.

Il 22 gennaio Simone Stratico volle ripetere questi esperimenti assieme a Carburi. Usando un nuovo globo di ferro ottennero dal nitro una gran quantità di aria deflogisticata. Due giorni dopo, Carburi replicò «nel *suo* teatro alla presenza di tutti i *suoi* uditori»[20] la produzione di gas infiammabile in tre diversi modi: col solo globo arroventato; facendo passare acqua in una canna di fucile rovente («l'esperimento fondamentale analitico della nuova teoria»);[21] infine ponendo in un globo un miscuglio di carbone e ferro bruciato.

A conferma degli esperimenti di Carburi, il 1 marzo 1793 Lorgna pubblicò una lettera in cui descriveva un esperimento analogo.[22]

---

[17] *Ibidem*, p. 198.

[18] STEFANO GALLINI, *Seguito delle Osservazioni intorno ad alcune memorie contrarie, e favorevoli alla nuova teoria antiflogistica pubblicate negli anni 1792-93*, in «Annali di chimica», vol. 8, 1795, p. 201.

[19] MARCO CARBURI, *Lettera del Sig Conte Marco Carburi al chiarissimo Padre D. Ermenegildo Pini C.R.B. Pubblico Professore di Storia Naturale*, Venezia, Antonio Zatta, 1794; in «Annali di chimica», vol. 7, 1794, p. 254.

[20] *Ibidem*, p. 255.

[21] *Ibidem*, p. 256.

[22] ANTON MARIA LORGNA, *Lettera sopra alcuni sperimenti relativi ai principj prossimi dell'acqua*, in «Annali di chimica», vol. 5, 1794, pp. 125-131.

Lorgna desiderava fare esperimenti sulla composizione dell'acqua, ma non aveva gli apparati adatti. L'occasione gli si presentò quando arrivò a Verona il pubblico dimostratore di fisica sperimentale Francesco Benvenuti,[23] che gli mise a disposizione i suoi. Per fare un esperimento corretto erano necessari:

1) limatura di ferro purissima e non calcinata, che andava accuratamente pesata;
2) ossigeno puro e senza umidità, che andava parimenti pesato;
3) un tubo di vetro arroventato in cui far scorrere l'ossigeno.

Tuttavia, non avendo un tubo di vetro adatto usarono «un'eccellente canna da moschetto armata di galletto da ambe le parti, la quale aveva servito pochi dì innanzi alla volatilizzazione dell'acqua».[24] Inoltre non pesarono la limatura perché anche la canna di fucile era soggetta a calcinarsi. Scaldarono e arroventarono questa canna per far uscire l'aria atmosferica e qualsiasi residuo di umidità. Il primo esperimento consisteva nel far passare l'ossigeno nella canna così arroventata: con questo sistema raccolsero tre vesciche di aria infiammabile dal solo ferro. Il secondo esperimento consisteva nel creare una sorta di circuito chiuso per far ripassare sempre lo stesso ossigeno all'interno della canna di fucile rovente: si udirono piccole e grandi detonazioni; il volume dell'ossigeno diminuì progressivamente, e alla fine ottennero come residuo ancora gas infiammabile. La limatura all'interno della canna era calcinata e non veniva attratta dalla calamita.

Quindi Lorgna e il suo assistente, il conte Luigi Torri, conclusero che:

1) «si ottiene gas infiammabile dal semplice roventamento della limatura di ferro a secco»;
2) il gas infiammabile, nel secondo esperimento, si consuma a causa di a) calcinazione della limatura; b) combustioni parziali nella canna; c) piccole e grandi detonazioni;
3) si ottiene tuttavia ancora aria infiammabile;
4) quindi l'aria infiammabile esiste senza il concorso dell'acqua;
5) dunque l'acqua è un edotto e non un prodotto dei due gas.

A questa lettera di Lorgna rispose Giobert, che già si era interrogato sulla natura dell'acqua nel suo *Examen chimique*, letto all'Accademia delle Scienze di Torino il 18 marzo 1792, e pubblicato nel 1793.

---

[23] V. Giormani, *1793: Vincenzo Dandolo e l'insegnamento della nuova chimica al Teatro La Fenice di Venezia*, in P. Mirone (a cura di), *Atti del IX Convegno Nazionale di Storia e Fondamenti della Chimica*, Roma, Accademia Nazionale delle Scienze detta dei XL, 2002, pp. 159-169.

[24] Anton Maria Lorgna, *Lettera sopra alcuni sperimenti relativi ai principj prossimi dell'acqua*, cit., p. 127.

La lettera di Giobert a Lorgna si presenta come un capolavoro retorico, poiché il grande prestigio scientifico di Lorgna e la sua posizione di presidente e fondatore della Società Italiana dei XL non permettevano un attacco diretto.

> Ella sa, che questa nuova teoria [quella antiflogistica] io l'ho adottata da lungo tempo, e il primo la ho dedicata ai Chimici dell'Italia [...]
> E con tanto maggiore ansietà gli attendeva, che la discussione della Chimica Teoria avendo incominciato in Italia in modo poco proprio per avventura a discoprire la verità, mi lusingava, che Ella avrebbe colle nuove sue luminose scoperte decisa, e troncata una letteraria quistione, il cui esito sembra tendere a disonorare con la scienza anche quegli che la coltiva, piuttosto che ad avanzarne i progressi [...]
> Sin d'ora pertanto mi farò un dovere di protestare pubblicamente, e in faccia a tutti i Chimici dell'Europa, che se addivenga il ferro venir ossidato nel vuoto, od in contatto di qualunque altra specie di aria, che noi diciamo essere inatta alla combustione, io mi trovo pronto a rinunziare al ramo più importante della Chimica teoria pneumatica, il qual riguarda la combustione de' corpi, e l'ossidazione de' metalli.[25]

Giobert inoltre precisava a Lorgna di non essere prevenuto né a favore della nuova teoria, né contro la teoria del flogisto:

> Tutto da me riguardasi come ipotetico nelle Scienze Fisiche, e Naturali, e quella teoria sembrami da preferirsi ad un'altra, quando riposando sopra di un numero maggiore di fatti si adatta alla spiegazione di un maggiore numero di fenomeni [...][26]

e aggiungeva di essere pronto ad abbandonare la teoria dei *pneumatistes* «[...] quando un'altra se ne presenti, a cui servano di base un numero pari di fatti, e ugualmente concatenati».[27]

Scrisse anche che proprio grazie alle osservazioni di Pini si era discostato dalla teoria dei francesi per quanto riguardava l'acqua: essi infatti sostenevano che l'acqua era composta dalla base del gas ossigeno + la base del gas idrogeno, mentre Giobert, come abbiamo visto, sosteneva che essa era composta dal gas idrogeno + gas ossigeno.

---

[25] GIOVANNI ANTONIO GIOBERT, *Lettera del sig. Giobert al sig. Cavaliere Lorgna*, in «Annali di Chimica», vol. 5, 1794, pp. 224-227.

[26] *Ibidem*, p. 246.

[27] *Ibidem*, p. 232.

La *captatio benevolentiae* era ben presente all'inizio e alla fine della lettera, ma nella parte centrale Giobert passava alle critiche. Il primo problema da affrontare era quello della scintillazione dell'acciarino nel vuoto: Giobert lo liquidò con una citazione dei risultati di Hauksbee[28] ottenuti facendo lo stesso esperimento, e opposti a quelli di Stratico.[29]

Quindi passò a confutare Lorgna su tre punti:

1) per quanto riguardava l'affidabilità dell'apparato strumentale, Giobert scrisse che il ferro riscaldato poteva essere permeabile all'aria atmosferica, e che la vescica lo era certamente. Inoltre, l'aria atmosferica contiene sempre acqua,[30] così come l'ossigeno, per quanto lo si depuri; anche i galletti sono spesso permeabili (e questo lo diceva anche Priestley), quindi l'apparato era poco preciso. Inoltre, aggiunse Giobert, esperimenti analoghi a quelli di Lorgna erano già stati fatti da Priestley e da de la Métherie, ma neanche loro erano riusciti a «scuotere» la nuova teoria.
2) per quanto riguarda il problema della presenza e della natura dell'acqua, cioè se essa fosse un prodotto o un edotto dei due gas, valevano le precedenti critiche: nei gas impiegati si trovavano tracce di umidità residua. Questo spiegava il verificarsi dell'aumento di peso della limatura di ferro. I francesi inoltre avevano sempre ottenuto sperimentalmente una concordanza di peso tra reagenti e prodotti nell'esperimento di sintesi dell'acqua, dove i due gas (idrogeno e ossigeno) cessavano di esistere. Quindi l'acqua era un prodotto, non un edotto.
3) infine, anche ammettendo condizioni di laboratorio e di reagenti ideali, l'unica conseguenza che si ricavava dall'esperimento di Lorgna era che l'idrogeno era un componente del ferro, così come vi ci si ritrovava il carbonio; per cui, suggeriva Giobert, bisognerebbe cercare in tutte le specie di ferro la sua presenza per confermare questo fatto (cosa di cui Giobert dubitava). Inoltre, Lorgna non aveva parlato dello stato della limatura di ferro dopo il primo esperimento. Giobert affermò che essa doveva essere sicuramente ossidata, perché anche nelle esperienze analoghe di Priestley lo era; ma se era ossidata era aumentata di peso, quindi anche ipotizzando l'identità di idrogeno e flogisto bisognava comunque spiegare l'aumento di peso della limatura di ferro.

---

[28] (1666-1713). H. Guerlac, *Hauksbee, Francis*, in DSB, vol. 6, pp. 169-175. Francis Hauksbee, *Expériences physico-méchaniques sur différens sujets* [...], Parigi, 1754.

[29] Giovanni Antonio Giobert, *Lettera del sig. Giobert al sig. Cavaliere Lorgna*, cit., pp. 227-229; V. Giormani, *Il contributo veneto...*, cit., pp. 100-101.

[30] Giovanni Antonio Giobert, *Lettera del sig. Giobert* [...], cit., p. 238.

Giobert concedeva che si potesse attribuire un peso al calorico, ma in questo caso si sarebbe dovuto dimostrare che esso:

a) si concentrava in maggior quantità nella limatura di ferro all'atto della calcinazione;
b) era pesante;
c) era lo stesso che si poteva ricavare riducendo il ferro ossidato.

La conclusione di Giobert era che l'aumento di peso derivava dall'ossigeno dell'acqua che si decomponeva; questo si univa al ferro e l'idrogeno veniva liberato, e non si ritrovava traccia di flogisto.

In questa lettera, inoltre, Giobert liquidava sbrigativamente gli esperimenti di Carburi come non attendibili, riferendosi non solo a quelli già compiuti, ma anche a quelli futuri:

> Che se poi addivenga, che siano per essere pubblicate quelle altre esperienze, le quali per combattere la nuova Chimica si sono presentate dal celebratissimo sig. Conte Carburi all'Accademia delle scienze di Padova e in cui traeva del gaz idrogeno da globi di ferro arroventati, fin d'ora risulta a mio credere, che per l'oggetto cui sono dirette non saranno né per riuscire a noi nuove, né per meritarsi somma attenzione.[31]

Repliche e scommesse

Le affermazioni di Giobert fecero montare Carburi su tutte le furie; il professore padovano scrisse quindi una risposta sotto forma di *Lettera al chiarissimo Padre Ermenegildo Pini*, datata 12 aprile 1794.

Carburi ripercorreva la storia dei suoi precedenti esperimenti compiuti in gennaio, ed esponeva quattro modi di produrre l'aria infiammabile. Uno di questi consisteva appunto nell'arroventare un globo di ferro vuoto: secondo Carburi si otteneva aria infiammabile, che così si poteva interpretare come un componente del ferro, e si poteva identificare col flogisto.[32] Questo risultato era in linea con l'esperienza di Lorgna. Alle obiezioni di Giobert rispondeva invece che:

1) né Pini, né Stratico, né Carburi avevano mai detto che il ferro si «ossidasse» nel vuoto, perché questo non era un termine usato o comunque adottato da Carburi, per le ragioni che abbiamo visto sopra. Ribadiva comunque che l'esperimento della scintillazione dell'acciarino nel vuoto riusciva perfettamente, e di avere verificato la bontà dell'ap-

[31] *Ibidem*, p. 239.

[32] V. Giormani, *L'insegnamento della chimica...*, cit., pp. 113-114.

parato sperimentale di Stratico. La citazione di Hauksbee da parte di Giobert, inoltre, dimostrava che il torinese ragionava «sopra l'esperienza senza averla mai veduta.»[33]

2) l'obiezione a Lorgna, sul fatto che la canna di ferro poteva essere permeabile all'aria atmosferica, si poteva ritorcere contro la tesi di Giobert: l'idrogeno poteva provenire dall'esterno e quindi non dalla decomposizione dell'acqua.
3) Giobert aveva citato scorrettamente Priestley, perché lo stesso scienziato inglese aveva dimostrato che i vasi di vetro non sono permeabili.

La lettera proseguiva, in tono irritato e polemico, con la difesa da parte di Carburi dell'originalità dei suoi esperimenti e della loro attendibilità scientifica.

A questo punto il farmacista veneziano, traduttore ufficiale di Lavoisier in italiano, e amico di Giobert, Vincenzo Dandolo, scese in lizza il 28 maggio 1794, confutando tre proposizioni di Carburi presenti nella lettera a Pini:

1) «Che da' globi di ferro arroventati si viene ad ottenere uno sviluppo d'aria infiammabile (gas idrogeno), d'aria fissa (gas acido carbonico) ed anche d'aria flogisticata (gas azoto)» è falso, perché: 1. il ferro è un elemento semplice; 2. l'idrogeno è parimenti semplice, cioè queste due sostanze non si creano per mezzo della natura o dell'arte; 3. quindi se si sviluppa idrogeno, allora l'idrogeno preesiste; 4. quindi non è possibile che venga dai globi di ferro; 5. l'acido carbonico è una sostanza *sui generis* che si crea solo da ossigeno e carbonio, non dal ferro; 6. anche l'azoto è una sostanza semplice, quindi preesiste.[34]
2) «Che nel voto l'acciajo percosso dalla selce dà visibilmente una scintillazione eguale a quella che darebbe nell'aria aperta» è falso, perché il fuoco scintillante si sviluppa con svolgimento di luce e calorico, e questo avviene nella decomposizione del gas ossigeno, dunque non nel vuoto.[35]
3) «Che gli atomi di ferro abrasi dalla selce nel voto siano identici con quegli abrasi dalla selce nell'aria aperta» è falso, perché il ferro nel vuoto non si può ossidare.[36]

---

[33] MARCO CARBURI, *Lettera del Sig Conte Marco Carburi* [...], cit., p. 259.

[34] VINCENZO DANDOLO, *Agli amici delle verità fisiche*, in «Annali di Chimica», vol. 6, 1794, p. 29.

[35] *Ibidem*, p. 30.

[36] *Ibidem*, p. 31.

Dandolo concludeva la sua lettera scommettendo pubblicamente 400 zecchini che le tre proposizioni erano false.[37]

Carlo Barletti,[38] professore di fisica generale all'Università di Pavia, rifece l'esperimento della scintillazione il 20 giugno 1794, nella sala di fisica dell'Università insieme ad Alessandro Volta, Lazzaro Spallanzani, Lorenzo Mascheroni, Mariano Fontana e Valentino Brusati. Impiegò una macchina di Smeaton fatta a Londra da Nairne, unita ad un

> [...] apparato per eccitar le scintille fatto in Parigi, in cui con una forte molla da orologio si pongono in moto di rotazione due grossi acciarini per far urto, e percossa contro le pietre focaje [...]
>
> Alla Macchina Pneumatica stà [*sic*] unito un misuratore della successiva rarefazione dell'aria diviso in pollici Inglesi, e in decime di pollice per modo che l'abbassamento del mercurio in questo misuratore per ciascun pollice segna una trentesima di rarefazione dell'aria. Simile stromento si chiama *elaterometro*, o *manometro*.[39]

Dopo aver riportato le condizioni di temperatura, pressione e umidità dell'aria interna alla campana, fece 6 esperienze a diversi gradi di rarefazione dell'aria e a diversi gradi di caricamento della molla (pieno, medio e debole): con un vuoto spinto a 1/100 e la molla caricata prima a metà, poi debole, non si ebbero scintille, ma una luce rossastra che poi svanì. Bisognava comunque oscurare la sala per vedere questa «aureola» luminosa. Quindi Barletti concluse che solo in aria libera, o chiusa ma «coll'ordinaria sua densità», si aveva il «pieno ardore» delle scintille.

Francesco Du Prè in ottobre cercò di mettere la parola fine alla questione rispondendo di nuovo a Carburi e a Lorgna in difesa di Giobert, scrivendo che il fatto che la calamita attraesse il ferro anche dopo l'esperimento non era una prova sufficiente per dire che esso non si era ossidato, perché una leggera ossidazione non toglie al ferro tutte le sue proprietà.[40] I risultati di Carburi si spiegavano, secondo Du Prè, in base a un di-

---

[37] *Ibidem*, pp. 31-32. Sul significato di questa scommessa si veda V. GIORMANI, *L'insegnamento della chimica...*, cit., pp. 104-110.

[38] (1735-1800). V. CAPPELLETTI, *Barletti, Carlo*, in DBI, vol. 6, pp. 401-405.

[39] CARLO BARLETTI, *Della percossa dell'acciarino nell'aria rarefatta*, in «Opuscoli scelti sulle scienze e sulle arti», vol. 17, 1794, pp. 214-216; in «Annali di Chimica», vol. 6, 1794, pp. 33-34. L'apparato usato da Barletti è tuttora conservato nel Museo Storico dell'Università di Pavia. Ringrazio il Dr. Paolo Brenni che me ne ha illustrato il meccanismo.

[40] FRANCESCO DU PRÈ', *Articolo di lettera del sig. Du Prè al sig. Brugnatelli sopra alcune quistioni chimiche*, in «Annali di Chimica», vol. 7, 1795, p. 226.

fetto strumentale: il vuoto di Carburi non era perfetto. Invece che nel vuoto, così difficile da ottenere, Du Prè aveva rifatto gli esperimenti in azoto puro e non aveva ottenuto scintille.

Parafrasando Giobert, Du Prè continuava scrivendo che se avesse visto il ferro ossidarsi nel vuoto avrebbe abbandonato la chimica.[41] Il seguito di questa lettera si presentava come una confutazione appassionata della teoria del flogisto, e una difesa di Giobert, in base alla quarta *regula philosophandi* di Newton, che Du Prè citava espressamente.[42]

L'ultimo strascico di questa *querelle* è rappresentato da una lettera di Giambattista Marzari (1755-1827) a Giovanni Arduino.[43] Marzari rispondeva implicitamente a Du Prè, citando a sua volta Newton sull'uso delle ipotesi in fisica. Secondo Marzari la teoria di Lavoisier si fondava su implicite assunzioni che però non erano sperimentalmente vere, quindi tutta la teoria che ne derivava era ipotetica, e pertanto era da bandire dalla fisica.

Il contributo bolognese

In questo quadro complesso di repliche ed obiezioni a suon di invettive e di esperimenti, si inserisce il contesto scientifico bolognese, che com'è noto, è sempre stato considerato a margine dei dibattiti di argomento chimico.[44]

In realtà Sebastiano Canterzani, in qualità di segretario dell'Accademia delle Scienze dell'Istituto di Bologna, manteneva una fitta rete di corrispondenza. La sua formazione era quella di un matematico, ma dal 1786 insegnava fisica generale e particolare all'Istituto. Come già visto in precedenza, dagli anni '70, quando era completamente «digiuno» di questi temi, agli anni '90, il suo interesse per la chimica pneumatica era cresciuto notevolmente: i manoscritti di Canterzani sono densi di appunti presi da varie opere sulla nuova chimica che dimostrano come egli si tenesse continuamente aggiornato sugli sviluppi di questa disciplina. Tuttavia, abbia-

---

[41] *Ibidem*, p. 267.

[42] *Ibidem*, pp. 288-289: «In philosophia experimentali propositiones ex phaenomenis per inductionem collectae non obstantibus contrariis hypothesibus pro veris aut accurate, aut quam proxime haberi debent, donec alia occurrerint phaenomena, per quae aut accuratiores reddantur, aut exceptionibus obnoxiae.»

[43] Giambattista Marzari, *Lettera di G.B. Marzari al sig. Brugnatelli sulla natura dell'acqua* [Lettera a Giovanni Arduino, Fossalonga di Treviso, 5 marzo 1796], in «Annali di Chimica», vol. 12, 1796, pp. 76-84. M. Gliozzi, *Arduino, Giovanni* (1714-1745), in DBI, vol. 4, pp. 64-66.

[44] F. Abbri, *Chemistry turned upside down*, cit.

mo visto che ancora a metà degli anni '90 l'Accademia delle Scienze di Bologna seguiva pressoché compatta la teoria del flogisto.

Canterzani aveva ricevuto la lettera sulla metachimica scritta da Pini a Carburi in risposta alle obiezioni di Tomaselli,[45] e l'ultimo giorno del 1793 comunicò allo stesso Pini il suo giudizio in merito, in questi termini:

> Con sommo piacere ho letta la sensatissima sua lettera al Sig professore Carburi piena di dottrina e d'eleganza, favoritami per parte sua dal chiariss° prof Valperga [?]. Il mio voto non val nulla, e quand'anche valesse non potrebbe aggiungere nulla di peso alle sue ragioni, che sono per le stesse e giustissime, e fortissime. Io sono pienamente del suo sentimento, il quale son persuaso che sarà pure d'ogni fisico imparziale, e non preoccupato da spirito di partito. Ho fatto più e più volte in pubblico l'esperimento della pietra focaja percossa dall'acciajno sotto il recipiente della macchina pneumatica, e prima d'estrar l'aria si sono sempre avute scintille vivaci, dopo estratta l'aria non s'è veduta mai scintilla alcuna. Ma l'esperimento s'è sempre fatto nella luce del giorno perché altro non si voleva mostrare se non la differenza che porta nella combustione la sottrazion dell'aria. Quest'anno voglio fare l'esperimento nell'oscurità, per le cose, che ho lette nella lettera, e son persuaso, che avrò scintille anche estratta l'aria. Se queste scintille saranno sì decise che non possan riguardarsi come una semplice luce fosforica, e se il ferro si troverà pur calcinato, niuno potrà dubitare che resti tolto affatto di mezzo uno de' principali argomenti favorevoli alla nuova teoria. Comunque sia, questa non sarà mai altro che una semplice ipotesi, come Ella avverte saviamente; e non meritava certo una semplice ipotesi, che si facesse una innovazione de' nomi sì strana.[46]

La risposta di Pini arrivò a stretto giro di posta. Pini chiedeva a Canterzani di comunicargli i risultati dell'esperimento fatto nell'oscurità, e proseguiva:

> [...] mi sarebbe necessario di sapere se il selce contro l'acciajo operi per sfregamento, o con percossa. A Padova il Sig Professore Stratico fa agire un acciarino da fucile, il quale col rivolgimento continuato di una verghetta si monta e si scarica successivamente quante volte piace, e sempre con una forte percossa. Per altro, come VS Illma ottimamente ha riflettuto, la soppressione delle scintille nel

---

[45] Ermenegildo Pini, *Sulla metachimica, ossia la nuova teoria e nomenclatura chimica. Lettera* [...] *al sig. conte Carburi*, Milano, Giuseppe Marelli, 1793.

[46] BUB, MSS 2096: *Lettere a Sebastiano Canterzani*, Busta 6, n° 3: Minuta di Canterzani a Pini, 31 dicembre 1793.

vuoto pneumatico non influisce nella quistione, potendosi spiegare anche nell'ipotesi del flogisto.[47]

Tuttavia passarono tre mesi prima che Canterzani avesse modo di fare questo esperimento. Nel frattempo, come abbiamo visto, ci furono gli interventi di Lorgna e Giobert. In particolare, Lorgna si preoccupò di comunicare personalmente a Canterzani, e quindi all'Accademia bolognese la sua lettera a stampa, alla fine della quale scrisse di suo pugno:

Il suo Serv.e ed A.co Cav.re Lorgna prega perché di questo solenne ed importantissimo sperimento ne sia fatta consapevole l'Accademia perché non prenda piede senza cognizione di causa la nuova teoria chimica.[48]

Canterzani rispose a Lorgna alla fine di marzo, rassicurandolo:

Ebbi l'onore di leggere all'Accad.a il suo interessantissimo foglio, il quale fu ascoltato con moltissimo piacere, e diede luogo a varie riflessioni, che furono fatte da diversi accademici. Spererei che qui in Bologna non dovrebbe almeno per ora prender gran piede la nuova teoria chimica, la quale è sempre stata riguardata da noi come non abbastanza provata. Mai non si è deposto il sospetto, che l'acqua, che s'ottiene col combinare l'aria infiammabile con la deflogisticata mediante la combustione, potesse essere unita alle arie stesse, e restar abbandonata nell'atto della combinazione delle arie. Come poi potesse unirsi quest'acqua a quelle arie, non s'è mai potuto decidere, perché s'è osservato, che ottiensi aria in qualche maniera infiammabile sottoponendo all'azione del fuoco qualsivoglia corpo anche il più arido, e che s'ottiene ancora commettendo al fuoco un tubo di terra anche vuoto, e s'ottiene perpetuamente, cioè finché il tubo sta esposto al fuoco. La difficoltà di spiegare l'origine di tal acqua ci ha tenuti sospesi, né ci ha permesso di deciderci espressamente a riguardare quella, che si ottiene sotto la combustione delle due arie, come un edotto piuttosto che come un prodotto delle medesime. Spero che le ulteriori sue esperienze, massimamente se potrà ripetere l'esperimento descrittoci col servirsi di un tubo di vetro, come Ella avea benissimo ideato, ci condurranno a veder chiaro in una materia fin ora tanto involuta. Noi abbiamo le macchine, ma le abbiamo per mostrarle ai forestieri, che vengono a veder l'Istituto, e per far quegli esperimenti ordinarj, che soglion farsi nei corsi di fisica. Non potendosi quelle adoperarsi fuori dell'Instituto, non possiamo fare quegli esperimenti, che più picchierebbero la nostra curiosità, e che dimandano d'esser fatti in luogo tutto di libertà del fisico, e dove non possano intervenire che

---

[47] *Ibidem*, Lettera di Pini a Canterzani, Milano, 11 gennaio 1794.

[48] BUB, MSS Canterzani 4144, Caps. X: Lettera a stampa di Lorgna (Verona, 1 marzo 1794), cit.

quali, che il fisico ama d'aver soli per compagni. Di più il fisico dell'Instituto ha i suoi armamenti, ma li ha perché servano negli esperimenti, che si fanno nelle lezioni pubbliche, non perché servano anche in quelli, che egli può aver voglia di fare in privato. Di qui può ella comprendere che farei io pure delle pruove, e degli esperimenti; ma che se non mi mancano le macchine, mi manca certamente il comodo per adoperarle a mio talento. Però gradirò moltissimo se Ella, che avrà le macchine in suo dominio, e le potrà far agire a sua [*sic*] beneplacito, farà nuovi tentativi per portar luce sopra di un punto tanto rilevante, quanto lo è il decidere se s'abbia pure da seguire la moderna chimica rivoluzione, o se questa sia un castello tutto fondato in aria. Lo gradirà ancor sommamente l'accademia, la quale, come le ho detto, è fin'ora indecisa.[49]

Tuttavia, l'Accademia delle Scienze di Bologna raccolse l'invito di Lorgna ed entrò nel merito della questione, con una memoria di Giuseppe Vogli,[50] teologo e professore di logica. Questa memoria, letta il 4 maggio 1794, servì come base al *Saggio* di Aldini ricordato sopra, e ha per titolo *Sopra la teoria del calore di Crawford.*[51]

Dopo una esposizione succinta della teoria crawfordiana, che individuando la causa della combustione nell'aria escludeva quindi la possibilità della combustione nel vuoto, Vogli riportò un esperimento di Boyle, che con il solo calore dei raggi solari aveva bruciato lo zucchero sotto una campana pneumatica. Inoltre, riportò un altro esperimento di Hauksbee, che aveva bruciato sia dell'ambra (corpo duro) che della lana (corpo molle).

Musschembroekius tandem, ubi de igne agit, postquam corpora plura recensuit, quae attritu incalescunt, et lucent, et praetertim aurum fulminans, et cracum [*sic*] martis antimonialis, quae duo si terantur vehementius, inflammari affirmat, haec addit verba = Possunt haec phaenomena fieri quocumque tempore, et quocumque loco, immo et in vacuo.[52]

---

[49] MSS BUB 2096: *Lettere a Sebastiano Canterzani*, Caps. V: Minuta di Canterzani a Lorgna, 28 marzo 1794.

[50] (1733-1811). S. MAZZETTI, *Repertorio...*, cit., n° 3146.

[51] AAS, Titolo IV, Sezione I: *Manoscritti delle Memorie dell'Accademia. Anni 1794-1804*: GIUSEPPE VOGLI, *Sopra la teoria del calore di Crawford*, 8 maggio 1794.

[52] *Ibidem*, f. 4.

Vogli si pose alcune domande importanti:

An ex corporibus aliquid aeris evolvitur, ex quo calor prodeat? At aer conjunctus corpori corporis calorem habebat. Unde ergo calor major redundans et sensibilis? Praeterea evoluti aeris capacitas augetur, ut non emittere, sed absorbere calorem deberet, et frigus potius producere.

An vitri vasa dum calefiunt semper sunt aeri atmospherico permeabilia, ut ab experimentis Priestlei constare affirmat Giobertus Taurinensis? Sed oporteret prius ponere effectum ante causam: scilicet calorem excitari tantum ut calefierent vasa ipsa; per quae deinde permearet aer externus, a quo calor ille prodiret. An in vacuo pneumatico aliquid aeris semper latet mercurium sensibiliter non prementis, calorem tamen multum continentis? An... [puntini nel testo] Sed suspicionibus sit modus.[53]

Vogli pensò di fare un esperimento per mezzo di una lente ustoria assistito da Paolo Veratti, custode del gabinetto di fisica sperimentale dell'Istituto. Come prima cosa, Vogli bruciò un'esca all'aria aperta, poi ne pose una nel fuoco della lente sotto la campana pneumatica e «sive pleno, sive vacuo» essa bruciò con ritardo, e non si vide fiamma sensibile. Questo, secondo Vogli, perché il vetro spesso del recipiente diminuiva l'azione dei raggi solari, oppure perché nel recipiente si formava una «nebula» che poi si condensava in gocce sulle pareti del recipiente. In ogni caso la materia combusta restava «nigra, carbonacea, et friabilis», e conservava il calore per molto tempo «ut manum urat, si tangatur». I fiori di zolfo «ut in pleno, sic in vacuo» bollivano, emettevano bolle e si dissolvevano: diventavano rossi e si riducevano in poltiglia. Allo stesso tempo, si formava una «nebula» che si condensava. Vogli scrisse di non aver potuto fare altri esperimenti perché il sole non era costante (il tempo era variabile). Tuttavia,

Ex his autem satis constare videtur, in vacuo et calorem sensibilem, et combustionem a radiis solis per lentem collectis produci: hoc vero effectus in aere libero obtineri ab iisdem et promptiores et intensiores.[54]

Dopo di che, Vogli trattò l'esperimento della scintillazione nel vuoto, che per Crawford non poteva avvenire, così come per Hauksbee e Mus-

---

[53] *Ibidem*, ff. 4-5.

[54] *Ibidem*, f. 6.

schenbroek.[55] Ma Pini, nella sua lettera a Carburi asseriva che Stratico aveva ottenuto le scintille.

Numne in hac re, ut in plenisque, attendendi sunt magis qui viderint, quam qui non viderint? Si experimenti apparatus plura postulet, eaque exquisita, ut effectum habeas, adherendum videntibus, timendum ne aliquid defuerit non videntibus. At contra in re nostra tota difficultas in eo est, ut aer bene exhauriatur non ut scintillas habeas, sed ut non habeas. In eo ergo si videntes deficerint, nihil mirandum si scintillas viderent. Idque eo timendum magis, quod parva aeris quantitas ad obtinendam scintillam forte sufficiat; ut assererit Kirwan, et Crawffordius ipse consentit.

Illud certe nunquam dabimus, scintillas esse vividas aeque in vacuo, ac in pleno, ut Straticum asserere scribit Pinus.

Verum concedamus interim Crawffordio scintillas non educi in vacuo.[56]

Vogli continuò esponendo il problema della calcinazione nel vuoto:

Quod si quis Lavoisierium sequens omne phlogiston rejectat, ab aere tamen absorpto calcinationem, atque ab imminuta aeris capacitate caloris redundantiam, et corporum accensionem cum illo derivabit; ut propterea haec utriusque viri clarissimi vel hypothesim, vel sententiam videantur afficere. Imo cum in Lavoisierii doctrina calcinationis una tantum causa sit, eaque in aere absorpto posita, profecto ubi aer non sit, qui absorbeatur, omnis calcinatio prohibebitur. In Crawffordii vero theoria per solum phlogisti emissionem calx quaedam fortasse habebitur, cujus ingenium est, ut aerem, si praesto sit, absorbeat, sibique conjungat.[57]

Per risolvere la questione, Vogli chiese a Canterzani di rifare l'esperimento della scintillazione nel vuoto e ne espose i risultati nella memoria del 4 maggio. Riporto i risultati con le stesse parole con cui Canterzani li descrisse a metà aprile in una lettera a Pini:

Ho fatto il noto esperimento, e subito ne partecipo a V.P. Revma il risultato. Fatto il vacuo, quanto si può fare in una buona macchina pneumatica, si è percossa coll'acciajno la pietra focaja di notte tempo in luogo perfettamente tenebroso. Si è avuto un lampo accompagnato da poche scintille. La luce sì del lampo, come delle scintille è stata assai languida, e d'un rosso di sangue appunto co-

---

[55] (1612-1761). D.J. Struik, *Musschenbroek, Petrus van*, in DSB, vol. 9 pp. 594-597.

[56] AAS, Titolo IV, Sezione I: *Manoscritti delle Memorie dell'Accademia. Anni 1794-1804*: Giuseppe Vogli, *Sopra la teoria del calore di Crawford*, f. 7.

[57] *Ibidem*, f. 8.

me quella dell'aurora Boreale. Si è ripetuto l'esperimento coll'aria entro il recipiente: e si è avuto un lampo più esteso accompagnato da molte scintille e la luce questa volta è stata vivacissima e chiarissima. Non contenti di questo abbiam rifatto l'esperimento estratta di nuovo tutta l'aria che estrar si poteva dal recipiente. L'esito è stato similissimo a quello dell'esperimento primo. Abbiam avuto l'avvertenza di raccogliere separatamente nel secondo, e nel terzo esperimento in una carta pulita, e opportunamente situata i prodotti della collisione della pietra focaja coll'acciaro, e li abbiam di poi a luce di giorno esaminati con un buon microscopio inglese, e colla calamita. I prodotti ottenuti quando il recipiente era pieno d'aria sono stati, oltre minutissime scagliuzze di pietra focaja, alquanti piccoli glomeri di ferro fuso, e in massima parte calcinato, e questi non hanno obbedito alla calamita.

I prodotti ottenuti, quando dal recipiente era stata estratta l'aria, sono stati, oltre moltissime scagliuzze di pietra focaja simili alle prime, non poche strisce di metallo, e sottili, ma [parola indecifrabile], che non mostravano ombra di fusione, ma si presentavano chiarissimamente sotto l'aspetto di semplici raschiature e queste sono state benissimo attratte dalla calamita. Di queste cose sono meco testimoni i sig.ri Dott[or]e Paolo Spadoni e Dott[or]e Luigi Zanotti, che ho avuti per compagni degli esperimenti, e delle osservazioni. Nel nostro meccanismo si ottengono le scintille con la percossa, cioè la pietra focaja va a percuotere l'acciajo, come succede nello schioppo comune. V.P. Revma caverà da questi risultati quelle giuste conseguenze, che io non sarei capace di cavare [...][58]

Lo stesso giorno, Canterzani si preoccupò di aggiungere a margine del testo delle sue lezioni di fisica sperimentale, laddove si esaminava il ruolo dell'aria deflogisticata nella combustione, alcuni stralci dello scambio epistolare avuto con Pini, e i risultati di questo esperimento.[59]

Abbiamo visto che l'Istituto delle Scienze possedeva una macchina di Smeaton fatta da Nairne,[60] e difatti la descrizione dei risultati di Canterzani e quella di Barletti sono simili, per quanto riguarda il bagliore rossastro e lo stato della limatura di ferro. Tuttavia, il vuoto di Barletti era evidentemente ancora più spinto di quello ottenuto dai bolognesi.

Il passo successivo di Vogli fu quello di verificare se la pietra bolognese bruciava in un vuoto «perennis» come nel pieno. Il vuoto completo

---

[58] BUB, MSS 2096: *Lettere a Sebastiano Canterzani*, Busta 6, n° 3: minuta Canterzani a Pini, 15 aprile 1794.

[59] BUB, MSS Canterzani 4172, Caps. XLVI, n° 2 bis: *Lezioni di fisica*: lezione XI del secondo anno.

[60] BUB, MSS Canterzani, 4152 Caps. XVIII n° 3, *Inventario delle macchine fisiche esistenti nel Gabinetto della fu Altezza Lord Principe Cowper*, 7 settembre 1790, numeri di inventario 171 e 172.

non era sperimentalmente ottenibile, ma l'acqua o olio erano considerati ugualmente buoni isolanti dall'ambiente esterno; tuttavia la pietra splendeva anche se bruciata sott'acqua. Vogli riportò due esperimenti fatti da «Niewientitius»[61] e da Musschenbroek con il fosforo di Kunkel, che dimostravano come il fosforo bruciasse anche nel vuoto.

Quindi, concludeva Vogli, i suoi dubbi in merito alla questione restavano immutati.

Hi enim clarissimi Physici non adeo erant ad proferendas sententias proclives, ut recentiores fortasse sunt, atque unico veritatis amori ducebantur, quod nondum tot turbae inter chemicos excitatae essent, nec horum studia in contrarias partes discissa.

Verum ipse nihil, ut ab exordio sermonis proposui, asserere audeo, et lumen omne, atque emendationem a vobis A.D. expecto.[62]

Fu di nuovo Pini che, a brevissimo giro di posta, fornì a Canterzani l'interpretazione dell'esperimento che egli, così come Vogli, si rifiutava di elaborare:

L'esperimento riguarda due oggetti, cioè la scintillazione nel vuoto, e la trasformazione del ferro.

Nella mia Lettera sulla Metachimica ho insistito sull'apparizione delle scintille anche nel vuoto pneumatico senza però sostenere, che fossero accompagnate da trasmutazione del ferro; e tali scintille furono appunto da lei ottenute, sebbene però assai men vive di quelle, che si ottengono nell'aria comune. Né questa minore vivacità si oppone al risultato degli esperimenti del Sigr Profess.e Stratico, il quale, com'io accennai, non trovò sensibile diversità tra le scintille nel vuoto, e quelle in aria libera. Tale differenza di risultati parmi doversi ascrivere alla diversa struttura dell'acciarino. Quello da VS Illma adoperato parmi, che sotto la campanna si scarichi una sola volta; laddove quello del sigr profess.e Stratico si scarica, e si carica sotto la campanna quante volte piace; e le scariche si succedono rapidamente l'una dopo l'altra: onde l'osservazione può essere fatta con più agio, e l'impressione sull'occhio deve riuscire più sensibile, e più atta ad essere paragonata con quella che fanno le scintille in aria comune.

Quanto alla trasmutazione del ferro io la accennai soltanto congetturalmente, e di passaggio, giacché il trasmutarsi o no del ferro in tale circostanza niente influisce sulla teoria della composizione e risoluzione dell'acqua. Per altro se si ottengono scintille, benché meno vivaci, convien pure, che qualche trasmutazio-

---

[61] Bernard Nieuwentijt (1654-1718). H. Freudenthal, *Nieuwentijt, Bernard*, in DSB, vol. 10, pp. 120-121.

[62] Giuseppe Vogli, *Sopra la teoria del calore di Crawford*, cit., f. 11.

ne avvenga anche nel ferro; né a ciò si oppone, che le scaglie di ferro staccatesi nel vuoto vengano attratte dalla calamita: giacché anche i globetti, che si ottengono battendo a mano un acciarino comune, sono pur essi attratti, sebbene però meno fortemente che le scaglie che si staccano dall'acciajo senza fondersi.[63]

Purtroppo non abbiamo altre testimonianze sull'atteggiamento di Canterzani e dell'intera Accademia nei confronti del seguito di questa polemica; ma significativo è che nello stesso fascicolo di manoscritti Canterzani che contiene la lettera di Lorgna si trovino anche la risposta a stampa di Giobert a Lorgna e la lettera a stampa di Dandolo.[64] Un altro elemento significativo è che l'ex allievo e amico di Canterzani, il naturalista maceratese Paolo Spadoni (1764-1826), che lo assistette nell'esperimento, era tendenzialmente favorevole alla nuova chimica di Lavoisier.[65]

Alla luce della memoria di Vogli, la risposta di Canterzani a Lorgna risulta dunque ambigua, come ambiguo è l'atteggiamento di Canterzani, che non osò spingersi fino all'interpretazione dei risultati sperimentali. Canterzani appare un segretario estremamente diplomatico, che con eleganza retorica pari a quella di Giobert scaricava qualsiasi impegno teorico-interpretativo su Lorgna e su Pini. Tra le possibili ragioni di questo comportamento, possiamo ribadire che forse Canterzani, di formazione matematica, non si sentiva abbastanza competente per decidere sulla questione.

Significativo è che anche Vogli, seppur bene addentro alla polemica, non prese una posizione precisa; anzi, scelse di inserirla nel quadro di una discussione della teoria di Crawford, che in realtà non era in questione.

Conclusione

Il contributo bolognese alla questione della scintillazione dell'acciarino nel vuoto offre lo spunto per alcune considerazioni. La prima è che i testi riportati dimostrano che Bologna, nonostante la scarsità di pubblicazioni, non era isolata dal resto del mondo scientifico per quanto riguarda la chimica; anzi, il prestigio dell'Accademia era ancora alto, se Dandolo, Lorgna e Pini si preoccuparono, ognuno per ciò che lo riguardava, di in-

[63] BUB, MSS 2096: *Lettere a Sebastiano Canterzani*, Busta 6, n° 3: Lettera di Pini a Canterzani, Milano 19 aprile 1794.

[64] Sul retro della lettera di Dandolo è scritto l'indirizzo di Canterzani, in francese.

[65] Lettera di Paolo Spadoni a Lazzaro Spallanzani del 25 gennaio 1793, in *Edizione nazionale delle opere di Lazzaro Spallanzani*. Parte I: *Carteggi*, cit., vol. 9, p. 78.

formare i bolognesi sugli sviluppi della controversia. Ma l'altra faccia della medaglia è che Bologna non aveva lo spessore intellettuale per dare contributi teorici significativi alla questione. Questo episodio, a mio avviso, rappresenta un ultimo «colpo di coda» di un'istituzione irrimediabilmente in declino, un declino che era iniziato già a partire dalla morte di Beccari, come ho spiegato in dettaglio nella conclusione al capitolo su Bologna.

A un livello più generale, inoltre, questa controversia rappresenta a mio avviso la dimostrazione che i periodici avevano davvero contribuito a costituire una comunità scientifica italiana che superava le divisioni politiche della penisola. Seppure con toni non sempre amichevoli, il dibattito vide infatti partecipare scienziati di quattro stati del nord Italia, che si scambiarono informazioni e risultati sia attraverso la corrispondenza sia attraverso pubblicazioni a stampa che furono riprese immediatamente dai giornali scientifici. In questo modo, i periodici continuarono a svolgere il loro ruolo di unificazione intellettuale degli scienziati italiani: dapprima avevano contribuito a creare questa comunità; ora contribuirono ad allargarla.

Infine, questo episodio dimostra come fu proprio la concezione della combustione dei gas, e di conseguenza il problema della natura dell'acqua a costituire lo spartiacque tra i lavoisieriani e gli antilavoisieriani in Italia. Questa vicenda evidenzia come i chimici avessero compreso che il ruolo dell'ossigeno nella combustione era fondamentale per tutta la nuova teoria chimica.

Capitolo quinto

AI MARGINI DELLA RIVOLUZIONE CHIMICA

> Una parte di Chimici e di Fisici piegò senza farne parola all'autorità di questi grand'Uomini [Morveau, Lavoisier, Berthollet, Fourcroy]; un'altra adottò questa lingua con intima persuasione; un'altra, non curandola, continuò il proprio metodo e costume; ed un'altra finalmente si diede alla critica la più severa e mordace. *

In questo capitolo prenderò in esame alcune figure di scienziati per i quali la chimica non rappresentava l'oggetto primario di studio: farmacisti, medici e mineralogisti. Il loro rapporto con la chimica in ogni caso era inevitabile, perché la chimica serviva di base alle discipline di cui si occupavano; quindi, essi dovettero misurarsi con le innovazioni teoriche di Lavoisier, e soprattutto con quelle riguardanti la nomenclatura. I loro atteggiamenti, come vedremo, furono diversi: andarono da un rifiuto totale, a un'accettazione velata, a un'accettazione più o meno acritica. Considerando l'opera di farmacisti, medici e mineralogisti, in questo capitolo esaminerò un aspetto particolare della tesi da me già sviluppata a proposito di Gallini: l'adesione o meno a una nuova teoria sembra dipendere anche da quanto questa va ad incidere sulle discipline correlate, e il grado di accettazione sembra proporzionale al grado di coinvolgimento professionale in queste discipline. In alcuni casi, come abbiamo visto, fu più difficile accettare la rivoluzione chimica da parte dei chimici puri che da parte dei medici e dei farmacisti, perché questi ultimi consideravano la chimica come disciplina ausiliaria nei confronti della loro professione. Ma in altri casi, come quelli che esaminerò qui, quando l'autonomia pro-

---

* V. Dandolo, in A.L. Lavoisier, *Trattato*..., cit., 2. ed, nota 14.

fessionale non ammetteva che una scienza ausiliaria intaccasse la disciplina principale, la nuova chimica veniva rifiutata.

Paolo Sangiorgio

Paolo Sangiorgio (1748-1816), milanese, si laureò in farmacia a Pavia, poi studiò per tre anni chimica, botanica e agraria con N.J. Jacquin[1] a Vienna. Fu allievo di Giovanni Antonio Scopoli a Chemnitz in chimica mineralogica, e poi fu istruito «come amico» dallo stesso Scopoli in botanica ed entomologia. Nel 1776 prese parte al viaggio naturalistico di Spallanzani al lago di Como. Fino al 1798 fu dimostratore di chimica farmaceutica nello Spedale Maggiore di Milano, poi nel 1806 divenne professore di chimica, botanica e storia naturale nelle Scuole di Brera e di S. Alessandro in Milano. Tra i suoi più cari amici figurano Vincenzo Dandolo e Pellegrino Salvigni.

Sangiorgio, oltre a un'importante storia dell'Università di Pavia, tuttora fonte preziosa di informazioni,[2] scrisse due opere relative alla nuova chimica: la prima nettamente contraria, e la seconda decisamente favorevole, almeno a giudicare dai titoli. In realtà, analizzando attentamente il contenuto delle due opere, è possibile capire come e in quale misura Sangiorgio aderisse alla rivoluzione chimica.

> All'annunzio della nuova nomenclatura i Chimici, come in tutte le grandi rivoluzioni succeder suole si divisero in due partiti, ed i più giovani come i più amanti delle novità magnificandone l'idea, il progetto adottarono, e sostennero tanto la nuova nomenclatura quanto la nuova teoria sforzandosi di farla ne' loro scritti brillare come insigne cosa, e di merito ben grande; gli anziani invece, e fra questi molti di stabilita riputazione anzi che adottarla la ricusarono, e ne' loro recentissimi scritti continuarono a parlare il linguaggio di Stahl.[3]

La posizione di Sangiorgio, che quando scrisse questo brano aveva quarantasei anni, fu inizialmente di netto rifiuto per motivi che emergeranno nel corso di questa trattazione. Sicuramente, una volta tornato in

---

[1] (1727-1817). W. Oberhummer, *Jacquin, Nikolaus Josef*, in DSB, vol. 7, pp. 57-59.

[2] P. Sangiorgio, *Cenni storici sulle due università di Pavia e Milano e Notizie intorno ai più celebri medici, chirurghi e speziali di Milano dal ritorno delle scienze fino all'anno 1816. Opera postuma [...] a cura di Francesco Longhena*, Milano, P.M. Visaj, 1831. In questa opera si ritrovano notizie biografiche sullo stesso Sangiorgio, alle pp. 401-407.

[3] P. Sangiorgio, *Della nuova nomenclatura chimica come non applicabile alla farmacia. Dissertazione*, Milano, F. Pogliani, 1794, p. 4.

patria, forte fu l'influenza del suo maestro Scopoli, convinto sostenitore del flogisto nell'ambito dell'Università di Pavia;[4] ma più forte ancora fu il rifiuto dell'ingerenza della chimica nella farmacia.

Citando ad esempio l'opera di Hagen,[5] considerata eccellente da molti farmacisti anche se era scritta con la vecchia nomenclatura, Sangiorgio così si esprimeva:

> [...] essendo possibile che buoni speziali si facciano anche colla vecchia teoria, e nomenclatura, a questa non si deve ragionevolmente rinunciare se non nel caso che sia dimostrato che con la nuova teoria, e nomenclatura o si faciliti la loro instruzione, e l'esercizio dell'arte loro, ovvero che da essa dipenda un più sicuro esito delle operazioni.[6]

L'uso della nuova nomenclatura era giustificato dunque solo da una maggiore utilità pratica. Ma, proseguiva Sangiorgio,

> [...] fino a questa epoca essa [la nuova nomenclatura] non è adottabile dalla Farmacia, primo perché essa è in opposizione con le stesse leggi che si erano fissate per basi, e perché moltissime volte trovasi incerta, dubbia, insignificante, e ora estremamente concisa, ed ora inutilmente loquace; secondo perché questa lingua non è generale per tutti i Chimici, poiché non si può adattare ai genj diversi delle lingue almeno di quelle che diconsi colte, terzo perché alcuno fra i primarj nomenclatori è così poco coerente ne' suoi principj che ragionevolmente fa nascere de' dubbj su di ciò che egli crede di aver dimostrato.[7]

Per esempio, la nuova nomenclatura non era attenta alle piccole differenze tra i vari tipi di carbonato di calce, cosa che invece era fondamentale per la farmacia, per la quale era necessario conoscere le virtù mediche di ciascuna di quelle sostanze. Lo stesso valeva per la classificazione dei sali.

Sangiorgio muoveva poi una critica puntuale ai principi della nuova nomenclatura. Il primo principio stabiliva che «[...] gli esseri ed i prodot-

---

[4] F. Abbri, *Tradizioni chimiche e meccanismi di difesa: G.A. Scopoli e la 'Chimie nouvelle'*, cit.

[5] P. Sangiorgio, *Della nuova nomenclatura chimica*, cit., p. 7. L'opera del prussiano Karl Gottfried Hagen, *Lehrbuch der Apothekerkunst* (Königsberg e Leipzig), ebbe svariate edizioni: per esempio, la seconda edizione uscì nel 1781; la quarta edizione è del 1792; la nona edizione, alla quale Sangiorgio si riferisce, è del 1793.

[6] P. Sangiorgio, *Della nuova nomenclatura chimica*, cit., p. 8.

[7] *Ibidem*, p. 9.

ti chimici debbono avere il loro nome che li distingua in tutte le occasioni senza aver d'uopo di circonlocuzioni».[8] Ma di fatto, secondo Sangiorgio, i nomenclatori avevano usato moltissime circonlocuzioni «[...] molte delle quali sono anche assurde e ridicole».[9] Sangiorgio riportava alcune pagine tratte dal quarto volume della traduzione dandoliana del *Traité*, nel quale erano inseriti i due *Dizionarj* tratti dalla *Méthode*, e rivisti dal farmacista veneziano. In queste pagine si trovavano numerosi esempi di nomi antichi che venivano «tradotti» nella nuova nomenclatura grazie a circonlocuzioni.[10] Un altro esempio di violazione di questo principio della nomenclatura era il seguente: Dandolo aveva chiamato il magistero di piombo «ossido di piombo precipitato», e il magistero di saturno «ossido di piombo bianco». Ma, chiedeva Sangiorgio, visto che «[...] Saturno, e piombo sono due Chimici sinonimi, perché adunque il magistero di piombo e quello di saturno dovranno avere due diverse definizioni?»[11] Infine, i nomi vecchi abbreviati erano comodi per etichettare i vasi: «[...] ora come mai praticar ciò se invece di *Alum. Ust.* che si scrive oggi giorno per dinotare l'allume abbruciato vi si dovesse scrivere *Solfato d'alumine con meno acqua di cristallizzazione* [?]».[12]

Il secondo principio della nomenclatura stabiliva che «Le denominazioni debbono esser, per quanto è possibile, conformi alla natura della cosa [...]».[13] Qui Sangiorgio dava un altro elenco di nomi dandoliani, ovviamente non conformi alla «natura delle cose». I nomenclatori infatti non tenevano conto del fatto che esistono impurità nelle sostanze, e dal solo nome non si poteva rilevare la loro presenza. Ma per Sangiorgio queste impurità facevano parte dell'intima natura di una sostanza perché da esse spesso dipendeva l'efficacia o meno di un farmaco.[14] Questo passo è cruciale per capire l'atteggiamento di Sangiorgio in particolare, e di un farmacista in generale: non importava nominare la sostanza «pura», «ideale»; importava conoscerne l'effettiva, reale composizione, impurità comprese, perché a volte erano proprio queste a determinarne la specificità terapeutica.

---

[8] V. Dandolo, *Dizionarj...*, cit., p. 194.

[9] P. Sangiorgio, *Della nuova nomenclatura chimica*, cit., pp. 16-17.

[10] *Ibidem*, pp. 17-26.

[11] *Ibidem*, p. 28.

[12] *Ibidem*, p. 30.

[13] V. Dandolo, *Dizionarj...*, cit., p. 195.

[14] P. Sangiorgio, *Della nuova nomenclatura chimica*, cit., p. 31.

Secondo i nomenclatori, «I nomi degl'inventori [...] debbono essere proscritti dalla Nomenclatura».[15] Ma i «neologi» parlavano di principio ipotetico di Stahl (flogisto) e di principio ipotetico di Meyer (*acidum pingue*). Questo, secondo Sangiorgio, era «[...] una specie di acre rimprovero a due uomini a' quali la chimica deve moltissimo». Inoltre, proseguiva, in base a questo stesso principio si dovevano eliminare dai nomi chimici anche quelli dei regni, come nel caso di «prussiato», per evitare inconvenienti come, ad esempio, il «[...] motteggio di alcuno che domandò se i nuovi Chimici erano finalmente arrivati a salificare anche la Prussia».[16]

Un altro principio stabiliva che «[...] conviene preferire un nome che non esprima carattere alcuno della sostanza ad uno ch'esprima caratteri falsi.»[17] A questo Sangiorgio replicava con un artificio retorico, impiegando le stesse argomentazioni dei «neologi»: tra alcali flogisticato e alcali prussiano era meglio scegliere il nome «flogisticato», visto che in base alla nuova teoria «flogisto» era il vero nome insignificante, in quanto questa sostanza per i nomenclatori non esisteva, mentre per «prussiano» rimandava a quanto riportato sopra.[18]

I nomenclatori suggerivano di impiegare le lingue morte nella creazione di una nomenclatura. Qui Sangiorgio ebbe un rigurgito nazionalistico, e scrisse che «L'amor proprio dei francesi non avrebbe mai permesso ch'essi rinunciassero alla loro lingua [...]», lamentando il «Chimico dispotismo» dei francesi.[19]

In base all'ultimo principio della nomenclatura, i nuovi nomi dovevano essere appropriati al genio della lingua. Secondo Sangiorgio, invece, il nuovo linguaggio chimico era duro e barbaro. Riportò quindi un esempio di applicazione letterale di questo principio alla lingua tedesca: ossigeno diventava *Oxyzeugend* o *Sauerzeugend*, idrogeno diventava *Hydrozeugend* o *Wasserzeugend*, ma dire «ossidato» al posto di «combusto» creava difficoltà, perché la traduzione tedesca di ossidato (per indicare una sostanza insipida, insolubile, terrea), *Sauerterzeuger*, portava nella stessa radice

---

[15] V. DANDOLO, *Dizionarj*..., cit., p. 195.

[16] P. SANGIORGIO, *Della nuova nomenclatura chimica*, cit., p. 46.

[17] V. DANDOLO, *Dizionarj*..., cit., p. 195.

[18] P. SANGIORGIO, *Della nuova nomenclatura chimica*, cit., p. 47.

[19] *Ibidem*, pp. 48-49. Sul «dispotismo chimico» associato a una visione politica si veda M. CROSLAND, *Lavoisier, the two French revolutions and 'the imperial despotism of oxygen'*, in «Ambix», vol. 42, n° 2, 1995, pp. 110-114.

Sauer l'idea di acidità.[20] Le lingue affini alla tedesca (inglese, svedese, danese, olandese) presentavano lo stesso problema. Quindi la nuova nomenclatura risultava applicabile solamente al francese e all'italiano.

Per quanto riguardava più strettamente la nuova teoria, Sangiorgio ribadiva le esigenze di una disciplina come la farmacia:

> La Chimica dei farmacisti non può abbandonarsi a teorie dubbie, perché trattandosi della vita dell'uomo non può assumere principj incerti dovendo essa essere sicura de' suoi risultati.[21]

Il flogisto, continuava Sangiorgio, era un elemento ipotetico, ma uno solo; anzi, più che un elemento era un *modo* per spiegare i fenomeni. La chimica moderna aveva eliminato il flogisto, ma d'altro canto aveva introdotto «[...] quattro altri principi ugualmente ipotetici [...] dacché siccome il flogisto, essi pure non si possono ottenere isolati, e soli»: l'ossigeno, l'idrogeno, l'azoto, e il calorico.[22]

Le critiche di Sangiorgio, è importante ricordarlo, erano basate sulla traduzione di Dandolo della *Méthode*. L'originale francese, com'è noto, era molto più breve della traduzione, perché Dandolo aveva inserito i nomi tratti dalla mineralogia e dalla farmacia per favorirne l'uso anche tra gli speziali. Molte delle circonlocuzioni lamentate da Sangiorgio sono opera di Dandolo, e non sono presenti nell'originale francese. Il farmacista milanese, dunque, criticava in realtà le applicazioni dei principi della nomenclatura operate da Dandolo, più che i principi stessi.

Nel 1795 Sangiorgio pubblicò una raccolta di memorie, alcune delle quali presentate alla Società Patriottica tra il 1794 e il 1795.[23] Qui la nomenclatura impiegata era quella nuova, anche se per svariate sostanze veniva mantenuta la nomenclatura vecchia, in particolare quella farmaceutica cosiddetta «del commercio».

Ma Sangiorgio aveva veramente cambiato idea? Per rispondere a questa domanda occorre analizzare in dettaglio un'altra sua opera che, appa-

---

[20] P. Sangiorgio, *Della nuova nomenclatura chimica*, cit., pp. 53-54.

[21] *Ibidem*, p. 63.

[22] *Ibidem*.

[23] P. Sangiorgio, *Memorie di chimica*, Milano, Galeazzi, 1795. Sulla Società Patriottica di Milano si veda V. Molla Losito, *La Società Patriottica di Milano (1776-1796)*, in *Economia, istituzioni, cultura in Lombardia nell'età di Maria Teresa*, cit., vol. 3: *Istituzioni e società*, pp. 1039-1055.

rentemente, porta un titolo del tutto chiaro: *La farmacia descritta secondo i moderni principi di Lavoisier.*[24]

L'introduzione al primo volume costituiva un appello al riconoscimento della dignità della farmacia, che rivendicava il suo *status* di scienza.

> La prima disgrazia della farmacia ella è stata quella di essere considerata la parte servile della medicina. Per questo da noi lo Speziale fu riputato sempre un mero artista idioto, che per esercitare l'arte sua nulla più avesse bisogno che di una pratica affatto materiale [...][25]

In realtà l'allievo speziale doveva studiare sistematicamente la storia naturale, la botanica officinale, e avere cognizione delle droghe e delle loro proprietà fisiche.[26]

Gli antichi quattro elementi di Empedocle erano considerati strumenti; «L'acqua, l'aria, e la terra sono sostanze che ad ogni istante cambian di volume [...] perché un altro corpo le penetra o le abbandona [...]», e questo era dovuto a «ciò che noi siamo abituati a chiamar fuoco, o calore.»[27] «Lo Speziale non fa mai altro tutto il giorno che diradar e condensare l'aria, l'acqua, e la terra [...]»,[28] quindi era necessario studiare anche l'elasticità dei fluidi aeriformi.[29] Questi studi erano propedeutici alla chimica e per Sangiorgio, che - lo ricordo - si era formato alla scuola tedesca, la chimica era la scienza delle affinità. Ma la farmacia non era una branca della chimica:[30]

> La Chimica stende le sue ricerche sopra tutti indistintamente gli esseri sublunari; la Farmacia si appropria la scienza delle affinità per quella parte sola, che concerne le mutazioni di alcune sostanze in medicina, ed applica i generali principj di essa a delle parziali operazioni, che sono tutte sue particolari.[31]

---

[24] P. Sangiorgio, *La farmacia descritta secondo i moderni principi di Lavoisier*, Milano, Stamperia e fonderia del Genio, 1804-1806, 5 voll.

[25] P. Sangiorgio, *La farmacia...*, cit., vol. 1, 1804, p. I.

[26] Sulla sanità in Lombardia si veda A. Malamani, *L'organizzazione sanitaria nella Lombardia austriaca*, in *Economia, istituzioni, cultura in Lombardia nell'età di Maria Teresa*, cit., vol. 3, pp. 991-1010.

[27] P. Sangiorgio, *La farmacia...*, cit., vol. 1, 1804, p. IX.

[28] *Ibidem.*

[29] *Ibidem*, p. XI.

[30] *Ibidem*, p. XII.

[31] *Ibidem*, p. XIII.

Lo studio delle discipline sopra riportate, assieme a quello della matematica, conferiva dunque al farmacista il rango di un «dotto», come scriveva Sangiorgio: «I medicamenti adunque sono il risultato delle operazioni di un dotto artefice, e non quello delle mescolanze d'un idiota meccanico».[32]

Infine, Sangiorgio dichiarava la sua posizione nei confronti della nuova chimica:

> Egli è innegabile che una Farmacia posata sull'antico flogisto non sarebbe più piaciuta a nessuno; ho dovuto adunque introdurvi la nuova teoria, e questa prendere non la potevo che dai Francesi, siccome quelli che non solamente ne sono gli inventori, ma quelli ancora che la coltivano con mirabile successo.[33]

Sangiorgio citava qui i nomi di vari francesi, ma non mancava di nominare anche moltissimi chimici tedeschi, sottolineando il loro contributo.

Inoltre, rivendicava nuovamente la dignità scientifica della farmacia, questa volta nei confronti della medicina:

> La Farmacia si esercita con degli stromenti, e riguardata per questa parte essa è una vera arte; ma siccome per esercitarla a dovere gli stromenti soli non bastano, e lo Speziale deve avere fatto i lunghi e seri studj più sopra accennati, ne viene per conseguenza che l'arte diventa scientifica, e che lo Speziale che la esercita per principj entra anch'esso nel novero dei dotti, e non più, come il volgo lo crede, il servo del Medico, ma l'amico, il fratello, ed il di lui cooperatore.[34]

Dopo aver chiarito il ruolo e le caratteristiche della disciplina farmaceutica, Sangiorgio passò ad esporre in dettaglio sia i contenuti scientifici sia le attrezzature necessarie alla pratica farmaceutica. Il primo volume iniziava con la descrizione dei vari locali di una farmacia, illustrando la loro funzione, i tipi di vaso e di chiusura, e perfino la loro disposizione negli armadi. Sangiorgio descrisse anche la figura dello «Speziale ragionatore», i requisiti morali e scientifici necessari per svolgere la professione, e i compiti dello speziale maestro.[35] Riportò anche una descrizione minuzio-

---

[32] *Ibidem*, p. XVI.

[33] *Ibidem*, p. XVIII.

[34] *Ibidem*, pp. 6-7.

[35] *Ibidem*, pp. 10-11.

sa del laboratorio, corredata di tavole: la disposizione e il numero dei fornelli, il tavolo da lavoro, la struttura della stanza e del pavimento, la descrizione degli strumenti:[36] oltre ai classici strumenti come bilance, pesi e misure, dei quali indicava il grado di sensibilità richiesto,[37] descrisse anche strumenti relativamente nuovi, come il calorimetro, il termometro e il pirometro.[38]

Nonostante quanto dichiarato in apertura a proposito della nuova chimica, all'interno dell'opera si ritrova un'ulteriore, severa critica della nuova nomenclatura:

> La smania della nuova nomenclatura è all'apice del suo delirio, e poco può mancare a farla discendere, com'è successo di tante novità chimiche; ciò non ostante va secondata fino a quel punto che serve bene alla Farmacia. Chi desiderasse di mostrarsi erudito nella scienza del *Nomenclare*, bisogna che sia bene attento perché col troppo sistemare non confonda tutto.[39]

Questa critica era giustificata ancora una volta in base a ragioni pratiche e di sicurezza:

> Una fila di vasi che tutti contenghino dei solfati, od un'altra ne' quali vi siano degli ossidi, nulla vi è di più facile che di confondersi, e di prender l'uno per l'altro, e così fare un brutto scherzo al malato. Per prevenire le disgrazie che può apportare il lusso della nuova nomenclatura, che difficilmente però entrerà in medicina, sarà bene che al nuovo nome preceda sempre l'antico farmaceutico, dappoiché vi è molto da scommettere che i medici si serviranno sempre di questo.[40]

Nel seguito del volume, Sangiorgio esponeva le definizioni chimiche di affinità, elemento, calorico e la descrizione delle nuove sostanze, come l'idrogeno e l'ossigeno. Esponeva la teoria della combustione secondo Lavoisier, e tutta la nuova chimica, ma si preoccupava di riportare anche la teoria stahliana del flogisto, per mostrare i punti in cui Lavoisier l'aveva modificata.

Il linguaggio impiegato da Sangiorgio riflette tutta la sua precedente formazione e la fatica a liberarsi da un quadro di riferimento di tipo

---

36 *Ibidem*, pp. 55-65.
37 *Ibidem*, p. 117.
38 *Ibidem*, p. 175.
39 *Ibidem*, pp. 44-45.
40 *Ibidem*, p. 45.

stahliano-tedesco. Ad esempio, per quanto riguarda la definizione di elemento, Sangiorgio scriveva che «elemento» era sinonimo di parte costituente, o di principio. I principi prossimi erano i corpi in cui un corpo si risolveva alla prima analisi; i principi remoti erano la risoluzione dei principi prossimi e in ultima analisi si arrivava ai principi primitivi.[41] Se vogliamo, il concetto di elemento (ultimo termine a cui perviene l'analisi) è lo stesso che nella nuova chimica, ma il linguaggio che parla ancora di principi prossimi e principi remoti è chiaramente prelavoisieriano, così come venne codificato da Gabriel François Venel[42] nel suo articolo «Chymie» per l'*Encyclopédie*.[43]

Anche per quanto riguarda la combustione Sangiorgio impiegò un linguaggio ambiguo:

> Allorché si vede del legno o del carbone nello stato d'ignizione [...] vi si attacca l'idea che il fluvido [*sic*] igneo sorta da questi combustibili, e sia da essi generato; ora la cosa non è così, ma totalmente diversa.[44]

Il fluido igneo era in realtà combinato con l'atmosfera e diventava sensibile quando si liberava della sua base. Quando era solo si chiamava calorico; se era unito alla luce era detto fuoco.[45]

Inoltre, sono presenti un paio di errori grossolani che lasciano qualche dubbio sull'effettiva comprensione, da parte di Sangiorgio, del processo di ossidazione o di quello della composizione dei gas:

1) «Il carbone ardendo – scriveva Sangiorgio – vizia l'aria perché consuma l'ossigeno, e lascia in libertà il solo gas azoto che come ognuno sa è irrespirabile [...]»[46] (non c'è nessun riferimento, dunque, alla formazione di biossido di carbonio).
2) Le calci metalliche sono composte da metallo + ossigeno; «L'azoto in questo caso sarebbe capace di ridurre la calce di ferro, poiché si ricomporrebbe all'aria comune.»[47] Oltre ad attribuire all'azoto la pro-

---

[41] *Ibidem*, p. 171.

[42] (1723-1775). W.A. Smeaton, *Venel, Gabriel François*, in DSB, vol. 12, pp. 602-604.

[43] S. Tugnoli Pattaro, *La teoria del flogisto. Alle origini della rivoluzione chimica*, Bologna, CLUEB, 1983, pp. 180-192.

[44] P. Sangiorgio, *La farmacia*..., cit., vol. 1, 1804, p. 69.

[45] *Ibidem*, p. 70.

[46] *Ibidem*, p. 52.

[47] *Ibidem*, p. 243.

prietà riducente, qui l'aria comune viene intesa come un *composto* di azoto e ossigeno, e non come una miscela.

Questa opera di Sangiorgio riscosse un grande favore nel mondo scientifico italiano. Tra i sottoscrittori troviamo Canterzani, Salvigni (che ne ricevette dieci esemplari da distribuire),[48] Dandolo e Francesco Marabelli.[49] Tuttavia, essa fu anche criticata per l'uso implicito di una cornice flogistica o comunque tradizionale. Il professore di chimica farmaceutica al Liceo di Mantova, Gaetano Basilicà, scrisse a Sangiorgio: «Mi duole alquanto la maniera con cui mostrate venerazione all'antica dottrina, che nonostante vogliate velarla, essa trapela».[50]

Sangiorgio pensò di giustificarsi in questi termini:

> [...] io ho dovuto necessariamente appoggiarmi agli antichi autori, siccome quelli che si sono principalmente occupati della Chimica medicinale; quindi molte volte sembrerà che io scriva coll'antico linguaggio, ciò che può forse non essere molto accetto ad alcuno di quelli che assuefatti alla moderna teoria si ributtano facilmente se qualche parola leggono che senta un poco l'antico; ma oltrecché io sono a ciò dalla necessità indotto, mi pare poi anche di essere in dovere di far rivivere la memoria di quegli antichi padri che posti hanno i fondamenti della Chimica medicinale, e che noi, per dire la verità, abbiamo troppo presto dimenticati.[51]

Il secondo volume dell'opera era dedicato alla descrizione delle operazioni farmaceutiche, materiali e chimiche, dove per materiali si intendevano quelle operazioni che non mutavano la natura del corpo (come la triturazione, la granulazione, ecc.), mentre per operazioni chimiche si intendevano l'analisi e la composizione dei corpi tramite gli agenti attivi acqua, aria e calorico: queste operazioni mutavano la natura dei corpi.[52] Nel seguito dell'opera venivano descritti in dettaglio i sali, gli acidi, gli alcali, gli ossidi e infine quella che oggi potremmo definire come chimica organica. Nell'esposizione della materia Sangiorgio manteneva la distinzione classica della natura nei tre regni minerale, vegetale, animale.

Analizzando il contenuto dell'opera emergono alcune interessanti peculiarità di Sangiorgio. Egli distingueva, in farmacia, la calcinazione dal-

---

48 Lettera di P. Salvigni a P. Sangiorgio, Bologna, 16 aprile 1804, *ibidem*, vol. 5, 1806, p. 10.

49 Marabelli (1761-1846) era professore di chimica al Liceo di Brescia; alla morte di Brugnatelli ne prese il posto sulla cattedra di chimica all'Università di Pavia. Cfr. IV, vol. 2, p. 476.

50 Lettera di G. Basilicà a P. Sangiorgio, Mantova, 22 maggio 1804, in P. SANGIORGIO, *La farmacia...*, cit., vol. 5, 1806, p. 16.

51 *Ibidem*, vol. 2, 1804, pp. XIV-XV.

52 *Ibidem*, p. 56.

l'ossidazione: la seconda riguardava solo i metalli, mentre la prima era una «[...] operazione per cui col fuoco si separa da un corpo uno o più elementi volatili che concorrevano alla di lui formazione.»[53] Tra questi elementi volatili è facile reperire, ancora, echi del flogisto.

Inoltre, Sangiorgio muoveva una nuova critica relativa alla nomenclatura:

> I Neologi si sono convenuti di chiamare tutti i sali alcalini provenienti dal regno vegetabile col complessivo nome di *potassa*, ma i Farmacisti non possono in ciò convenire coi neologi, poiché pe' Farmacisti alcali di tartaro, e potassa sono veramente due sostanze saline analoghe, ma non però identiche rispettivamente all'uso che fare ne deve come medicamento.[54]

La potassa era infatti meno pura dell'alcali di tartaro.

Questo passo è estremamente illuminante e richiama un problema già rilevato: ci mostra come Sangiorgio avesse sempre presente la sostanza concreta, reale, materiale. La nuova nomenclatura si riferiva invece alla composizione di sostanze pure, e quindi, in un certo senso, ideali. Sangiorgio era perfettamente consapevole della difficoltà di ottenere una sostanza pura, e del fatto che una sola, piccola impurità poteva alterare l'efficacia di un farmaco. È palese dunque ancora una volta il contrasto tra la teoria da un lato, e la pratica, l'uso e l'applicazione dall'altro.

Nel 1805, dopo la prima «ammenda» già riferita, Sangiorgio finalmente divenne più aperto nei confronti della nuova chimica, sottolineando però il merito dei farmacisti per l'avanzamento della disciplina:

> Dopo che la Chimica fu dall'erudito Stahalio [*sic*] ripurgata dagli errori de' suoi antecessori, ed illustrata con delle scoperte non meno nuove sì per la fisica come per le arti; e dopo che l'immortale Boerahave [*sic*] con lungo studio ed assidua applicazione ridotta l'ebbe in corpo di scienza, i medici e gli speziali più colti dell'Europa attesero singolarmente a farla avanzare, ed a spargere poi i di lei lumi in ispecie sull'arte salutare.[55]

L'unione con i fisici aveva portato la disciplina a «grandeggiare», e Lavoisier aveva elaborato una teoria «la quale tutte oscurò le antiche chi-

---

[53] *Ibidem*, p. 233.

[54] *Ibidem*, pp. 306-307.

[55] *Ibidem*, vol. 3, 1805, p. V.

miche opinioni».[56] Dopo qualche breve disputa, concludeva Sangiorgio, la nuova teoria e la nuova nomenclatura erano state accettate all'unanimità.

Eppure, Sangiorgio proseguiva annunciando che avrebbe esposto i modi di preparazione diretta dei composti, anche se solitamente in una farmacia non venivano preparati (costava meno comprarli già fatti), perché l'allievo avesse un'idea dei principi componenti, e perché «[...] diventino per lui perpetuamente sinonimi nitro o nitrato di potassa, Sal d'Inghilterra o solfato di magnesia, e così egli si possa servire sempre con ugual vantaggio della nuova come dell'antica nomenclatura».[57] Dal che emerge chiaramente come l'uso dei «nomi del commercio» fosse duro a morire, anche dopo la definitiva accettazione della nuova teoria.

In generale, gli articoli illustrativi della composizione dei farmaci si presentano suddivisi in: preparazione, teoria, avvertenze, proprietà chimiche, «modi di esistere», usi medici. Nell'esposizione della teoria Sangiorgio si conformò a quella di Lavoisier e impiegò la nuova nomenclatura; ma nella descrizione della composizione delle sostanze usò il nome vecchio (la nomenclatura adottata da Sangiorgio era quella tedesca, tradotta in italiano) per indicare il composto e i nomi nuovi per indicare i componenti.

Il quinto volume si chiude con un'interessantissima appendice,[58] fonte preziosa per gli storici, che raccoglie numerose lettere inviate da vari scienziati a Sangiorgio, esprimenti non solo il giudizio sull'opera, ma anche altri argomenti, come la controversia (1805) originata da Pacchiani e Mascagni sulla scomposizione dell'acqua per mezzo della pila, con vari esperimenti di Giobert e Dandolo.[59] Gli originali di queste lettere furono depositate da Sangiorgio nella pubblica Biblioteca di Brera.[60] Alcune di esse meritano di essere riportate.

Quando Sangiorgio intraprese la stesura di questa grande opera, fu allarmato dal fatto che fosse appena uscito il trattato farmaceutico di Bonvicino, notizia che evidentemente gli era sfuggita, perché Dandolo gli

---

[56] *Ibidem*, p. VIII.

[57] *Ibidem*, p. XIV.

[58] «Appendice: voto liberamente pronunciato dai più celebri scienziati italiani sull'opera intitolata La Farmacia descritta secondo i moderni principj di Lavoisier ec.», *ibidem*, vol. 5, 1806. Qui ricomincia la numerazione.

[59] *Ibidem*, pp. 96ss; sulle ricerche di Pacchiani si veda F. Abbri, *Il misterioso 'spiritus salis'*, cit., pp. 55-88.

[60] «Appendice», vol. 5, 1806, p. 112.

scrisse: «Sono molti giorni che ti scrissi avvertendoti che Bonvicino di Torino aveva pubblicati gli Elementi suoi di Chimica Farmaceutica.»[61] Tuttavia, lo stesso Bonvicino si espresse con Sangiorgio in maniera molto favorevole: «[...] mi compiaccio di vedere che finalmente in Italia la farmacia sia elevata al lustro che deve avere tra le scienze sublimi ed utili, ed al quale non poteva giungere che per opera di uno scienziato vostro pari».[62] Sangiorgio evidentemente non era il solo a rivendicare uno *status* più elevato per la disciplina farmaceutica.

Molte lettere presentano un acceso tono nazionalistico, certamente dovuto alla situazione politica italiana, legata alle sorti di quella francese, ma dovuto anche al desiderio di liberarsi da una sudditanza di tipo scientifico e intellettuale nei confronti della Francia. Dandolo, pur apprezzando l'opera, scrisse a Sangiorgio che avrebbe potuto citare qualche altro italiano,[63] e Salvigni scrisse in proposito: «M'accorgo ch'è vero che noi Chimici seguitiamo come le pecore di Dante la corrente delle opinioni troppo credendo ai forestieri. Basta, forse verrà un tempo in cui gli Oltramontani avranno la stessa fede a noi, come noi l'abbiamo avuta a loro».[64]

Giobert, che aveva presentato i primi due volumi dell'opera di Sangiorgio alla Società di Agricoltura di Torino, rincarò la dose:

> L'Italia avrà finalmente una Farmacia, e ciò che è meglio la migliore ch'io conosca a giudicare dai due primi volumi, poiché la Francia nulla ha di buono e di ben fatto, comprese le cose di Bouillon la Grange e di Morelot. Pensate a conservarvi. Un'ora di vita val meglio che cento i volumi. Non c'è più gloria che alle bajonette, e a questa noi non pretendiamo.[65]

In questo caso, è evidente che agli occhi di Giobert la situazione politica era più importante della «lotta» contro il flogisto. L'amarezza di Giobert risulta ancora più manifesta in una lettera in cui il torinese faceva riferimento al tempo trascorso in carcere nel periodo di occupazione austriaca del Piemonte:

> Noi abbiamo sofferto delle disgrazie. Le nostre intenzioni erano rette, sia che gli uomini non siano conoscitori, sia che noi ci siamo ingannati. Noi siamo tran-

[61] Lettera di V. Dandolo a P. Sangiorgio, Varese, 17 gennaio 1804, *ibidem*, p. 5.
[62] Lettera di C.B. Bonvicino a P. Sangiorgio, Torino, 4 maggio 1805, *ibidem*, pp. 14-15.
[63] Lettera di V. Dandolo a P. Sangiorgio, 4 aprile 1804, *ibidem*, p. 6.
[64] Lettera di P. Salvigni a P. Sangiorgio, Bologna, 15 giugno 1804, *ibidem*, p. 24.
[65] Lettera di G.A. Giobert a P. Sangiorgio, Torino, 9 gennaio 1805, *ibidem*, pp. 40-41.

quilli. Le scienze ci presentano un vasto campo da coltivare; ecco quale deve essere il nostro scopo; saremo utili agli uomini: se non faremo del bene, sarà per lo meno vero che noi non faremo mai del male all'umanità.[66]

L'analisi dell'opera di Sangiorgio è emblematica di come la nuova chimica incidesse profondamente anche sulle discipline correlate. La farmacia doveva liberarsi dal «giogo» della medicina da un lato e da quello della chimica dall'altro. Sangiorgio, nella ferma convinzione di dotare la sua disciplina di piena dignità scientifica, doveva affermarne l'autonomia rispetto alla medicina e alla chimica; e questa autonomia avveniva anche attraverso il mantenimento del linguaggio specifico della farmacia. Più che un rifiuto della teoria, che venne alla fine accettata da Sangiorgio, emerge un rifiuto netto della nuova nomenclatura, perché l'autonomia linguistica andava di pari passo con l'autonomia della disciplina. Conformarsi alla nuova nomenclatura significava riconoscere il primato della chimica nei confronti della farmacia: ma questa era considerata una concessione troppo cara.

L'atteggiamento di Sangiorgio è analogo a quello riscontrato da Anne Claire Déré a proposito dei farmacisti di Nantes, e di quelli francesi in generale:

Aussi, si pour les chimistes comme Lavoisier ou Guyton de Morveau, la langue ancienne est un «obstacle aux progrès de la chimie», pour les practiciens que sont les médecins et les apothicaires, les exigences et surtout les besoins ne sont pas les mêmes et le côté descriptif et qualitatif négligé par la nouvelle chimie reste essentiel pour guider le practicien dans son travail.[67]

[...] restent prioritaires, pour les membres du corps médical, le mode de fabrication du produit et ses caractères distinctifs, facteurs dont la nomenclature chimique de Lavoisier ne tient pas compte.[68]

Ermenegildo Pini

Il padre barnabita Ermenegildo Pini,[69] milanese, fu chiamato nel 1766 da Maria Teresa d'Austria ad insegnare matematica alle Scuole Ar-

---

[66] Lettera di G.A. Giobert a P. Sangiorgio, Torino, 1 nevoso anno 13, 1804, *ibidem*, p. 38.

[67] A.C. Déré, *La réception de la nomenclature reformée par le corps medical français*, in *Lavoisier in european context*, cit., p. 211.

[68] *Ibidem*, p. 220.

[69] (1739-1825). G. Arrigoni, *Ermenegildo Pini*, in BII, vol. 8, pp. 184-186.

cimboldee di Milano, e quando l'Imperatrice istituì in quella città nel 1772 il museo e la cattedra di storia naturale lo volle come direttore e professore.[70] Pini conservò questo incarico fino al 1812. Attraverso i suoi numerosi viaggi in Italia, Francia, Germania e Svizzera raccolse numerosi materiali per il museo.

Nel 1792 Pini scese in campo apertamente contro la nuova teoria e nomenclatura chimica, con un'operetta che richiama, nel titolo, quella di Sangiorgio: *Osservazioni sulla nuova teoria, e nomenclatura chimica come inammissibile in Mineralogia.*[71] Successivamente, nel 1793, Pini pubblicò anche un volumetto *Sulla metachimica, ossia sulla nuova teoria e nomenclatura chimica*, a Milano, sotto forma di lettera a Marco Carburi, per rispondere alle obiezioni che Giuseppe Tomaselli aveva mosso alle sue *Osservazioni.*[72]

Le *Osservazioni* si aprono con una prima dichiarazione:

> In mezzo [...] alla rivoluzione, che recentemente fu introdotta non solo nella Teoria, ma anche nella Nomenclatura Chimica, la Mineralogia non può rimanere tranquilla. [...] La nuova Teoria, come assumo di provare, introduce elementi ipotetici, e non riconoscibili, né essa discende dalle belle esperienze che si producono; e la Nomenclatura non è coerente alle sagge massime che essi [i nomenclatori] hanno premesse; epperò né questa né quella può essere introdotta in Mineralogia. Su di che io qui soggiugnerò che avendo essi mutati i principj, ed i nomi usati nella Chimica conviene pure mutare il nome alla scienza da essi fondata; la quale poiché consiste in semplici astrazioni, io per brevità chiamerò *Metachimica*, come già da Fisica derivò il nome di *Metafisica*, che è la scienza delle cose astratte.[73]

Il primo capitolo verteva *Sui principj fondamentali della nuova Teoria derivati dalla immaginata composizione dell'acqua.* Qui Pini espose gli esperimenti «classici» di analisi e sintesi dell'acqua; ma nella concezione di Pini la concordanza di peso prima e dopo l'esperimento di sintesi non

---

[70] Per un discorso generale si veda L. BELLONI, *L'insegnamento delle scienze sperimentali a Milano*, in *Economia, istituzioni, cultura in Lombardia nell'età di Maria Teresa*, cit., vol. 2: *Cultura e società*, pp. 441-449.

[71] E. PINI, *Osservazioni sulla nuova teoria, e nomenclatura chimica come inammissibile in Mineralogia*, in «Memorie di matematica e fisica della Società Italiana», vol. 6, 1792, pp. 309-368. Stampato anche a parte come E. PINI, *Opuscoli ed osservazioni sulla nuova teoria e nomenclatura chimica come inammissibile in Mineralogia, e memoria geologica su le rivoluzioni del globo terrestre prodotte dall'azione delle acque*, s.l., s.n., 1792.

[72] Si veda il capitolo sulla scintillazione nel vuoto.

[73] E. PINI, *Osservazioni sulla nuova teoria, e nomenclatura chimica come inammissibile in mineralogia*, in «Memorie di matematica e fisica della Società Italiana», cit., pp. 309-310.

dimostrava niente, perché non era certo il peso a determinare la natura dei corpi, ed era anche possibile che uno stesso peso risultasse da corpi di natura diversissima. Pini infatti non riusciva ad accettare il fatto che da due corpi di una certa natura (arie) se ne potesse ottenere uno di natura completamente diversa (acqua). I Metachimici risolvevano il problema in termini di sottrazione di calorico, responsabile del cambiamento di stato dei corpi, ma, poiché lo consideravano imponderabile, secondo Pini vanificavano l'uso della bilancia e le loro stesse argomentazioni sulla concordanza di peso. In definitiva, proseguiva Pini, «Nel fissare l'idea del calorico non sono meno indeterminati di quel che fossero i Stahliani nel determinare il flogisto».[74]

Per quanto riguardava l'analisi dell'acqua nei suoi componenti, Pini riportò la critica «classica» dei flogististi: come si poteva essere certi che il ferro non avesse emesso alcuna sostanza?

> [...] io non dico, che il gasso infiammabile sia fornito dal ferro, com'egli [Kirwan] opina, ma solo asserisco, che il ferro con una sostanza sua propria, cioè col *Flogico*, concorre a ridurre l'acqua nello stato di un gasso infiammabile.[75]

Già in questo brano è presente un primo abbozzo della teoria di Pini, che si presenta come una delle varie interpretazioni del flogisto che circolavano alla fine del XVIII secolo. Nel secondo capitolo, intitolato *Come le esperienze, da cui deducesi la composizione, e la risoluzione dell'acqua, si spieghino, ritenendo l'acqua come semplice sostanza*, Pini elaborò meglio questa sua concezione. Egli ipotizzò due diverse qualità di calorico, il *flogico* ed il *termio*, da cui si aveva:
acqua + flogico ↔ gas infiammabile
acqua + termio ↔ aria vitale.

In questo modo l'acqua risultava un elemento semplice, e il calorico le faceva solamente cambiare di stato, non di natura: il «gasso infiammabile o idrogeno» era dunque acqua ridotta in bollicine piene di flogico e il «gasso vitale o ossigeno» era acqua ridotta in bollicine piene di termio. Essa rimaneva in stato gassoso finché la pellicola acquea delle bollicine resisteva.

Secondo Pini questa teoria era più economica di quella dei Metachimici, perché implicava solamente il ritorno dell'acqua al suo stato natura-

---

[74] *Ibidem*, p. 311.
[75] *Ibidem*, p. 316.

le, mentre i Metachimici dovevano supporre due scomposizioni (di gas ossigeno in ossigeno e calorico, e di gas idrogeno in idrogeno e calorico), e una ricomposizione (di idrogeno e ossigeno per formare l'acqua). Nei termini di questa teoria, la scomposizione dell'acqua per mezzo del passaggio attraverso una canna di ferro rovente era una scomposizione del ferro, che perdeva flogico, per cui attirava una parte di acqua e aumentava di peso, mentre un'altra parte di acqua si univa al flogico liberato dal ferro e diventava aria infiammabile. Schematicamente:

acqua	+	ferro	↔	calce di ferro	+	aria infiammabile
		(metallo + flogico)		(metallo + acqua)		(acqua + flogico)

Il terzo capitolo riguardava l'ossigeno e l'idrogeno, che per Pini erano nomi vuoti, sostanze immaginarie, cioè metachimiche: infatti, definendo l'ossigeno come gas ossigeno privo di calorico, si doveva anche determinare *quanto* calorico se ne era andato, ma questo era assai arduo, perché anche nel ghiaccio, che contiene acqua, gas idrogeno, e gas ossigeno, era presente il calorico, seppure in piccola quantità. Gli stessi seguaci di Lavoisier erano ben consapevoli del fatto che l'idrogeno e l'ossigeno non si potevano ottenere separati e distinti dalla loro base, a causa della loro grandissima affinità con il calorico. Ma questo, agli occhi di Pini, ne faceva due sostanze ipotetiche.

L'oxigene dunque, e l'idrogene essendo due nomi, ai quali corrisponde un essere né localmente distinto, né riconoscibile per veruna proprietà sensibile, non possono in Fisica rappresentare sostanze reali, né chimiche, ma voglionsi riguardare come nomi vuoti di senso, e rappresentanti due sostanze immaginarie, o Metachimiche.[76]

Nel quarto capitolo, *Del Calorico*, Pini ipotizzò un terzo stato fisico per questa sostanza, oltre a quelli latente e libero: il calorico *involuto*, cioè sotto forma delle bollicine di cui sopra. Il calorico si trovava dunque in

---

[76] E. Pini, *Osservazioni* [...], cit., p. 333. Su questi due enti metachimici Pini sapeva essere anche mordace: nel suo *Viaggio geologico per diverse parti meridionali dell'Italia esposto in lettere*, in «Memorie di matematica e fisica della Società Italiana», vol. 9, 1802, pp. 118-230, scriveva nella Lettera 4a, Roma, 10 agosto 1792, a proposito della Cascata delle Marmore: «In così violenta caduta l'acqua forse in altri modi ancora si trasforma; e forseché qualche seguace della nuova teoria Chimica troverà, che colà una parte si scompone; e chi sa che allora non gli riesca di raccogliervi qualche ampolla di ossigene, e d'idrogene separato dal calorico. Diventerebbe allora questa valle il più insigne Laboratorio chimico, com'è forse tra le conosciute la più alta caduta di fiume» [p. 161].

natura sotto tre forme riconoscibili: la luce, il fuoco e la materia elettrica, capaci di combinarsi tra loro. Il calorico veniva definito come una sostanza atta a produrre calore sensibile: quando si manifestava con fiamma era detto *flogisto*, distinto in *flogico* (se si infiammava per applicazione di fiamma viva o di scintilla elettrica) ed in *pirico* (se si infiammava senza le precedenti applicazioni); quando si manifestava senza fiamma era detto *termio*, o calore non infiammabile. Pini aggiunse polemicamente: «La novità dei nomi da me introdotti unicamente per brevità di espressione non potrà far difficoltà a chi nella Nomenclatura si è preso ogni licenza».[77] E, prendendo spunto dal passo della *Méthode* in cui il flogisto era definito come un «[...] Protée, qui se présente sous toutes les formes, & qui échappe au raisonnement comme à l'expérience»,[78] continuò: «Se dunque il flogisto per le varie forme, con cui molti lo rappresentarono, sembra ad essi un Proteo, il loro calorico per l'accompagnamento di una poetica teoria, e di una comica nomenclatura sarà da altri facilmente riguardato come uno sgraziato Esopo»,[79] perché la sua natura non era chiara nemmeno ai suoi inventori. Il flogisto, invece, era diventato chiaro e conoscibile, ora che lo si era distinto in varie specie.

Il quinto capitolo tratta *Della Combustione*, e qui Pini affermò che i Metachimici la spiegavano a rovescio. Seguono un capitolo *Sulle Affinità* e uno *Sulle condizioni richieste per dare una dimostrazione della composizione e risoluzione dell'acqua.*

Infine, nella *Conclusione comprovante, che la nuova Teoria, e Nomenclatura chimica non è ammissibile in Mineralogia*, Pini cercò di confutare i principi della nomenclatura punto per punto:

1) la massima del «procedere dal noto all'ignoto» era violata perché le sostanze che prima si conoscevano erano ora una «vanità di nomi»;
2) la massima che «la parola deve far nascere l'idea, e l'idea deve rappresentare il fatto» era violata, perché «I Nomenclatori fanno precedere l'idea, ossia la Teoria; ed a questa strascinano i fatti, ed adattano le parole»;[80]
3) dunque risultava violata anche la massima che «i nomi devono rappresentare le idee e i fatti nella loro esatta verità senza aggiungere o togliere niente»;

---

[77] E. Pini, *Osservazioni...*, cit., p. 345.

[78] A.F. Fourcroy-L.B. Guyton de Morveau-A.L. Lavoisier-C.L. Berthollet, *Méthode...*, cit., p. 308.

[79] E. Pini, *Osservazioni...*, cit., p. 346.

[80] *Ibidem*, p. 362.

4) la massima che «si esprima l'idea col minimo possibile di parole» era violata perché i Nomenclatori avevano sostituito, ad esempio, «sulfate di calce» per selenite; «carbonate di calce» per creta, ecc.

«[...] Tra tutte le sopraccennate massime da essi stabilite – commentava Pini – una sola si vede in essi verificata, ed è, che l'inganno viene non dalla natura, ma dalla propria maniera di ragionare».[81]

Pini continuava ricordando che lo scopo della mineralogia sistematica era quello di distinguere i fossili in classi, generi, e specie, in base alle loro caratteristiche e fissando un nome ad ogni divisione. Se le caratteristiche esterne non bastavano, si doveva derivare la divisione in classi dalle proprietà intrinseche e dai componenti, che dovevano essere separatamente conoscibili per mezzo dei sensi: «Quindi poiché la nuova Nomenclatura è relativa a molte sostanze non riconoscibili, come sono l'oxigene, l'idrogene, ed i radicali degli acidi, è manifesto che questa in molte parti riesce non adattabile, ed inutile alla Mineralogia».[82]

In mineralogia poco importava che cosa si dovesse intendere per flogisto; era sufficiente intendere con questo nome una sostanza infiammabile che esisteva sotto diverse modificazioni, mentre

[...] adottando la nuova Nomenclatura vi s'introdurrebbero idee false, nomi inutili ed incomodi, e *confusione nel totale della distribuzione dei fossili.*

Che se la nuova Nomenclatura è da molti usata, ciò altro non pruova, se non che dal Mineralogista quella non deve essere ignorata, come ad un erudito devono essere note molte lingue, non però per usarle inettamente, ma per intendere quelli, che ne fanno uso. I nuovi Nomenclatori hanno certamente reso un cattivo servizio agli studiosi delle scienze fisiche, col metterli nella necessità di perdere il tempo nello studio de' nomi; ma non deve perciò il Mineralogista concorrere a perpetuare questo non indifferente incomodo.

Ogni scienza fisica è come un fiume, il quale sempre va mutando il suo alveo, le sue acque, e non ostante si riguarda ancora come lo stesso, e si denomina collo stesso nome [...] Ma la nuova Teoria, avendo mutati i principj e i nomi della Chimica, vuolsi riguardare come un fiume, che mutò il suo alveo ed i fonti: onde non può riguardarsi come la stessa di prima; e perciò io fino dal principio la chiamai Metachimica. Se fosse adottata la nuova Nomenclatura nella Mineralogia questa sarebbe nel caso della nuova Chimica, ed ambedue queste scienze non formerebbero che una parte della Storia dei pensieri degli uomini, anzi che della Natura.[83]

---

[81] *Ibidem*, pp. 363-364.

[82] *Ibidem*, pp. 366-367.

[83] *Ibidem*, p. 368, corsivo mio.

Ermenegildo Pini ci offre un esempio degli innumerevoli tentativi di salvare il flogisto, compiuti da molti chimici sia italiani che stranieri, anche alla luce delle nuove scoperte in campo chimico. La sua teoria, al pari di quella di Volta, aveva il merito di spiegare i fenomeni mantenendoli entro il quadro concettuale precedente le innovazioni lavoisieriane: rendeva conto dell'aumento di peso delle calci; assegnava un ruolo alle nuove arie ossigeno e idrogeno che tanta parte avevano nella nuova chimica; permetteva di conservare la natura elementare dell'acqua.

Pini non era un chimico, ma un naturalista ed un mineralogista, e come tale teneva separate queste discipline. Si rese perfettamente conto della portata rivoluzionaria della nuova chimica, ma non ne accettò l'ingerenza in campo mineralogico: in questo l'analogia con Kirwan è palese.[84]

Secondo Pini, «Le idee, che noi ci formiamo degli esseri fisici, non mai possono essere chiare e distinte, se non quando sieno riducibili ad una classificazione appoggiata a proprietà caratteristiche, e riconosciute per esperienza [...]».[85] Metodo classificatorio e dati osservativi erano ciò che maggiormente interessava questo scienziato milanese: un sistema, cioè, che gli permettesse di classificare e riconoscere i minerali agevolmente, senza doversi appoggiare ad una teoria chimica che non faceva parte del suo campo di ricerca. Analogamente a quanto detto per Sangiorgio nel caso della farmacia, anche in questo caso l'accettazione della nuova teoria di Lavoisier avrebbe rappresentato una dichiarazione di sudditanza della mineralogia nei confronti della chimica, il che per Pini era inaccettabile.

Nicola Andria

Nicola Andria,[86] nativo di Lecce e dottore in medicina, fu allievo di Giuseppe Vairo, professore di chimica all'Università di Napoli. Vairo pubblicò in quella città tra il 1784 ed il 1786 una traduzione del *Dictionnaire de chimie* di Macquer, tenendo presente la traduzione pavese di Scopoli, ma aggiungendo note riguardanti le rocce vulcaniche e le acque

[84] Com'è noto, Richard Kirwan (1733-1812) si convertì alla nuova chimica nel 1791, ma rifiutò di usare la nuova nomenclatura nella seconda edizione (1794) del suo trattato *Elements of Mineralogy* (la prima edizione è del 1784), perché considerava questa scienza indipendente dalla chimica.

[85] E. Pini, *Osservazioni...*, cit., p. 345.

[86] (1748-1814). F. Mondella, *Andria (D'Andria), Nicola*, in DBI, vol. 3, pp. 161-162; F. Abbri, *Filosofia chimica e Scienza naturale nel Meridione*, cit., pp. 123-124.

minerali campane.[87] Andria nel 1771 aprì a Napoli una scuola privata in cui insegnava medicina e chimica. Fu dapprima professore straordinario di storia naturale alla Regia Università di Napoli; nel 1775 divenne professore di medicina pratica e nel 1777 professore ordinario di agricoltura. Dal 1801 passò all'insegnamento nella facoltà medica. Pubblicò varie opere di chimica, fisiologia e medicina, che analizzerò per la parte che ci interessa ai fini del presente lavoro.

Nel 1775 uscì a Napoli il suo *Trattato sulle acque minerali*, seguito nel 1776 dalla *Lettera sull'aria fissa*. Andria spedì il *Trattato* a Canterzani,[88] che ne ricevette due copie anche tramite il comune amico maceratese, che viveva a Napoli, Bartolomeo Mozzi.[89] Canterzani chiese poi a Mozzi di spedirgli anche la *Lettera* di Andria,[90] ma non ne fu del tutto convinto:

> [...] non sono ancora per anco al chiaro intorno alla differenza dell'aria fissa dall'aria atmosferica. I principj pe' quali si fa questa differenza vengono essi dal corpo donde l'aria si sprigiona, o dal solvente? Che è che tanto difficile sia scioglier l'aria fissa di questi due principii? Non portebb'ella essere non aria, ma un fluido *sui generis*?[91]

Purtroppo non abbiamo l'ulteriore corrispondenza tra Andria e Canterzani successiva al 1777, e anche Mozzi nel 1779 si trasferì a Roma. In questo modo il canale apertosi tra Napoli e Bologna si esaurì, e anche questa fu una ragione per cui l'opera di Andria rimase circoscritta al regno di Napoli, nonostante egli si fosse sforzato di farsi conoscere altrove. Per esempio, in una lettera del 1783 si legge che Andria aveva intenzione di trasferirsi a Firenze, ma le sue «circostanze» erano «maledettissime e inesorabili».[92]

Il *Trattato sulle acque minerali* uscì in seconda edizione, riveduta ed ampliata, nel 1783. Nella prima edizione Andria citava espressamente

---

[87] F. Abbri, *Filosofia chimica...*, cit., pp. 117-120; R.G. Neville-W.A. Smeaton, *Macquer's* Dictionnaire de chymie*: a bibliographical study*, cit.; per la descrizione bibliografica: pp. 659-660.

[88] BUB, MSS 2096, *Lettere a Sebastiano Canterzani*, Busta 1: Lettera di Andria a Canterzani, Napoli, 19 dicembre 1775.

[89] *Ibidem*, Busta 6: lettera di Mozzi a Canterzani, Napoli, 26 dicembre 1775. Mozzi aveva studiato a Bologna negli anni Sessanta.

[90] *Ibidem*, minuta di lettera di Canterzani a Mozzi, Bologna, 7 dicembre 1776.

[91] *Ibidem*, minuta di lettera di Canterzani a Mozzi, Bologna, 31 gennaio 1778.

[92] Biblioeca Universitaria «Carolina rediviva», Uppsala: Collezione Waler, Italia: Lettera di Andria a Giuseppe Palletti di Firenze, Napoli, 18 novembre 1783.

Macquer e Baumé, seguendo la teoria per cui i sali acidi (cioè gli acidi) erano composti di terra e acqua; aggiungendo terra diventavano sali alcalini; questi ultimi uniti ai sali acidi davano i sali neutri. Quindi i sali più semplici erano quelli acidi, i più composti quelli neutri. Per quanto riguarda le acque minerali, Andria scriveva: «Le acque nella loro mineralizzazione si caricano alle volte di quantità di aria elastica, la quale combinata per lo più con qualche vapore minerale forma lo spirito delle acque istesse».[93] Questo fluido era anche detto da Andria «sostanza eterea». Per Andria esisteva una sola aria, capace di diverse modificazioni, perché quando si liberava portava con sé parti del corpo da cui si era generata, cioè un vapore minerale.[94] Per la classificazione delle acque minerali seguì il sistema di J.G. Wallerius[95] in parte modificato, nonché la nomenclatura dello svedese. Nel terzo capitolo Andria fornì un protocollo standardizzato, completo di avvertenze pratiche, per l'analisi le acque minerali. Il trattato comprendeva anche l'uso medico e la descrizione di alcune fonti del napoletano.

La seconda edizione, del 1783, si presenta estremamente ampliata rispetto alla prima, sia a livello di esposizione teorica che di analisi di acque particolari. Andria continuava a seguire la teoria di Macquer sulla composizione dei sali, ma articolò in maniera più complessa il discorso sulla composizione delle sostanze in generale e sul flogisto. Secondo Andria, il flogisto era fuoco non manifesto.[96] I corpi potevano essere in stato di

1) aggregazione: in questo caso le particelle componenti, unite insieme, conferivano al corpo sia le loro proprietà specifiche (gravità, impermeabilità, ecc.) che le proprietà che derivavano immediatamente dalla loro aggregazione (fluidità, elasticità, mollezza, ecc.);
2) perfetta risoluzione: in questo caso restavano solo le proprietà fisiche e scomparivano quelle specifiche.

Era possibile conoscere i corpi solo quando erano in stato di aggregazione, grazie appunto alle proprietà specifiche. «Questo è ciò che accade all'acqua, ed all'aria, che entrano a far parte nella composizione dei corpi più duri»:[97] cioè, non era più possibile riconoscerle come acqua e

---

93 N. Andria, *Trattato delle acque minerali*, Napoli, s. n., 1775, pp. 30-31.

94 *Ibidem*, pp. 39-40.

95 (1709-1785). U. Boklund, *Wallerius, Johan Gottschalk*, in DSB, vol. 14, pp. 144-145.

96 N. Andria, *Trattato delle acque minerali*, Napoli, s. n., 1783, 2a ed., vol. 1, p. 29.

97 *Ibidem*, p. 30.

come aria; lo stesso valeva per il flogisto, inteso come fuoco privo di aggregazione.

A proposito delle recenti scoperte sulle arie, Andria citava le opere di Priestley, Black, Lavoisier, Jacquin, Fontana, Landriani e Volta,[98] dimostrando di essere aggiornato sull'argomento. Ma già si poneva il problema della nomenclatura delle varie arie in questi termini:

> Io non starò in questo luogo ad esaminar seriamente qual nome debba accordarsi al fluido, di cui ora si è fatta parola [l'aria «mofeticosa» che si unisce all'acqua, cioè l'aria fissa]. Quando conveniamo ne' fatti, non è gran male, che le voci sian date fuori con un poco di arbitrio, trattandosi spezialmente di cosa nuova, a cui si voglia fissare un nome. Basta che la definizione venga a tempo, che si toglierà subito ogni equivoco. Fra tutte le denominazioni intanto io ò voluto scegliere quella di aria mofeticosa, giacché si tratta di fluido di una consistenza, ed appariscenza aerea, il quale sembra perciò avere tutto il diritto di esser chiamato aria, mentre che d'altra parte l'aggiunto di mofeticoso sembra essere il più proprio a specificarne la condizione.[99]

La convinzione che la priorità fosse da conferire all'accordo nei dati, piuttosto che a quello nei nomi, veniva ribadita anche a proposito del sistema di classificazione delle acque minerali:

> [...] eviteremo per quanto più si potrà l'innovazione dei nomi, e riterremo le denominazioni antiche, consegnate dal lungo uso. Quando si conviene ne' fatti (il che nelle Scienze naturali forma il più essenziale) è inutile di rendersi oscuro, e poco intelligibile colla novità della nomenclatura. Il brulichio di diventar originale coll'andar cambiando nomi, può venire ad ognuno, non essendovi fantasia più facile di questa a soddisfarsi. Ma io non so quanto ristoro abbian potuto la memoria e le altre facoltà dello spirito ricevere da sì fatta intemperanza nel perpetuo rifacimento de' sistemi in varie parti della Storia Naturale.[100]

Ricordo che quando Andria scrisse questo brano, nel 1783, la nomenclatura chimica non era ancora stata riformata radicalmente: la proposta di riforma elaborata da Guyton de Morveau l'anno precedente era anco-

---

[98] *Ibidem*, p. 55.
[99] *Ibidem*, pp. 40-41.
[100] *Ibidem*, p. 70.

ra, appunto, una semplice proposta.[101] Chiaramente, quindi, Andria si riferiva ai nomi che Priestley, Scheele, Lavoisier, Volta, ecc. avevano dato ai vari gas, ma non è da escludere anche la presenza di una nota polemica nei confronti della riforma alla nomenclatura botanica operata da Linneo.[102]

Nel 1788 Andria pubblicò a Napoli l'opera che qui maggiormente ci interessa, i *Chemiae elementa*, ad uso degli studenti di chimica della sua scuola. La struttura del testo segue un'impostazione classica (vedi Sangiorgio) ma rigorosa; degno di nota è il fatto che non è presente alcuna introduzione storica, come era invece frequente nei trattati del tempo.

In apertura, Andria distinse chiaramente la chimica dalla fisica: la prima era relativa all'intima natura dei corpi; la fisica solo alle proprietà fisiche, esteriori. Inoltre, sottolineò l'utilità pratica della chimica per la medicina. Nel primo capitolo veniva discussa la teoria delle affinità, seguendo Bergman e riportando le famose e dettagliate tavole «per via secca» e «per via umida» elaborate dallo svedese. Andria passò poi a descrivere le operazioni chimiche, mostrando di condividere la teoria della calcinazione di Lavoisier e quella di Black sulla causticità; infine, espose le proprietà e le caratteristiche dei quattro elementi chimici tradizionali: fuoco, aria, acqua, terra.

Nel paragrafo sul fuoco veniva ovviamente descritto il flogisto, inteso come fuoco fissato e principio di infiammabilità dei corpi. A proposito dei nuovi sviluppi della chimica, Andria scriveva: «Licet vero ultimis hisce temporibus phlogisti existentiam dubiam reddere, aliqui credierunt ex recentioribus Chymicis, firmam tamen, ac phaenomenis magis comprobatam illam credimus, & admittimus».[103] Tra le particolari modificazioni del fuoco, inoltre, Andria indicava la materia elettrica e la luce, intese come diversissime dal flogisto,[104] anche se forse la luce era composta da fuoco e flogisto.

A proposito dell'aria, distinta dai chimici in diverse specie (cioè modificazioni; in questo modo restava comunque di un genere solo, cioè uno dei quattro elementi), Andria distingueva tre classi:
– respirabile, comprendente solo la deflogisticata;

---

[101] L.B. Guyton de Morveau, *Mémoire sur les Dénominations Chymiques, et la nécessité d'en perfectionner le système, & les règles pour y parvenir*, in «Observations sur la physique», vol. 19, maggio 1782, pp. 370-382.

[102] (1707-1778). S. Lindroth, *Linnaeus (Linné, Carl von)*, in DSB, vol. 8, pp. 374-381.

[103] N. Andria, *Chemiae elementa*, Napoli, Vincenzo Manfredi, 1788, p. 103.

[104] *Ibidem*, pp. 107-108.

- salina (o corrosiva, o caustica), comprendente le arie acido-marina, vetriolica, fosforica, spatica, acida-vegetale;
- flogistica, comprendente l'«aer flogisticum proprie dictum», infiammabile, nitrosa, epatica, septica.

L'aria fissa apparteneva sia alla seconda che alla terza classe.

Andria proseguiva con la descrizione dettagliata delle arie. A proposito dell'aria deflogisticata adottava vari nomi (aria del fuoco, aria pura), ma mai quello di ossigeno. Per quanto riguarda l'aria fissa o mefitica, invece, scriveva che essa derivava dall'unione dell'aria deflogisticata con il flogisto: in questo caso essa assumeva il carattere acido e quindi toglieva causticità agli alcali; in Francia la chiamavano «acido cretoso». L'unione dell'aria deflogisticata con il flogisto avveniva attraverso un processo flogistico, così definito: «Sic appellant Chymici quamcunque operationem, in qua a corporibus phlogistum evolvitur, communicaturque aeri purissimo, cum quo maximam affinitatem habet, quique fixus idcirco redditur».[105]

Tutta l'opera era dunque basata sul *Dizionario* di Macquer nella versione di Vairo, e nella descrizione delle arie erano basilari le *Note sopra alle arie* redatte da Volta.

Andria mutuò da Macquer anche la discussione sul fenomeno della combustione, citando Crawford e Scheele, e la miscela chiamata «aer tonans» da Volta.[106] Scrisse anche che i chimici pneumatici non ammettevano il flogisto nella calcinazione, ma attribuivano all'aria questo fenomeno;[107] tuttavia, «Omnia interim chymica phaenomena demonstrant, id phlogistum esse; nam quae ultimis hisce temporibus a Chymicis pneumaticis praesertim contra illius existentiam prolata fuere nullam continent, quae completa dici possit, demonstrationem».[108]

Anche nel capitolo relativo all'elemento acqua, Andria fece affidamento in maniera rilevante sul *Dizionario*: espose la teoria dei vapori maturi e immaturi di Volta,[109] e riassunse il contenuto della voce «Volatili-

---

105 *Ibidem*, p. 116.

106 Volta chiamava la miscela di aria deflogisticata e aria infiammabile «aria tonante», metallica se l'aria infiammabile era idrogeno; paludosa, se l'aria infiammabile era metano. La differenza tra le due arie infiammabili era determinata dalla quantità di flogisto in esse contenuto, che era molto maggiore nell'aria infiammabile delle paludi.

107 N. Andria, *Chemiae elementa*, cit., p. 144.

108 *Ibidem*, p. 139.

109 Volta vedeva i gas distinti in «arie mature» e «arie immature», a seconda di quanto calore fosse unito ad essi. Se non erano permanentemente elastici erano «arie immature»; se lo erano in modo permanente erano «arie mature». Questa teoria si trova esposta nell'articolo «Vapore» del *Dizionario di chimica*.

tà», sospendendo il giudizio sulla vera natura dell'acqua, in attesa di nuovi esperimenti. L'ultimo elemento, la terra, veniva descritto invece in base alla distinzione di Bergman in cinque specie.

La seconda parte dei *Chemiae elementa* tratta dei corpi più prettamente chimici, cioè dei composti che si trovano in natura, seguendo la distinzione tradizionale in regno minerale, vegetale e animale. Anche qui Andria scrisse di ammettere l'esistenza del flogisto, nonostante le difficoltà, in accordo coi chimici italiani, tedeschi, inglesi e francesi.[110] Lavoisier veniva definito come «princeps novae sectae pneumaticorum»; Andria espose la sua teoria della composizione dei gas (elemento + calorico) e la sua teoria della combustione. Dunque, concludeva Andria, i chimici pneumatici ammettevano due stati del fuoco, uno fissato (nei gas) e uno libero (nella combustione): il primo non era forse la stessa cosa che il flogisto?

Inoltre, muoveva critiche simili a quelle di Pini a proposito dell'impossibilità di isolare l'elemento ossigeno, il che lo rendeva altrettanto ipotetico che il flogisto:

> Mirum praeterea videtur in descripta theoria, quod, rejecto phlogisto, ut pote hypotheticae originis, aliud interim magis hypotheticum principio admittatur, oxygenum nempe illud, a quo basis aeris constituta fingitur. Quae enim adversus phlogistum opposita sunt, potiori jure de oxygeno hoc elemento dici valet. Quando quidem nulla de ejusdem natura cognitio habetur, cum nunquam solum ac separatum fingi possit, sed conjunctum semper cum reliquo aere vel cum corporibus a quibus absorbetur. Inutile igitur credimus, verborum formulas mutare, absque eo quod solidus aliquis in chymica sapientia progressus obtineatur.[111]

Anche a proposito della teoria della combustione dello zolfo (altro tema classico), Andria confrontò le due teorie, scrivendo che l'ossigeno «sive *acidificans*» era l'elemento di differenza.[112] Allo stesso modo espose le due teorie relative alla composizione dei metalli, seguendo rigorosamente la teoria e la nomenclatura antiche.[113] Per quanto riguardava l'aria infiammabile nella combustione dei vegetali, scrisse che riducendo perfettamente in cenere i vegetali si otteneva carbone (*carbo*), «[...] cujus maxima pars in phlogisticos vapores dissipatur, si in pneumatico apparatu ma-

---

[110] N. ANDRIA, *Chemiae elementa*, cit., pp. 228-229.

[111] *Ibidem*, p. 230.

[112] *Ibidem*, pp. 234-235.

[113] *Ibidem*, p. 246.

ximo calore agitetur. Aerem vero inflammabilem praebet, si humor accedat: quod si theoriae cl. Volta de aqua in aerem inflammabilem a phlogisto convertenda favere videtur». [114]

Sempre nel 1788 Andria pubblicò un'altra opera importante, i *Physiologiae elementa.* [115] In questo testo la fisiologia veniva trattata chimicamente: il primo volume si apriva infatti con la trattazione della materia dei corpi animali, dapprima con la descrizione delle loro parti primarie (acqua, terra, olio, sale, aria), e poi con la descrizione della loro aggregazione, che formava i *rudimenta* degli organi.

Il secondo volume era invece dedicato allo studio delle funzioni organiche. Andria esponeva la teoria del vapore espansile di Rosa [116] con riferimento alla respirazione. L'aria deflogisticata aveva affinità col flogisto e durante la respirazione assorbiva quello contenuto nel sangue, «[...] ut Priestley experimenta videntur probare.» «Sed unde provenit aeris consumptio, cujus volumen continuo deficiens in respiratione invenitur?» L'aria veniva assorbita dal sangue o si risolveva in acqua? A questa domanda Andria rispose: «[...] de noc vero ne quidam affirmare audemus; cum dubia sint omnia, ac forte nimio arbitrio a principiis deducta, hactenus non bene perpensis.» [117] Tuttavia, affermò che il fluido tenuissimo che dall'aria passava nel sangue, come avevano dimostrato sia Rosa che altre esperienze dello stesso Andria, era lo stesso fluido elettrico che liberava il sangue dall'inquinamento del flogisto. [118] Da qui è chiaro che una delle fonti di Andria, relativamente a questo dibattito, era il «Giornale» di Stefano Gallini.

Andria espose anche la teoria del calore animale di Crawford, ma avanzò dubbi sull'identità tra respirazione e combustione, perché Priestley aveva scoperto l'aria nitrosa deflogisticata, capace di sostenere la seconda ma non la prima. Inoltre, secondo Andria gli effetti del fuoco o del calore si dovevano attribuire non tanto alla sua quantità, ma al suo diverso grado di espansibilità, quindi la maggiore o minore libertà che il fuoco aveva nelle porosità corporee poteva spiegare la sua maggiore o minore azione. [119]

---

[114] *Ibidem*, p. 323.

[115] N. Andria, *Physiologiae elementa*, Napoli, V. Manfredi, 1788, 2 voll.

[116] *Ibidem*, vol. 2, pp. 15-19.

[117] *Ibidem*, p. 38.

[118] *Ibidem*, p. 39.

[119] *Ibidem*, pp. 40-42.

Nel 1801 comparve la seconda edizione dei *Physiologiae elementa*,[120] con notevoli differenze di contenuti rispetto alla prima, nonostante la struttura rimanesse la stessa.

I solidi animali, analogamente alla materia inorganica, si dividevano in elementi, «[...] aliud enim primarium dici potest, sive chymicum, ut pote industria chymicorum definitum, & materias constituens reapse simplicissimas, nulla quidem separatione in alias resolubiles».[121]

Per via chimica, la materia animale si risolveva in *carbonicum*, idrogeno, ossigeno e azoto, oltre ad altri componenti come zolfo, fosforo, ecc. L'azoto era peculiare del regno animale. Prima della *sublimioris Chemia*, continuava Andria, i chimici credevano che la sostanza animale fosse composta da acqua, terra, olio, sale, aria; ma si trattava di un'analisi scorretta, fatta con strumenti non appropriati e fondata su false interpretazioni.[122]

Troviamo dunque ora una piena accettazione sia delle nuove teorie che della nuova nomenclatura, a proposito della quale Andria scriveva: «[...] Chymicorum idiomate utamur, a quibus unice Physiologiae argumenti illustratio expectari potest».[123]

Andria mostrava inoltre di conoscere le ricerche più recenti: svolse un'analisi chimica dettagliata del sangue,[124] e citò di nuovo le ricerche di Rosa, ma anche quelle di Pietro Moscati, secondo il quale la materia elastica del sangue era l'aria mefitica,[125] e non il vapore espansile animale. Espose anche la teoria di Crawford, ribadendo però la convinzione che il sangue contenesse materia elettrica. Andria ora sembrava condividere le teorie di Rosa e Crawford, ma scrisse anche che sperava che presto si pervenisse ad un'analisi più completa della proprietà elastica del sangue. Nel frattempo si sarebbe limitato ad analizzare le proprietà fisiche di questo fluido organico.

Nel secondo volume, trattando della circolazione sanguigna e della respirazione, ritornò su questi temi, affermando: «[...] nam *vapor expansilis* idem videtur ac ignis electricus, ut alibi adnotatum fuit.»[126] A livello teorico dimostrò di conoscere e condividere la fisiologia di Lavoisier, anche per il fatto che il sangue si risolveva nei suoi componenti, idrogeno e

---

120 N. Andria, *Physiologiae elementa*, Napoli, V. Manfredi, 1801, 2a ed., 2 voll.

121 *Ibidem*, vol. 1, p. 5.

122 *Ibidem*, p. 6.

123 *Ibidem*, p. 85.

124 *Ibidem*, pp. 83-88.

125 *Ibidem*, p. 101.

126 *Ibidem*, vol. 2, p. 18.

carbonio, per formare acqua e acido carbonico;[127] tuttavia, se citò i *Mémoirs* di quest'ultimo e di Seguin,[128] si preoccupò di esporre anche la teoria della respirazione termossigena di Brugnatelli.[129] A differenza dei dubbi avanzati nella prima edizione, ora scrisse che «[...] respirationem, & ustionem unam eandemque operationem esse.»[130] Infine, Andria dimostrava di conoscere gli sviluppi delle ricerche di Galvani sull'elettricità animale.[131]

Cosa aveva fatto sì che Andria cambiasse atteggiamento in maniera così radicale nei confronti della nuova chimica e della nuova nomenclatura? La «conversione» risale al 1792, quando Andria pubblicò la seconda edizione dei suoi *Chemiae elementa*, ora divenuta «filosofica».[132]

Quest'opera presenta in appendice i due *Dizionarj* di nomenclatura di Dandolo.[133] Il testo si apre sempre con la descrizione delle affinità chimiche, e con le tavole di Bergman. Ora però Andria corredò il testo di un'introduzione storica, da E.F. Geoffroy[134] in poi, in cui si occupò di tutti coloro che avevano trattato delle affinità. Anche Andria nel 1773 aveva pubblicato una tavola delle affinità, e alcuni esemplari si trovavano presso i farmacisti, specialmente nella spezieria di Nicola Petra, «[...] ove allora facevamo pubblicamente i nostri esperimenti chimici».[135] Nella descrizione delle tavole di Bergman, nel testo (anche nella versione italiana del 1812) compaiono i nomi vecchi, e quelli nuovi sono messi tra parentesi; inoltre tra le varie sostanze elencate è ancora presente il flogisto.[136]

---

[127] *Ibidem*, p. 37.

[128] *Ibidem*, p. 50.

[129] *Ibidem*, pp. 47-48.

[130] *Ibidem*, p. 38.

[131] *Ibidem*, vol. 1, pp. 122-123.

[132] N. Andria, *Chemiae philosophicae elementa*, Napoli, V. Manfredi, 1792. In questa trattazione mi servirò della terza edizione, del 1803, che non presenta cambiamenti sostanziali rispetto alla seconda. Inoltre, questo testo venne tradotto in italiano dal professore di chimica a Napoli Benedetto Vulpes, come *Elementi di chimica filosofica, Tradotti dall'idioma latino nell'italiano, e corredati di varie note dal dottor in medicina Benedetto Wlpes* [*sic*], Napoli, Stamperia Manfrediana, 1812.

[133] Alla fine del testo la numerazione ricomincia, con il *Vocabolario per la nuova nomenclatura chimica*, pp. 3-39, e poi con il *Dizionario di nomenclatura chimica*, pp. 43-56. Gli «-uri» restano tali e quali alla traduzione di Dandolo, mentre nel suo testo Andria li traduce come «-ureti». Nella traduzione italiana questi due dizionari non sono più presenti.

[134] (1672-1731). W.A. Smeaton, *Geoffroy, Étienne François*, in DSB, vol. 5, pp. 352-354.

[135] N. Andria, *Chemiae philosophicae elementa*, Napoli, V. Manfredi, 1803, 3a ed., p. 29; trad. it. cit, p. 31.

[136] *Ibidem*, p. 29.

Il secondo capitolo, relativo agli elementi primari dei corpi, è ora suddiviso in sezioni dedicate a: fuoco, calorico, luce, altri corpi semplici, con un riferimento diretto al concetto di elemento lavoisieriano: «Haud enim improbabile putamus, quo quemadmodo [*sic*] olim composita corpora pro simplicioribus habita sunt, sic tractu temporis, exquisitiori experientia & observatione, composita forte inveniantur quae a nobis inter simpliciora referuntur».[137]

La definizione di *ignis* della prima edizione è ripetuta con poche modifiche e riferita ora al calorico.[138] Andria descrisse di nuovo termometri e pirometri, ma aggiunse la descrizione del calorimetro.

Per quanto riguarda la denominazione «gas», Andria mosse alcune critiche di tipo polemico: i Francesi avevano mutato il nome «aria» in «gas» per distinguere le varie arie dall'aria atmosferica, ma «Quid enim opus est, ut barbarum nomen, & insuave, & omnibus fere ignotum, & a theoria haud excerptum adhibeatur [...]» e abbandonarne uno vecchio, universalmente adottato e che denota la stessa cosa per tutti? Per far capire il significato di «gas» la definizione più comune era: «è una specie di aria». Quindi, continuava Andria, tanto valeva conservare il nome «aria», per semplificare la materia.[139]

Andria poi riferiva le sue riflessioni a proposito della nuova teoria, preoccupandosi di «raccontare» la vecchia teoria di Stahl ai principianti in chimica, ai quali era dedicato il libro. *Primo intuitu* il flogisto sembrava essere uguale al calorico; ma la teoria del flogisto richiedeva una base a cui il fuoco si unisse per diventare fisso.[140] Andria ammetteva di avere usato e difeso questa teoria nella prima edizione, e di essersene servito per quasi venticinque anni:[141] «Ed in vero colla di lei applicazione abbiamo conosciuto abbastanza che i fenomeni sono stati spiegati non tanto infelicemente».[142]

La teoria del flogisto era diventata una teoria universale fino al presente; è vero che il flogisto non si era mai potuto isolare, quindi la sua composizione era ipotetica; ma «Ciò non ostante essa era una teoria co-

---

137 *Ibidem*, pp. 36-37.

138 N. Andria, *Chemiae elementa*, 1a ed., cit., pp. 89-90; Id., *Chemiae philosophicae elementa*, 3a ed., cit., p. 40.

139 *Ibidem*, p. 50; trad. it. cit., pp. 65-66.

140 *Ibidem*, p. 74.

141 *Ibidem*.

142 *Ibidem*, p. 75; trad. it. cit., p. 83.

moda, ed avea il suo pieno vigore in mancanza di una migliore.»[143] (Sed commoda theoria erat, vigebatque simul ab melioris defectum). Il successo della teoria pneumatica era dovuto al fatto che era basata su dati sperimentali ben dimostrati e che era dotata di una teoria migliore e meno ipotetica rispetto a quelle del flogisto:

> Sebbene da noi si conceda che coll'ajuto del flogisto i fenomeni si spieghino molto bene, la di lui natura però resta sempre ipotetica; giacché inutili sono stati gli sforzi di coloro, i quali si sono industriati di ridurlo a qualcheduno dei corpi finora conosciuti.[144]

Nella nuova teoria, ciò che faceva la differenza, oltre all'esistenza dimostrabile delle sostanze, era il *calcolo*: era proprio possibilità di calcolare i risultati che conferiva alla nuova chimica la dignità filosofica: «Ora una teoria nella quale niente si finge, tutto è confermato dai fatti e dal calcolo, e le spiegazioni de' fenomeni sono molto chiare, naturalmente supera e diventa più eccellente di tutte le altre».[145]

Andria però muoveva alcune critiche alla nomenclatura, in particolare alla denominazione azoto: l'acido di questa sostanza avrebbe dovuto chiamarsi «azotico» e l'ammoniaca avrebbe dovuto chiamarsi «azoreto di idrogeno» in base ai principi della nomenclatura; invece in questi due composti il nome azoto nemmeno compariva![146]

> [...] il vocabolo azoto trovasi totalmente escluso dalla denominazione di que' corpi, la di cui natura resta principalmente determinata dalla di lui presenza.[147]

Tuttavia, per la nomenclatura dei sali egli rifiutò categoricamente la presenza del nome del loro scopritore o inventore, conformandosi pienamente ai principi della nuova nomenclatura:[148] «La nuova nomenclatura poi, mentre corregge queste imperfezioni, somministra il *modo* come denominare con esattezza e con regolarità gli altri sali, sia ch'essi si trovino

---

[143] *Ibidem*.

[144] *Ibidem*, p. 114; trad. it. cit., p. 128.

[145] *Ibidem*.

[146] *Ibidem*, p. 104. Ricordo che Andria traduceva gli «-uri» come azoreto, fosforeto, solforeto, e carboreto.

[147] *Ibidem*, p. 126; trad. it. cit., p. 142.

[148] *Ibidem*, p. 150.

già conosciuti, sia che in seguito si metteranno in chiaro per mezzo di nuove osservazioni».[149]

Ritroviamo qui l'importanza del calcolo per Andria. Egli era pienamente consapevole del fatto che la nuova nomenclatura era un *metodo* di denominare, non un insieme di nomi, condividendo in questo gli intenti dei suoi autori. È interessante notare come la posizione di Andria sia diametralmente opposta a quella, per esempio, di Dandolo, che aveva invece sottolineato la pericolosità dell'affidarsi al calcolo invece che all'esperimento. Inoltre, a differenza per esempio di Pini, Andria proseguiva a proposito delle terre: «Desiderabile interea esset, ut lapides suam etiam haberent philosophicam etymologiam, chymica indagine definita. Sic enim, solo nomine adhibito, omnis simul repraesentari posset eorum differentia & natura».[150]

Nonostante queste dichiarazioni, alcune convinzioni pregresse di Andria erano dure a morire, e si ritrovano anche nel testo del 1812, come quella che il fuoco propriamente detto sia composto da calorico e luce, che i sali neutri siano quelli più complessi, e infine che nonostante la moltiplicazione dei corpi semplici sia sempre valida l'originaria semplicità della materia.

Andria credeva nel principio di conservazione della materia, e nella concordanza di peso prima e dopo qualsiasi operazione chimica: «Numquam enim in rerum natura perfectam destructione fingere quoquo modo licet.»[151]

A proposito degli elementi chimici, anche il traduttore di Andria scrisse che i tentativi dei chimici moderni per scoprire i radicali fluorico, muriatico e boracico non erano soddisfacenti, quindi li manteneva tra le materie indecomposte.[152] Allo stesso modo, l'autore non incluse tra gli elementi semplici la soda e potassa perché le riteneva composte da azoto + una base.[153] Il traduttore citava poi Davy e le sue nuove scoperte per mezzo dell'elettrolisi. Per analogia con gli altri elementi dei corpi, Andria propose l'azoto come principio di alcalinità; quindi, se gli alcali lo contenevano, dovevano essere denominati «azoreti».[154]

---

[149] *Ibidem*, p. 156; trad. it. cit., p. 178. Corsivo mio.
[150] *Ibidem*, p. 213.
[151] *Ibidem*, p. 230.
[152] *Ibidem*, trad. it. cit., nota a p. 93.
[153] *Ibidem*, trad. it. cit., p. 95.
[154] *Ibidem*, pp. 126-127.

Alla descrizione dell'idrogeno, e della conseguente natura composta dell'acqua, Andria avanzò un'ipotesi: essendo l'acqua un ossido di idrogeno, forse era possibile che si ossigenasse maggiormente e diventasse acida (ricordo che per Lavoisier, e quindi per Andria, gli ossidi sono acidi *in fieri*).[155] L'idrogeno dunque era un radicale. Se questo avveniva, forse l'idrogeno era il radicale muriatico?[156] In una nota,[157] il traduttore scrisse che questa ipotesi di Andria era stata ripresa da Pacchiani, professore di fisica a Pisa, il quale però a differenza di Andria e del traduttore pensava che l'acqua fosse un acido ancora più ossigenato dell'acido muriatico, dimostrando questo con la pila di Volta, ma non riuscendo a confermarlo per sintesi.

Nonostante le ripetute adesioni alla nuova chimica, Andria si preoccupò di esporre le ragioni per cui le arie deflogisticata, flogisticata e infiammabile avevano tali nomi,[158] e di esporre anche la teoria dell'acidità basata sul flogisto, argomentando che l'ossigeno aveva la stessa funzione, in positivo, che aveva il flogisto in negativo.[159] Inoltre, elencò gli alcali, così come vari fosfuri e solfuri, con il nome vecchio, anche se ne descrisse la natura con i nomi nuovi.

Alla fine dell'opera è presente un'appendice, costituita da una dispensa che Andria faceva circolare quando teneva le sue lezioni di agricoltura all'Università.[160] Molto in essa è relativo alla fermentazione e al vino, perché «nel nostro Laboratorio destinato al Corso di Esperienze Chimiche» si facevano saggi per riconoscere il vino adulterato.[161] Nel testo principale, la fermentazione vinosa è descritta in modo molto particolareggiato, con riferimenti alle ricerche di Fabbroni, che aveva scoperto i fermenti.

A differenza di Sangiorgio e Pini, Andria accettò di buon grado la nuova chimica, anche se rimase un nostalgico del flogisto. Il fatto che fosse più chimico che medico, nonostante i suoi interessi per la fisiologia, controbilanciati da quelli per l'agricoltura, contribuì, al contrario di Pini e Sangiorgio, a fargli accettare la chimica come scienza di base per le altre

---

155 *Ibidem*, pp. 98-100.

156 *Ibidem*, pp. 115-116.

157 *Ibidem*, trad. it. cit., nota alle pp. 130-132.

158 *Ibidem*, cap. 3.

159 *Ibidem*, pp. 113-115.

160 N. Andria, «Prospetto generale dell'Instituzione di Agricoltura», *ibidem*, pp. 3-16 a fine volume.

161 *Ibidem*, p. 346.

discipline di cui si occupava. La sua fisiologia, ad esempio, era impostata chimicamente, a partire dai principi primi, in analogia con gli elementi dei corpi; poi passava a considerare gli organi, in analogia con i composti, e infine le funzioni organiche, in analogia con le operazioni chimiche. La chimica era già considerata basilare da Andria ancora prima che diventasse «filosofica» grazie a Lavoisier, e questo ne favorì la rapida accettazione da parte del medico napoletano. Per lui le componenti della chimica filosofica erano metodologia e calcolo, nomenclatura sistematica, conferma sperimentale per analisi e per sintesi. Tuttavia, come abbiamo visto, il flogisto spiegava altrettanto bene i fenomeni: l'unico suo difetto era che non lo si poteva isolare.

D'altra parte, la conversione di Andria risulta tutto sommato acritica, più subìta che accolta in modo attivo. L'ultima edizione dei *Chemiae elementa* dimostra che Andria era interessato alla chimica *tout court*, più che a quella di Lavoisier: ecco spiegato lo spazio concesso alla teoria termossigena di Brugnatelli, alle scoperte di Davy, e al dibattito sugli elementi. Inoltre, essendo abbastanza isolato dal resto d'Italia e non potendo partecipare ai dibattiti che si svolgevano fuori dal regno di Napoli, aveva bisogno di basarsi pesantemente sul *Dictionnaire* di Macquer e sul «Giornale» di Gallini che pure, lo ricordo, non presentava articoli originali ma forniva riassunti e commenti di numerose pubblicazioni scientifiche.

Conclusione

Gli scienziati qui esaminati presentano tre atteggiamenti distinti ma in qualche modo somiglianti, che consentono di formulare alcune considerazioni generali sulla assimilazione della nuova chimica.

La prima considerazione è che la percezione del ruolo della chimica era diversa in differenti contesti: la chimica intesa come fondamento di altre discipline poteva fornire i concetti, le basi e la struttura di queste ultime (Andria); ma in questo modo andava a incidere profondamente su di esse, minacciandone l'autonomia, e questo veniva visto dai più come un'ingerenza illegittima (Pini, Sangiorgio).

La seconda considerazione è che le critiche mosse dagli scienziati sopra esaminati rivelano comunque le principali difficoltà del sistema di Lavoisier. Affrontando la nuova chimica da un punto di vista marginale rispetto a quello del chimico «puro», era possibile vedere con chiarezza le sue contraddizioni, incoerenze o debolezze. Andria, invece, che era più chimico degli altri, conservò un punto di vista interno, il che gli permise di cogliere appieno la novità epistemologica insita nella metodologia della nuova chimica e della nuova nomenclatura: la possibilità di calcolare, e quindi di prevedere, ma anche di nominare ciò che era stato previsto, inquadrandolo nel sistema generale. Questo rendeva la chimica una disciplina filosofica nel senso settecentesco del termine.

Un'altra considerazione importante, già accennata sopra, riguarda lo scarto tra teoria e pratica. I farmacisti e i mineralogisti avevano a che fare con farmaci preparati in laboratorio o con campioni raccolti sul campo. Per motivi diversi (la salvaguardia della vita da un lato, e la corretta classificazione dall'altro), le caratteristiche precise delle sostanze da trattare erano più importanti della loro composizione ideale: la principale critica mossa alla nuova nomenclatura emersa in queste pagine è infatti che essa si rivelava troppo astratta rispetto all'attività quotidiana di laboratorio: quello che i nomenclatori ritenevano il maggior pregio del nuovo *metodo* di nominare le sostanze, veniva quindi percepito come il suo maggior difetto.

Infine, l'atteggiamento dei personaggi esaminati in questo capitolo contribuisce a smentire la vecchia tesi kuhniana dell'incommensurabilità e dell'incomunicabilità tra diverse visioni del mondo: l'ossigeno e il flogisto *di fatto* potevano convivere contemporaneamente nella mente di un singolo scienziato. Come ha osservato F.L. Holmes a proposito dello stesso Lavoisier,

> If it is true that revolutionary changes in science imply new uses of language which make it impossible for those who have adopted the new and those who remain in the old to communicate fully with each other, then Lavoisier's tendency to cross over that language barrier in the midst of a single chain of thought raises interesting questions about whether he also crossed over in the thoughts themselves. Even revolutionaries may continue to live partly within the old regimes they believe they have overthrown.[162]

Pini, Sangiorgio e Andria rappresentano tre misure diverse della possibilità che hanno gli scienziati di continuare a vivere in un mondo che solo apparentemente non esiste più.

---

[162] F.L. Holmes, *Lavoisier and the chemistry of life*, cit., p. 336.

CONCLUSIONE

> Quando si cercano gli elementi di una scienza nuova, è cosa difficile il non cominciare dal *quasi*, dal *pressoché*, o dall'*incirca*; poiché sarebbe cosa rara la possibilità di condurla di primo lancio allo stato di perfezione. *
>
> (Lavoisier)

Lo studio di come un cambiamento rivoluzionario nella scienza si trasmette da un paese ad un altro, oltre a farci conoscere le diverse reazioni, le modalità di accettazione, e gli aspetti ritenuti via via rilevanti o secondari nel cambiamento, può gettare nuova luce anche sul cambiamento originario. Un cambiamento di prospettiva, costringendoci ad adottare un punto di vista periferico rispetto al centro,[1] ci induce a guardare l'evento originario da una distanza che consente, a volte, di vederlo nella sua globalità, in tutte le sue sfaccettature, che non sempre è possibile cogliere dall'interno. Questo è stato il duplice scopo di questo libro: conoscere meglio il contesto della realtà italiana in cui l'opera di Lavoisier fu recepita e utilizzarlo poi per comprendere meglio il significato di quell'opera e della rivoluzione chimica.

Lo studio della diffusione della chimica di Lavoisier in Italia ha richiesto un'analisi sistematica e approfondita delle fonti, al fine di determinare la situazione di partenza sulla quale la nuova chimica si andava ad innestare. Da questo studio è emerso che i vari contesti propri degli Stati italiani presentavano situazioni differenziate, che andavano dalla presenza di una forte tradizione di chimica analitica (Bologna), a un orientamento della disciplina a carattere quasi esclusivamente applicativo (Tori-

---

* A.L. Lavoisier, *Trattato...*, cit., 2. ed, vol. 1, p. 169.

[1] B. Bensaude Vincent sostiene che prima della pubblicazione della *Méthode* «There was no single center from which messages could be transmitted toward the periphery.» B. Bensaude Vincent, *A geographical history of Eighteenth-century chemistry*, in *Lavoisier in european context*, cit., p. 9.

no), a una riflessione teorica profonda su di essa (Pavia). Inoltre, sono emerse differenti visioni della chimica in quanto tale: concepita di volta in volta come disciplina autonoma, come disciplina che condivideva i suoi confini con quelli della fisica sperimentale, o come scienza di base per le altre discipline ad essa collegate (farmacia, mineralogia, fisiologia).

Oltre che dalle funzioni e dal modo di intendere una disciplina, il passaggio di una teoria (nonché di pratiche di laboratorio) da un paese a un altro dipende anche da altri fattori, quali le diverse tradizioni culturali ivi presenti, il grado di istituzionalizzazione della disciplina, e, a volte, anche le scelte politiche dei governanti.[2] Dal punto di vista istituzionale, sono emersi diversi contesti che è utile porre a confronto in questa sede. In Veneto abbiamo riscontrato la presenza di una sorta di polarità tra mondo accademico e giovani esterni ad esso; polarità che generò dibattiti (come quello sulla scintillazione) e nuovi contributi sperimentali alla chimica. A Bologna, invece, non esisteva questa polarità, perché gli scienziati erano sempre gli stessi nell'Università, nell'Istituto delle Scienze e nell'Accademia. Ciò non favorì, a quanto pare, il sorgere di dibattiti e generò una sorta di immobilismo della disciplina. Questa situazione diventa ancora più evidente se confrontata con un'altra realtà, pure tutta incentrata sul mondo accademico, come quella di Pavia. Qui, grazie alle riforme promosse da Vienna, furono chiamati all'Università i migliori cervelli italiani (e non solo), creando un ambiente intellettualmente vivace e stimolante. Inoltre, a Pavia c'era molta più mobilità rispetto a Bologna: l'avvicendamento sulle cattedre era più frequente, mentre a Bologna spesso venivano tramandate di padre in figlio o nipote. Lo stesso governo austriaco favoriva i viaggi di studio degli scienziati dell'ateneo pavese, come Spallanzani o Volta, mentre a Bologna questo non accadeva. Se allarghiamo il confronto anche a Torino, è chiaro che in generale (a parte Pavia) le istituzioni (università e accademie) italiane non favorirono la diffusione di nuove idee come quelle proposte da Lavoisier.[3]

Per operare una sintesi più generale al di là della frammentazione del territorio italiano in svariate e diverse realtà, ho scelto d'altra parte alcuni indicatori specifici interni alla storia della scienza, quali: il livello di comprensione della teoria, le reazioni alla nuova nomenclatura, la qualità de-

---

[2] M. Crosland, *History of science in a national context*, in *Studies in the culture of science in France and Britain since the Enlightenment*, Aldershot, Variorum, 1995, sez. X, pp. 96-97; F. Abbri, *La chimica italiana dalle origini ad Avogadro*, cit., p. 406.

[3] Sul ruolo dell'educazione scientifica istituzionalizzata, T.S. Kuhn, *La tensione essenziale. Cambiamenti e continuità nella scienza*, Torino, Einaudi, 1985, pp. 258-259.

gli strumenti di laboratorio a disposizione e la replicabilità degli esperimenti, la difesa della professione e dell'autonomia disciplinare. Attraverso questi indicatori è emerso un quadro estremamente vario delle possibili reazioni alla rivoluzione chimica. Questa gamma di reazioni dimostra chiaramente, come già Ferdinando Abbri e Carl E. Perrin hanno ben evidenziato,[4] che nella rivoluzione chimica non esistevano soltanto due partiti, pro o contro Lavoisier, ma un insieme di posizioni legate ai vari fattori ricordati, che discuterò nel corso di questa conclusione.

Il livello di comprensione della teoria

Il fattore «comprensione della teoria» è risultato profondamente legato alla visione che gli scienziati coinvolti nella valutazione dell'opera di Lavoisier avevano della chimica. Ricordo che le teorie del flogisto nelle sue varie forme[5] erano estremamente radicate nella chimica del XVIII secolo e nell'insegnamento di questa disciplina. Stahl aveva unificato calcinazione e combustione sotto un unico principio (il flogisto) e aveva sottolineato il carattere di disciplina utile per la società proprio della chimica.[6] I chimici europei, da circa un secolo, operavano secondo questa prospettiva. Inoltre, anche dopo la pubblicazione delle opere di Lavoisier, i professori di chimica continuarono ad insegnare la chimica del flogisto, come fecero Carburi, Scopoli, e i professori bolognesi. Chi voleva dedicarsi alla nuova chimica doveva farlo da autodidatta, come fecero Giobert, Dandolo, e i Filochimici.

Nell'*Essay on phlogiston* di Kirwan, che identificava flogisto e idrogeno, il vecchio sistema raggiunse la sua massima espressione, e non a caso proprio questo testo fu scelto da Lavoisier e dalla sua *coterie* per sferrare un attacco sistematico alla vecchia dottrina.[7] Tuttavia, la teoria di Lavoisier non era così perfetta e coerente nei fatti come nei principi che la ispiravano. La nuova chimica presentava inevitabilmente alcuni limiti, manifesti nelle teorie dell'acidità e del calorico, e nel fatto che idrogeno e ossigeno non erano isolabili sperimentalmente, cioè privi del calorico unito

---

[4] Per il contesto francese, si veda C.E. Perrin, *The chemical revolution: shifts in guiding assumption*, cit.; per quello italiano, F. Abbri, *La chimica italiana dalle origini ad Avogadro*, cit.

[5] M. Fichman, *French stahlism and chemical studies of air, 1750-1770*, in «Ambix», vol. 18, n° 2, 1971, pp. 94-122.

[6] F. Abbri, *Georg Ernst Stahl e la diffusione di una nuova idea di chimica*, cit.

[7] F. Abbri, *Dalle teorie del flogisto alla rivoluzione chimica*, conferenza tenuta a Reggio Emilia l'11 marzo 1998.

ad essi. Questi limiti furono utilizzati contro la nuova chimica: perché cambiare una teoria difettosa come quella del flogisto, nelle sue varie ramificazioni, con una teoria altrettanto difettosa e comprendente al suo interno dei principi altrettanto ipotetici come l'azoto, l'idrogeno, l'ossigeno e il calorico? Gli oppositori di Lavoisier, com'è noto, insistevano sul fatto che la nuova teoria non era ben dimostrata proprio basandosi su questi fattori. Come ha osservato I.B. Cohen,

> L'insistenza rigida e brutale sulla dimostrazione che fa parte della resistenza al mutamento nella scienza è in realtà una fonte di forza e di stabilità. Molte rivoluzioni tentate o proposte non riescono semplicemente a superare questa prova. Le loro predizioni possono non essere confermate, la base sperimentale può dimostrarsi sbagliata o inadeguata, oppure può risultare che la teoria stessa conteneva degli errori. Se una nuova teoria o un nuovo metodo non presentano vantaggi reali, perché qualcuno dovrebbe adottarli e gettare via una vita di ricerche nella scienza? [8]

Come sappiamo, la chimica di Lavoisier alla fine superò la prova. Gli stessi seguaci di Lavoisier cercarono di fornire giustificazioni a queste anomalie, anche se a volte complicarono il sistema, come fece Brugnatelli con la teoria termossigena, o fornirono altre spiegazioni ipotetiche, come nel caso di Dandolo in relazione all'acidità.

Ad un livello elementare di comprensione, d'altra parte, era sufficiente sostituire il flogisto (o fuoco) col calorico e ammettere la fissazione dell'ossigeno nelle calci per poter affermare di seguire Lavoisier, come fecero Sangiorgio e Andria. Tra i seguaci della prima ora, in ogni caso, troviamo diversi livelli di comprensione: Gallini accettò la teoria ma non comprese il metodo; Dandolo rifiutò la filosofia di Condillac che per Lavoisier doveva accompagnare la nuova chimica; Brugnatelli esasperò metodo e teoria fino alle estreme conseguenze; Giobert si fece convincere dai dati sperimentali più che dalla teoria. Vi furono diversi livelli di comprensione anche tra gli oppositori di Lavoisier, dettati soprattutto dalla formazione scientifica di ciascuno di essi (fisica, mineralogia, fisiologia, chimica), che faceva sì che dessero rilevanza ad aspetti diversi del nuovo sistema, come nel caso di Volta o di Pini.

Il principio di conservazione della materia, seppure in forma implicita, era invece di uso comune tra i chimici del Settecento, come si è mo-

---

[8] I.B. Cohen, *La rivoluzione nella scienza*, Milano, Longanesi, 1988, p. 61.

strato nel caso di Volta. Non ritengo quindi che l'adesione a questo principio fosse un fattore molto rilevante per determinare la validità della nuova chimica rispetto a quella vecchia. Il vero spartiacque su questo fronte fu la visione algebrica delle reazioni, che sottolineava la necessaria concordanza di peso tra reagenti e prodotti, mettendoli ai due lati di un'equazione. Lo spostamento dalle misure volumetriche a quelle ponderali operato da Lavoisier conferì al suo sistema il «carattere geometrico» tanto celebrato sia dagli storici che dai contemporanei, quando sottolineavano il carattere «filosofico» della nuova chimica. Ma questo primato della teoria rispetto alla realtà concreta creò non pochi problemi a coloro che in laboratorio avevano a che fare con sostanze reali e non concettuali (Morozzo, Canterzani, Sangiorgio).

Più difficile da accettare fu il concetto di sostanza semplice, anche perché conservava alcune ambiguità proprie della chimica dei principi, come si è visto nel capitolo sul Veneto. Alcuni storici hanno sostenuto che fu proprio il nuovo modo di vedere la composizione chimica delle sostanze, piuttosto che il rifiuto del flogisto, a generare le maggiori opposizioni alla nuova chimica.[9]

Le reazioni alla nuova nomenclatura

Teoria e nomenclatura erano legate a doppio filo nella chimica di Lavoisier, ed era quasi impossibile separarle: tra gli italiani qui esaminati, solo Gallini ne fu capace, distinguendo i nomi delle sostanze dalla loro classificazione. È un fatto, d'altra parte, che fu proprio la nomenclatura a ricevere le critiche più feroci, anche da parte degli stessi seguaci di Lavoisier. Essendo nomi e teoria collegati, le critiche alla nomenclatura riflettevano inevitabilmente tutte le debolezze del nuovo sistema di chimica.

Maurice Crosland ha scritto: «Living in the shadow of men who had earned fame through the reform of nomenclature in 1787, it was hard for some chemists to refrain from trying to make their own contribution».[10] Da un altro punto di vista, B. Bensaude Vincent ha sostenuto che «[...] the reform of the nomenclature was perceived as a collective and interna-

---

[9] R. Siegfried-B.J. Dobbs, *Composition: a neglected aspect of the chemical revolution*, in «Annals of science», vol. 24, 1968, pp. 275-293; J.B. Gough, *Lavoisier and the fulfillment of the Stahlian revolution*, in «Osiris», vol. 4, 1988, pp. 15-33; R. Siegfried, *The chemical revolution in the history of chemistry*, *ibidem*, pp. 34-50.

[10] M. Crosland, *Historical studies in the language of chemistry*, cit., p. 203.

tional enterprise. [...] Thus, acting as a subject for debate and as a basis for collaborative work, the *Méthode de nomenclature* helped achieve an international chemical community aimed at building a new and common language».[11]

Se è vero che molti chimici proposero sistemi alternativi, o «miglioramenti» alla nomenclatura, tuttavia, non ritengo che questi abbiano dato corpo ad una sorta di impresa internazionale e collettiva. I nomenclatori francesi difesero strenuamente il loro nuovo sistema rifiutando sistematicamente qualsiasi critica. Inoltre credo, diversamente da Crosland, che più che da un desiderio di notorietà le critiche derivassero da un'incoerenza interna propria del nuovo sistema di nomenclatura. I nuovi nomenclatori, come più volte sottolineato dagli autori presi in esame nel corso di questo lavoro, non si conformavano ai principi che essi stessi avevano codificato, generando ambiguità e confusione. Tuttavia, il punto cruciale era rappresentato dalla differenza tra nomenclatura e *metodo* di nominare.[12] Anche coloro che compresero bene questa differenza, come Dandolo e Andria, maturarono atteggiamenti diversi, in base alla correttezza o meno dell'impiego del calcolo nel passaggio «dal noto all'ignoto». Brugnatelli dal canto suo portò il metodo alle conseguenze estreme, come fece con la teoria.

Non credo quindi si possa dire che gli italiani non avessero compreso la maggiore importanza del metodo rispetto alla nomenclatura in sé. Semplicemente, la nuova nomenclatura ebbe anche in Italia come in altri paesi un impatto troppo incisivo: furono i giovani, formatisi sui testi riformati, che per primi impararono la nuova lingua, mentre i chimici più anziani, abituati da una vita a parlare quella vecchia, fecero molta più fatica. L'abitudine a pensare flogisticamente durante un'intera carriera generò grandi difficoltà per integrare la nuova nomenclatura nell'uso quotidiano. Spesso, anche i seguaci di Lavoisier impiegavano i nuovi nomi in pubblico ma non in privato, nei loro appunti o registri di laboratorio.[13]

Infine, la nuova nomenclatura non si limitava a riformare il linguaggio della chimica, ma andava ad intaccare la terminologia di discipline correlate, come la farmacia o la mineralogia. A differenza, per esempio, della riforma alla nomenclatura botanica, quella chimica comportava modifi-

---

[11] B. Bensaude Vincent, *A geographical history...*, cit., p. 11.

[12] M. Beretta, *The enlightenment of matter*, cit., p. 203.

[13] I manoscritti di Spallanzani sono emblematici in questo senso.

che in altre branche della scienza che venivano ritenute illegittime dai cultori di quelle discipline.

La replicabilità degli esperimenti

La terza parte del *Traité* contiene una descrizione dettagliata dell'attrezzatura e degli ambienti necessari a un buon laboratorio di chimica, sostanzialmente quello dello stesso Lavoisier.[14] Tuttavia, come ha scritto J. Golinski,

> Instruments that Lavoisier proposed as accurate and refined were portrayed by his opponents as unnecessarily complex and liable to error. His mobilization of specialist skills and investment of substantial financial resources in his apparatus were said to point towards an illegitimate concentration of instrumental power. This would deny other investigators the right to contribute their own observations or to replicate his experiments. His use of methods of precision measurement was also denounced as claiming an unjustified degree of accuracy, and its purported connection with a «demonstrative order» of proof was denied. In these respects Lavoisier's opponents pointed to the fragility of his experimental practice; they denied that the phenomena he had produced could be reproduced in other settings.[15]

C'erano dunque problemi oggettivi di strumentazione e di costi. Per esempio, l'analisi dell'acqua era facilmente riproducibile, perché richiedeva strumenti relativamente semplici. Diverso è il discorso per la sintesi dell'acqua: a parte l'uso dell'eudiometro di Volta, che però operava su piccole quantità, solo quando Van Marum modificò il complesso apparato pneumatico (gasometro) per la sintesi dell'acqua rendendolo più semplice e più economico fu possibile replicare questo esperimento in grande.[16] Inoltre, anche nelle situazioni in cui erano presenti strumenti adeguati potevano comunque presentarsi problemi oggettivi di abilità sperimentale, come a Torino. Sicuramente, la manipolazione delle arie

---

[14] M. Beretta, *Il laboratorio di Lavoisier*, in *Atti dell'VIII Convegno Nazionale di Storia e Fondamenti della Chimica*, cit., pp. 99-113; F.L. Holmes, *The evolution of Lavoisier's chemical apparatus*, in F.L. Holmes-T.H. Levere (a cura di), *Instruments and experimentation in the history of chemistry*, Cambridge (Mass.), The MIT Press, 2000, pp. 137-152.

[15] J.V. Golinski, *Precision instruments and the demonstrative order of proof in Lavoisier's Chemistry*, in «Osiris», vol. 9, 1994, p. 44.

[16] T.H. Levere, *Pneumatic apparatus and the spread of the chemical revolution: the Dutch connection*, in «Bulletin of the Scientific Instrument Society», n° 49, 1996, pp. 14-16.

divenne possibile in Italia solo quando furono importati o costruiti (come a Bologna) i necessari apparati pneumatici. Ciò dimostra la relazione reciproca tra strumenti e scienza: per fare un certo tipo di ricerca occorre avere lo strumento adatto, e d'altro canto la disponibilità dello strumento favorisce l'interesse ad approfondire la ricerca ad esso collegata.

Un altro problema legato alla replicabilità riguardava la descrizione degli esperimenti fornita dai testi e dalle riviste dell'epoca: non sempre infatti questi erano descritti in dettaglio, e non sempre erano presenti le tavole illustrative. Così si lamentava in proposito Bonvicino:

> Dans les cours élémentaires de démonstrations chimiques que j'ai dû donner, j'ai eu continuellement occasion de m'apercevoir que dans les opérations même les plus communes, on ne parvient quelquefois que difficilement à obtenir le résultat promis par les Auteurs, ou du moins à l'avoir dans toute sa perfection possible; car ne cherchant, comme je l'ai dit, que la nouveauté de la découverte, ils oublient souvent d'en décrire les détails essentiels, ou ils ne se donnent pas assez de soin pour la porter à son plus haut point de perfection.[17]

Infine, c'era il problema degli esperimenti significativi o esperimenti cruciali. Come tutte le nuove teorie scientifiche, la nuova chimica era sostenuta da un numero limitato di esperimenti di conferma ritenuti decisivi, mentre la vecchia chimica poteva contare su quasi un secolo di esperienze spiegabili nei termini del flogisto. Per esempio, se per alcuni la dimostrazione della natura composta dell'acqua fu sufficiente per confermare la validità del nuovo approccio alla chimica, come nel caso di Giobert, per altri questo fu solo *un* esperimento, spiegabile anche nei termini della vecchia teoria, come ritenevano Lorgna, Volta e Pini: la nuova teoria, che avanzava pretese di sistematicità, necessitava di un bagaglio sperimentale più vasto e completo per poter competere ad armi pari con quelle del flogisto.

La difesa della professione e dell'autonomia disciplinare

Una rivoluzione scientifica non investe solamente una disciplina particolare, ma anche quelle connesse in qualche modo con essa. Oggi come

[17] C.B. Bonvicino, *Du vinaigre radical et glacial tiré des cristaux de vénus; de quelques phenomènes de sa cristallisation; et de son usage extérieur comme remède caustique* [8 marzo 1789], in MARST, Années 1788-1789, vol. 4, 1790, p. 374.

nel passato, anche i cultori delle discipline correlate possono avere reazioni che aiutano lo storico a capire meglio e in modo più completo l'impatto di una rivoluzione scientifica sulla comunità degli scienziati in generale.

Nel corso di questo lavoro, ho mostrato come spesso gli scienziati non direttamente coinvolti nella chimica presero posizione a difesa della loro disciplina, rivendicandone l'autonomia che sembrava minacciata dalle nuove ambizioni dei chimici. I mineralogisti si mossero a difesa del loro metodo di classificazione e nomenclatura dei «fossili»; i fisiologi a difesa delle loro nozioni sulla respirazione e sull'origine del calore animale; i farmacisti a difesa della composizione, efficacia e nomenclatura dei medicamenti; i fisici si interrogarono sulla natura del calore. Tutti, in effetti, dovettero confrontarsi con il nuovo sistema di chimica laddove andava a toccare le loro discipline: «Different relationships with the objects to be named generated different relationships with words».[18]

Ovviamente, le distinzioni disciplinari odierne non possono essere applicate alla scienza del passato. Le branche della scienza sopra elencate avevano confini sfumati, ma fu proprio alla fine del XVIII secolo che iniziarono a delinearsi le distinzioni e gli specifici ambiti di ricerca di ciascuna di esse, processo che trovò il suo compimento nel secolo successivo. Il dominio della chimica era trasversale alla fisica, alla mineralogia, alla fisiologia e alla farmacia. Proprio a causa della rivoluzione lavoisieriana, ci fu chi percepì la nuova chimica come la sola che poteva fondare rigorosamente queste scienze emergenti, come Gallini e Andria, ma d'altra parte ci fu chi rifiutò questo cambiamento a livello dei fondamenti, come Pini e Sangiorgio. In entrambi i casi, la chimica dimostrò di essere la scienza cui le altre discipline correlate dovevano fare riferimento.

L'autonomia disciplinare della chimica

Proprio le reazioni dei «non-chimici» possono fornire allo storico degli elementi utili per valutare lo *status* disciplinare della chimica.

Gli storici che sostengono che con Lavoisier la chimica divenne una disciplina autonoma (relativamente alla medicina e/o alla fisica) devono spiegare come mai prima di Lavoisier nei trattati di fisica, medicina, fisiologia, e mineralogia tutti gli scienziati fossero in linea di massima d'accor-

[18] B. Bensaude Vincent, *A geographical history...*, cit., p. 8.

do sulla struttura e sul comportamento chimico della materia, mentre dopo Lavoisier sorse un coro generalizzato di critiche al riguardo. La vera ragione, a mio avviso, sta nel fatto che la chimica del flogisto, adottata da quasi un secolo, forniva una base teorica accettabile per quanto riguardava la composizione della materia e i fluidi sottili. Quando la rivoluzione chimica avanzò pretese di scardinare il vecchio sistema, anche la base delle discipline correlate vacillò, e i loro cultori, naturalmente, insorsero, rivendicando la loro autonomia. La controprova viene fornita dai chimici stessi e dalla loro valutazione dell'opera di Lavoisier, che spesso metteva in evidenza la ristrettezza della nuova teoria rispetto all'antica, e dunque le difficoltà che avrebbe incontrato a svolgere la funzione di cardine delle discipline correlate svolta con successo dalla vecchia teoria.[19]

Abbiamo visto, per esempio, come la chimica a Bologna vantasse una grande tradizione analitica delle sostanze organiche; o come a Torino e in Toscana si studiassero in dettaglio le tinture e le acque minerali. Ebbene, questo tipo di ricerche non venivano prese in considerazione nel *Traité*. Ma chi meglio definì la ristrettezza di vedute della nuova chimica fu il professore di chimica di Padova, Marco Carburi:

> [...] ciò che si chiama *le moderne teorie* è tutt'altro che atto a far conoscere la scienza chimica ed a formare un completo chimico. Lavoisier non lo era, egli era dopo Priestley, come altri Inglesi e Sveddesi, chimico dei gas, ed in questi sagacissimo [...] La chimica dei gas non è che una piccola parte della chimica, non tutta la chimica [...] L'opera di Lavoisier [...] non contiene nemmeno le notizie elementari sopra nessun ramo della metallica e di tutte le altre arti chimiche; e sarebbe tanto ridicolo il guardare come chimico quello che solo versa sui gas, o come informato della chimica quello che solo apprese la moderna teoria, quanto sarebbe ridicolo il guardare come chirurgo un semplice oculista.[20]

La nuova chimica era dunque troppo specifica nelle sue competenze rispetto alla concezione corrente del campo disciplinare proprio della disciplina: non a caso Giobert chiamava i francesi *pneumatistes* e Carradori parlava di «dottrina pneumato-chimica». I chimici italiani (e non solo loro) concepivano la chimica come una scienza che studiava *tutti* i corpi

---

[19] R. Siegfried ha scritto: «[...] Lavoisier's clearest statement of the new chemistry, the *Traité élémentaire de chimie*, lacked a consistent theoretical structure that could support a fundamental reorganization of the science. It proved to be both too narrow in scope and false in theory.» R. SIEGFRIED, *The chemical revolution in the history of chemistry*, cit., p. 35.

[20] «Marco Carburi a rispettabili cittadini suoi presidenti», Padova, 8 novembre 1797, citato in V. GIORMANI, *L'insegnamento della chimica...*, cit., pp. 129-130.

materiali, non solamente le arie. Essi dovevano risolvere problemi di metallurgia, tintoria, farmacia, vetreria, ecc., mentre il *Traité* offriva loro uno studio completo solamente sui gas, sugli acidi, sulla composizione dei sali, e sulla fermentazione vinosa. Non vi compariva nessuno studio sulle affinità chimiche, che erano considerate da Lavoisier stesso la parte della chimica più suscettibile di raggiungere la perfezione. Vi compariva solo la descrizione chimica generica, e non dettagliata, di ciascuna sostanza semplice e dei suoi possibili usi applicativi, al contrario per esempio di quanto offriva il *Dictionnaire* di Macquer.[21] Sappiamo che Lavoisier si era occupato di svariati ambiti disciplinari, come la geologia, la botanica, la fisica, la fisiologia, le ricerche sul salnitro; tuttavia, questi ambiti restarono esterni al *Traité*, che venne dunque percepito da molti chimici italiani come un'opera incompleta.

La rivoluzione chimica

Da tutto questo si può concludere, ritengo, che l'interpretazione stessa della rivoluzione chimica associata al nome di Lavoisier richieda ancora molte precisazioni, e che lo studio della diffusione delle opere di Lavoisier in diversi contesti culturali e istituzionali possa contribuire notevolmente alla nostra comprensione dei fattori in gioco nella trasformazione del sapere dei chimici verso la fine del Settecento. Come ho già scritto nell'introduzione a questo lavoro, da alcuni anni gli storici della chimica settecentesca si stanno interrogando su questi problemi.

Alla luce di quanto emerso, credo che le critiche che Carburi esprimeva a nome di molti altri contemporanei debbano essere tenute ben presenti dagli storici: Lavoisier non fu percepito come un vero chimico, un chimico completo, ma come un chimico pneumatico. Con questo non si vuole togliere nulla alla grandezza dell'opera di Lavoisier: egli si trovò certamente ad operare all'interno di una rivoluzione chimica. Ma non ne fu l'iniziatore e non era ritenuto in grado di portarla a compimento da solo. Molti storici hanno insistito sul fatto che Lavoisier stesso, nel suo famoso registro di laboratorio iniziato il 1° febbraio 1773, considerava il suo programma di ricerca come capace di provocare una rivoluzione in fisica e in chimica. Tuttavia, l'interpretazione di Frederic L. Holmes, che

---

[21] Per un confronto da un altro punto di vista tra il *Dictionnaire* e il *Traité* si veda W.C. Anderson, *Between the library and the laboratory. The language of chemistry in eighteenth-century France*, Baltimore-London, Johns Hopkins University Press, 1984.

ha analizzato in dettaglio il lavoro di Lavoisier nel 1773-74 mi sembra pienamente convincente e condivisibile. Scrive Holmes:

> But the «work» which he [Lavoisier] planned to take up was that begun by Hales, Black, and their successors, and to which he now claimed to have made a «small» addiction. [...] The «important theory» was the theory of fixed air, not the «new theory» of his own that Lavoisier had prematurely announced in April 1773. [...] What Lavoisier aimed to do, early in 1773, and what he felt he managed to do by the beginning of 1774, therefore, was not to *initiate* a revolution, but to *participate* in one that he believed his predecessors had already prepared.[22]

I.B. Cohen ha analizzato l'uso della parola «rivoluzione» tra i chimici del tardo Settecento,[23] riferendola a volte forzatamente all'opera di Lavoisier. Per esempio, a proposito del fatto che Baumé parlasse di rivoluzione chimica già nel 1773 con riferimento alla scoperta dell'aria fissa, Cohen ha scritto:

> Poiché Baumé non aveva una particolare familiarità con Lavoisier, non è chiaro come fosse al corrente delle sue idee rivoluzionarie; possiamo solo supporre che con l'espressione *les physiciens* (i fisici) Baumé intendesse designare Lavoisier e le sue coorti: chi altri stava infatti allora facendo una tale rivoluzione?[24]

Le affermazioni di Cohen a mio avviso non sono accettabili, perché derivano dalla sua ferma convinzione di Lavoisier come colui che fu il rivoluzionario iniziatore della chimica moderna. L'uso della parola «rivoluzione» da parte di Baumé, che costringe Cohen a una supposizione, si spiega, invece, semplicemente attenendosi al significato datole da Baumé stesso, cioè in riferimento alla scoperta dei diversi gas.[25] A mio avviso, infatti, la rivoluzione chimica iniziò ben prima di Lavoisier. Fu la scoperta

---

[22] F.L. HOLMES, *Antoine Lavoisier - The next crucial year*, cit., p. 138, corsivo nel testo. F.L. HOLMES, *The 'Revolution in Chemistry and Physics'. Overthrow of a Reigning Paradigm or Competition between Contemporary Research Programs?*, in «Isis», vol. 91, 2000, pp. 735-753. Si veda anche A. DONOVAN, *Antoine Lavoisier*, cit., p. 185.

[23] I.B. COHEN, *La rivoluzione nella scienza*, cit., pp. 231-234. Si veda anche M. BERETTA, *The enlightenment of matter*, cit., pp. 246-258.

[24] I.B. COHEN, *La rivoluzione nella scienza*, cit., p. 232.

[25] Per un'analisi del termine «rivoluzione» nel Settecento, e per una critica all'interpretazione di Cohen, si veda C.E. PERRIN, *Revolution or reform*, cit.; si veda anche C. MEINEL, *Theory or practice? The eighteenth-century debate on the scientific status of chemistry*, in «Ambix», vol. 30, n° 3, 1983, pp. 121-132.

(1727) da parte di Stephen Hales del ruolo chimico dell'aria a dare il via alla crescita impressionante delle ricerche di chimica pneumatica nel corso del Settecento. Le successive tappe di questa rivoluzione furono le scoperte dell'anidride carbonica (Black, 1756), dell'idrogeno (Cavendish, 1766), dell'azoto (Rutherford, 1772), dell'ossigeno (Priestley, Lavoisier, Scheele, 1774), e di una quantità enorme di gas diversi (Priestley, Scheele), per raggiungere il culmine con la scoperta della natura composta dell'acqua nel 1783. Dunque, dal 1727 al 1787, anno di pubblicazione della *Méthode*, passarono sessant'anni: la rivoluzione chimica non fu una rivoluzione breve (1773-1789) operata da Lavoisier e compagni; fu una rivoluzione relativamente lunga, forse *terminata* da Lavoisier, che costruì un sistema più o meno coerente delle scoperte che si erano accumulate in questi sessant'anni e che altri chimici avevano cercato di sistemare dentro il quadro concettuale offerto dal flogisto. Certo, gli anni «roventi» furono quelli successivi al 1787, con i dibattiti sulla nomenclatura e le critiche a Lavoisier esaminati nel corso di questo lavoro. Ma questa a mio avviso fu una fase di consolidamento, piuttosto che rivoluzionaria.

Lavoisier in Italia

Inizialmente, come già detto, gli studi sulle arie cominciarono ad essere noti in Italia a partire dalla metà degli anni '70, e in maniera rilevante dai primi anni '80. Come nel caso di Baumé, anche in Italia questi studi furono concepiti come rivoluzionari. Anche in Italia l'uso della parola «rivoluzione» in questo periodo era associato alle ricerche sui gas, non tanto di Lavoisier, quanto di Priestley, Fontana e Volta. Gli articoli apparsi sui periodici e la diffusione della traduzione di Scopoli e Volta del *Dictionnaire* di Macquer contribuirono in maniera sostanziale a far sì che gli scienziati italiani prendessero coscienza dell'entità dei progressi compiuti dalla ricerca sperimentale. Anche il caso italiano, dunque, conferma la tesi per cui la nozione di rivoluzione chimica fu inizialmente riferita alla scoperta del ruolo chimico delle arie.

Per quanto riguarda la rivoluzione chimica lavoisieriana vera e propria, invece, il dibattito in Italia iniziò solo a partire dalla fine degli anni '80 e poi si sviluppò in maniera rilevante nel corso degli anni '90, quando Lavoisier, assieme ai suoi collaboratori, lanciò la campagna di propaganda del suo sistema in tutta Europa. Nel 1774, com'è noto, Lavoisier aveva inviato i suoi *Opuscules* ai principali scienziati europei, come Priestley, Black e Margraaf, tramite le accademie e le società scientifiche. Laddove non erano presenti personaggi di chiara fama, invece, egli scrisse lettere molto più generiche come accompagnamento alle sue opere.[26] Ma negli anni '90 Lavoisier cambiò strategia,[27] inviando le sue opere direttamente ai personaggi più noti in campo scientifico. Il 1° gennaio 1791, per esempio, scrisse a Lorgna, a Spallanzani e a Volta donando loro una copia del *Traité*:[28] nessuno di loro era un chimico *tout court*, ma Lavoisier sapeva che essi godevano di molto prestigio in Italia in quanto scienziati, e su questo fece affidamento.

Lavoisier d'altra parte poteva controllare la chimica francese attraverso l'opera dei membri della sua *coterie* e attraverso un periodico a sua disposizione, le «Annales de Chimie». In Italia invece non era possibile una cosa del genere, perché non vi era un unico centro scientifico riconosciuto e perché nessun chimico poteva considerarsi un'autorità indiscussa nel settore. La comparsa dei periodici scientifici, e in particolare degli «Annali di Chimica», come ho cercato di dimostrare, fu di fondamentale importanza per la creazione della consapevolezza, da parte dei chimici italiani, di costituire una comunità scientifica. Un periodo rivoluzionario nella scienza, d'altra parte, può aiutare a canalizzare le idee, a fare fronte comune pro o contro le novità, a interrogarsi sui fondamenti di una disciplina, a cercare il dialogo con altri scienziati. La forma letteraria del periodico si dimostrò ideale come luogo di incontro per la nascente comunità dei chimici italiani.

Nelle condizioni proprie di questa comunità, la rivoluzione chimica fu inizialmente sostenuta da una minoranza, poiché la maggior parte dei chimici italiani rimase legata al flogisto. La nuova chimica divenne predominante solo al volgere del secolo, quando una nuova generazione di chimici sostituì quella precedente, cresciuta sui testi stahliani, e le nuove idee poterono affermarsi dentro e oltre la più antica tradizione disciplinare della chimica italiana.[29]

---

[26] Cfr. A.L. Lavoisier, *Correspondance, 2. 1770-1775*, cit., p. 410. Per quanto riguarda l'Italia, Lavoisier inviò gli *Opuscules* a Firenze, a Torino e a Bologna.

[27] Per una discussione generale della strategia di Lavoisier e compagni, si veda C.E. Perrin, *The triumph of the antiphlogistians*, in *The analytic spirit*, cit., pp. 40-63.

[28] Lettere di Lavoisier a Lorgna, Volta, Spallanzani, 1 gennaio 1791, in A.L. Lavoisier, *Correspondance, 6. 1789-1791*, cit., pp. 217-219.

[29] Giuliano Pancaldi ha scritto: «Un saggio, un libro, una traduzione possono mettere rapidamente in circolazione una nuova teoria; mentre per trapiantare una tradizione disciplinare occorrono molti scienziati e un adeguamento, talora una profonda trasformazione, dell'organizzazione della ricerca. [...] liberarsi delle vecchie tradizioni disciplinari risulta ancor più difficile che abbandonare una vecchia teoria. [...] ancor più delle vecchie teorie, le tradizioni disciplinari contengono sempre qualcosa o molto di buono [...]»; G. Pancaldi, *Darwin in Italia*, cit., p. 13.

La tradizione disciplinare della chimica comune in qualche misura alle varie realtà italiane aveva una forte caratterizzazione sperimentale, e la chimica del XVIII secolo era *la* scienza sperimentale per eccellenza. Tuttavia, di fronte alle ambizioni teoriche proprie della nuova chimica, gli scienziati italiani non rimasero indifferenti,[30] ma si misurarono con essa valutandone *sia* la portata teorica *sia* il corredo sperimentale. E se i chimici italiani non portarono importanti contributi originali alla teoria di Lavoisier, furono tuttavia in grado di misurarsi con essa da chimici competenti, e le loro reazioni, sia nell'accoglierla che nel respingerla, costituiscono delle testimonianze fondamentali per comprendere i termini esatti in cui si compì la rivoluzione chimica verso la fine del Settecento.

[30] Si vedano le definizioni di resistenza attiva e di accettazione attiva in R.G.A. Dolby, *The transmission of science*, cit., p. 16 e p. 20.

APPENDICE

Archivio dell'Accademia delle Scienze di Bologna, MSS Galvani, Cartone I, plico I, B: *Cap. 1°: Dell'aria atmosferica dell'aria fissa e sue varie specie*, cc. 2r-5v.

Per aria io intendo un fluido sottile trasparente, asciutto, costantemente elastico, con cui si uniscono, si legano, e si amalcamano gl'altri fluidi e principi sottili.

Un tale fluido esiste sì nella atmosfera, di cui sembra riempire la massima parte, che in tutti i corpi.

Nell'atmosfera sembra riempire nella massima parte; è atto alla respirazione, ed alla vita della fiamma; i vari principi e fluidi che ha seco legati sono inservibili [alla respirazione].

In tale stato io lo chiamo aria atmosferica.

Ne' corpi poi, o egli è ospitante solo ne' pori, e nell'escita da medesimi seco non trae principio alcuno che sensibilmente si manifesti, e resta egualmente atto alla respirazione ed alla fiamma che quello che è nell'atmosfera, e lo chiamo parimenti aria atmosferica, o egli è legato alle minime loro parti componenti e nello svolgersi da medesimi seco conduce qualche principio che sensibilmente si manifesta; se è più egualmente atto alla respirazione ed alla fiamma che quello, che è nell'atmosfera, ed allora per distinguere lo chiamo aria fissa, coi fisici, prendendo la denominazione dallo stato in cui essa [è] ne corpi.

Tali principi poi, che seco reca l'aria fissa nello svilupparsi dai corpi e che sensibilmente in lei si manifestano, e [che] le tolgono l'essere egualmente atta alla respirazione ed alla fiamma che l'aria atmosferica, sono vari. I più tra questi sono un acido, e questo di varie specie, il flogisto, un principio infiammabile.

Giusta la varietà dei principi ella può chiamarsi aria fissa acida, aria fissa flogisticata, aria fissa infiammabile, o pure lasciandovi il nome generico, che già manifestando essa tali principi ci si sottintende, per maggior comodo, e brevità, chiamarla solo acida, flogisticata, infiammabile.

L'attività poi alla respirazione [e] alla fiamma può nell'aria fissa derivare da quella atmosferica o per difetto, cioè assai meno sostenendo la respirazione, e la fiamma che l'aria atmosferica, o per niuna maniera sostenendola, e tali sono le accennate arie, o per eccesso, cioè sostenendo la respirazione, e la fiamma assai più lungo tempo che l'aria atmosferica, e tale si è quell'aria che chiamano i fisici deflogisticata.

[...] L'aria adunque fissa in cui si manifesta un acido, e questi vitriolico, quella sola si è che i fisici chiamano aria fissa, trovandosi quasi costantemente in tutte le arie sviluppate dai corpi questo principio acido, che secondo loro è l'acido universale dominante, cioè l'acido vitriolico.

Io non ripugno questo, che si ritenga questo nome, e sono ben lontano dal voler introdurre oscurità e difficoltà colla mutazione dei nomi in una materia tanto di parte medesima oscura, e difficile, ma tutta volta parrebbemi che fosse più acconcio il servirmi del nome d'aria fissa nel senso generico da me esposto, che del nome poi specifico, giusta il principio che trovasi, così dirò, eminente nella d.a aria; e siccome chiamano i fisici aria nitrosa quella in cui singolarmente esubera l'acido nitroso, perché non potrebbesi similmente a quella in cui il dominante è l'acido vitriolico donare non il nome generico d'aria fissa, che può competere a tutte l'altre arie, ma piuttosto quello di vetriolica [?] A me sembra che la cosa di questa maniera procedesse con maggior ordine, chiarezza, e forse più giusta, ritrovandosi alcune specie d'aria fissa, come per esempio l'alkalina, la deflogisticata nelle quali o niun acido, od appena appena sensibile si ravvisa.

Ché se si dubitasse, che l'acido congiunto alle varie arie, che si sviluppano dai corpi non fosse realmente vitriolico, benché sembri tale realmente, ma un acido universale sui generis, e quindi esattamente, e scrupolosamente, ed esattamente denominando, si credesse poco acconcio il termine d'aria acida vitriolica, perché non potrebbesi in simil caso chiamare la d.a aria col nome generico d'aria fissa acida, o sia aria acida semplicemente, ed a quelle arie più acide, delle quali fosse realmente, e totalmente cognito l'acido, aggiungervi il nome proprio dell'acido, e quindi denominarle arie acide nitrose, o pur nitrose semplicemente?

Comunque però vogliansi denominare le arie acide, sembra a mio credere troppo necessario il nome generico d'aria fissa, che sotto di sé comprende l'aria qualunque, che prima fissata, e legata, si ritrova nei corpi, poi per altri mezzi se ne sviluppa, qualunque siano i principi che ella contiene.

Imperciocché siccome nell'aria estratta da molti, e molti corpi composti si ritrova non il solo acido, ma il flogisto, ma il principio infiammabile, ma altri principi ancora come il solo nome d'aria fissa, che uno solo dei detti principi ne esprime, cioè l'acido e il vitriolico, una tal aria, ed un tal composizione indicare. Quindi, benché creda non doversi abbandonare il nome di aria fissa, troppo però mi sembra necessario il valutarlo per nome generico ed a quello aggiungere il nome del principio, o dei principi, che in essa singolarmente regnano.

Biblioteca Universitaria di Bologna, Mss Canterzani 4144, Capsula X, p. 82: *Squarci, che però costituiscono un tutto, tratti dalla diss.e del Sig. Presid.e Monti recita lì 4 Maggio 1786.*

Acidum vitriolicum est, quod calcariae terrae adjunctum selenitem, argillae purissimae alumen, metallo vitrioli genus aliquod, flogisto demum, sive communi inflammabilitatis principio, sulphur consitutere, certa fuit Stahlii, Hoffmanni, Boerhaavii, Macquerii, aliorumque ex proximae et nostrae aetatis, innumeris comprobata observationibus, atque experimentis, sententia. At enim de sulphure novissime exorta est dubitatio, Lavoisierio, Bayenio, Fourcrocio, aliisque claris viris auctoribus, qui in exploranda fluidorum aeriformium natura ac proprietatibus, summa cum laude versati sunt; tantum enim abest ut sulphur, tamquam compositum agnoscant, ex acido et phlogisto, ut contra sulphur potius simplex quiddam malint statuere, quod combustionem aerem purissimum absorbeat, cum eoque arctissime copulatum acidum valentissimum evadet, ad vitriolum, alumen, selenitem, aliosque neutros sales, nativos pariter ac factitios efficiendos, pro varia, cui adjungitur, basi, accomodatum.

Simili modo resolutionem metallorum in calcem, eorumque reductionem ad pristinam formam, qua vicissitudines ad phlogiston magno omnium contentu referri consueverant, inverso nunc explicant ordine. Existimabantur antea in calcem verti metalla, cum ex ipsi phlogiston ignis vi esset ademptum; redintegrari cum ex carbonibus deit, aliisque rebus pinguibus vite [?] admodis inflammabile principium rursus possent arripere. Novae doctrinae auctores metalla ipsa in numero habere malunt simplicium corporum; ex compositione cum aere puro induere putant calcis formam; ejusque rei indicium esse ponderis, quae tum saepe insignis habetur, accensionem: carbones et olea applicita compositionem illam dissolvere aere absorpto, sic que metalla qualia prius fuerant, adventitio pondere imminuta, restituere. Quod si metallorum, ac sulphuris compositio, quae praecipua atque evidentiora phlogisti officia censebantur, jam ad alias referri possunt causas, haud multum sane abevit, quin phlogistum ipsum, quod nullo caeteroquin perciputur sensu, inter immaginarias res et commentitias longe emendatur.

Fluidorum aeriformium, sive, ut ipse loqui [...?], diversorum aeris specierum indagatur ille acerrimus Priestleyus phlogisti notionem ades non repudiant, ut inter novae suae doctrinae elementa eam assumpsevit, et ex ipsa aeris phlogisticati, ac dephlogisticati nomenclationes formaverit. Quod ad sulphuris, et metallorum compositionem attinet, phaenomenon sive in naturae, sive in artis operibus, quae quidem meam ad notitiam pervenerit, deprehendi adhuc nullum, a quo altera earum explicationum prorsus excludatur.

Ambigua igitur hic omnia habemus, incerta, ac dubitationes plena: sed tamen cum ea recogito, quae de phlogisti natura et actione a sapientissimis ac peritissimis viris olim accepi, sic mihi verisimilia videntur omnia, interque se cohaerentia, ut ab eorum sensu, qui non modo ad sulphuris, ac metallorum formationem, sed ad innumerabiles alias natura effectiones explicandos phlogiston ipsum commodissime adhibent, non possim, nisi aegre ad modum, ac repugnanter discedere. Phlogiston nihil aliud esse statuunt, qui accuratius persequuntur, nisi ignem ipsum elementarem, prout copulatus est arete [?] cum corporibus, in iisque quodammodo defixus, actione tum quidem prope omni spoliatus, principium tamen ultimum constituit inflammabilitas. Si igitur phlogiston e rerum natura tollimus, ex numero elementorum ignem eximimus, sic que tota ab Empedocle usque et Aristotele ducta, ac miro sapientum consensu ad nostram aetatem propagata, quatuor elementorum ratio corruat necesse est.

GLOSSARIO

Fonti:

ABBRI, FERDINANDO, *Le terre, l'acqua, le arie. La rivoluzione chimica del '700*, Bologna, Il Mulino, 1984

BRUGNATELLI, LUIGI VALENTINO, *Vocabolario della nuova nomenclatura chimica in Francese, Latino, e Italiano*, in «Biblioteca fisiça d'Europa», vol. 20, 1791, pp. I-CXII

BRUGNATELLI, LUIGI VALENTINO, *Sinonimia antica e nuova riformata disposta per ordine alfabetico proposta da Luigi Brugnatelli*, in «Annali di Chimica», vol. 10, 1795, pp. 1-30

BRUGNATELLI, LUIGI VALENTINO, *Vocabolario della nuova nomenclatura chimica riformata e accresciuta da Luigi Brugnatelli*, in «Annali di Chimica», vol. 10, 1795, pp. 31-118

CROSLAND, MAURICE, *Historical studies in the language of chemistry*, London-Melbourne-Toronto, Heinemann, 1962

DANDOLO, VINCENZO, *Dizionarj vecchio e nuovo, nuovo e vecchio di nomenclatura chimica*, Venezia, A. Zatta, 1792

http://www.levity.com/alchemy/substanc.html
http://webserver.lemoyne.edu/faculty/giunta/archema.html
http://dbhs.wvusd.k12.ca.us/Chem-History/Obsolete-Chem-TermsTOC.html

Acido arsenicale = acido ortoarsenico H_3AsO_4
Acido carbonico = biossido di carbonio CO_2
Acido cretoso = biossido di carbonio CO_2
Acido marino = acido cloridrico HCl
Acido marino deflogisticato = cloro Cl_2
Acido muriatico ossigenato = cloro Cl_2
Acido nitroso = acido nitrico HNO_3
Acido perlato = acido fosforico H_3PO_4
Acido prussico = acido cianidrico HCN
Acido vitriolico = acido solforico H_2SO_4
Acqua di calce = idrossido di calcio; calce spenta $Ca(OH)_2$
Acqua forte = acido nitrico HNO_3

Album graecum = escrementi di cane nutrito di sole ossa per vari giorni, levigati sulla pietra e ridotti in forma di pastiglie
Alkali marino caustico = soda caustica, idrossido di sodio $NaOH$
Alkali minerale = carbonato di sodio Na_2CO_3
Alkali vegetale = carbonato di potassio K_2CO_3
Alkali vegetale caustico = idrossido di potassio, potassa caustica KOH
Alkali volatile caustico = idrossido di ammonio NH_4OH
Alkali volatile concreto = carbonato di ammonio $(NH_4)_2CO_3$
Allume = solfato doppio di potassio e alluminio, $KAl(SO_4)_2 \cdot 12H_2O$; oppure $K_2SO_4 \cdot Al_2(SO_4)_3 \cdot 24H_2O$
Allumina = ossido di alluminio Al_2O_3
Antimonio = solfuro di antimonio Sb_2S_3
Aqua Regia = 1/4 acido nitrico + 3/4 acido cloridrico $HNO_3 + 3HCl$
Arcano corallino = ossido mercurico (precipitato rosso) HgO
Argento fulminante = fulminato d'argento, idrazuro di argento $AgHNNH_2$
Argilla = biossido di silicio SiO_2
Aria acida fluore = tetrafluoruro di silicio SiF_4
Aria acida nitrosa = biossido d'azoto (vapore rosso) NO_2
Aria acida vitriolica = biossido di zolfo, anidride solforosa SO_2
Aria alkalina = ammoniaca NH_3
Aria deflogisticata = ossigeno O_2
Aria del fuoco = ossigeno O_2
Aria epatica = idrogeno solforato; solfuro di idrogeno; acido solfidrico H_2S
Aria fissa = biossido di carbonio; anidride carbonica CO_2
Aria flogisticata = azoto N_2
Aria infiammabile (metallica) = idrogeno H_2
Aria infiammabile delle paludi = metano CH_4
Aria infiammabile oleosa = metano CH_4
Aria mefitica = azoto o biossido di carbonio N_2 o CO_2
Aria nitrosa = ossido d'azoto NO
Aria nitrosa deflogisticata = protossido d'azoto N_2O
Aria vitale = ossigeno O_2
Arsenico = ossido arsenioso As_2O_3
Arsenico bianco = ossido arsenioso As_2O_3

Barite = solfato di bario $BaSO_4$
Bianco d'allume = irreperibile
Blu di Prussia = potassio esaciano ferrato di ferro (II) $FeK[Fe(CN)_6]$
Borace = tetraborato di sodio $Na_2B_4O_7$
Burro di antimonio = tricloruro di antimonio $SbCl_3$
Burro di arsenico = tricloruro di arsenico $AsCl_3$
Burro di stagno = tetracloruro stannico idrato $SnCl_4 \cdot 5H_2O$
Burro di zinco = cloruro di zinco $ZnCl_2$

Calamina = carbonato di zinco $ZnCO_3$
Calce = carbonato di calcio $CaCO_3$
Calce viva = idrossido di calcio $Ca(OH)_2$
Calomelano = cloruro mercurioso (bianco) Hg_2Cl_2
Cinabro = solfuro mercurico HgS
Colcothar = ossido ferrico (rosso) Fe_2O_3
Coobazione = rimozione frequente del componente liquido di una sostanza per mezzo del calore. Spesso il componente liquido (o qualche altro liquido) viene aggiunto e il procedimento si ripete
Corno d'argento; *argentum cornu* = cloruro d'argento AgCl
Cremor di tartaro = tartrato acido di potassio $KHC_4H_4O_6$
Creta alba = gesso, solfato di calcio $CaSO_4{\cdot}2H_2O$
Croco di Marte = ossido ferrico (rosso) Fe_2O_3
Croco di Venere = acetato di rame (verde); quello blu è detto verdigris $Cu(C_2H_3O_2)_2{\cdot}H_2O$

Digestione = lenta modificazione di una sostanza per mezzo di un calore moderato

Edotto = sostanza già presente tra i reagenti, ma non direttamente osservabile prima della reazione; in contrapposizione a *prodotto*, cioè una sostanza che si è formata *ex novo* durante una reazione a partire dai reagenti
Ente di Marte = «muriato ammoniacale con ossido di ferro sublimato» (Dandolo)
Ente di Venere = «muriato ammoniacale con poco ossido di rame sublimato» (Dandolo)
Etere vitriolico = etere dietile $CH_3CH_2OCH_2CH_3$
Etiope marziale = ossido ferroso (nero) FeO
Etiope minerale = solfuro mercurico HgS

Fegato di antimonio = solfuro di antimonio fuso Sb_2S_3
Fegato di zolfo = tri- o pentasolfuro di potassio (solfuro di potassio = K_2S)
Fiori di antimonio = ossisolfuro di antimonio $Sb_2O_3{\cdot}Sb_2S_3$
Fiori di arsenico = ossido di arsenico As_2O_3 o As_2O_5
Fiori di fosforo = ossido di fosforo P_2O_3 o P_2O_5
Fiori di stagno = biossido di stagno SnO_2
Fiori di zinco = ossido di zinco ZnO
Fiori di zolfo = zolfo sublimato S_8
Fiori marziali = cloruro ferrico $FeCl_3$
Fosforo di Kunkel = fosforo P

Galena = solfuro di piombo PbS
Gas idrogeno fosforoso = fosfina PH_3
Gas idrogeno solforoso = idrogeno solforato, solfuro d'idrogeno H_2S
Gesso = solfato di calcio $CaSO_4{\cdot}2H_2O$

Kermes minerale = ossido d'antimonio Sb_2O_3

Lana filosofica; *nix alba* (neve bianca) = ossido di zinco ZnO
Lisciviazione = ossidazione di solfuri minerali per esposizione all'aria e all'acqua; in questo modo si formano i vitrioli
Litargirio = monossido di piombo PbO
Luna cornea = cloruro d'argento AgCl

Magnesia alba = carbonato di magnesio $MgCO_3$
Magnesia nigra = diossido di manganese MnO_2
Magnesia vitriolata = solfato di magnesio $MgSO_4$
Manganese = ossido di manganese MnO
Marcassite = disolfuro di ferro FeS_2
Massicot; *giallo di piombo* = monossido giallo di piombo PbO
Mercurio dolce = cloruro mercurioso HgCl
Mercurius praecipitatus per se = ossido mercurico (rosso) HgO
Mercurius vitae = ossicloruro di antimonio misto a ossido di antimonio SbOCl e Sb_2O_3
Minio; *rosso di piombo* = tetrossido rosso di piombo; tetrossido tripiombico Pb_3O_4
Muriato ammoniacale = cloruro di ammonio NH_4Cl

Natron = carbonato di sodio Na_2CO_3 (nativo)
Nitro = nitrato di potassio KNO_3
Nitro ammoniacale = nitrato di ammonio $(NH_4)NO_3$
Nitro cubico = nitrato di sodio $NaNO_3$
Nitro prismatico = nitrato di potassio KNO_3
Nitro stibiato = nitrato di antimonio $Sb(NO_3)_3$

Olio di tartaro = carbonato di potassio K_2CO_3
Olio di vitriolo = acido solforico concentrato H_2SO_4
Oro fulminante = fulminato d'oro, idrazuro d'oro, $AuHNNH_2$
Oro mosaico (musivo) = solfuro di stagno SnS_2
Orpimento = trisolfuro di arsenico (giallo) As_2S_3

Pietra di Bologna = solfato di bario $BaSO_4$
Pietra infernale; lapis infernalis = nitrato d'argento fuso $AgNO_3$
Piombaggine = scorie di carbonio e piombo presenti nei minerali di ferro
Piombo bianco; cerussa = carbonato o acetato di piombo $2PbCO_3 \cdot Pb(OH)_2$
Pirite = disolfuro di ferro FeS_2
Polvere d'Algaroth; *polvere dell'Algarotti* = ossicloruro di antimonio SbOCl
Pompholix = ossido di zinco ZnO
Potassa = carbonato di potassio K_2CO_3
Potassa caustica = idrossido di potassio KOH
Precipitato rosso = ossido mercurico HgO

Realgar = disolfuro di arsenico (rosso) As_2S_2
Risagallo = ossido d'arsenico solforato (rosso) As_2O_3

Sal albus = borace $Na_2B_4O_7$
Sal ammoniaco; *salmiac* = cloruro di ammonio NH_4Cl
Sal de duobus = solfato di potassio K_2SO_4
Sal volatile = carbonato di ammonio $(NH_4)_2CO_3$
Sale amaro = solfato di magnesio $MgSO_4{\cdot}7H_2O$
Sale ammoniaco nitroso = NH_4NO_3
Sale ammoniaco vitriolico = $(NH_4)\ _2SO_4$
Sale catartico (amaro) = solfato di magnesio $MgSO_4{\cdot}7H_2O$
Sale comune = cloruro di sodio NaCl
Sale d'Epsom; sale inglese; sale anglico = solfato di magnesio $MgSO_4{\cdot}7H_2O$
Sale di tartaro = carbonato di potassio K_2CO_3
Sale digestivo di Sylvius = cloruro di potassio KCl
Sale febrifugo di Sylvius = cloruro di potassio KCl
Sale mirabile (catartico) di Glauber = solfato di sodio Na_2SO_4
Sale policresto = solfato di potassio K_2SO_4
Sale sedativo di Homberg = acido borico $B(OH)_3$
Salnitro = nitrato di potassio KNO_3
Sapone di Venezia = diossido di manganese MnO_2
Selenite = solfato di calcio $CaSO_4$
Siderite = fosfuro di ferro FeP o Fe_3P_2
Soda = carbonato di sodio Na_2CO_3
Spirito di nitro = acido nitrico HNO_3
Spirito di sale = acido cloridrico HCl
Stibnite = trisolfuro di antimonio Sb_2S_3
Stronziana = carbonato di stronzio $SrCO_3$
Sublimato corrosivo = cloruro di mercurio $HgCl_2$

Tartaro emetico = potassio antimonil tartrato $KSbOC_4H_4O_6{\cdot}1/2H_2O$
Tartaro solubile = tartrato di potassio $K_2C_4H_4O_6$
Tartaro vetriolato = solfato di potassio K_2SO_4
Terra calcarea = ossido di calcio CaO
Terra foliata di tartaro = acetato di potassio $K(CH_3COO)$
Terra pesante; lapis ponderosus = solfato di bario $BaSO_4$
Turbith minerale = solfato di mercurio basico $HgSO_4{\cdot}2HgO$

Verde di Spagna = acetato di rame $Cu(CH_3COO)\ _2$
Vetriolo bianco = solfato di zinco $ZnSO_4{\cdot}7H_2O$
Vetriolo blu = solfato di rame $CuSO_4{\cdot}5H_2O$
Vetriolo di Cipro = solfato di rame $CuSO_4{\cdot}5H_2O$
Vetriolo romano = solfato di ferro $FeSO_4{\cdot}7H_2O$
Vetriolo verde = solfato ferroso $FeSO_4{\cdot}7H_2O$
Vetro di antimonio = trisolfuro di antimonio Sb_2S_3

Zafferano di marte = solfuro ferroso FeS
Zucchero di Piombo = acetato di piombo $Pb(CH_3COO)\ _2{\cdot}3H_2O$

BIBLIOGRAFIA E ABBREVIAZIONI

Fonti Manoscritte

1) AAS: Archivio dell'Accademia delle Scienze di Bologna

Antico Istituto: *Alcune carte originali e varie copie*, fasc. IX, *Relazione intorno all'Istituto (2 settembre 1797) da spedirsi al Direttorio di Milano, con informazioni originali dei professori*

Antico Istituto: *Alcune carte originali e varie copie*, fasc. X, *Copia di relazione, presentata nel 1801 all'Ispettore degli Studi della Deputazione Amministrativa dell'Istituto, Sull'Origine e progressi, fondi e rendite, stato attuale ed occorrenze dell'Istituto*

Antico Istituto: *Alcune carte originali e varie copie*, fasc. XIII

Antica Accademia, Titolo I: *Registro degli Atti dal 1723 al 1804*

Antica Accademia, Titolo IV, Sezione I: *Manoscritti delle Memorie dell'Accademia. Anni 1775-1780*; *Anni 1781-1787*; *Anni 1788-1793*; *Anni 1794-1804*

2) BCA: Biblioteca Comunale dell'Archiginnasio di Bologna

MSS B 1301, *Inventario Generale di tutti li Capi Mobili e di varj Immobili esistenti nelle Camere, Logge Atrj ed altri luoghi dell'Instituto Nazionale in Bologna*, 25 luglio 1798 (7 Termidoro anno VI)

3) BUB: Biblioteca Universitaria di Bologna

MSS 630: Luigi Ferdinando Marsili, *Parallelo dello Stato Moderno della Università di Bologna con l'altre di là de' Monti*

MSS 1496, busta II, n° 6: Carlo Dal Re, *De morte animalium, tum in Vacus* [sic], *tum in Pleno Aere non communicante Dissertatio*, 1787; n° 13: *De aere acido, et alkalino*; *De aere acido marino*; *De aere acido vegetali*, *De aere alkalino volatili*; n° 15, *De generali factitii aeris indole et natura deque variis modis ejusdem, et excitandi, et colligendi (caput 6)*; busta VI: Giovanni Aldini, *Ad physica peculiare appendix. De caloris theoria*; Giovanni Aldini, *Contra theoriam Kraufordii ad calorem animalem*; Giovanni Aldini, *Saggio teorico sperimentale intorno al calorico.*

MSS 2096, *Lettere a Sebastiano Canterzani*

MSS 2161, Giovanni Aldini, *Catalogo ragionato dei libri di Fisica Sperimentale della Regia Università di Bologna.*

MSS 2164, Pietro Bondioli, *Catalogo dei libri di Materia Medica esistenti nella Regia Biblioteca di Bologna.*

MSS 2168, Francesco Maria Coli, *Catalogo de libri contenuti nella regia Università di Bologna appartenenti alla Farmacia.*

MSS 2180, Camillo Ranzani, *Catalogo dei libri di Storia Naturale.*

MSS 2182, Pellegrino Salvigni, *Catalogo de' libri chimici della Biblioteca della R. Università di Bologna diviso in otto classi con appendice di manoscritti.*

MSS Canterzani 4137, Caps II, n° 9

MSS Canterzani 4144, Caps X, n° 1: Estratto a stampa: Lettera di Lorgna (Verona, 1/3/1794); Estratto a stampa: Lettera di Giobert a Lorgna (Torino, 19/3/1794); Estratto a stampa: Lettera di Dandolo (Venezia, 28/5/1794); f. 37 ss: Jacopo Bartolomeo Beccari, *Chemice artis theoria*; f. 80: *Copia di fogli stesi dal Sig. dotte Marchetti, e contenenti esperimenti da lui fatti per il Sig. dotte Brunelli*; f. 82: *Squarci, che però costituiscono un tutto, tratti dalla diss.e del Sig. Presid.e Monti recita lì 4 Maggio 1786*; [Alamanno Isolani], *Ristretto della teoria di Crawford sul calore animale, e la combustione dei corpi*

MSS Canterzani 4145, Caps XI, n° 1 a, b: Sebastiano Canterzani, *Physica*

MSS Canterzani 4152, Caps. XVIII, n° 3, *Inventario delle macchine fisiche esistenti nel Gabinetto della fu Altezza Lord Principe Cowper*, 7 settembre 1790

MSS Canterzani 4161, Caps. XXXIV, n° 2: Sebastiano Canterzani, *De aere fixo brevis tractatio*

MSS Canterzani 4168, Caps XLII, n ° 3; n° 5: *Physica Particularis Professoris Sebastiani Canterzani*

MSS Canterzani 4169, n° 17: Sebastiano Canterzani, *De aere fixo brevis tractatio*

MSS Canterzani 4170, n° 4: Sebastiano Canterzani, *Physica*

MSS Canterzani 4171, n° 5: Sebastiano Canterzani, *Physice pars altera*

MSS Canterzani 4172, Caps XLVI, n° 2 e n° 2 bis, Sebastiano Canterzani, *Lezioni di fisica*

MSS Canterzani 4174, n° 2: Sebastiano Canterzani, *Physica*

MSS Canterzani 4178, Caps LIII, n° 5: Francesco Viero, *Analisi dell'acqua che chiamano della Beata Lucia di Stifonte, preceduta dalla descrizione d'un apparato di macchine ad uso d'estrarre dai corpi, e maneggiare estratte che sieno, le arie fisse, e dedicata al celebre Professore di P. il Sig.... da Francesco Viero*

4) ASB: Archivio di Stato di Bologna

Assunteria d'Istituto: *Atti*, busta 7; busta 9

Assunteria d'Istituto: *Diversorum*, busta 9; busta 10; busta 11; busta 15

Studio, Collegi di medicina e Arti, n° 226, «Libri segreti di medicina», n° 1: *Acta Ill.mi, et Ex.mi Collegij Medicinae. Bononiae a Secundo trimestre anni 1753 pertotum secundum Trimestrem anni 1774.*

5) Biblioteca Universitaria «Carolina Rediviva», Uppsala (Svezia)
Collezione Waler, Italia

6) Biblioteca Municipale «Antonio Panizzi», Reggio Emilia
Mss Reggiani B (manoscritti di Lazzaro Spallanzani)

Periodici

«Annales de chimie ou recueil de mémoires concernant la Chimie et les Arts qui en dépendent», Paris, 1789-1802, 44 voll.

«Annali di chimica ovvero raccolta di memorie sulle scienze, arti e manifatture ad essa relative», Pavia, 1790-1805, 22 voll.

«Biblioteca fisica d'Europa», Pavia, 1788-1791, 20 voll.

«De bononiensi Scientiarum er artium Instituto atque Academia Commentarii», Bologna, 1731-1791, 7 voll.

«Giornale de' letterati», Pisa, 1771-1796, 102 voll.

«Giornale fisico medico ossia Raccolta di osservazioni sopra la fisica, matematica, chimica, storia naturale, medicina, chirurgia, arti e agricoltura per servire di seguito alla Biblioteca fisica d'Europa», Pavia, 1794-1795, 8 voll.

«Giornale per servire alla storia ragionata della medicina di questo secolo», Venezia, Pasquali, 1783-1800, 13 voll.

«Journal de physique, de chimie et d'histoire naturelle et des arts», Paris, 1794-1800, 8 voll.

«Mémoires de l'Académie des Sciences de Turin», Torino, 1786-1801, 6 voll.

«Memorie di matematica e fisica della Società Italiana», Verona-Modena, 1782-1813, 16 voll.

«Nuova scelta di opuscoli interessanti sulle scienze e sulle arti», Milano, 1804-1807, 2 voll.

«Nuovo giornale de' letterati d'Italia», Modena, 1773-1790, 43 voll.

«Observations sur la physique, sur l'histoire naturelle, et sur les arts», Paris, 1771-1793, 43 voll.

«Opuscoli scelti sulle scienze e sulle arti», Milano, 1778-1803, 22 voll.

«Osservazioni spettanti alla fisica, alla storia naturale ed alle arti», Venezia, G. Storti, 1776-1780

«Raccolta di opuscoli fisico-medici», Firenze, Moücke, 1774-1780, 21 voll.

«Raccolta di opuscoli medico-pratici», Firenze, Moücke, 1773-1782, 6 voll.
«Scelta di opuscoli interessanti tradotti da varie lingue», Milano, 1775-1777, 35 voll.

Fonti a Stampa

1) Dizionari e repertori biografici

BII: De Tipaldo, Emilio (a cura di), *Biografia degli italiani illustri*, Venezia, Alvisopoli, 1834-1845

DBI: *Dizionario biografico degli italiani*, Roma, Istituto della Enciclopedia Italiana, 1960-

DSB: Gillispie, Charles C. (a cura di), *Dictionary of Scientific Biography*, New York, Scribner's, 1970-1978

LUI: *Lessico Universale Italiano*, Roma, Istituto della Enciclopedia Italiana, 1968

Capparoni, Pietro, *Profili bio-bibliografici di medici e naturalisti celebri italiani dal sec. XV al sec. XVIII*, Roma, Istituto Nazionale Medico Farmacologico «Serono», vol. 2, 1928

Casellato, Sandra-Pigatto, Luisa (a cura di), *Professori di materie scientifiche all'Università di Padova nell'Ottocento*, Padova, Lint, 1996

Fantuzzi, Giovanni, *Notizie degli scrittori bolognesi*, Bologna, Stamperia S. Tommaso d'Aquino, 1781-1794, 9 voll.

Guareschi, Icilio, *La Chimica in Italia dal 1750 al 1800, I*, in *Supplemento annuale alla Enciclopedia di chimica*, Torino, UTET, vol. XXV, 1909, pp. 323-474

Guareschi, Icilio, *La Chimica in Italia dal 1750 al 1800, II*, in *Supplemento annuale alla Enciclopedia di chimica*, Torino, UTET, vol. XXVI, 1910, pp. 321-453

Guareschi, Icilio, *La Chimica in Italia dal 1750 al 1800, III*, in *Supplemento annuale alla Enciclopedia di chimica*, Torino, UTET, vol. XXVIII, 1912, pp. 393-470

Mazzetti, Serafino, *Repertorio di tutti i professori antichi, e moderni della famosa Università, e del celebre Istituto delle Scienze di Bologna con in fine alcune aggiunte e correzioni alle opere dell'Alidosi, del Cavazza, del Sarti, del Fantuzzi, e del Tiraboschi*, Bologna, Tipografia S. Tommaso d'Aquino, 1848

Mieli, Aldo (a cura di), *Gli scienziati italiani dall'inizio del Medio Evo ai nostri giorni. Repertorio biobibliografico* [...], Roma, A. Nardecchia, vol. 1 parte I, 1923

Sangiorgio, Paolo, *Cenni storici sulle due università di Pavia e Milano e Notizie intorno ai più celebri medici, chirurghi e speziali di Milano dal ritorno delle scienze fino all'anno 1816. Opera postuma [...] a cura di Francesco Longhena*, Milano, P.M. Visaj, 1831

2) Epistolari

OV: *Opere di Alessandro Volta*, Milano, Hoepli, 1918-1929, 7 voll.

EV: *Epistolario di Alessandro Volta*, Bologna, Zanichelli, 1949-1953, 5 voll.

AV: *Aggiunte alle Opere e all'Epistolario di Alessandro Volta*, Bologna, Zanichelli, 1966

IV: *Indici delle Opere e dell'Epistolario di Alessandro Volta*, Milano, Rusconi, 1974-1976, 2 voll.

Edizione nazionale delle opere di Lazzaro Spallanzani. Parte prima: Carteggi, a cura di Pericle di Pietro, Modena, Mucchi, 1984-1990, 12 voll.

Lavoisier, Antoine Laurent, *Oeuvres de Lavoisier. Correspondance, 1. 1763-1769*, a cura di René Fric, Paris, Albin Michel, 1955

Lavoisier, Antoine Laurent, *Oeuvres de Lavoisier. Correspondance, 2. 1770-1775*, a cura di René Fric, Paris, Albin Michel, 1957

Lavoisier, Antoine Laurent, *Oeuvres de Lavoisier. Correspondance, 3. 1776-1783*, a cura di René Fric, Paris, Albin Michel, 1964

Lavoisier, Antoine Laurent, *Oeuvres de Lavoisier. Correspondance, 4. 1784-1786*, a cura di Michelle Goupil, Paris, Blanchard, 1986

Lavoisier, Antoine Laurent, *Oeuvres de Lavoisier. Correspondance, 5. 1787-1788*, a cura di Michelle Goupil, Paris, Blanchard, 1993

Lavoisier, Antoine Laurent, *Oeuvres de Lavoisier. Correspondance, 6. 1789-1791*, a cura di Patrice Bret, Paris, Blanchard, 1997

De Gregorio, Mario, *Lettere a Giorgio Santi*, in «Nuncius», vol. 4, fasc. 2, 1989, pp. 165-248

Gibin, Cinzio, *Lettere di Stefano Gallini a Giuseppe Olivi (1791-1795)*, in «Quaderni per la storia dell'Università di Padova», vol. 21, 1988, pp. 105-127

Grison, Emmanuel-Goupil, Michelle-Bret, Patrice (a cura di), *A scientific correspondence during the chemical revolution: Louis-Bernard Guyton de Morveau and Richard Kirwan, 1782-1802*, Berkeley, Office for History of Science and Technology, University of California, 1994

Pasta, Renato, *La corrispondenza di Giovanni Fabbroni da Londra (1778-1779)*, in «Critica storica», vol. 2, 1980, pp. 277-299

Schofield, Robert E. (a cura di), *A scientific autobiography of Joseph Priestley, 1733-1804: Selected scientific correspondence, with commentary*, Cambridge (Massachusetts), The MIT Press, 1966

3) Bibliografie e cataloghi

Beretta, Marco, *Bibliotheca Lavoisieriana. The catalogue of the library of Antoine Laurent Lavoisier*, Firenze, Olschki, 1995

Bresadola, Marco, *La biblioteca di Luigi Galvani*, in «Annali di storia delle università italiane», vol. 1, 1997, pp. 167-197

Cole, William A., *Chemical literature 1700-1860. A bibliography with annotations, detailed descriptions, comparisons and locations*, London-New York, Mansell, 1988

Fric, René, *Catalogue préliminaire de la correspondance de Lavoisier*, Paris, 1948

Gago, Ramon-Carrillo, Juan L., *A bibliographical study of the reception of Lavoisier's work in Spain. Addenda to A Bibliography by Duveen and Klickstein*, in «Ambix», vol. 27, n° 1, 1980, pp. 19-25

Kronick, David A., *Scientific and technical periodicals of the Seventeenth and Eighteenth centuries: a guide*, Metuchen (N.J.)-London, The Scarecrow Press, 1991

Manzini, Paola (a cura di), *Catalogo dei manoscritti di Lazzaro Spallanzani*, Reggio Emilia, Tecnostampa, 1981

Morton, Alan Q.-Wess, Jane A., *Public & private science. The King George III collection*, Oxford, Oxford University Press-Science Museum, 1993

Neville, Roy G.-Smeaton, William A., *Macquer's Dictionnaire de chymie: a bibliographical study*, in «Annals of Science», vol. 38, n° 6, 1981, pp. 613-662

Piva, Franco, *Anton Maria Lorgna. La biblioteca di uno scienziato settecentesco*, Firenze, Olschki, 1992

Rovati, Clementina-Galeotti, Paolo (a cura di), *Il museo di Lazzaro Spallanzani 1771-1799.Una camera delle meraviglie tra l'Arcadia e Linneo. Catalogo della Mostra*, Pavia, Greppi, 1999

4) Antologie

Abbri, Ferdinando (a cura di), *La chimica del '700*, Torino, Loescher, 1978

Abbri, Ferdinando (a cura di), *Elementi, principi e particelle. Le teorie chimiche da Paracelso a Stahl*, Torino, Loescher, 1980

Crosland, Maurice (a cura di), *The science of matter: a historical survey*, Philadelphia, Gordon & Breach, 1992

Di Meo, Antonio (a cura di), *Storia della chimica in italia*, Roma, Theoria, 1989

5) Testi

Andria, Nicola, *Trattato delle acque minerali*, Napoli, s.n., 1775; 2a ed., 1783, 2 voll.

Andria, Nicola, *Chemiae elementa*, Napoli, Vincenzo Manfredi, 1788

Andria, Nicola, *Physiologiae elementa*, Napoli, Manfredi, 1788, 2 voll.; 2a ed., 1801, 2 voll.

ANDRIA, NICOLA, *Chemiae philosophicae elementa*, Napoli, V. Manfredi, 1803, 3a ed.

ANDRIA, NICOLA, *Elementi di chimica filosofica, Tradotti dall'idioma latino nell'italiano, e corredati di varie note dal dottor in medicina Benedetto Wlpes*, Napoli, Stamperia Manfrediana, 1812

BRUGNATELLI, LUIGI VALENTINO, *Elementi di chimica appoggiati alle più recenti scoperte chimiche e farmaceutiche*, Pavia, Baldassarre Comino, 1795-1798, 3 voll.

BRUGNATELLI, LUIGI VALENTINO, *Diario del viaggio in Svizzera e in Francia con Alessandro Volta nel 1801*, a cura di Alberto Gigli Berzolari, Milano, Cisalpino, 1997

BRUGNATELLI, LUIGI VALENTINO, *Farmacopea ad uso degli speziali, e medici moderni della Repubblica italiana. Aggiuntovi la tavola della sinonimia delle moderne Nomenclature chimiche, e la Tariffa delle preparazioni in questa Farmacopea riportate*, Pavia, Giovanni Capelli, 1802

BRUGNATELLI, LUIGI VALENTINO, *Farmacopea generale ossia Dizionario delle preparazioni farmaceutico-mediche più usitate ai nostri tempi, e conformi alle dominanti teorie. Nuova edizione riveduta dall'autore e notabilmente accresciuta. Aggiuntovi la materia medica delle sostanze vegetabili e animali*, Pavia, Bolzani, 1814

BUCCI, ANTONIO, *Saggio sopra il flogisto le differenti specie d'aria e il calore*, Faenza, G.A. Archi, 1783

CARBURI, MARCO, *Lettera del Sig Conte Marco Carburi al chiarissimo Padre D. Ermenegildo Pini C.R.B. Pubblico Professore di Storia Naturale* [Padova, 12 aprile 1794], Venezia, Antonio Zatta, 1794; inserita anche in «Annali di chimica», vol. 7, 1794, pp. 253-263 in nota

CARMINATI, BASSIANO *De animalium ex mephitibus, et noxiis halitibus interitu, ejusque proprioribus caussis. Libri tres*, Lodi, Regia Tipografia, 1777

COLI, FRANCESCO MARIA, *Notizie elementari di farmacia, di chimica, di storia naturale e di botanica compilate ad uso dei giovani studenti*, Bologna, Ramponi, 1800-1804, 5 voll.

COLIZZI, GIUSEPPE, *Alli studiosi della filosofia chimica ragionamenti due nel primo de' quali si chiamano ad esame due nuove ipotesi sull'analisi e sintesi dell'acqua, nel secondo si espone sotto un solo punto di vista il maraviglioso complesso delle recenti teorie chimiche, e l'influsso benefico delle medesime sulla fisica, medicina, ed altre arti sì liberali, che meccaniche*, Bologna, Jacopo Marsigli, 1796

COMPAGNONI, GIUSEPPE, *La chimica per le donne*, Venezia, A. Curti, 1797, 2a ed., 2 voll.

CRAWFORD, ADAIR, *Experiments and observations on animal heat* [...], 2nd. ed., London, Johnson, 1788

DANDOLO, VINCENZO, *Dizionarii vecchio e nuovo, nuovo e vecchio di nomenclatura chimica. Il secondo de' quali contiene la chiave e le regole del nuovo sistema di Chimica*, Venezia, A. Zatta, 1792, 2a ed.

DANDOLO, VINCENZO, *Dizionarii vecchio e nuovo, nuovo e vecchio di nomenclatura chimica. Il secondo de' quali contiene la chiave e le regole del nuovo sistema di Chimica*, Edizione prima napoletana, Napoli, Saverio d'Onofrio, 1800

DANDOLO, VINCENZO, *Fondamenti della scienza chimico-fisica applicati alla formazione de' corpi ed ai fenomeni della natura; Esposti in due Dizionarj che comprendono il linguaggio nuovo e vecchio, vecchio e nuovo de' fisico-chimici con tavole apposite indicanti l'ordine d'un'utile lettura*, Venezia, Pasquali (tipografia A. Curti), 1798, 3a ed.

DAVY, HUMPHRY, *Elementi di filosofia chimica. Tradotti dall'inglese in francese dal Sig. G.B. Van Mons e in italiano dal Sig. Dott. G. con note de' sigg. prof. L.V. Brugnatelli e P. Configliachi*, Milano, Maspero & Buocher, 1814

FONTANA, FELICE, *Science de l'air*, in ABBRI, FERDINANDO, *Science de l'air. Studi su Felice Fontana*, Cosenza, Brenner, 1991, pp. 23-52

FOURCROY, ANTOINE FRANCOIS, *Mémoires et observations de chimie* [...] *pour servir de suite aux Elémens de Chimie, publiés en 1782, par l'Auteur*, Paris, Cuchet, 1784

GALLINI, STEFANO, *Saggio d'osservazioni concernenti li nuovi progressi della fisica del corpo umano*, Padova, Stamperia G.B. Penada, 1792 (1a ed.)

GALLINI, STEFANO, *Nuovi elementi della fisica del corpo umano*, Padova, Minerva, 4a ed., 1825

GERARD, F., *Teoria della combustione, ovvero Saggio sulle combinazioni termossigene ed ossigene, su i loro caratteri, classificazione e nomenclatura* [...] *scritto secondo le lezioni di Van Mons su questa materia*, Milano, Nobile, 1803

GIOBERT, GIOVANNI ANTONIO, *Des eaux sulphureuses et thermales de Vaudier, avec des observations physiques, économiques et chimiques sur la Vallée de Gesse et des remarques sur l'analyse des eaux sulphureuses en générale*, Torino, Jacopo Fea, 1793

GIOBERT, GIOVANNI ANTONIO, *Lettera del sig. Giobert al sig. Cavaliere Lorgna* [Torino, 19 marzo 1794], Torino, Jacopo Fea, 1794; anche in «Annali di chimica», vol. 5, 1794, pp. 224-247

GIORGI, FERDINANDO, *Saggio di naturali esperienze sopra la decomposizione dell'acqua in aria*, Firenze, Giuseppe Tofani, 1785

GIORGI, FERDINANDO, *Estratto dei risultati di alcune altre esperienze sopra la decomposizione dell'acqua in aria respirabile rese pubbliche nelle mattine dei dì 5. 6. 7. Aprile 1786*, Firenze, Lorenzo Vanni, 1786

GUARESCHI, ICILIO, *La legge di dilatazione dei gas di Alessandro Volta*, in *Supplemento annuale alla Enciclopedia di chimica*, Torino, UTET, vol. XXX, 1914, pp. 353-494

GUYTON DE MORVEAU, LOUIS BERNARD, *Esame delle affinità chimiche e di tutti i relativi sistemi de' più celebri chimici d'Europa*, Venezia, A. Zatta, 1792, 2a ed.

GUYTON DE MORVEAU, LOUIS BERNARD-LAVOISIER, ANTOINE LAURENT-BERTHOLLET, CLAUDE LOUIS-FOURCROY, ANTOINE FRANCOIS, *Méthode de nomenclature chimique* [...] *On y a joint un nouveau Système de Caractères Chimiques, adaptés à cette Nomenclature, par MM. Hassenfratz & Adet*, Paris, Cuchet, 1787

JOSSI, GIUSEPPE, *Proposizioni e sperienze di Aerologia che nel Regio Ginnasio dimostrerà pubblicamente* [...] *colla direzione del Signor Don Alessandro Volta*, Como, Stamperia Vescovile d'Ottavio Staurenghi, 1776, in AV, pp. 49-62

KIRWAN, RICHARD, *Saggio sopra il flogisto e le parti costitutive degli acidi*, Pavia, B. Comino, 1788

LANDRIANI, MARSILIO, *Relazioni di Marsilio Landriani sui progressi delle manifatture in Europa alla fine del Settecento*, introduzione e cura di Mario Pessina, Milano, Il Polifilo, 1981

LANDRIANI, MARSILIO, *Ricerche fisiche intorno alla salubrità dell'aria. Con un articolo di Alessandro Volta sull'eudiometria*, introduzione e cura di Marco BERETTA, Firenze, Giunti, 1995

LAVOISIER, ANTOINE LAURENT, *Opuscules physiques et chimiques*, Paris, Durand-Didot-Esprit, 1774

LAVOISIER, ANTOINE LAURENT, *Traité élémentaire de chimie: présenté dans un ordre nouveau et d'après les découvertes modernes*, Paris, Cuchet, 1789

LAVOISIER, ANTOINE LAURENT, *Trattato elementare di chimica. Presentato in un ordine nuovo dietro le scoperte moderne; con Figure. Recato dalla Francese nell'Italiana favella e corredato di annotazioni da Vincenzo Dandolo Veneto*, Venezia, Antonio Zatta e figli, 1791; 2a ed., 1792; 3a ed., 1796

LAVOISIER, ANTOINE LAURENT, *Trattato elementare di chimica*, Edizione prima napoletana, Napoli, Saverio d'Onofrio, 1800

LAVOISIER, ANTOINE LAURENT, *Memorie scientifiche. Metodo e linguaggio della nuova chimica*, a cura di Ferdinando Abbri, Roma, Theoria, 1986

LEONHARDI, JOHANN GOTTFRIED, *Supplément au traité chimique de l'air et du feu de M. Scheele, conténant un tableau abrégé des nouvelles découvertes sur les diverses espèces d'Air* [...]*; des notes de M. Richard Kirwan, et une Lettre du Docteur Priestley à ce Chimiste Anglois, sur l'Ouvrage de M. Scheele; traduit et augmenté de Notes et du compliment du tableau abrégé de ce qui a été publié jusqu'à aujourd'hui sur les différentes espèces d'Air: par M. le Baron de Dietrich* [...]*; avec la traduction, par M.M. de l'Académie de Dijon, des expériences de M. Scheele sur la quantité d'air pur qui se trouve dans l'atmosphere*, Paris, Cuchet, 1785

LOVIZOLO, GIAMBATTISTA, *L'eudiometro del Sig.r Gioberti colle correzioni di G.B. Lovizolo, ridotto a forma più semplice dal Sig.r Abbate Spallanzani*, in Capuano, Fabrizia-Manzini, Paola, (a cura di), *La «mal-aria» di Lazzaro. Spallanzani e la respirabilità dell'aria nel Settecento*, Firenze, Olschki, 1996, pp. 159-164 [originale: Biblioteca Municipale «A. Panizzi» di Reggio Emilia, Mss. Regg. B 194]

MACQUER, PIERRE JOSEPH, *Dizionario di chimica* [...] *tradotto dal francese, e corredato di note, e di nuovi articoli da Giovanni Antonio Scopoli*, Pavia, Stamperia del R.I. Monastero di S. Salvatore per Giuseppe Bianchi, 1783-1784, 9 voll.

OLIVI, GIUSEPPE, *Zoologia adriatica ossia Catalogo ragionato degli Animali del Golfo e delle Lagune di Venezia; preceduto da una Dissertazione sulla Storia fisica e naturale del Golfo; e accompagnato da Memorie, ed Osservazioni di Fisica Storia naturale ed Economia*, Bassano, Remondini, 1792

PINI, ERMENEGILDO, *Sulla metachimica, ossia la nuova teoria e nomenclatura chimica. Lettera* [...] *al sig. conte Carburi* [6 novembre 1793], Milano, Giuseppe Marelli, 1793

POLI, GIUSEPPE SAVERIO, *Elementi di fisica sperimentale*, Venezia, A. Curti, 1798, 3a ed., 4 voll.

Risposta ai libretti che si pubblicheranno contro la Lettera del P. Pini sulla metachimica [...] *al sig conte Marco Carburi. Opuscoletto di un antimetachimico*, Milano, s.n., 1794

ROSA, MICHELE, *Lettere fisiologiche*, s.l. [Modena], s.n., 1784: Lettera estemporanea sopra alcune curiosità fisiologiche [...], 8 dicembre 1782; Lettera seconda sopra alcune curiosità fisiologiche [...], 20 gennaio 1783; Lettera terza sopra alcune curiosità fisiologiche [...]. Esperimenti, 12 marzo 1783; Lettera quarta sopra alcune curiosità fisiologiche [...]. Risultati, 5 luglio 1783; Lettera quinta sopra alcune curiosità fisiologiche [...]. Supplemento, 8 dicembre 1783

SALTONSTALL, WINTHROP, *An inaugural dissertation on the chemical and medical history of septon, azote, or nitrogene; and its combinations with the matter of heat and the principle of acidity* [...], New York, T. and J. Swords, 1796

SALVIGNI, PELLEGRINO, *Lezioni di chimica elementare applicata alla medicina e alle arti*, Bologna, Stamperia Fratelli Masi, 1802-1804, 2 voll.

SANGIORGIO, PAOLO, *Della nuova nomenclatura chimica come non applicabile alla farmacia*, Milano, Pogliani, 1794

SANGIORGIO, PAOLO, *Memorie di chimica*, Milano, Galeazzi, 1795

SANGIORGIO, PAOLO, *La farmacia descritta secondo i moderni principi di Lavoisier*, Milano, Stamperia e fonderia del Genio, 1804-1806, 5 voll.

SENEBIER, JEAN, *Recherches analytiques sur la nature du gaz inflammable*, Genève, Chirol, 1784

SIGAUD DE LA FOND, JOSEPH AIGNAN, *Leçons de physique experimentale*, Paris, Des Ventes de la Doue, 1767

SIGAUD DE LA FOND, JOSEPH AIGNAN, *Description et usage d'un cabinet de physique experimentale*, Paris, Gueffier, 1775

SIGAUD DE LA FOND, JOSEPH AIGNAN, *Élémens de Physique théorique et experimentale, pour servir de suite à la Description et usage d'un Cabinet de physique expérimentale*, Paris, Gueffier, 1777

SIGAUD DE LA FOND, JOSEPH AIGNAN, *Essai sur différentes especes d'air-fixe ou de gas, pour servir de suite et de supplément aux Elémens de Physique du même Auteur*, nouvelle édition, revue et augmentée, par M. Rouland, Paris, Gueffier, 1785

SPALLANZANI, LAZZARO, *Ristretto delle mie esperienze sopra le diverse arie*, in Capuano, Fabrizia-Manzini, Paola (a cura di), *La «mal-aria» di Lazzaro. Spallanzani e la respirabilità dell'aria nel Settecento*, Firenze, Olschki, 1996, pp. 87-157 [originale: Biblioteca Municipale «A. Panizzi» di Reggio Emilia, Mss. Regg. B 42]

SPALLANZANI, LAZZARO, *Chimico esame degli esperimenti del Sig. Gottling Professore a Jena sopra la luce del fosforo di Kunkel osservata nell'aria comune, ed in diversi fluidi aeriformi permanenti, nella qual occasione si esaminano altri fosfori posti dentro ai medesimi fluidi, e si cerca se la luce solare guasti il gaz ossigeno, siccome pretende questo Chimico*, Modena, Società Tipografica, 1796

SPALLANZANI, LAZZARO, *Viaggi alle Due Sicilie e in alcune parti dell'Appennino*, Pavia, B. Comino, 1792-1797, 6 voll.

VIERO, FRANCESCO, *Descrizione d'un apparecchio di macchine per cavare e maneggiare le arie generalmente dette fisse*, Bologna, Istituto delle Scienze, 1788

STUDI

ABBRI, FERDINANDO, *Lavoisier e Dandolo. Le edizioni italiane del* Traité élémentaire de chimie, in «Annali dell'Istituto di filosofia dell'Università di Firenze», vol. 6, 1984, pp. 163-182

ABBRI, FERDINANDO, *Le terre, l'acqua, le arie. La rivoluzione chimica del '700*, Bologna, Il Mulino, 1984

ABBRI, FERDINANDO, *Origini e sviluppi della chimica*, in Agazzi, Evandro (a cura di), *Storia delle scienze*, Roma, Città Nuova, vol. 1, 1984, pp. 339-364

ABBRI, FERDINANDO, *Filosofia chimica e scienza naturale nel Meridione*, in Nastasi, Pietro (a cura di), *Atti del convegno Il Meridione e le scienze (secoli XVI-XIX), Palermo, 14-16 maggio 1985*, Palermo, 1986, pp. 111-125

ABBRI, FERDINANDO, *Il misterioso «spiritus salis». Le ricerche di elettrochimica nella Toscana napoleonica*, in «Nuncius», vol. II, fasc. 2, 1987, pp. 55-88

ABBRI, FERDINANDO, *La rivoluzione chimica*, in Rossi, Paolo (a cura di), *Storia della scienza moderna e contemporanea*, Torino, UTET, 1988, pp. 701-740

ABBRI, FERDINANDO, *Le origini della chimica moderna*, in Rossi, Paolo (a cura di), *Storia della scienza moderna e contemporanea*, Torino, UTET, 1988, pp. 343-373

ABBRI, FERDINANDO, *Le teorie chimiche*, in Rossi, Paolo (a cura di), *Storia della scienza moderna e contemporanea*, Torino, UTET, 1988, pp. 535-566

ABBRI, FERDINANDO, *Rivoluzione chimica e scienza italiana: le ricerche di Felice Fontana sull'aria fissa*, in Calascibetta, Franco-Torracca, Eugenio (a cura di), *Atti del II Convegno Nazionale di Storia e Fondamenti della Chimica*, Roma, Accademia Nazionale delle Scienze detta dei XL, 1988, pp. 121-131

ABBRI, FERDINANDO, *De utilitate chemiae in oeconomia reipublicae. La rivoluzione chimica nel Piemonte dell'Antico Regime*, in «Studi storici», vol. 30, n° 2, 1989, pp. 401-433

ABBRI, FERDINANDO, *La chimica italiana dalle origini ad Avogadro*, in Maccagni, Carlo-Freguglia, Paolo (a cura di), *La storia delle scienze*, Torino, UTET, vol. 5, tomo 2, 1989, pp. 377-410

ABBRI, FERDINANDO, *The chemical revolution: a critical assessment*, in «Nuncius», vol. 4, fasc. 2, 1989, pp. 303-319

ABBRI, FERDINANDO, *Immagini, teorie e strumenti: Lavoisier e la rivoluzione chimica*, in Poggi, Stefano-Mugnai, Massimo (a cura di), *Tradizioni filosofiche e mutamenti scientifici*, Bologna, Il Mulino, 1990, pp. 69-89

ABBRI, FERDINANDO, *'Chemistry turned upside down': aspects of the Italian debate on Lavoisier's theory*, in Abbri, Ferdinando-Crispini, Franco (a cura di), *Atti del III Convegno Nazionale di Storia e Fondamenti della Chimica*, Cosenza, Brenner, 1991, pp. 101-111

ABBRI, FERDINANDO, *Science de l'air. Studi su Felice Fontana*, Cosenza, Brenner, 1991

ABBRI, FERDINANDO, *Tradizioni chimiche e meccanismi di difesa: G.A. Scopoli e la 'Chimie nouvelle'*, in «Archivio di storia della cultura», anno IV, 1991, pp. 75-92

ABBRI, FERDINANDO, *Le storie disciplinari: il caso della storia della chimica*, in Marino, Gianlorenzo (a cura di), *Atti del V Convegno Nazionale di Storia e Fondamenti della Chimica*, Roma, Accademia Nazionale delle Scienze detta dei XL, 1993, pp. 497-502

ABBRI, FERDINANDO, *Tradizioni di ricerca e forme di sapere: Lamarck e la chimica*, in «Rivista di storia della scienza», serie II, vol. 1, n° 2, 1993, pp. 1-25

ABBRI, FERDINANDO, *A.L. Lavoisier: nuove prospettive*, in «Nuncius», vol. 9, fasc. 1, 1994, pp. 321-332

ABBRI, FERDINANDO, *Chimici e artiglieri: Lavoisier e la cultura scientifica napoletana*, in Amat di San Filippo, Paolo (a cura di), *Atti del VI Convegno Nazionale di Storia e Fondamenti della Chimica*, Roma, Accademia Nazionale delle Scienze detta dei XL, 1995, pp. 245-258

ABBRI, FERDINANDO, *Georg Ernst Stahl e la diffusione di una nuova idea di chimica*, in Calascibetta, Franco (a cura di), *Atti del VII Convegno Nazionale di Storia e Fondamenti della Chimica*, Roma, Accademia Nazionale delle Scienze detta dei XL, 1998, pp. 125-132

ABBRI, FERDINANDO, *Volta's chemical theories: the first two phases*, in Bevilacqua, Fabio-Fregonese, Lucio (a cura di), *Nuova voltiana. Studies on Volta and his times*, Milano, Hoepli, vol. 2, 2000, pp. 1-14

ALLAN, D.G.C.-SCHOFIELD, ROBERT E., *Stephen Hales, scientist and philanthropist*, London, Scholar Press, 1980

ALLCHIN, DOUGLAS, *Phlogiston after oxygen*, in «Ambix», vol. 39, part 3, 1992, pp. 110-116

AMAT DI SAN FILIPPO, PAOLO, *La chimica in Sardegna, nel periodo Sabaudo (1750-1848)*, in Abbri, Ferdinando-Crispini, Franco (a cura di), *Atti del III Convegno Nazionale di Storia e Fondamenti della Chimica*, Cosenza, Brenner, 1991, pp. 113-119

ANDERSON, R.G.W., *A source for 18th-century chemical glass*, in Dragoni, Giorgio-McConnell, Anita-Turner, Gerard L'E. (a cura di), *Proceedings of the 11th international scientific instruments symposium*, Bologna, Grafis, 1994, pp. 47-52

ANDERSON, WILDA C., *Between the library and the laboratory. The language of chemistry in eighteenth-century France*, Baltimore-London, Johns Hopkins University Press, 1984

Angelini, Annarita (a cura di), *Anatomie accademiche*, vol. 3: *L'Istituto delle Scienze e l'Accademia*, Bologna, Il Mulino, 1993

ARATO, FRANCO, *Carlo Amoretti e il giornalismo scientifico nella Milano di fine Settecento*, in «Annali della Fondazione Luigi Einaudi», vol. 21, 1987, pp. 175-220

AVERLEY, GWEN, *The «social chemists»: English chemical societies in the eighteenth and early nineteenth century*, in «Ambix», vol. 33, part 2/3, 1986, pp. 99-128

BALDINI, UGO, *L'attività scientifica nel primo Settecento*, in *Storia d'Italia: Annali*, vol. 3: *Scienza e tecnica nella cultura e nella società dal Rinascimento ad oggi*, a cura di Gianni Micheli, Torino, Einaudi, 1980, pp. 467-545

BARROTTA, PIERLUIGI, *Dogmatismo ed eresia nella scienza: Joseph Priestley*, Milano, Angeli, 1994

Barsanti, Giulio-Becagli, Vieri-Pasta, Renato (a cura di), *La politica della scienza: Toscana e Stati italiani nel tardo Settecento. Atti del Convegno di Firenze, 27-29 gennaio 1994*, Firenze, Olschki, 1996

BASSANI, ANGELO, *Il contributo veneto alle analisi del sale marino: Giovanni Arduino e Marco Carburi*, in Calascibetta, Franco (a cura di), *Atti del VII Con-*

vegno Nazionale di Storia e Fondamenti della Chimica, Roma, Accademia Nazionale delle Scienze detta dei XL, 1998, pp. 163-188

BEDEL, CHARLES, *Les cabinets de chimie*, in Taton, René (a cura di), *Enseignement et diffusion des sciences en France au XVIIIe siècle*, Paris, Hermann, 1986, pp. 647-652

BENSAUDE-VINCENT, BERNADETTE, *A view of the chemical revolution through contemporary textbooks: Lavoisier, Fourcroy and Chaptal*, in «British Journal for the history of science», n° 23, 1990, pp. 435-460

BENSAUDE-VINCENT, BERNADETTE-STENGERS, ISABELLE, *Histoire de la chimie*, Paris, La Découverte, 1993

BENSAUDE-VINCENT, BERNADETTE, *Lavoisier: Mémoire d'une révolution*, Paris, Flammarion, 1994

Bensaude-Vincent, Bernadette-Abbri, Ferdinando (a cura di), *Lavoisier in european context: negotiating a new language for chemistry*, Canton (MA), Science History Publications / USA, 1995

BENSAUDE-VINCENT, BERNADETTE, *History confronts memory. Some reflections on Lavoisier's Centennial and Bicentennial*, in Amat di San Filippo, Paolo (a cura di), *Atti del VI Convegno Nazionale di Storia e Fondamenti della Chimica*, Roma, Accademia Nazionale delle Scienze detta dei XL, 1995, pp. 233-244

BENSAUDE-VINCENT, BERNADETTE, *Pneumatic chemistry viewed from Pavia*, in Bevilacqua, Fabio-Fregonese, Lucio (a cura di), *Nuova voltiana. Studies on Volta and his times*, Milano, Hoepli, vol. 2, 2000, pp. 15-31

BENSAUDE-VINCENT, BERNADETTE, *'The chemist's balance for fluids': Hydrometers and their multiple identities, 1770-1810*, in Holmes, Frederic Lawrence-Levere, Trevor H. (a cura di), *Instruments and experimentation in the history of chemistry*, Cambridge (Mass.), The MIT Press, 2000, pp. 153-183

BELLOCCHI, UGO, *Storia del giornalismo italiano*, Bologna, Edison, 1975-1980, 8 voll.

BERETTA, MARCO, *The role of symbolism from alchemy to chemistry*, in Mazzolini, Renato G. (a cura di), *Non verbal communication in science prior to 1900*, Firenze, Olschki, 1993, pp. 279-319

BERETTA, MARCO, *La ricezione di Lavoisier da parte dei Chimici Lombardi*, in Calascibetta, Franco-Torracca, Eugenio (a cura di), *Atti del II Convegno Nazionale di Storia e Fondamenti della Chimica*, Roma, Accademia Nazionale delle Scienze detta dei XL, 1988, pp. 149-157

BERETTA, MARCO, *Luigi Valentino Brugnatelli e la chimica in Italia alla fine del Settecento*, in «Storia in Lombardia», vol. 2, 1988, pp. 3-31

BERETTA, MARCO, *Nota sul carteggio di Luigi Valentino Brugnatelli*, in «Nuncius», vol. 3, fasc. 1, 1988, pp. 157-162

BERETTA, MARCO, *Gli scienziati italiani e la rivoluzione chimica*, in «Nuncius», vol. 4, fasc. 2, 1989, pp. 119-145

BERETTA, MARCO, *A.L. Lavoisier en Italie (1774-1800)*, in *Echanges d'influences scientifiques et techniques entre pays européens de 1780 à 1830*, Paris, 1990, pp. 125-144

BERETTA, MARCO, *Chimica e storia nel XVIII secolo*, in Abbri, Ferdinando-Crispini, Franco (a cura di), *Atti del III Convegno Nazionale di Storia e Fondamenti della Chimica*, Cosenza, Brenner, 1991, pp. 73-82

BERETTA, MARCO, *Lavoisier revisited*, in «Nuncius», vol. 6, fasc. 1, 1991, pp. 191-204

BERETTA, MARCO, *The historiography of chemistry in the 18th century: a preliminary survey and bibliography*, in «Ambix», vol. 39, part 1, 1992, pp. 1-10

BERETTA, MARCO, *Chemists in the storm: Lavoisier, Priestley and the French revolution*, in «Nuncius», vol. 8, fasc. 1, 1993, pp. 75-104

BERETTA, MARCO, *The enlightenment of matter. The definition of chemistry from Agricola to Lavoisier*, Canton (MA), Watson (Science History Publications), 1993

BERETTA, MARCO, *A new course in chemistry. Lavoisier's first chemical paper*, Firenze, Olschki, 1994

BERETTA, MARCO, *Fonti italiane nell'opera di Lavoisier*, in Amat di San Filippo, Paolo (a cura di), *Atti del VI Convegno Nazionale di Storia e Fondamenti della Chimica*, Roma, Accademia Nazionale delle Scienze detta dei XL, 1995, pp. 259-268

BERETTA, MARCO, *Lavoisier: la rivoluzione chimica* (Collana *Le Scienze - I grandi della scienza*, Milano, anno I, n° 3, maggio 1998)

BERETTA, MARCO, *Il laboratorio di Lavoisier*, in Abbri, Ferdinando-Ciardi, Marco (a cura di), *Atti dell'VIII Convegno Nazionale di Storia e Fondamenti della Chimica*, Roma, Accademia Nazionale delle Scienze detta dei XL, 2000, pp. 99-113

BERETTA, MARCO, *Pneumatic vs. «aerial medicine»: Salubrity and respirability of air at the end of the eighteenth century*, in Bevilacqua, Fabio-Fregonese, Lucio (a cura di), *Nuova voltiana. Studies on Volta and his times*, Milano, Hoepli, vol. 2, 2000, pp. 49-71

BERETTA, MARCO, *From Nollet to Volta: Lavoisier and electricity*, in «Revue d'histoire des sciences», vol. 54, fasc. 1, 2001, pp. 29-52

BERETTA, MARCO, *Lavoisier and his last printed work: the* Mémoires de physique et de chimie *(1805)*, in «Annals of science», vol. 58, n° 4, 2001, pp. 327-356

BERNARDI, WALTER, *I fluidi della vita. Alle origini della controversia sull'elettricità animale*, Firenze, Olschki, 1992

Bernardi, Walter-Stefani, Marta (a cura di), *La sfida della modernità. Atti del Convegno Internazionale di Studi nel bicentenario della morte di Lazzaro Spallanzani*, Firenze, Olschki, 2000

BOAS HALL, MARIE, *The Royal Society and Italy. 1667-1795*, in «Notes and Records of the Royal Society», fasc. 37, 1982, pp. 63-81

BORTOLOTTI, MARCO-SERRA, ALESSANDRO, *La Stamperia dell'Istituto e i dalla Volpe*, in *I materiali dell'Istituto delle Scienze*, Bologna, CLUEB, 1979, pp. 167-178

Breccia Fratadocchi, Alberto-Pasquinelli, Alberto (a cura di), *1737-1987. Dalla cattedra di J.B. Beccari ai dipartimenti. 250 anni di chimica*, Bologna, Accademia delle Scienze dell'Istituto di Bologna, Classe di scienze fisiche, 1987

BRESADOLA, MARCO, *Le fonti letterarie della scienza di Luigi Galvani: una nota introduttiva*, in Accademia delle Scienze dell'Istituto di Bologna (a cura di), *Discorsi e scritti in onore di Luigi Galvani nel bicentenario della morte 1798-1998*, Bologna, Forni, 1999, pp. 117-122

BRESADOLA, MARCO, *Medicina e filosofia naturale in Luigi Galvani*, Tesi di Dottorato in Storia della Scienza (X ciclo), Università di Firenze, Firenze, 1999

BRESADOLA, MARCO, *Medicina ed elettricità: le prime ricerche di Luigi Galvani sulla fisiologia muscolare*, in Accademia delle Scienze dell'Istituto di Bologna (a cura di), *Discorsi e scritti in onore di Luigi Galvani nel bicentenario della morte 1798-1998*, Bologna, Forni, 1999, pp. 55-64

Bresadola, Marco-Pancaldi, Giuliano (a cura di), *Luigi Galvani international workshop. Proceedings*, Bologna, CIS (Dipartimento di Filosofia, Università di Bologna), 1999

BRET, PATRICE, *Les origines et l'organisation éditoriale des Annales de Chimie (1787-1791)*, in Bret, Patrice (a cura di), *Oeuvres de Lavoisier. Correspondance, 6. 1789-1791*, Paris, Blanchard, 1997, Annexe VII, pp. 415-426

BRET, PATRICE, *Lavoisier et l'Encyclopédie méthodique: le manuscrit des régisseurs de Poudres et salpêtres pour le Dictionnaire de l'artillerie, 1787*, Firenze, Olschki, 1997

BROCK, WILLIAM H., *The Fontana history of chemistry*, London, Fontana Press, 1992

BROOKE, JOHN HEDLEY, *Chemists in their contexts: some recent trends in historiography*, in Abbri, Ferdinando-Crispini, Franco (a cura di), *Atti del III Convegno Nazionale di Storia e Fondamenti della Chimica*, Cosenza, Brenner, 1991, pp. 9-27

BURLINGAME, LESLIE J., *Lamarck's chemistry: the chemical revolution rejected*, in Woolf, Harry (a cura di), *The analytic spirit. Essays in the history of science in honor of Henry Guerlac*, Ithaca-London, Cornell University Press, 1981, pp. 64-81

CANGUILHEM, GEORGES, *La fisiologia animale, § 1: La respirazione*, in René Taton (a cura di), *Storia generale delle Scienze*, Firenze, Casini, vol. 2: *La scienza moderna dal 1450 al 1800*, 1965, pp. 517-520

CANTOR, G.N., *The eighteenth century problem*, in «History of Science», vol. 20, 1982, pp. 44-63

Capuano, Fabrizia-Manzini, Paola (a cura di), *La «mal-aria» di Lazzaro. Spallanzani e la respirabilità dell'aria nel Settecento*, Firenze, Olschki, 1996

CAPUANO, FABRIZIA-CAVALCHI, BRUNO-DAVOLI, VELMORE, *La misura della respirabilità dell'aria alla fine del '700: le esperienze di Lazzaro Spallanzani e dei contemporanei*, in Marino, Gianlorenzo (a cura di), *Atti del V Convegno Nazionale di Storia e Fondamenti della Chimica*, Roma, Accademia Nazionale delle Scienze detta dei XL, 1993, pp. 175-188

CAVAZZA, MARTA, *Le Camere dell'Isituto delle Scienze*, in *I luoghi del conoscere. I laboratori storici e i musei dell'università di Bologna*, Bologna, Banca del Monte di Bologna e Ravenna, 1988, pp. 33-43

CAVAZZA, MARTA, *Settecento inquieto. Alle origini dell'Istituto delle Scienze di Bologna*, Bologna, Il Mulino, 1990

CAVAZZA, MARTA, *L'insegnamento delle scienze sperimentali nell'Istituto delle Scienze di Bologna*, in Pancaldi, Giuliano (a cura di), *Le Università e le scienze. Prospettive storiche e attuali. Relazioni presentate al Convegno Internazionale Bologna, 18 settembre 1991*, Bologna, Università di Bologna-CIS, 1993, pp. 155-168

CAVAZZA, MARTA, *Laura Bassi e il suo gabinetto di fisica sperimentale: realtà e mito*, in «Nuncius», vol. 10, fasc. 2, 1995, pp. 715-753

Chimica, in Turner, Gerard L'E. (a cura di), *Storia delle scienze*, vol. 1: *Gli strumenti*, Torino, Einaudi, 1990, pp. 282-301

CHRISTIE, J.R.R., *Ether and the science of chemistry: 1740-1790*, in Cantor, G. N.-Hodge, M.J.S. (a cura di), *Conceptions of ether. Studies in the history of ether theories 1740-1900*, Cambridge, University Press, 1981, pp. 85-110

CHRISTIE, J.R.R., *Historiography of chemistry in the eighteenth century: Hermann Boerhaave and William Cullen*, in «Ambix», vol. 41, part 1, 1994, pp. 4-19

CHRISTIE, J.R.R.-GOLINSKI, JAN V., *The spreading of the word: new directions in the historiography of chemistry 1600-1800*, in «History of Science», vol. 20, fasc. 4, n° 50, 1982, pp. 235-266

CIARDI, MARCO, *La chimica? Una teoria particolare. Berthollet e la rivoluzione lavoisieriana*, in Marino, Gianlorenzo (a cura di), *Atti del V Convegno Nazionale di Storia e Fondamenti della Chimica*, Roma, Accademia Nazionale delle Scienze detta dei XL, 1993, pp. 91-99

CIARDI, MARCO, *Chimica e mineralogia in Lazzaro Spallanzani. Considerazioni preliminari*, in Amat di San Filippo, Paolo (a cura di), *Atti del VI Convegno Nazionale di Storia e Fondamenti della Chimica*, Roma, Accademia Nazionale delle Scienze detta dei XL, 1995, pp. 315-326

CIARDI, MARCO, *Medicina, tecnologia civile e militare, filosofia naturale. L'insegnamento della fisica nel Regno di Sardegna*, in «Studi settecenteschi», vol. 18, 1998, pp. 217-247

CIARDI, MARCO, *Dialoghi tra filosofi naturali. Spallanzani, l'Accademia delle Scienze di Torino e la scienza sabauda*, in Bernardi, Walter-Manzini, Paola (a cura di), *Il cerchio della vita. Materiali di ricerca del Centro Studi Lazzaro Spallanzani di Scandiano sulla storia della scienza nel Settecento*, Firenze, Olschki, 1999, pp. 203-235

COHEN, H. FLORIS, *The scientific revolution. A historiographical inquiry*, Chicago-London, University of Chicago Press, 1994

COHEN, I. BERNARD, *La rivoluzione nella scienza*, Milano, Longanesi, 1988

COLEY, NOEL G., *Studies in the history of animal chemistry and its relation to physiology*, in «Ambix», vol. 43, 1996, pp. 164-187

CONLIN, MICHAEL F., *Joseph Priestley's American defense of phlogiston reconsidered*, in «Ambix», vol. 43, 1996, pp. 129-145

COURT, SUSAN, *The* Annales de chimie*, 1789-1815*, in «Ambix», vol. 19, n° 2, 1972, pp. 113-128

COURT, SUSAN-SMEATON, WILLIAM A., *Fourcroy and the* Journal de la Société des Pharmaciens de Paris, in «Ambix», vol. 26, n° 1, 1979, pp. 39-55

CROSLAND, MAURICE, *Historical studies in the language of chemistry*, London-Melbourne-Toronto, Heinemann, 1962

CROSLAND, MAURICE, *Chemistry and the chemical revolution*, in Rousseau, G.S.-Porter, Roy (a cura di), *The ferment of knowledge*, Cambridge, University Press, 1980, pp. 389-416

CROSLAND, MAURICE, *Science under control. The French Academy of Sciences, 1795-1914*, Cambridge, University Press, 1992

CROSLAND, MAURICE, *In the shadow of Lavoisier. The Annales de chimie and the establishment of a new science*, Oxford, Alden, 1994

CROSLAND, MAURICE, *A practical perspective on Joseph Priesley as a pneumatic chemist*, in *Studies in the culture of science in France and Britain since the Enlightenment*, Aldershot, Variorum, 1995, Section III, pp. 223-238

CROSLAND, MAURICE, *History of science in a national context*, in *Studies in the culture of science in France and Britain since the Enlightenment*, Aldershot, Variorum, 1995, Section X, pp. 95-113

CROSLAND, MAURICE, *Lavoisier: a neglected savant?*, in *Studies in the culture of science in France and Britain since the Enlightenment*, Aldershot, Variorum, 1995, Section IV, pp. 1-15

CROSLAND, MAURICE, *Lavoisier, the two French revolutions and 'the imperial despotism of oxygen'*, in «Ambix», vol. 42, n° 2, 1995, pp. 101-118

CROSLAND, MAURICE, *'Slippery substances': Some practical and conceptual problems in the understanding of gases in the pre-Lavoisier era*, in Holmes, Frederic Lawrence-Levere, Trevor H. (a cura di), *Instruments and experimentation in the history of chemistry*, Cambridge (Mass.), The MIT Press, 2000, pp. 79-104

DAUMAS, M., *La chimica*, in René Taton (a cura di), *Storia generale delle Scienze*, Firenze, Casini, vol. 2: *La scienza moderna dal 1450 al 1800*, 1965, pp. 107-121

DAUMAS, M., *La chimica dei principi*, in René Taton (a cura di), *Storia generale delle Scienze*, Firenze, Casini, vol. 2: *La scienza moderna dal 1450 al 1800*, 1965, pp. 301-312

DAUMAS, M., *Nascita della chimica moderna*, in René Taton (a cura di), *Storia generale delle Scienze*, Firenze, Casini, vol. 2: *La scienza moderna dal 1450 al 1800*, 1965, pp. 471-496

DE GOUVEIA, A.J.A., *Vicente de Seabra and the chemical revolution in Portugal*, in «Ambix», vol. 32, part 3, 1985, pp. 97-109

De Maddalena, Aldo-Rotelli, Ettore-Barbarisi, Gennaro (a cura di), *Economia, istituzioni, cultura in Lombardia nell'età di Maria Teresa*, Bologna, Il Mulino, 1982, 3 voll.

Débats et chantiers actuels autour de Lavoisier et de la révolution chimique, «Revue d'histoire des sciences», vol. 48, 1995

DEBUS, ALLEN G., *A forgotten chapter in the introduction of the new chemistry in Italy*, in «Ambix», vol. 11, n° 3, 1963, pp. 153-157

DEBUS, ALLEN G., *The history of chemistry and the history of science*, in «Ambix», vol. 18, n° 3, 1971, pp. 169-177

DEBUS, ALLEN G., *The significance of chemical history*, in «Ambix», vol. 32, part 1, 1985, pp. 1-14

DELPIANO, PATRIZIA, *I periodici scientifici nel Nord Italia alla fine del Settecento*, in «Studi storici», vol. 30, n° 2, 1989, pp. 457-482

Demeulenaere-Douyère, Christiane (a cura di), *Il y a 200 ans Lavoisier. Actes du colloque organisé à l'occasion du bicentenaire de la mort d'Antoine Laurent Lavoisier, le 8 mai 1794. Paris et Blois, 3-6 mai 1994*, Paris-London-New York, Tec & Doc, 1995

DHOMBRES, JEAN, *Books: reshaping science*, in Darnton, Robert -Roche, Daniel (a cura di), *Revolution in print. The press in France 1775-1800*, Berkeley-Los Angeles-London, University of California Press, 1989, pp. 177-202

DHOMBRES, NICOLE-DHOMBRES, JEAN, *Naissance d'un nouveau pouvoir: sciences et savants en France 1793-1824*, Paris, Payot, 1989

DI PIETRO, PERICLE, *Lazzaro Spallanzani*, Modena, Aedes Muratoriana, 1979

DOLBY, R.G.A., *The transmission of science*, in «History of Science», vol. 15, 1977, pp. 1-43

DOLZA, LUISA, *Dyeing in Piedmont in the late eighteenth century*, in «Archives internationales d'histoire des sciences», vol. 46, n° 136, 1996, pp. 75-83

DONOVAN, ARTHUR, *Philosophical chemistry in the Scottish Enlightenment: The doctrines and discoveries of William Cullen and Joseph Black*, Edinburgh, Edinburgh University Press, 1975

Donovan, Arthur (a cura di), *The chemical revolution. Essays in reinterpretation*, «Osiris», vol. 4, 1988

DONOVAN, ARTHUR, *Lavoisier as chemist and experimental physicist: a reply to Perrin*, in «Isis», vol. 81, n° 307, 1990, pp. 270-272

DONOVAN, ARTHUR, *Antoine Lavoisier: Science, administration and revolution*, Cambridge, Cambridge University Press, 1993

DONOVAN, ARTHUR, *Newton and Lavoisier: From chemistry as a branch of natural philosophy to chemistry as a positive science*, in Theerman, Paul-Seeff, Adele F. (a cura di), *Action and reaction: Proceedings of a Symposium to commemorate the tercentenary of Newton's Principia*, Newark, University of Delaware Press, 1993, pp. 255-276

DRAGONI, GIORGIO, *Vicende dimenticate del mecenatismo bolognese dell'ultimo '700: l'acquisto della collezione di strumentazioni scientifiche di Lord Cowper*, in «Il Carrobbio», A. 11, 1985, pp. 67-85

DULIEU, L., *La medicina, § 5: La farmacologia*, in René Taton (a cura di), *Storia generale delle Scienze*, Firenze, Casini, vol. 2: *La scienza moderna dal 1450 al 1800*, 1965, pp. 556-557

DUNCAN, ALISTAIR M., *The functions of affinity tables and Lavoisier's list of elements*, in «Ambix», vol. 17, n° 1, 1970, pp. 28-42

DUNCAN, ALISTAIR M., *Laws and order in Eighteenth-Century chemistry*, Oxford, Clarendon Press, 1996

DUVEEN, DENIS I.-KLICKSTEIN HERBERT S., *The introduction of Lavoisier's chemical nomenclature into America*, in «Isis», vol. 45, 1954, pp. 278-292; 368-382

FARINELLA, CALOGERO, *L'accademia repubblicana. La Società dei Quaranta e Anton Mario Lorgna*, Milano, FrancoAngeli, 1993

FERRARESI, ALESSANDRA, *Spallanzani docente di storia naturale all'Università di Pavia. Gli esordi*, in Bernardi, Walter-Manzini, Paola (a cura di), *Il cerchio della vita. Materiali di ricerca del Centro Studi Lazzaro Spallanzani di Scandiano sulla storia della scienza nel Settecento*, Firenze, Olschki, 1999, pp. 263-299

FERRONE, VINCENZO, *La nuova Atlantide e i lumi. Scienza e politica nel Piemonte di Vittorio Amedeo III*, Torino, Albert Meynier, 1988

FICHMAN, MARTIN, *French stahlism and chemical studies of air, 1750-1770*, in «Ambix», vol. 18, n° 2, 1971, pp. 94-122

FILGUEIRAS, CARLOS A. L., *The mishaps of peripheral science: the life and work of Manoel Joaquim Henriques de Paiva, Luso-Brazilian chemist and physician of the late 18th century*, in «Ambix», vol. 39, part 2, 1992, pp. 75-89

FOX, ROBERT, *The caloric theory of gases from Lavoisier to Regnault*, Oxford, Clarendon Press, 1971

FREGNI, EURIDE, *L'archivio dell'Istituto delle Scienze di Bologna: storia di una dispersione*, in Paoloni, Giovanni (a cura di), *Gli archivi per la storia della scienza e della tecnica: Convegno internazionale di studi*, Roma, Accademia Nazionale delle Scienze detta dei XL, 1995, pp. 461-474

FRENCH, ROGER, *Ether and physiology*, in Cantor, G.N.-Hodge, M.J.S. (a cura di), *Conceptions of ether. Studies in the history of ether theories 1740-1900*, Cambridge, University Press, 1981, pp. 111-134

GALASSO, GIUSEPPE, *La filosofia in soccorso de' governi. La cultura napoletana del Settecento*, Napoli, Guida, 1989

GARCIA BELMAR, ANTONIO-BERTOMEU SANCHEZ, JOSÉ RAMON, *Motivi, fonti e domande per una storia dei contenuti e delle pratiche dell'insegnamento della chimica*, in Abbri, Ferdinando-Ciardi, Marco (a cura di), *Atti dell'VIII Convegno Nazionale di Storia e Fondamenti della Chimica*, Roma, Accademia Nazionale delle Scienze detta dei XL, 2000, pp. 11-29

GAVROGLU, KOSTAS, *The sciences at the European periphery during the Enlightenment: transmission versus appropriation*, in Guzzetti, Luca (a cura di), *Science and power: the historical foundations of research policies in Europe*, Luxembourg, Office for Official Publications of the European Communities, 2000, pp. 93-107

GENTILI, CARLO, *L'Accademia delle Scienze*, in *I luoghi del conoscere. I laboratori storici e i musei dell'università di Bologna*, Bologna, Banca del Monte di Bologna e Ravenna, 1988, pp. 44-49

GIBBS, F.W.-SMEATON, WILLIAM A., *Thomas Beddoes at Oxford*, in «Ambix», vol. 9, n° 1, 1961, pp. 47-49

GIBIN, CINZIO, *Giuseppe Olivi: un illuminista veneto*, in «Ateneo veneto», vol. 24, n° 1-2, 1986, pp. 249-261

GIBIN, CINZIO, *La geometria della natura. Chioggia e l'Europa nella vicenda intellettuale di Giuseppe Olivi naturalista del Settecento*, Padova, Il Poligrafo, 1994

GIGLI BERZOLARI, ALBERTO, *Alessandro Volta e la cultura scientifica e tecnologica tra '700 e '800*, Milano, Cisalpino, 1993

GILLISPIE, CHARLES COULSTON, *Scienza e potere in Francia alla fine dell'ancien régime*, Bologna, Il Mulino, 1983

GIORMANI, VIRGILIO, *L'insegnamento della chimica all'Università di Padova dal 1749 al 1808*, in «Quaderni per la storia dell'Università di Padova», vol. 17, 1984, pp. 91-133

GIORMANI, VIRGILIO, *Il contributo veneto nella disputa sulla scintillazione dell'acciarino all'aria e nel vuoto (1792-1795)*, in «Atti e memorie dell'Accademia Patavina di Scienze, Lettere ed Arti», vol. 100, 1987-1988, pp. 93-120

GIORMANI, VIRGILIO, *Chimica del '700: un gruppo di ricerca dell'Università di Padova*, in «Studi veneziani», vol. 15, 1988, pp. 271-297

GIORMANI, VIRGILIO, *Effetti della percussione tra acciarino e pietra focaia nel vuoto. Una diatriba in area padana (1792-1795) tra chimici flogisticanti e seguaci della nuova chimica*, in Calascibetta, Franco-Torracca, Eugenio (a cura di), *Atti del II Convegno Nazionale di Storia e Fondamenti della Chimica*, Roma, Accademia Nazionale delle Scienze detta dei XL, 1988, pp. 141-148

GIORMANI, VIRGILIO, *Vincenzo Dandolo, uno speziale illuminato nella Venezia dell'ultimo '700*, in «Ateneo Veneto», vol. 26, n. 1-2, 1988, pp. 59-130

GIORMANI, VIRGILIO, *Il laboratorio di chimica all'Università di Padova nel '700: un modello per Parma, Firenze e Torino*, in Abbri, Ferdinando-Crispini, Franco (a cura di), *Atti del III Convegno Nazionale di Storia e Fondamenti della Chimica*, Cosenza, Brenner, 1991, pp. 83-92

GIORMANI, VIRGILIO, *'Il viaggio di Lavoisier nel Veneto': la Società dei Filochimici di Padova*, in Calascibetta, Franco (a cura di), *Atti del VII Convegno Nazionale di Storia e Fondamenti della Chimica*, Roma, Accademia Nazionale delle Scienze detta dei XL, 1998, pp. 133-145

GIORMANI, VIRGILIO, *Il carbon fossile a Venezia nel '700*, in Abbri, Ferdinando-Ciardi, Marco (a cura di), *Atti dell'VIII Convegno Nazionale di Storia e Fondamenti della Chimica*, Roma, Accademia Nazionale delle Scienze detta dei XL, 2000, pp. 79-86

GIORMANI, VIRGILIO, *1793: Vincenzo Dandolo e l'insegnamento della nuova chimica al Teatro La Fenice di Venezia*, in Mirone, Paolo (a cura di), *Atti del IX Convegno Nazionale di Storia e Fondamenti della Chimica*, Roma, Accademia Nazionale delle Scienze detta dei XL, 2002, pp. 159-169

GIUA, MICHELE, *La flogistica*; *Lavoisier*; *La pneumatica*, in Abbagnano, Nicola (a cura di), *Storia delle scienze*, Torino, UTET, vol. 2, 1962, pp. 543-610

GOLINSKI, JAN V., *Chemistry in the scientific revolution: problems of language and communication*, in Lindberg, David C.-Westman, Robert S. (a cura di), *Reappraisals of the scientific revolution*, Cambridge, University Press, 1990, pp. 367-396

GOLINSKI, JAN V., *Science as public culture: Chemistry and Enlightenment in Britain 1760-1820*, Cambridge, University Press, 1992

GOLINSKI, JAN V., *Precision instruments and the demonstrative order of proof in Lavoisier's Chemistry*, in «Osiris», vol. 9, 1994, pp. 30-47

GOLINSKI, JAN, *'Fit instruments': Thermometers in Eighteenth-Century chemistry*, in Holmes, Frederic Lawrence-Levere, Trevor H. (a cura di), *Instruments and experimentation in the history of chemistry*, Cambridge (Mass.), The MIT Press, 2000, pp. 185-210

GOUGH, JERRY B., *The origins of Lavoisier's theory of the gaseous state*, in Woolf, Harry (a cura di), *The analytic spirit. Essays in the history of science in honor of Henry Guerlac*, Ithaca-London, Cornell University Press, 1981, pp. 15-39

GOUGH, JERRY B., *Some early references to revolutions in chemistry*, in «Ambix», vol. 29, n° 2, 1982, pp. 106-109

GOUGH, JERRY B., *Lavoisier's Memoirs on the nature of water and their place in the chemical revolution*, in «Ambix», vol. 30, n° 2, 1983, pp. 89-106

Goupil, Michelle (a cura di), *Lavoisier et la révolution chimique. Actes du colloque*, Paris, Sabix, 1992

GOUPIL, MICHELLE, *L'équipe de Lavoisier et le couronnement de la révolution chimique*, in Goupil, Michelle (a cura di), *Oeuvres de Lavoisier. Correspondance, 5. 1787-1788*, Paris, Blanchard, 1993, Annexe IV, pp. 269-273

GOUPIL, MICHELLE, *Madame Lavoisier*, in Goupil, Michelle (a cura di), *Oeuvres de Lavoisier. Correspondance, 5. 1787-1788*, Paris, Blanchard, 1993, Annexe IV, pp. 273-275

GRMEK, MIRKO D., *Quelques mythes méthodologiques en histoire des sciences*, in Blanckaert, Claude-Fischer, Jean-Louis-Rey, Roselyne (a cura di), *Nature, histoire, societé. Essais en hommage à Jacques Roger*, Klincksieck, 1995, pp. 21-27

GUARESCHI, ICILIO, *Lavoisier sua vita e sue opere*, in *Supplemento annuale alla Enciclopedia di chimica*, Torino, UTET, vol. XIX, 1903, pp. 305-460

GUERLAC, HENRY, *Lavoisier, Antoine Laurent*, in Gillispie, Charles C. (a cura di), *Dictionary of Scientific Biography*, New York, Scribner's, vol. 8, pp. 66-91

GUERLAC, HENRY, *Lavoisier, the crucial year*, Ithaca, Cornell University Press, 1961

GUERLAC, HENRY, *Chemistry as a branch of physics: Laplace's collaboration with Lavoisier*, in «Historical studies in the physical sciences», vol. 7, 1976, pp. 193-276

GUERLAC, HENRY, *The chemical revolution: a word from Monsieur Fourcroy*, in «Ambix», vol. 23, n° 1, 1976, pp. 1-4

HAHN, ROGER, *The anatomy of a scientific institution. The Paris Academy of Sciences, 1666-1803*, Berkeley-Los Angeles-London, University of California Press, 1971

HANKINS, THOMAS L., *Science and the Enlightenment*, Cambridge, Cambridge University Press, 1985

HANNAWAY, OWEN, *The chemists & the word: The didactic origins of chemistry*, Baltimore-London, Johns Hopkins University Press, 1975

HEILBRON, JOHN L., *Alle origini della fisica moderna. Il caso dell'elettricità*, Bologna, Il Mulino, 1984

HEILBRON, JOHN L., *Weighing imponderables and other quantitative sciences around 1800*, in «Historical studies in the Physical and Biological Sciences», suppl. al vol 24, part 1, 1993

HEILBRON, JOHN L., *Academic context and theoretical renewal through the work of Luigi Galvani*, in *Universitates e Università. Atti del convegno Bologna 16-21 novembre 1987*, Bologna, University Press, 1995, pp. 295-310

HEILBRON, JOHN L., *Analogy in Volta's exact natural philosophy*, in Bevilacqua, Fabio-Fregonese, Lucio (a cura di), *Nuova Voltiana. Studies on Volta and his Times*, Milano, Hoepli, vol. 1, 2000, pp. 1-23

HEIMANN, P.M., *Ether and imponderables*, in Cantor, G.N.-Hodge, M.J.S. (a cura di), *Conceptions of ether. Studies in the history of ether theories 1740-1900*, Cambridge, University Press, 1981, pp. 61-83

HILL, C.R., *The iconography of the laboratory*, in «Ambix», vol. 22, n° 2, 1975, pp. 102-110

HOLMES, FREDERIC LAWRENCE, *Lavoisier and the chemistry of life: An exploration of scientific creativity*, Madison, University of Wisconsin Press, 1985

HOLMES, FREDERIC LAWRENCE, *Eighteenth-century chemistry as an investigative enterprise*, Berkeley, University of California, 1989

HOLMES, FREDERIC LAWRENCE, *Antoine Lavoisier - The next crucial year. Or, the sources of his quantitative method in chemistry*, Princeton, Princeton University Press, 1998

HOLMES, FREDERIC LAWRENCE, *Phlogiston in the air*, in Bevilacqua, Fabio-Fregonese, Lucio (a cura di), *Nuova voltiana. Studies on Volta and his times*, Milano, Hoepli, vol. 2, 2000, pp. 73-113

HOLMES, FREDERIC LAWRENCE, *The evolution of Lavoisier's chemical apparatus*, in Holmes, Frederic Lawrence-Levere, Trevor H. (a cura di), *Instruments and experimentation in the history of chemistry*, Cambridge (Mass.), The MIT Press, 2000, pp. 137-152

HOLMES, FREDERIC LAWRENCE, *The 'Revolution in Chemistry and Physics'. Overthrow of a Reigning Paradigm or Competition between Contemporary Research Programs?*, in «Isis», vol. 91, 2000, pp. 735-753

Holmes, Frederic Lawrence-Levere, Trevor H. (a cura di), *Instruments and experimentation in the history of chemistry*, Cambridge (Mass.), The MIT Press, 2000

HUFBAUER, KARL, *The formation of the German chemical community (1720-1795)*, Berkeley-Los Angeles-London, University of California Press, 1982

Izquierdo i Aymerich, Mercè, et al. (a cura di), *Lavoisier i els origens de la quimica moderna, 200 anys després (1794-1994)*, Barcelona, Societat Catalana d'Història de la Ciència i de la Tècnica, 1996

JENNINGS, RICHARD C., *Lavoisier's views on phlogiston and the matter of fire before about 1770*, in «Ambix», vol. 27, n° 3, 1981, pp. 206-209

Jensen, W.B. (a cura di), *Lavoisier and the chemical revolution*, «Bulletin for the History of Chemistry», vol. 5, 1989

KLEIN URSULA, *E.F. Geoffroy's table of different 'rapports' observed between different chemical substances - a reinterpretation*, in «Ambix», vol. 42, n° 2, 1995, pp. 79-100

KNIGHT, DAVID, *Ideas in chemistry: A history of the science*, London, Athlone Press, 1992

KNIGHT, DAVID, *Pictures, diagrams and symbols: visual language in nineteenth-century chemistry*, in Mazzolini, Renato G. (a cura di), *Non verbal communication in science prior to 1900*, Firenze, Olschki, 1993, pp. 321-344

KNIGHT, DAVID, *What is the history of chemistry?*, in Marino, Gianlorenzo (a cura di), *Atti del V Convegno Nazionale di Storia e Fondamenti della Chimica*, Roma, Accademia Nazionale delle Scienze detta dei XL, 1993, pp. 79-90

KNIGHT, DAVID, *Illustrating chemistry*, in Baigrie, Brian S. (a cura di), *Picturing knowledge. Historical and philosophical problems concerning the use of art in science*, Toronto-Buffalo-London, University of Toronto Press, 1996, pp. 135-163

KNOEFEL, PETER K., *The discovery of the adsorbent property of activated carbon*, in «Archives internationales d'histoire des sciences», vol. 29, n° 104, 1979, pp. 28-34

KNOEFEL, PETER K., *Felice Fontana, life and works*, Trento, Temi, 1984

KOHLER, ROBERT E., *Lavoisier's rediscovery of the air from mercury calx: a reinterpretation*, in «Ambix», vol. 22, n° 1, 1975, pp. 52-57

KUHN, THOMAS S., *La struttura delle rivoluzioni scientifiche. Come mutano le idee della scienza*, Torino, Einaudi, 1978

KUHN, THOMAS S., *La tensione essenziale. Cambiamenti e continuità nella scienza*, Torino, Einaudi, 1985

KUHN, THOMAS S., *La scienza intraducibile*, in «Il Sole 24 ore», Domenica 13 giugno 1999, p. 29

LAISSUS, YVES, *Le Jardin du Roi*, in Taton, René (a cura di), *Enseignement et diffusion des sciences en France au XVIIIe siècle*, Paris, Hermann, 1986, pp. 287-341

LAUDAN, RACHEL, *Histories of the sciences and their uses: a review to 1913*, in «History of Science», vol. 31, part 1, n° 91, 1993, pp. 1-34

LE GRAND, HOMER E., *A note on fixed air: the universal acid*, in «Ambix», vol. 20, n° 2, 1973, pp. 88-94

LE GRAND, HOMER E., *The «conversion» of C.-L. Berthollet to Lavoisier's chemistry*, in «Ambix», vol. 22, n° 1, 1975, pp. 58-70

LEVERE, TREVOR H., *Lavoisier: Language, instruments and the chemical revolution*, in Levere, Trevor H.-Shea, William R. (a cura di), *Nature, experiments and the sciences: Essays on Galileo and the history of science in honour of Stillman Drake*, Dordrecht, Kluwer, 1990, pp. 207-223

LEVERE, TREVOR H., *Chemists and chemistry in nature and society 1770-1878*, Aldershot, Variorum, 1994

LEVERE, TREVOR H., *Pneumatic apparatus and the spread of the chemical revolution: the Dutch connection*, in «Bulletin of the Scientific Instrument Society», n° 49, 1996, pp. 14-16

LEVERE, TREVOR H., *Measuring gases and measuring goodness*, in Holmes, Frederic Lawrence-Levere, Trevor H. (a cura di), *Instruments and experimentation in the history of chemistry*, Cambridge (Mass.), The MIT Press, 2000, pp. 105-135

LEVI, GIULIA, *L'accesso alle fonti e la loro interpretazione: confronto tra due stesure successive di un Mémoire di Lavoisier*, in Calascibetta, Franco-Torracca, Eugenio (a cura di), *Atti del II Convegno Nazionale di Storia e Fondamenti della Chimica*, Roma, Accademia Nazionale delle Scienze detta dei XL, 1988, pp. 159-173

LEVIN, A., *Venel, Lavoisier, Fourcroy, Cabanis and the idea of scientific revolution: the French political context and the general patterns of conceptualization of scientific change*, in «History of Science», vol. 22, 1984, pp. 303-320

LINDBERG, DAVID C., *Conceptions of the scientific revolution from Bacon to Butterfield: a preliminary sketch*, in Lindberg, David C.-Westman, Robert S. (a cura di), *Reappraisals of the scientific revolution*, Cambridge, University Press, 1990, pp. 1-26

LOVEJOY, ARTHUR O., *La grande catena dell'essere*, Milano, Feltrinelli, 1981

LUNDGREN, ANDERS, *The changing role of numbers in 18th-century chemistry*, in Frangsmyr, Tore - Heilbron, John L. - Rider, Robin E. (a cura di), *The quantifying spirit in the 18th century*, Berkeley-Los Angeles-Oxford, University of California Press, 1990, pp. 245-266

Lundgren, Anders–Bensaude-Vincent, Bernadette (a cura di), *Communicating chemistry. Textbooks and their audiences, 1789-1939*, Canton (MA), Science Histroy Publications, 2000

MAFFIODO, BARBARA, *Medicina, scienza e cultura delle riforme in Piemonte tra la fine dell'antico regime e l'età napoleonica*, in Betri, Maria Luisa-Pastore, Alessandro (a cura di), *L'arte di guarire. Aspetti della professione medica tra Medioevo ed età contemporanea*, Bologna, CLUEB, 1993, pp. 119-134

MAFFIODO, BARBARA, *I borghesi taumaturghi. Medici, cultura scientifica e società in Piemonte fra crisi dell'Antico Regime ed età napoleonica*, Firenze, Olschki, 1996

MANTEN, A.A., *Development of European scientific journal publishing before 1850*, in Meadows, A.J. (a cura di), *Development of science publishing in Europe*, Amsterdam-New York-Oxford, Elsevier Science Publishers, 1980, pp. 1-22

Manzini, Paola (a cura di), *Il filosofo nel pozzo. La terra di Lazzaro Spallanzani tra storia e scienza*, Firenze, Olschki, 1990

Mauskopf, Seymour H. (a cura di), *Chemical sciences in the modern world*, Philadelphia, University of Pennsylvania Press, 1993

MCCLELLAN, JAMES E., *The scientific press in transition: Rozier's Journal and the Scientific Societies in the 1770s*, in «Annals of science», vol. 36, 1979, pp. 425-449

MCCLELLAN, JAMES E., *Science reorganized. Scientific societies in the eighteenth century*, New York, Columbia University Press, 1985

MCDONALD, E., *The collaboration of Bucquet and Lavoisier*, in «Ambix», vol. 13, n° 2, 1965-66, pp. 74-83

MCEVOY, JOHN G., *Joseph Priestley, natural philosopher: some comments on Professor Schofield's views*, in «Ambix», vol. 15, n° 2, 1968, pp. 115-123

MCEVOY, JOHN G., *Joseph Priestley, «aerial philosopher»: metaphysics and methodology in Priestley's chemical thought, from 1762 to 1781*, in «Ambix», vol. 25, n° 1, 1978, pp. 1-55; n° 2, 1978, pp. 93-116; n° 3, 1978, pp. 153-175; vol. 26, n° 1, 1979, pp. 16-38

MCEVOY, JOHN G., *The chemical revolution in context*, in «The Eighteenth Century. Theory and interpretation», vol. 33, n° 3, 1992, pp. 198-216

MCEVOY, JOHN G., *Positivism, whiggism, and the chemical revolution: a study in the historiography of chemistry*, in «History of Science», vol. 35, 1997, pp. 1-33

MCKIE, DOUGLAS, *Joseph Priestley and the Copley Medal*, in «Ambix», vol. 9, n° 1, 1961, pp. 1-22

MCKIE, DOUGLAS, *On some pre-publication copies of Lavoisier's Traité (1789)*, in «Ambix», vol. 9, n° 1, 1961, pp. 37-46

MEINEL, CHRISTOPH, *Theory or practice? The eighteenth-century debate on the scientific status of chemistry*, in «Ambix», vol. 30, n° 3, 1983, pp. 121-132

MEINEL, CHRISTOPH, *Structural changes in international scientific communication: the case of chemistry*, in Marino, Gianlorenzo (a cura di), *Atti del V Convegno Nazionale di Storia e Fondamenti della Chimica*, Roma, Accademia Nazionale delle Scienze detta dei XL, 1993, pp. 47-61

MELDRUM, ANDREW NORMAN, *The eighteenth century revolution in science: the first phase*, Calcutta-London-New York, Longmans-Green, 1930

MELDRUM, ANDREW NORMAN, *Lavoisier's three notes on combustion, 1772*, in «Archeion», vol. 14, 1932, pp. 15-30

MELDRUM, ANDREW NORMAN, *Lavoisier's work on the nature of water and the supposed transmutation of water into earth (1768-1773)*, in «Archeion», vol. 14, 1932, pp. 246-247

MELDRUM, ANDREW NORMAN, *Priestley as a practical chemist*, in «Nature», vol. 131, 1933

MELDRUM, ANDREW NORMAN, *Lavoisier's early work in science, 1763-1771*, in «Isis», vol. 19, 1933, pp. 330-364; vol. 20, 1934, pp. 396-425

MELDRUM, ANDREW NORMAN, *Essays in the history of chemistry*, a cura di I. Bernard Cohen, New York, Arno Press, 1981

MELHADO, EVAN M., *Chemistry, Physics, and the chemical revolution*, in «Isis», vol. 76, n° 282, 1985, pp. 195-211

MELHADO, EVAN M., *A complex odyssey*, in «Isis», vol. 77, 1986, pp. 511-514

MELHADO, EVAN M., *On the historiography of science: a reply to Perrin*, in «Isis», vol. 81, n° 307, 1990, pp. 273-276.

MELHADO, EVAN M., *Scientific biography and scientific revolution. Lavoisier and Eighteenth-century chemistry*, in «Isis», vol. 87, 4, 1996, pp. 688-694

MICHELI, GIANNI, *Lazzaro Spallanzani e il pensiero scientifico del Settecento*, in *Storia della società italiana*, vol. 12: *Il secolo dei lumi e delle riforme*, Milano, Teti, 1989, pp. 319-344

MINIATI, MARA, *La collezioni di chimica del Museo di storia della scienza di Firenze*, in Abbri, Ferdinando-Crispini, Franco (a cura di), *Atti del III Convegno Nazionale di Storia e Fondamenti della Chimica*, Cosenza, Brenner, 1991, pp. 93-99

Montalenti, G.-Rossi, Paolo (a cura di), *Lazzaro Spallanzani e la biologia del '700*, Firenze, Olschki, 1983

MORRIS, R.J., *Lavoisier and the caloric theory*, in «British Journal for the History of Science», vol. 6, part 1, n° 21, 1972, pp. 1-38

NEAVE, E.W.J., *Chemistry in Rozier's Journal*, in «Annals of science», vol. 6, 1948-1950, pp. 416-421; vol. 7, 1951, pp. 101-106; 144-148; 284-299; 393-400; vol. 8, 1952, pp. 28-45

NOEL, YVES, *Commentaire sur les dessins de Madame Lavoisier (planches III et IV)*, in Bret, Patrice (a cura di), *Oeuvres de Lavoisier. Correspondance, 6. 1789-1791*, Paris, Blanchard, 1997, Annexe VIII, pp. 437-438

NOEL, YVES-TATON, RENÉ, *La réforme des poids et mesures. I. Origines et premières étapes (1789-1791)*, in Bret, Patrice (a cura di), *Oeuvres de Lavoisier. Correspondance, 6. 1789-1791*, Paris, Blanchard, 1997, Annexe IX, pp. 439-465

OUTRAM, DORINDA, *The ordeal of vocation: the Paris Academy of Sciences and the Terror, 1793-95*, in «History of Science», vol. 21, 1983, pp. 251-273

PANCALDI, GIULIANO, *Darwin in Italia. Impresa scientifica e frontiere culturali*, Bologna, Il Mulino, 1983

PANCALDI, GIULIANO, *Luigi Galvani*, in Tega, Walter (a cura di), *Storia illustrata di Bologna*, Bologna, AIEP, vol. 6, 1989, pp. 281-300

PARTINGTON, JAMES R., *A history of chemistry*, London, Macmillan, 1961-1970

PARTINGTON, JAMES R.-MCKIE, DOUGLAS, *Historical studies on the phlogiston theory*, New York, Arno Press, 1981

PASTA, RENATO, *Scienza, politica e rivoluzione. L'opera di Giovanni Fabbroni (1752-1822) intellettuale e funzionario al servizio dei Lorena*, Firenze, Olschki, 1989

PEDROCCO, GIORGIO, *Gli studi di chimica all'Isituto delle Scienze di Bologna nel corso del XVIII secolo*, in *I materiali dell'Istituto delle Scienze*, Bologna, CLUEB, 1979, pp. 226-229

PEDROCCO, GIORGIO, *Scienziati piemontesi nell'evoluzione chimica settecentesca*, in Calcagno, Gian Carlo-Pallotti, V.-Pedrocco, Giorgio (a cura di), *Scienze e tecnologie in Europa nell'età moderna*, Bologna, CLUEB, 1979, pp. 15-83

PERRIN, CARLETON, *Prelude to Lavoisier's theory of calcination. Some observations on mercurius calcinatus per se*, in «Ambix», vol. 16, n° 3, 1969, pp. 140-151

PERRIN, CARLETON, *Early opposition to the phlogiston theory: two anonymous attacks*, in «The British Journal for the History of Science», vol. 5, part 2, n° 18, 1970, pp. 128-144

PERRIN, CARLETON, *Lavoisier, Monge, and the synthesis of water, a case of pure coincidence?*, in «The British Journal for the History of Science», vol. 6, part 4, n° 24, 1973, pp. 424-428

PERRIN, CARLETON, *Lavoisier's table of the elements: a reappraisal*, in «Ambix», vol. 20, n° 2, 1973, pp. 95-105

PERRIN, CARLETON, *The triumph of the antiphlogistians*, in Woolf, Harry (a cura di), *The analytic spirit. Essays in the history of science in honor of Henry Guerlac*, Ithaca-London, Cornell University Press, 1981, pp. 40-63

PERRIN, CARLETON, *A reluctant catalyst. Joseph Black and the Edinburgh reception of Lavoisier's chemistry*, in «Ambix», vol. 29, 1982, pp. 141-176

PERRIN, CARLETON, *Lavoisier's thoughts on calcination and combustion, 1772-1773*, in «Isis», vol. 77, 1986, pp. 647-666

PERRIN, CARLETON, *Of theory shifts and industrial innovations: the relations of J.A. Chaptal and A.L. Lavoisier*, in «Annals of science», vol. 43, 1986, pp. 511-542

PERRIN, CARLETON, R*evolution or reform: The chemical revolution and 18th century concepts of scientific change*, in «History of Science», vol. 25, part 4, n° 70, 1987, pp. 394-423

PERRIN, CARLETON, *The chemical revolution: shifts in guiding assumption*, in Donovan, Arthur-Laudan, Larry-Laudan, Rachel (a cura di), *Scrutinizing science: Empirical studies of scientific change*, Dordrecht-Boston-London, Kluwer, 1988, pp. 105-124

PERRIN, CARLETON, *Document, text and myth: Lavoisier's crucial year revisited*, in «The British Journal for the History of Science», vol. 22, part 1, n° 72, 1989, pp. 3-25

PERRIN, CARLETON, *The Lavoisier-Bucquet collaboration: a conjecture*, in «Ambix», vol. 36, part 1, 1989, pp. 5-13

PERRIN, CARLETON, *Chemistry as a peer of physics: a response to Donovan and Melhado on Lavoisier*, in «Isis», vol. 81, n° 307, 1990, pp. 259-270

POGGI, STEFANO, *Il genio e l'unità della natura. La scienza della Germania romantica (1790-1830)*, Bologna, Il Mulino, 2000

POIRIER, JEAN PIERRE, *Antoine-Laurent de Lavoisier, 1743-1794*, Paris, Pygmalion-Gérard Watelet, 1993

POIRIER, JEAN PIERRE, *La contribution d'Armand Seguin (1767-1835) aux programmes de recherche de Lavoisier*, in Bret, Patrice (a cura di), *Oeuvres de Lavoisier. Correspondance, 6. 1789-1791*, Paris, Blanchard, 1997, Annexe VIII, pp. 427-436

POMATA, GIANNA, *La promessa di guarigione. Malati e curatori in antico regime*, Roma-Bari, Laterza, 1994

POPKIN, JEREMY, *Journals: the new face of news*, in Darnton, Robert-Roche, Daniel (a cura di), *Revolution in print. The press in France 1775-1800*, Berkeley-Los Angeles-London, University of California Press, 1989, pp. 141-164

Porter, Roy-Teich, Mikulas (a cura di), *The scientific revolution in national context*, Cambridge, University Press, 1992

PRETO, PAOLO, *Un uomo nuovo dell'età napoleonica: Vincenzo Dandolo politico e imprenditore agricolo*, in «Rivista storica italiana», vol. 94, fasc. 1, 1982, pp. 44-97

REDONDI, PIETRO, *Cultura e scienza dall'illuminismo al positivismo*, in *Storia d'Italia: Annali*, vol. 3: *Scienza e tecnica nella cultura e nella società dal Rinascimento ad oggi*, a cura di Gianni Micheli, Torino, Einaudi, 1980, pp. 685-811

RICUPERATI, GIUSEPPE, *Giornali e società nell'Italia dell'ancien régime (1668-1789)*, in CAPRA, CARLO-CASTRONOVO, VALERIO-RICUPERATI, GIUSEPPE, *La stampa italiana dal Cinquecento all'Ottocento*, Roma-Bari, Laterza, 1986, pp. 67-370

ROBERTS, LISSA, *A word and the world. The significance of naming the calorimeter*, in «Isis», vol. 82, 1991, pp. 198-222

ROBERTS, LISSA, *Setting the table: The disciplinary development of Eighteenth-Century chemistry as read through the changing structure of its tables*, in Dear, Peter (a cura di), *The literary structure of scientific argument: Historical studies*, Philadelphia, University of Pennsylvania Press, 1991, pp. 99-132

ROGER, JACQUES, *Per una storia storica delle scienze*, in «Giornale critico della filosofia italiana», vol. 63, fasc. 3, 1984, pp. 285-314

ROGER, JACQUES, *History of science: problems and practices. History of science(s), history of mentalities, micro-history*, in «Nuncius», vol. VIII, fasc. 1, 1993, pp. 3-26

ROSA, EDOARDO, *La teriaca panacea dell'antichità approda all'Archiginnasio*, in Roversi, Giancarlo (a cura di), *L'Archiginnasio. Il Palazzo, l'Università, la Biblioteca*, vol. 1: *Il Palazzo, L'Università*, Bologna, Grafis, 1987, pp. 319-340

SARAIVA, LUIS M.R., *Laplace, Lavoisier and the quantification of heat*, in «Physis», vol. 34, 1997, pp. 99-137

SCHAFFER, SIMON, *Priestley's question: an historiographic survey*, in «History of Science», vol. 22, 1984, pp. 151-183

SCHAFFER, SIMON, *Measuring virtue: Eudiometry, Enlightenment and pneumatic medicine*, in Cunningham, Andrew-French, Roger (a cura di), *The medical enlightenment of the Eighteenth century*, Cambridge, Cambridge University Press, 1990, pp. 281-318

SCHNEIDER, HANS-GEORG, *The «Fatherland of chemistry»: early nationalistic currents in late 18th century German chemistry*, in «Ambix», vol. 36, part 1, 1989, pp. 14-21

SCHOFIELD, ROBERT E., *Joseph Priestley, the theory of oxidation and the nature of matter*, in «Journal of the history of ideas», vol. 25, n° 2, 1964, pp. 285-294

SCHOFIELD, ROBERT E., *Joseph Priestley, natural philosopher*, in «Ambix», vol. 14, n° 1, 1967, pp. 1-15

SCOTT, E. L., *The «Macbridean doctrine» of air: an eighteenth-century explanation of some biochemical processes, including photosynthesis*, in «Ambix», vol. 17, n° 1, 1970, pp. 43-57

SEBASTIANI, FABIO, *I fluidi imponderabili. Calore ed elettricità da Newton a Joule*, Bari, Dedalo, 1990

SELIGARDI, RAFFAELLA, *Uno sgraziato Esopo: Alcune reazioni italiane alla teoria del calorico di Lavoisier*, in Amat di San Filippo, Paolo (a cura di), *Atti del VI Convegno Nazionale di Storia e Fondamenti della Chimica*, Roma, Accademia Nazionale delle Scienze detta dei XL, 1996, pp. 327-340

SELIGARDI, RAFFAELLA, *Chemistry in 18th-century Italy. The institutional setting*, in «Universitas. Newsletter of the International Centre for the History of Universities and Science», n° 10, June 1997, pp. 1-9

SELIGARDI, RAFFAELLA, *Luigi Galvani e la chimica del Settecento*, in Calascibetta, Franco (a cura di), *Atti del VII Convegno Nazionale di Storia e Fondamenti della Chimica*, Roma, Accademia Nazionale delle Scienze detta dei XL, 1998, pp. 146-162

SELIGARDI, RAFFAELLA, *Le ricerche chimiche di Luigi Galvani: le arie, le macchine, i testi*, in Accademia delle Scienze dell'Istituto di Bologna (a cura di), *Discorsi e scritti in onore di Luigi Galvani nel bicentenario della morte 1798-1998*, Bologna, Forni, 1999, pp. 99-109

SELIGARDI, RAFFAELLA, *Alessandro Volta e la nuova chimica (1783-1800)*, in Abbri, Ferdinando-Ciardi, Marco (a cura di), *Atti dell'VIII Convegno Nazionale di Storia e Fondamenti della Chimica*, Roma, Accademia Nazionale delle Scienze detta dei XL, 2000, pp. 87-98

SELIGARDI, RAFFAELLA, *Volta and the synthesis of water: some reasons for a missed discovery*, in Bevilacqua, Fabio-Fregonese, Lucio (a cura di), *Nuova Voltiana. Studies on Volta and his Times*, Milano, Hoepli, vol. 2, 2000, pp. 33-48

SELIGARDI, RAFFAELLA, *What is electricity? Some chemical answers, 1770-1815*, in Bertucci, Paola-Pancaldi, Giuliano (a cura di), *Electric bodies. Episodes in the history of medical electricity*, Bologna, Università di Bologna, Dipartimento di Filosofia, Centro Internazionale per la Storia delle Università e della Scienza, 2001, pp. 181-208

Seminario internazionale per il bicentenario della scomparsa di Antoine Laurent Lavoisier (1743-1794), Roma, 20 ottobre 1994, in «Rendiconti della Accademia Nazionale delle scienze detta dei XL, Memorie di scienze fisiche e naturali», vol. serie V, vol. XVIII, parte II, 1994, (1995), pp. 219-230

SIEGFRIED, ROBERT, *An attempt in the United States to resolve the differences between the oxygen and the phlogiston theories*, in «Isis», vol. 46, 1955, pp. 327-336

SIEGFRIED, ROBERT, *Lavoisier's table of simple substances: its origin and interpretation*, in «Ambix», vol. 29, n° 1, 1982, pp. 29-48

SIEGFRIED, ROBERT, *Lavoisier and the phlogistic connection*, in «Ambix», vol. 36, part 1, 1989, pp. 31-40

SIEGFRIED, ROBERT-DOBBS, BETTY J., *Composition: a neglected aspect of the chemical revolution*, in «Annals of science», vol. 24, 1968, pp. 275-293

SIMEONI, LUIGI, *Storia della Università di Bologna*, vol. 2: *L'età moderna (1500-1888)*, Bologna, Forni, 1987 (ristampa anastatica)

SIMON, JONATHAN, *The alchemy of identity: pharmacy and the chemical revolution, 1777-1809*, Unpublished Ph.D. thesis, University of Pittsburgh, Department of History and Philosophy of Science, 1997

SIMON, JONATHAN, *The chemical revolution and pharmacy: a disciplinary perspective*, in «Ambix», vol. 45, n° 1, 1998, pp. 1-13

SMEATON, WILLIAM A., *L.B. Guyton de Morveau (1737-1816). A bibliographical study*, in «Ambix», vol. 6, n° 1, 1957, pp. 18-34

SMEATON, WILLIAM A., *Guyton de Morveau's course of chemistry in the Dijon Academy*, in «Ambix», vol. 9, n° 2, 1961, pp. 53-69

SMEATON, WILLIAM A., *Guyton de Morveau and chemical affinity*, in «Ambix», vol. 11, n° 2, 1963, pp. 55-64

SMEATON, WILLIAM A., *The portable chemical laboratories of Guyton de Morveau, Cronstedt and Goettling*, in «Ambix», vol. 13, n° 2, 1965-66, pp. 84-91

SMEATON, WILLIAM A., *Is water converted into air? Guyton de Morveau acts as arbiter between Priestley and Kirwan*, in «Ambix», vol. 15, n° 2, 1968, pp. 73-83

SMEATON, WILLIAM A., *Madame Lavoisier, P.S. and E.I. Du Pont de Nemours and the publication of Lavoisier's «Mémoires de chimie»*, in «Ambix», vol. 36, part 1, 1989, pp. 22-30

SMEATON, WILLIAM A., *Monsieur et Madame Lavoisier in 1789: the chemical revolution and the french revolution*, in «Ambix», vol. 36, part 1, 1989, pp. 1-4

SMEATON, WILLIAM A., *Platinum and ground glass: Some innovations in chemical apparatus by Guyton de Morveau and others*, in Holmes, Frederic Lawrence-Levere, Trevor H. (a cura di), *Instruments and experimentation in the history of chemistry*, Cambridge (Mass.), The MIT Press, 2000, pp. 211-237

SNELDERS, HENRICUS A.M., *The Amsterdam experiment on the analysis and synthesis of water (1789)*, in «Ambix», vol. 26, n° 2, 1979, pp. 116-133

SUDDUTH, WILLIAM M., *Eighteenth-century identifications of electricity with phlogiston*, in «Ambix», vol. 25, n° 2, 1978, pp. 131-147

SUDDUTH, WILLIAM M., *The voltaic pile and electro-chemical theory in 1800*, in «Ambix», vol. 27, n° 1, 1980, pp. 26-35

TAGLIANINI, SILVANA, *Chymica*, in Tega, Walter (a cura di), *Anatomie accademiche*, vol. 2: *L'Enciclopedia scientifica dell'Accademia delle Scienze di Bologna*, Bologna, Il Mulino, 1987, pp. 87-121

Taton, René (a cura di), *Enseignement et diffusion des sciences en France au XVIIIe siècle*, Paris, Hermann, 1986

TEGA, WALTER, *Mens agitat molem. L'Accademia delle Scienze di Bologna (1711-1804)*, in Cremante, Renzo-Tega, Walter (a cura di), *Scienza e letteratura nella cultura italiana del Settecento*, Bologna, Il Mulino, 1984, pp. 65-108

Tega, Walter (a cura di), *Anatomie accademiche*, vol. 1: *I Commentari dell'Accademia delle Scienze di Bologna*, Bologna, Il Mulino, 1986

Tega, Walter (a cura di), *Anatomie accademiche*, vol. 2: *L'Enciclopedia scientifica dell'Accademia delle Scienze di Bologna*, Bologna, Il Mulino, 1987

TESTI, GINO, *Storia della chimica, con particolare riguardo all'opera degli italiani*, Roma, 1940

The chemical revolution: context and practices, in «The Eighteenth Century. Theory and interpretation», vol. 33, n° 3, 1992

TORLAIS, JEAN, *La physique expérimentale*, in Taton, René (a cura di), *Enseignement et diffusion des sciences en France au XVIIIe siècle*, Paris, Hermann, 1986, pp. 619-645

Tra Società e Scienza. 200 anni di storia dell'Accademia delle Scienze di Torino. Saggi Documenti Immagini, Torino, Allemandi, 1988

TUGNOLI PATTARO, SANDRA, *La teoria del flogisto. Alle origini della rivoluzione chimica*, Bologna, CLUEB, 1983

TUGNOLI PATTARO, SANDRA, *Dalla chimica del flogisto alle teorie lavoisieriane dell'ossidazione e del calore*, Bologna, CLUEB, 1984

VACCARI, EZIO, *Lazzaro Spallanzani (1729-1799): un naturaliste italien du dix-huitième siècle et sa contribution aux sciences de la terre*, in «Travaux du Comité Français d'histoire de la Géologie», 3e série, vol. X, 1996, pp. 77-95

VACCARI, EZIO, *Lazzaro Spallanzani and his geological travels to the «Due Sicilie»: the volcanology of the Aeolian Islands*, in Morello, Nicoletta (a cura di), *Volcanoes and history*, Genova, Brigati, 1998, pp. 621-651

VASCONI, PAOLA, *Diffusione della chimica antiflogistica in Germania*, in Amat di San Filippo, Paolo (a cura di), *Atti del VI Convegno Nazionale di Storia e Fondamenti della Chimica*, Roma, Accademia Nazionale delle Scienze detta dei XL, 1995, pp. 307-314

VENTURI, FRANCO, *Settecento riformatore: L'Italia dei lumi*, vol. 5/2: *La Repubblica di Venezia (1761-1797)*, Torino, Einaudi, 1990

VLAHAKIS, GEORGE N., *Against French science: Alessandro Volta and Luigi Brugnatelli in early Nineteenth-Century Greece*, in «Nuncius», anno XVI, fasc. 1, 2001, pp. 191-210

WHITAKER, M.A.B., *Science, scientists and history of science*, in «History of Science», vol. 22, 1984, pp. 421-424

INDICE

Parte seconda
LA COMUNITÀ SCIENTIFICA ITALIANA

FINITO DI STAMPARE
NELLA TIPOGRAFIA GIUNTINA
IN FIRENZE
OTTOBRE 2002